U0231095

丛书编委会

外科护理查房

张 红 黄伦芳 主编

化学工业出版社

·北京·

内 容 简 介

本书收录普通外科疾病（甲状腺腺瘤、胃癌、肝癌、急性胰腺炎等）、泌尿外科疾病（肾结石、前列腺癌、尿道损伤、良性前列腺增生症等）、心胸外科疾病（自发性气胸、脓胸、肺癌、胸主动脉夹层等）、器官移植（肝移植等）、烧伤整形外科疾病（热力烧伤、先天性唇腭裂畸形、巨乳症等）及疼痛（三叉神经痛等），共 6 章 64 个病例，突出外科临床护理查房实践中的重点知识和逻辑思维，以外科临床护理需要为内容取舍标准，对典型个案的护理原理、护理措施和技能操作充分阐述，并广泛参考外科疾病诊治的最新研究进展和循证医学证据，贴近临床实际。本书适合各级护士，尤其是普通外科、泌尿外科、心胸外科、烧伤整形外科护士、护理实习生阅读参考。

图书在版编目（CIP）数据

外科护理查房/张红，黄伦芳主编. —北京：化学
工业出版社，2021.1（2022.9 重印）
ISBN 978-7-122-38014-2

Ⅰ.①外… Ⅱ.①张…②黄… Ⅲ.①外科学-护理
学 Ⅳ.①R473.6

中国版本图书馆 CIP 数据核字（2020）第 231329 号

责任编辑：戴小玲　　　　　　　文字编辑：张　赛
责任校对：赵懿桐　　　　　　　装帧设计：史利平

出版发行：化学工业出版社（北京市东城区青年湖南街 13 号　邮政编码 100011）
印　　装：涿州市般润文化传播有限公司
850mm×1168mm　1/32　印张 19½　字数 502 千字
2022 年 9 月北京第 1 版第 3 次印刷

购书咨询：010-64518888　　　售后服务：010-64518899
网　　址：http://www.cip.com.cn
凡购买本书，如有缺损质量问题，本社销售中心负责调换。

定　　价：68.00 元

本分册编写
人员名单

主　编　张　红　黄伦芳

副主编　阳建怡　朱岭梅　方春华　耿春密

编　者　习　梅（中南大学湘雅医院）

　　　　方春华（中南大学湘雅二医院）

　　　　刘红如（中南大学湘雅二医院）

　　　　朱岭梅（中南大学湘雅医院）

　　　　何　文（中南大学湘雅医院）

　　　　张　红（中南大学湘雅医院）

　　　　苏艳红（中南大学湘雅医院）

　　　　沈　艳（中南大学湘雅医院）

　　　　阳建怡（中南大学湘雅医院）

　　　　何清玲（中南大学湘雅医院）

　　　　陈拿拉（中南大学湘雅医院）

　　　　姚　慧（中南大学湘雅医院）

　　　　殷　慧（中南大学湘雅二医院）

　　　　黄伦芳（中南大学湘雅医院）

　　　　黄志芳（中南大学湘雅二医院）

　　　　耿春密（中南大学湘雅医院）

　　　　卓　琳（中南大学湘雅医院）

　　　　蒋　英（中南大学湘雅医院）

　　　　皮曦腈（中南大学湘雅医院）

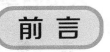

外科护理学是阐述和研究对外科患者进行整体护理的一门临床护理学科。早在旧石器时代外科即开始萌芽，夏商时代已有外科病症名及单列专科。19世纪40年代现代护理学创始人弗洛伦斯·南丁格尔充分证实了护理工作在外科疾病治疗过程中的重要意义，由此延伸出外科护理学。现代护理观随现代外科学广度和深度的发展而不断拓展，使外科护理学在一定的理论基础上不断走向"更专、更细、更深"。如整体护理即是以现代护理观为指导，以护理程序为核心，将临床护理和护理管理的各个环节系统化的新兴护理工作模式。

护理查房是护理管理中评价护理程序实施效果、了解护士工作性质的一种最基本、最常用、最主要的方法。其内容包括基础护理的落实情况、专科疾病护理内容、心理护理、技术操作、护理制度的落实。通过护理查房，可以了解患者的病情、思想、生活情况，制订合理的护理方案，观察护理效果，检查护理工作完成情况和质量，发现问题并及时解决；还可以结合临床护理实践进行教学，在护理工作中是一项既有实践指导意义又有临床教学意义的护理活动。

为了提高护理质量与护士的专科护理水平，提高与患者的沟通能力，丰富临床工作经验，强化工作责任心，确保护理工作的严谨性和连续性，创造护士主动学习的良好氛围，中南大学湘雅医院组织具有临床丰富经验的护理人员，在查阅了大量文献并总结临床经验的基础上，撰写了这本书。

本书共6章，涉及普通外科、泌尿外科、心胸外科、器官移植、烧伤整形外科及疼痛，精选临床常见病例64个；以医学专业及护理专业教材为基础，查阅外科护理学、外科学等多本专著，瞄准学科护理前沿，引进最新护理理论，以临床真实病例为线索，按照整体护理的程序，每个病例首先从病情、护理体查、入院诊断、手术情况、辅助检查、主要的护理问题、目前主要的治疗及护理措施上系统地介绍某个病例的基本情况，然后通过护士长提问，针对主要的护理问题，对病例展开深入分析和讨论，对疾病的特点、诊断依据、主要的护理问题、术前术后护理、引流管护理、并发症的观察和护理、健康教育、出院指导等内容进行详细阐述；最后由护士长对查房内容进行总结，强调护士应该重点掌握的内容或应该吸取的经验教训。力求做到理论指导有针对性、实践指导有可行性。在查房过程中，将疾病相关的理论知识充分应用到发现和解决临床护理问题中去，提出切实可行的护理措施；书中所涉及的个案病例均来自临床，真实可信；编写形式新颖，设置问题目录便于查阅，实用性强，且图文并茂，便于护士理解和掌握，希望对外科护士专业知识、技能及专科护理质量的提高有所帮助。可作为外科在职护士、进修护士、护理实习生及培训外科系统专科护士的参考书。

本书在编写、审定和出版过程中，得到了中南大学湘雅医院、湘雅二医院的各编写老师和专家以及出版社的大力支持，在此深表谢意。

由于水平有限，书中定有不足之处，恳请同行和读者批评与指导。

编　者

2020 年 10 月

目 录

问题目录

第一章 普通外科疾病

病例1 • 甲状腺腺瘤

🍀【病历汇报】

病情 患者女性，38岁，发现颈部肿块2个月入院。患者2个月前无明显诱因发现颈部肿块，当时约鹌鹑蛋大小，无颈部疼痛、畏寒、发热、恶心、呕吐、手颤、易出汗、脾气暴躁等不适。无吞咽梗阻感，饮水无呛咳。未做特殊处理。半个月前在我院门诊行彩超检查后考虑甲状腺右侧混合结节，为求进一步诊治收入普外科。患者起病以来一般情况可，睡眠、食欲可，大小便正常，体重无明显减轻。既往无高血压病、心脏病、糖尿病等慢性疾病，无饮酒史、吸烟史及家族史。

护理体查 体温（T）36.4℃，脉搏（P）88次/分，呼吸（R）20次/分，血压（BP）132/68mmHg。神志清楚，查体合作。颈软，无抵抗，颈静脉无怒张，气管位置居中。甲状腺Ⅱ度肿大，于右侧颈部中段可见一大小4cm×3cm的肿块，可随吞咽活动，触之质中，边界清楚，活动性可，无压痛，未闻及明显血管杂音，左侧未见明显异常，颈部未扪及肿大的淋巴结。

入院诊断 甲状腺右侧叶肿块。

手术情况 完善术前准备，全身麻醉，颈丛阻滞麻醉，取颈部"弧形"切口，术中冰冻切片，排除恶性后行右侧甲状腺切除术，麻醉满意，手术顺利。留置伤口引流管。术后体温36℃，脉搏82次/分，呼吸20次/分，血压120/70mmHg，血氧饱和度（SpO_2）98%。

辅助检查 颈部彩超结果显示甲状腺右侧叶肿块；颈部X线检查示气管无偏移；喉镜示声带正常；甲状腺功能测定［三碘甲

1

状腺原氨酸（T_3）、甲状腺激素（T_4）、促甲状腺激素（TSH）、甲状腺球蛋白抗体（TGA）、甲状腺微粒体抗体（TMA）]无异常发现。

主要的护理问题 继发呼吸困难、窒息和神经损伤的危险；疼痛；疾病相关知识缺乏。

目前主要的治疗及护理措施 卧床休息、解除疼痛；监测生命体征，尤其注意体温、呼吸、脉搏的变化，了解其发音和吞咽功能，判断有无声音嘶哑或音调降低、误咽、呛咳；密切观察切口及引流液情况，床旁备气管切开包、无菌手套和吸氧、吸痰用物等，预防窒息。

❓ 护士长提问

● 什么是甲状腺腺瘤？

答：甲状腺腺瘤（thyroid adenoma）是起源于甲状腺滤泡细胞的甲状腺良性肿瘤，腺瘤具有完整的包膜。临床病理上分为滤泡状囊性腺瘤和乳头状囊性腺瘤两种。甲状腺腺瘤可以发生在各个年龄段，以15～40岁最多见，女性多于男性，男女之比约为1：6。中青年以乳头状腺瘤多见，中老年常以滤泡状腺瘤多见。

● 甲状腺的解剖位置、血供和神经支配如何？

答：甲状腺分左、右两叶，位于甲状软骨下方、气管的两旁，中间以峡部相连；其血液循环丰富，主要由两侧的甲状腺上动脉和甲状腺下动脉供应。甲状腺有三根主要静脉，即甲状腺上静脉、中静脉、下静脉，甲状腺上静脉、中静脉血液流入颈内静脉，甲状腺下静脉血液直接流入无名静脉。喉返神经来自迷走神经，行走在气管、食管之间的沟内，并多在甲状腺下动脉的分支间穿过，支配声带运动；喉上神经亦来自迷走神经，分内支和外支，使声带紧张。因此，手术中处理甲状腺上、下动脉时，应避免损伤喉上神经及喉返神经（图1-1）。

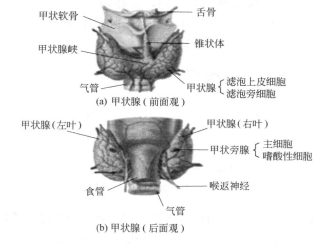

图 1-1　甲状腺前面观和后面观示意

● **如何针对患者进行个性化的术前护理？**

答：（1）**心理护理**　患者为中年女性，担心术后瘢痕影响美观，责任护士术前主动与患者沟通交流，及时做好解释工作，使患者对手术治疗有较全面的了解，以缓解其紧张、恐惧情绪，消除顾虑，以轻松的心态接受手术。

（2）**饮食护理**　给予高热量、高蛋白、富含维生素的食物，以增加患者的手术耐受力。禁用对中枢神经有兴奋作用的咖啡、浓茶等刺激性饮料，指导患者术前禁食 6h、禁饮 2h，防止麻醉后因呕吐发生误吸引起窒息。

● **患者术前 2 天体位训练（练习头、颈过伸体位）的目的是什么？具体方法是什么？**

答：（1）**头、颈过伸体位训练的目的**　提高患者对手术体位的耐受性，预防和减轻术后头晕、头痛的发生，以便手术时手术野充分暴露，同时可打开气道，保持呼吸道通畅，确保手术顺利进行。帮助患者练习手术时的头、颈部过伸体位，术前 2 天开始训练。

（2）**具体方法**　取仰头平卧位，在肩部垫一与肩齐平（10cm

左右厚）的软枕，头下垫一软头圈，保持颈部正中伸直，头向后仰。每次练习 10～30min，每日 3 次，根据患者的个体差异，练习应循序渐进，逐渐增加时间进行（图 1-2）。

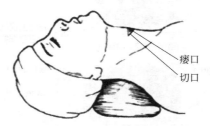

图 1-2　头、颈部过伸体位示意

什么是基础代谢率？责任护士应告知患者哪些注意事项？

答：（1）定义　基础代谢率（BMR）是指人体在清醒而又极其安静的状态下，不受肌肉活动、环境温度、食物及精神紧张等影响时的能量代谢率。正常值为：－10%～＋10%。主要根据脉压和脉率来计算基础代谢率，计算公式：基础代谢率（BMR）＝（脉率＋脉压差）－111。

（2）测定基础代谢率（BMR）时应注意的问题

① 必须在清晨、空腹、安静的状态下测定。

② 需连续测量 3～7 天。

③ 保证充足的睡眠。

④ 检查前 3 天停服甲状腺制剂及抗甲状腺药物，禁烟、酒、浓茶、咖啡等兴奋性物质。

⑤ 测量时无精神紧张、兴奋等情绪。

⑥ 周围无噪声，安静。

⑦ 室温控制在 18～20℃。

为什么患者术前不肌注阿托品？

答：阿托品为阻断 M 胆碱受体的抗胆碱药，可解除迷走神经对心脏的抑制，使心搏（跳）加快。所以患者术前不肌注阿托品，以免引起心动过速。

● **术后责任护士准备气管切开包于床旁的目的是什么？**

答：床旁备气管切开包，以备血肿压迫气管引起呼吸困难，甚至窒息时做紧急拆除缝线、清除血肿及气管切开之用。

● **患者目前首优的护理问题是什么？目标是什么？该采取哪些护理措施？**

答：(1) 患者首优的护理问题　有呼吸困难和窒息的危险，与切口内出血压迫气管、喉头水肿、气管塌陷有关。

(2) 护理的目标　有效清除呼吸道分泌物，确保呼吸道通畅。及时发现呼吸困难并报告医师处理。护理措施的关键是确保痰液有效咳出。

(3) 具体措施

① 采取半卧位，利于呼吸顺畅，使切口引流更彻底，减轻切口的张力，促进切口愈合。

② 密切观察切口渗血情况，保持切口敷料干燥。若患者出现颈部肿胀、压迫气管、呼吸增快，提示切口内出血，及时报告医师并处理。

③ 麻醉清醒后观察患者的吞咽功能及发音。若喝水呛咳，提示喉上神经受损；若声音嘶哑，提示喉返神经受损，应及时报告医师给予处理。

④ 床旁备气管切开包、吸痰装置等急救用物，一旦出现进行性呼吸困难、窒息，立即报告医师给予紧急处理。

● **患者术后需进行颈部和肩部功能锻炼，其目的是什么？如何进行？**

答：患者术后颈部和肩部功能锻炼是为了防止颈部肌肉挛缩，术后 1 周开始进行。

(1) 颈部功能锻炼　见图 1-3～图 1～5。

① 低头和抬头。

② 左右转颈接近 90°。

③ 左右屈颈，耳贴近肩头。

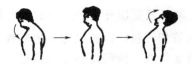

图 1-3　低头、抬头

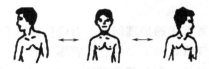

图 1-4　左右转颈

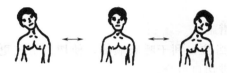

图 1-5　左右屈颈

④ 另做肩部升降、背收练习和上肢前后摆动、旋转练习等。

（2）肩部锻炼

① 摆臂：对侧手放在椅子或凳子上，腰稍弯摆动术侧肩臂，自左至右再恢复至原位，摆动肩及臂，由前向后。

② 旋转肩及臂，向前再向后，旋转幅度逐渐加大，并抬高至尽可能舒适的高度。

（3）肩关节旋转锻炼

① 镜前坐直，双手放于胸前，肘关节呈直角，肘向后外展。

② 肩向后旋转并将肘恢复至原来位置。

（4）肩关节抬高锻炼

① 用斜方肌协助，使全身放松。

② 手臂在肋缘交叉，对侧手支持术侧肘，并缓缓耸肩，注意用于协助高肩及臂，对恢复力量很重要。

● **如何护理术后留置的伤口引流管？**

答：患者术后留置伤口引流管，在护理过程中应注意以下问题。

（1）妥善固定 注明引流管的名称及留置时间。引流管的固定应低于引流部位 20～30cm，引流管的长度要适当，要留出余地以便翻身或在床上活动时调节。安置好引流管后，应向患者及家属说明安置引流管的目的及注意事项。患者在搬移、翻身、排便、下床时应防止引流管脱出及污染，若发现引流管脱出，及时与医师联系，给予处理。

（2）保持通畅 防止引流管扭曲、移位、堵塞、脱落、受压。当引流管堵塞时可用手挤压引流管或用注射器抽 0.9％氯化钠（生理盐水）冲洗管道，冲洗管道时，注意压力不应过大。

（3）密切观察 如引流液的性质、颜色及量，并准确记录及做好交班。患者术后第 1 天引流量约为 30ml，引流液为稀薄的淡红色液体。如果引流液量过多，且呈鲜红色血液则应考虑是否有内出血倾向，及时告知医师对症处理。

（4）预防感染 置管期间保持置管周围皮肤清洁干燥，无渗出物、分泌物、污染物，及时更换敷料。保持引流系统的密闭性，重视体外管道的清洁，每日更换引流袋，更换引流袋时，应按照无菌操作的要求严格消毒接口处。

（5）拔管 术后引流量逐渐减少，量约 5ml，可考虑拔管。拔管时应严格按照无菌操作规程，防止逆行感染，引流管拔出后适当按压引流管周围的皮肤，以排除皮下积血。拔管后密切观察引流管伤口处是否仍有液体渗出，保持伤口清洁、干燥，如有异常及时通知医师。

● **如何对患者进行出院指导？**

答：（1）指导患者自我控制情绪，保持心情愉快，保证充足睡眠，避免过度劳累。

（2）康复指导 适度练习颈部活动，做吞咽抬头、左右转颈等动作，防止切口粘连及瘢痕挛缩。进行肩关节和颈部的功能锻炼，并随时保持患侧上肢高于健侧的体位，以防肩下垂。

（3）药物指导 结节性甲状腺肿患者口服左旋甲状腺素片 3～6

个月，防止复发。

（4）自我护理　指导患者颈部佩戴合适的饰物，起到遮掩瘢痕的作用，以维护患者自尊的需要。

（5）定期门诊随访，一般在术后1个月、3个月、6个月、12个月随访，以后每年1次，随访3年。

🍀【护理查房总结】

甲状腺腺瘤患者术前多无明显不适表现，常在无意中发现颈部包块或体检时发现。手术治疗能使患者病情得到迅速缓解，尽管甲状腺手术较小、简单，技术已经成熟，但其对患者身体及心理也有很大的影响。个性化护理不仅能够缓解手术患者的紧张情绪，减少其产生焦虑、抑郁、恐惧等负面情绪，而且能够减轻患者术后疼痛，使其心理及身体不适降低到最低限度，对患者采用个性化护理，让患者最大限度上身心舒适。特别强调以下几点。

① 做好术前体位训练。

② 正确测定基础代谢率，做好充分的术前准备。

③ 术后严密观察生命体征变化，尤其是呼吸、脉搏、体温的变化。观察发音、吞咽功能。

④ 配备急救物品于床旁，保持呼吸道通畅，加强并发症的观察和护理，及时发现并发症并正确处理，可将不良后果降至最低程度。

⑤ 做好心理护理、健康宣教及出院指导，顺利度过围手术期，提高患者的生活质量，促进患者早日康复。

（阳建怡）

病例 2 · 胃癌

【病历汇报】

病情　患者男性，74 岁，因反酸、嗳气伴呕吐 1 个月余入院。患者自诉 1 个月前无明显诱因出现反酸、嗳气，进油腻、酸性食物后明显，伴有呕吐，呕吐物为胃内容物，呕吐后反酸、嗳气症状缓解。病程中患者无明显咳嗽、咳痰，无明显胸闷、气促，无呕血，无腹痛、腹胀，无畏寒、发热及黄疸。起病以来，精神、睡眠可，食欲欠佳，大小便通畅，体重减轻，约 5kg。既往有急性肝炎病史，无结核、伤寒等传染病史，无高血压病、心脏病、糖尿病等慢性疾病，有饮酒史、吸烟史，无家族史。

护理体查　体温 36.5℃，脉搏 95 次/分，呼吸 20 次/分，血压 130/75mmHg。神志清楚，自主体位，无特殊病容，步态自如，体查合作。腹部平坦对称，无腹壁静脉曲张，无胃肠型及蠕动波。腹软，剑突下轻压痛，未触及肿块，肝、肾、胆囊未触及，Murphy 征（墨菲征）阴性。肝、脾、肾区无叩击痛，肝浊音界位于右锁骨中线第 5 肋间，移动性浊音阴性。肠鸣音正常。

入院诊断　胃癌。

手术情况　完善术前准备，在全麻下行胃癌根治术（毕Ⅱ式）。腹部纵形切口，留置腹腔引流管、胃管及导尿管。术后体温 37℃，脉搏 96 次/分，呼吸 20 次/分，血压 130/80mmHg，SpO_2 98%。

辅助检查　胃镜考虑胃窦胃癌；病理学检查考虑胃中分化腺癌；病理科会诊认为胃窦黏膜内少数异型腺体，上皮呈高级上皮内瘤变、癌变；腹部 CT 示胃窦区胃壁似增厚，性质待定。实验室检查：白细胞 $3.4×10^9$/L，红细胞 $3.37×10^{12}$/L，血红蛋白 86g/L，总蛋白 55.8g/L，白蛋白 30.2g/L，钾 3.38mmol/L，钠 143.1mmol/L，钙 1.8mmol/L。

主要的护理问题 继发出血、吻合口瘘、消化道梗阻的危险；营养失调；体液不足；焦虑；缺乏康复及综合治疗的相关知识。

目前主要的治疗及护理措施 禁食、胃肠减压；吸氧、监测生命体征，观察并记录胃液性状、颜色及量；补液、抗感染、保护肝脏、保护胃黏膜、镇痛、静脉营养等对症、支持治疗；雾化吸入、拍背咳痰，预防肺部感染。

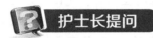

● **胃癌发病与哪些因素有关？**

答：胃癌发病与以下因素有关。

（1）地域环境与饮食因素 我国西北与东部沿海地区胃癌发病率明显高于南方地区，经常食用熏烤、盐腌食品的人群，胃远端癌发病率高，与食品中亚硝酸盐、毒素等致癌物质或前致癌物含量高有关，吸烟者的胃癌发病危险较不吸烟者高50%。

（2）幽门螺杆菌感染 幽门螺杆菌能促使硝酸盐转化为亚硝酸盐及亚硝酸铵而致癌，是引发胃癌的主要原因之一。

（3）癌前病变 胃息肉、慢性萎缩性胃炎及胃部分切除后的残胃，这些病变都可能伴有不同程度的慢性炎症过程，随时间发展有可能转变为癌。

（4）遗传和基因 与胃癌患者有血缘关系的亲属，胃癌发病率高于正常人4倍。

● **胃癌常见的临床表现有哪些？患者有哪些表现？**

答：早期胃癌患者多数无明显症状，少数有类似溃疡病的上消化道症状，如恶心、呕吐等，缺乏特异性。进展期胃癌最常见的临床症状是疼痛与体重减轻。患者常有较为明确的上消化道症状，如上腹不适、进食后饱胀，随着病情发展上腹疼痛加重，食欲下降、乏力、消瘦部分患者有恶心、呕吐。根据肿瘤的部位不同也有其特殊表现，贲门胃癌可有胸骨后疼痛和进行性吞咽困难；幽门附近的胃癌有幽门梗阻的表现；腹部持续疼痛常提示肿瘤扩展并超出胃壁；癌肿破溃或侵犯血管时可有呕血、黑粪等消化道出血症状，一般仅为大便隐血试验阳性；晚期胃癌患者常可出现消瘦、乏力、贫血、营养不良，甚至恶病质等表现。

患者出现反酸、嗳气，进油腻、酸性食物后明显，伴有呕吐，呕吐物为胃内容物，呕吐后反酸、嗳气症状缓解，食欲欠佳等上消化道症状，且体重明显减轻，约5kg。

● **为明确诊断，可以给患者做哪些检查？**

答：（1）X线钡餐检查　是目前诊断胃癌的首选方法。可清楚地显示胃轮廓、蠕动情况、黏膜形态、排空时间，有无充盈缺损、龛影等。检查准确率达86％。

（2）纤维胃镜检查　可直接观察胃黏膜病变的部位和范围，并做活检确定诊断，是诊断胃癌最直接、准确、有效的诊断方法。

（3）B超　主要观察胃的邻近脏器受浸润及淋巴结转移情况。

（4）螺旋CT与正电子发射成像检查　螺旋CT有助于胃癌的诊断和术前临床分期。正电子发射成像检查可判断淋巴结与远处转移病灶情况，准确性较高。

（5）脱落细胞学检查　有的学者主张临床和X线检查可疑胃癌时行此检查。

● **胃镜检查前后的护理措施有哪些？**

答：（1）检查前准备

① 心理护理：术前和患者交谈，根据患者的文化程度和理解能力，针对性地进行宣教，以消除患者的恐惧心理，从而更好地配合检查。目前常采用无痛胃镜，可以让患者在完全无痛苦、舒适的状态下进行胃镜检查，大大减轻了患者的痛苦。

② 检查前要了解患者血清乙肝表面抗原及血清谷丙转氨酶（丙氨酸氨基转移酶）情况。患者有肝炎病史，为预防交叉感染，胃镜检查时和非肝炎患者要分开，检查所用仪器要特殊消毒处理。

③ 检查前 3 天进易消化饮食，检查前一天 22：00 起禁食、禁服药物，以便于观察。

④ 检查前询问患者有无药物过敏史。胃镜采取局部镇痛，只限于咽喉及食管上端，用药前要了解患者的药物过敏史。

⑤ 指导患者与施术者配合，检查前先排空小便，取左侧卧位，或根据需要取其他体位，入镜后不能用牙齿咬镜，以防咬坏镜子并伤害内脏。如有不适，需忍耐一段时间，实在不能忍受，可用手势向施术者示意。

（2）检查后护理

① 嘱患者禁食 2h，待麻醉作用消失后才能进食，做活检者，当日进软食，禁止吸烟、饮酒、浓茶和咖啡，以免诱发创面出血。

② 患者咽部有疼痛或异物感，可口含碘喉片、草珊瑚含片等，症状可减轻或消失。

③ 患者出现剧烈腹痛、呕血、黑粪等不适，立即报告医护人员。

胃癌治疗方法有哪些？患者采用的是哪一种？

答：（1）手术治疗

① 根治性切除术：包括胃远端大部分切除、胃近端大部分切除或全胃切除。

② 扩大根治性术：包括胰体、胰尾及脾在内的根治性胃大部分切除或全胃切除术。

③ 姑息性切除术：癌肿浸润并广泛转移，不能完全切除者，可切除肿瘤以解除症状，延长生存期，分为姑息性胃切除术、胃肠吻合术、空肠造口术等。

④ 短路手术：适用于晚期胃癌不能手术切除，同时伴有梗阻的患者，如幽门窦部癌合并幽门梗阻者可做结肠前或结肠后胃空肠吻合术。

（2）化疗 早期胃癌根治术后原则上不必行辅助化疗，病理类型恶性度高、癌灶面积大及进展期胃癌根治术后、姑息手术后需要化疗。

（3）其他治疗　包括放疗、热疗、免疫治疗、中医中药治疗等。手术固然能切除癌肿，但复发转移概率非常高，运用中药术后长期治疗，也可以防止复发和转移。

本例患者行手术治疗，为胃癌根治术（毕Ⅱ式），该术式是手术行远端胃大部切除后，残胃和近端空肠端侧吻合，十二指肠残端关闭。

● **如何做好患者的术前护理？**

答：（1）心理护理　关心、鼓励患者，增强其对治疗的信心，使患者能积极配合治疗和护理。

（2）饮食护理及营养调整　患者应少量多餐，进高蛋白、高热量、富含维生素、易消化、无刺激的食物。患者起病以来，食欲欠佳，体重减轻约5kg，实验室结果提示中度贫血及低蛋白血症，遵医嘱予以少量多次输血、血浆等，以纠正贫血和低蛋白血症。患者有轻度的电解质紊乱，应遵医嘱予以纠正并复查电解质情况。

（3）术前准备　了解患者体温、脉搏、呼吸、血压、出血时间、凝血时间，以及心、肝、肾功能，电解质情况；遵医嘱备血，准备术中用物，如特殊药品、X线片、CT、腹带等。

（4）皮肤准备　患者手术部位皮肤无化脓性病灶及其他特殊情况，嘱咐患者术前1天沐浴、理发、剃须、剪指甲，手术日晨做好手术野皮肤准备工作，并更换清洁衣裤。

（5）肠道准备　患者未合并幽门梗阻，术前不需要洗胃，术前晚指导患者口服泻药，交代患者术前12h禁食、4～6h禁水。

（6）指导患者练习床上大小便、床上翻身及深呼吸、有效咳嗽。

（7）手术日晨测体温、脉搏、呼吸、血压，遵医嘱予以术前用药。

● **患者术后留置胃管的目的是什么？如何护理？**

答：患者术后留置胃管行胃肠减压，可减少手术切口和吻合口的张力，促进愈合，同时还能减轻术后恶心、呕吐、腹胀等不适。

要做好胃管的护理，应注意以下几点。

（1）妥善固定胃管　可用"工"字形胶布将胃管固定到两侧鼻翼，防止松动和脱出。更换固定用胶布时，应先观察胃管上的刻度，记录插入的长度，确保胃管固定在正确的位置。

（2）保持胃管通畅　使之持续处于负压引流状态，可用少量生理盐水冲洗胃管，防止胃管堵塞。

（3）观察术后出血　观察并记录引流液的颜色、性状和量，正常胃液为无色半透明或微混的液体，胃癌术后 24h 内可引流出少量血液或咖啡样液体 100～300ml，若术后短期内从胃管引流出大量鲜血，甚至呕血和黑粪，尤其是在 24h 后仍继续出血者，无论血压是否下降，皆可定为术后出血，需及时与医师联系并处理。术后胃出血可采用非手术疗法，包括禁食、应用止血药物和输新鲜血。若非手术疗法不能达到止血效果或出血量大于 500ml/h 时，应再次行手术止血。

（4）宣教　向患者及家属宣教留置胃管的重要性，防止受压、扭曲及翻身时意外拔管。

（5）注意口腔护理，给予雾化吸入，每日 2 次，减轻患者咽喉疼痛并使痰液易于咳出。

（6）术后 5～7 日，引流液量减少，肠蠕动恢复后即可拔除胃管。

术后吻合口瘘的观察要点是什么？如何处理？

答：胃肠吻合口破裂或瘘多发生在术后 5～7 日。多数因吻合处张力过大、低蛋白血症、组织水肿等致组织愈合不良而发生。护理过程中应注意观察患者体温、血常规、腹部体征及伤口局部情况。常表现为突然出现的上腹部剧烈疼痛，并有明显的腹膜炎症状和体征，部分患者表现为术后体温持续不退或逐渐升高，切口周围压痛或红肿。

后期出现腹膜炎者，需立即行手术处理。若已形成脓肿或瘘，则除行局部引流外，还应行胃肠减压和积极的支持治疗。一般在数周后吻合口瘘常能自行愈合。若经久不愈，则需再次手术。

患者术后如何过渡到正常饮食？

答：患者术后留置胃管、禁食，可少量饮水，每次半勺，予以静脉营养。待术后3～4天，胃肠引流逐渐减少，肠蠕动恢复，肛门排气后拔除胃管。拔管当日可饮少量水或米汤，观察有无腹胀、腹痛等不适。第2天进半量流质饮食，如菜汤、果汁、蒸蛋羹、蛋花汤等，少食牛奶、豆浆等产气食物。第3天进全量流质饮食，进食后无腹痛、腹胀等不适。第4天可进少渣半流质饮食，如馄饨、挂面等，以稀饭为好。术后第10～14天即可进软食。若进食后有恶心、腹胀等不适，则应减少或停止进食，待症状消失、病情好转之后再开始进食。注意少量多餐，可逐渐减少就餐次数，并增加每次进餐量，餐数和餐量在1年后接近正常饮食。忌生、冷、硬和过烫、过辣及油煎炸刺激性食物，少食腌、熏食品。多饮清水、凉饮料，可缓和胃部不适。根据自己的爱好选择高热量、高蛋白、高维生素、易消化的食物，如鱼、瘦肉、豆类、水果、蔬菜、面食等。

患者出院后可能出现倾倒综合征，怎样预防？

答：倾倒综合征是胃空肠吻合术后较常见的并发症，又分为早期倾倒综合征和晚期倾倒综合征。

早期倾倒综合征一般发生在餐后30min内，患者出现心悸、心动过速、乏力、出冷汗、昏厥、面色苍白等症状，同时可伴有上腹部饱胀不适、恶心、呕吐、腹部绞痛、腹泻等消化系统症状，一般持续60～90min可自行缓解。主要预防措施：做好相关知识的宣教，嘱患者少量多餐，避免过甜、过咸、过浓流质饮食，宜进低糖类（碳水化合物）、高蛋白饮食；进餐时限制饮水，进餐后宜休息10～20min，以免出现症状时跌倒受伤。该综合征一般在术后半年到1年内逐渐自愈。

晚期倾倒综合征又称低血糖综合征，表现为餐后2～4h，患者出现心慌、无力、出冷汗、眩晕、手颤、嗜睡，也可导致虚脱。出现症状时进食少量糖类饮食即可缓解症状。预防措施：饮食中减少碳水化合物含量，增加蛋白质比例，少量多餐。

● **如何对患者进行出院指导?**

答:(1)向患者宣教疾病治愈需靠术后长期的配合　胃癌根治术手术后期并发症多,可能发生于术后数月至数年,甚至还可能发生残胃的原位癌,所以术后定期复查及与医师各方面的配合尤为重要。

(2)指导患者保持乐观的情绪,学会自我调节,将生活安排得丰富多彩,避免工作劳累,不熬夜,劳逸结合。如果精神上高度紧张、情感上过于脆弱、情绪易于波动等都会引起寝食不安、机体免疫力下降,导致病情恶化。

(3)宣教戒烟、戒酒的重要性　烟草烟雾中含有自由基,可通过破坏遗传基因、损伤细胞膜和降低免疫功能促使组织癌变。酒精会破坏胃黏膜屏障,饮烈酒者胃癌发病率可为不饮酒者的9倍。

(4)饮食宣教及用药指导　胃大部分切除术后1年内胃容量受限,宜少量多餐,进食营养丰富食物,以后逐步过渡至均衡饮食。避免服用对胃黏膜有损害的药物,如阿司匹林、吲哚美辛(消炎痛)、皮质类固醇等。

(5)指导术后化疗　出院后遵医嘱定期化疗5个疗程,为每月1次,一次3~5天。向患者充分讲解化疗期间可能出现恶心、呕吐、厌食、脱发、全身酸软无力等副作用,让其有一定的心理准备,同时告知患者,在化疗前可预防性应用镇静、止吐药物,在化疗用药时,一般会由操作熟练的护理人员进行,选择一些较粗大、血流通畅的静脉作为给药的途径,对血管痉挛者可给予热敷或轻轻按摩,以增加血液回流,增强血管弹性,输入化疗药物时应注意防止药物对血管的刺激和外渗。这些指导能帮助患者克服恐惧心理,保持乐观态度,积极配合治疗。

(6)定期复查,不适随诊　每次化疗前复查血常规和肝功能,半年后复查胃镜,每年至少要检查一次腹部增强CT。

🍀 **【护理查房总结】**

胃癌是我国常见的恶性肿瘤之一,由于早期临床症状不明显,缺乏特异性，早期诊断较困难。我们需要掌握胃癌患者早期的临床症状，尽早协助其完善各项检查，以达到早期诊断。患者行胃癌根治术，预后较好。为减少术后并发症的发生，改善患者的生存质量。特别强调以下几点。

① 了解各项辅助检查的目的及意义，掌握胃镜检查前后的注意事项及护理措施。

② 充分完善术前准备，术前遵医嘱予以补液，加强营养，纠正贫血、低蛋白血症及水电解质紊乱。

③ 做好心理护理，增强患者战胜疾病的信心。检查前后及手术前后多与患者沟通，消除恐惧心理。

④ 加强术后护理及病情观察，特别要做好胃管的护理。掌握术后并发症（出血、吻合口瘘及倾倒综合征）的观察要点及防治方法，减少并发症的发生。

⑤ 做好饮食指导，使患者顺利过渡到正常饮食。

⑥ 做好出院宣教，让患者了解术后化疗的周期及注意事项，知晓复查的时间及内容。

（何　文）

查房笔记

病例 3 · 直肠癌

【病历汇报】

病情 患者女性，62岁，因左下腹痛、便血2个月入院。患者于2个月前无明显诱因出现左下腹疼痛，为阵发性隐痛，无放射性，伴无痛性便血2次/日，量130～200ml，小指粗细。无呕血、腹部肿块等，在外院曾行结肠镜检查，诊断为"直肠癌"，为求进一步诊治，来我院就诊。自发病以来，患者一般情况较差，饮食减少，体重无明显变化，睡眠正常，小便正常。既往无肝炎病史及其密切接触史，无结核、伤寒等传染病史，无高血压病、心脏病、糖尿病等慢性疾病，无饮酒史、吸烟史及家族史。

护理体查 体温36.2℃，脉搏80次/分，呼吸18次/分，血压137/69mmHg。神志清楚，自主体位，慢性病容，表情自如，体查合作。腹部平坦对称，无腹壁静脉曲张，无胃肠型及蠕动波，无陈旧性瘢痕。腹软，左下腹轻压痛，无反跳痛，全腹未触及肿块，肝、肾、胆囊未触及，墨菲（Murphy）征阴性。肝、脾、肾区无叩击痛，移动性浊音阴性。肠鸣音正常。直肠指诊（膝胸卧位）：未见外痔及肛周溢液，肛周皮肤正常，肛门括约肌松紧度正常，距肛缘4cm处可触及一肿块，质硬，表面凹凸不平，指套退出有染血。

入院诊断 直肠癌。

手术情况 完善术前准备，做好造口定位，在全麻下行直肠癌根治术（Miles）。术后左下腹乙状结肠造口，椭圆形，造口黏膜红润，会阴部横切伤口，留置伤口引流管、胃管及导尿管。体温36.8℃，脉搏80次/分，呼吸18次/分，血压120/70mmHg，SpO₂98%。

辅助检查 外院肠镜结果示距肛缘4cm处可见一肿块呈菜花状改变，占肠腔4/5圈，触之易出血；病理结果示高分化腺癌；

胸部 X 线片示双肺纹理稍多，无明显器质性病变；腹部 CT 示乙状结肠近直肠交界处肠壁局限性不规则增厚，胃窦管壁均匀性增厚。实验室检查：白细胞 $5.8×10^9$ 个/L，红细胞 $3.68×10^{12}$ 个/L，血红蛋白 110g/L；白蛋白 30g/L；粪常规白细胞（＋），红细胞（＋），大便隐血试验（OB）（＋）。

主要的护理问题 营养失调；继发切口感染的危险；自理能力缺陷综合征；自我形象紊乱；造口潜在并发症；焦虑；缺乏造口护理知识。

目前主要的治疗及护理措施 吸氧、监测生命体征；补液、抗感染、保护肝脏、保护胃黏膜等对症、支持治疗；留置导尿管，保护会阴部伤口，预防感染；造口护理，造口知识宣教。

？ 护士长提问

● 什么是直肠癌？

答：直肠癌是指从齿状线至直肠乙状结肠交界处之间的癌，是消化道最常见的恶性肿瘤之一。发病率仅次于胃癌，略高于结肠癌。直肠癌位置低，容易被直肠指诊及乙状结肠镜诊断。但因其位置深入盆腔，解剖关系复杂，手术不易彻底，术后复发率高。中下段直肠癌与肛管括约肌接近，手术时很难保留肛门及其功能是手术的一个难题，也是手术方法上争论最多的一种疾病。

● 直肠癌最主要的病因是什么？

答：（1）**遗传因素** 直肠癌有明显的家族性，也是诱发直肠癌的先天原因之一。有很多的直肠癌患者家族中，是由于细胞基因遗传给下一代，携带该基因的患者感染到某种因素后，激发了该种细胞的生长速度，转化为癌肿。

（2）**饮食因素** 饮食是诱发直肠癌的重要原因。随着人们生活节奏的逐渐加快，快餐食品成了人们的首选，还衍生出大量的"垃圾"食品，高脂肪食物会增加粪便中的甲基胆蒽，从而导致胆酸分泌增加。由于膳食纤维减少导致肠道内的致癌物质和肠结膜接触时间增加，增加了癌变的机会。

（3）疾病因素　在很多情况下，很多肠道类疾病会诱发直肠癌，由于肠道黏膜长期处于溃疡状态，导致很多细菌和一些寄生虫虫卵的侵入，再加上慢性炎症刺激，很容易引发癌变。所以说，炎症性肠病也是诱发直肠癌的原因。

● 直肠癌的临床表现有哪些？

答：早期直肠癌的临床特征主要为便血和排便习惯改变，在癌肿局限于直肠黏膜时便血作为唯一的早期症状。中、晚期直肠癌患者除一般常见的食欲下降、体重减轻、贫血等全身症状外，尚有排便次数增多、排便不尽、便意频繁、里急后重等直肠刺激症状；癌肿增大可致肠腔狭窄，出现肠梗阻征象；癌肿破溃形成溃疡或感染，大便表面带血及黏液，甚至脓血便；癌肿侵犯周围组织器官，可致排尿困难、尿频、尿痛等症状；侵及骶前神经丛，出现骶尾和腰部疼痛；转移至肝脏时，引起肝大、腹水、黄疸，甚至恶病质等表现。

● 患者的诊断依据是什么？肠镜检查的优点有哪些？还可以做哪些检查来明确诊断？

答：（1）患者因左下腹痛、便血2个月入院，肠镜结果示距肛缘4cm处可见一肿块，呈菜花状改变，占肠腔4/5圈，触之易出血。病理结果提示高分化腺癌。直肠指诊可触及一肿块，指套退出有染血。粪常规：白细胞（＋），红细胞（＋），OB（＋）。诊断为"直肠癌"明确。

（2）纤维直肠镜（肠镜）检查直观性强，可直接看到病灶，了解其大小、范围、形态、单发或多发，还能通过活组织检查明确病灶性质。

（3）除此，还可以行传统的钡剂灌肠、X线检查、CT、超声显像检查及磁共振检查等来协助诊断。

● 什么是"直肠指诊"？有哪几种体位？

答：直肠指诊目前是直肠癌手术前一系列检查中最基本和最重要的检查方法，很多肛管直肠疾病仅凭直肠指诊即可早期发现。直肠指诊可分为肛外指检和肛内指检两部分。肛外指检的检查方法是：检查者右手示指戴指套，涂润滑剂（常用肥皂液、液状石蜡或凡士林），用示指触及肛门周围有无硬结、肿物和压痛，有无波动感，并检查肛外皮下有无瘘管、索条及走向等。肛内指检的检查方法是：将戴好指套的示指伸入直肠内检查，大致可以确定距肛缘7~10cm 的肛门、直肠有无病变和病变的性质。直肠癌患者可以摸到肿块质地较硬，表面高低不平或呈菜花样，有脓液、坏死组织及暗红色的血液，并感觉肠腔狭窄，指套上也染有暗红色血液。

其检查体位有膝胸卧位（图 1-6）、左侧卧位、仰卧位。膝胸卧位是检查肛门、直肠的较好体位；左侧卧位主要适用于女性患者；仰卧位适于有腹腔疾病或不便于改换体位时，对身体虚弱者尤为适用。

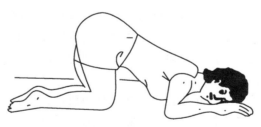

图 1-6　膝胸卧位

● 经腹直肠癌切除术和腹会阴联合直肠癌根治术的适应证是什么？

答：经腹直肠癌切除术（Dixon）适用于肿瘤距肛缘 5cm 以上的直肠癌患者，是可保留肛门的直肠癌根治术。腹会阴联合直肠癌根治术（Miles）适用于肛管癌、直肠下段癌（癌灶下缘距肛门缘5cm 以下者）患者。切除范围包括乙状结肠远端、全部直肠、肠系膜下动脉及其区域淋巴结、全直肠系膜、肛提肌、坐骨直肠窝内脂肪、肛管及肛周 3～5cm 的皮肤、皮下组织及全部肛门括约肌，于左下腹行永久性乙状结肠造口术。

● **为使患者尽快接受手术，减少术后并发症，应做哪些术前准备？**

答：（1）心理护理　多关心患者，取得患者的信任，获取患者心理障碍的原因。手术本身给患者或家属带来恐惧感，对直肠癌患者来说，大便改道改变了大便从肛门排出的习惯，给生活带来了很大的不便，无论在精神上还是在身体上都是一种打击，因此患者对造口术呈现抵触情绪。护理人员一定要避免简单生硬的宣教，要有针对性地进行心理辅导和护理。还可以利用其他患者的成功事例进行心理护理，树立患者信心。同时，要取得患者家属的理解与配合，以便有效地减轻患者的心理负担。解释治疗过程，让患者了解结肠造口手术对消化功能并无影响，通过图片、模型向患者解释造口的部位、功能及护理知识，说明造口虽然会给患者带来不便，但仍然可以正常生活。

（2）加强营养　术前进食高蛋白、高维生素食物。

（3）肠道准备　术前口服聚乙二醇电解质散剂清洁肠道，可以减轻术中污染，防止术后切口感染，有利吻合口愈合。注意直肠癌患者不宜灌肠。

（4）阴道冲洗　女性直肠的前面是阴道，若肿瘤已侵犯阴道后壁，手术中可能要行部分阴道切除，术前 3 天每晚阴道冲洗，清洁阴道。

（5）术前造口定位。

（6）指导患者深呼吸及有效咳嗽，避免术后肺部感染。

● **术前行造口定位有何意义？造口位置的基本要求是什么？**

答：以往肠造口的位置都是由手术医师在术中临时按常规或随意选定，因患者在全麻状态下皮肤平坦，无法辨认皱褶处，造口位置是否合理难以判断，往往造成患者术后并发症多。术前定位能避开皮肤皱褶及束腰带处，大大降低术后并发症的发生率，使患者能看到造口、护理造口，提高患者的生存质量。

造口位置的基本要求如下。

① 在脐与髂前上棘连线中上 1/3 交界处。

② 患者在平卧、坐位、站立等体位都能看到造口。

③ 造口位于腹直肌处。

④ 造口位于平整皮肤中央，便于粘贴造口底板。

⑤ 造口不影响穿着。

● 患者行 Miles 术后，应如何保护会阴部伤口，防止切口感染？

答：（1）保持伤口周围清洁、干燥，及时换药。

（2）遵医嘱应用抗生素。

（3）术后 4～7 天可用 1：5000 高锰酸钾温水坐浴，2 次/日。

（4）尿管拔出后，可使用女士尿壶接尿，防止污染会阴部切口。

（5）告知患者避免做下蹲动作，不要坐过低的椅子，避免伤口裂开。

（6）可在椅子或床上用橡皮气垫，在坐或睡时保护会阴部伤口。

● 术后造口有什么样的护理程序？有哪些并发症？怎样处理？

答：术后 0～2 天，用凡士林纱布或生理盐水纱布外敷结肠造口处，保持造口处皮肤湿润清洁，次日用生理盐水清洗造口并粘贴造口袋。术后 3～4 天，指导患者及家属正确使用造口袋，当肛门袋内充满 1/3 的排泄物时，要及时更换清洗，使用过的造口袋可用中性洗涤剂和清水洗净并擦干，晾干备用；术后 5～8 天，指导患者参与更换造口袋，向患者介绍整个过程中的注意事项，让患者使用合适和喜爱的造口袋，此时可拆除造口缝线；术后 9～10 天，评估患者换袋技能，予以纠正和指导。

术后造口并发症有以下几种。

（1）造口水肿　轻度水肿无须处理，可自行消退。重度水肿可用 3％的高渗盐水湿敷。

（2）造口出血　可发生于术后72h内，因肠黏膜毛细血管断裂或肠系膜小动脉未结扎所致。前者出血轻，可用纱布稍微加压止血即可。后者临床上少见，出血重，应通知医师予以对症处理。

（3）造口狭窄　造口狭窄可在近期和远期发生。早期多因造口血运障碍、感染或隧道过窄、腹壁切口过小所致。术后早期应定期扩张肠腔。晚期造口狭窄多由于粪便刺激造口肠管的浆膜而发生浆膜炎，致瘢痕挛缩，导致狭窄。对过于狭窄或扩张治疗无效者可行手术，重建造口。

（4）造口周围皮肤刺激性皮炎　主要是排泄物及碱性肠液污染造口周围皮肤，引起接触性皮炎。也有的患者对造口袋过敏而引起过敏性皮炎。应加强对造口周围皮肤的护理，合理使用造口袋，减少粪便污染。严重者可给予溃疡粉外用、造口周围使用保护膜等；排便过稀者可适量给予止泻药。亦可通过造口灌洗养成定时排便的习惯。

（5）造口坏死　一般发生在术后48～72h，易于发生在肥胖及急症手术者。发生原因多为造口肠管提出时张力过高，过分修剪造口结肠处的系膜引起造口肠管缺血坏死。表现为肠管黏膜颜色变黑，失去光泽。如发现坏死应密切观察。可用玻璃试管插入造口，从试管外用手电照射的方法观察肠腔是否有坏死。如坏死肠管范围小，仅限于系膜缘且不超过周径的1/4，深度不足2cm，可非手术治疗，待境界清楚后再清除坏死组织。如发现坏死深度超过腹膜，应及时手术，经腹切除坏死肠管，重建造口。

（6）造口回缩　主要由于造口肠管游离过短，造口牵出受限，吻合张力过大所致。若发生造口回缩，应密切观察病情变化，如回缩到腹部，则观察腹痛、腹胀的情况，有无腹膜炎体征等，并通知医师，必要时手术治疗。

（7）造口旁疝　造口旁疝是与造口有关的腹壁疝。主要由于结肠与腹壁缝合不严密、缝针针距过大造成。营养不良、服用激素药物及患有慢性咳嗽或前列腺增生所致的排尿困难时，导致腹内压增高，使小肠或网膜由结肠和腹壁之间的间隙疝入皮下形成疝。主要预防措施是结肠与腹壁的严密缝合。术前术后应注意治疗诱因，如加强营养、治疗慢性咳嗽或尿潴留。症状轻微或不能耐受手术者可通过戴腹带或适宜的造口袋治疗。

如何发挥社会支持系统的作用，提高患者生活质量？

答：患者出院后社会支持系统包括家属、亲朋好友、医务人员、志愿者、社会服务机构等。医护人员不应该忽视患者社会关系支持系统的作用，应向患者积极了解支持系统的成员，适时做知识宣教工作，使患者、家属共同参与康复计划的实施，使其学会对患者提供有效的支持，发挥其独特的作用。家属应积极鼓励患者参与社交活动，根据康复程度，共同制订活动计划，调整饮食结构，使患者尽早康复。只有适应社会，患者的心理压力才会消除。

目前，有很多造口人志愿者成立的社会服务机构，他们用自己的亲身体会及专业知识帮助更多的造口人回归社会。某些医院每年都组织造口人联谊活动，关心了解造口患者目前的状况，给他们提供更多的信息，为他们解决各种难题。专科病房设有造口知识资料室，开展了造口护理月月讲的主题活动。有的医院设立了伤口造口门诊，对患者生活中遇到的各种造口问题提供了及时的解决途径，也可以通过互联网帮助患者获得一些需要的信息。

总之，造口人有了这些社会支持，生活质量有了很大的提高。

如何对患者进行出院指导？

答：（1）饮食指导 原则上不需要忌口，只需要少食多餐、均衡饮食即可，多食新鲜水果、蔬菜，保持大便通畅。在进食时，尽量做到干湿分开，以使大便成形，同时可增加饮用酸牛奶以调节肠造口的菌群，起到调节肠功能的作用。不易消化、产气较多或有刺激性的食物尽量避免食用，如糯米类的粽子、汤团（不易消化），瓜子、花生、赤豆、绿豆（易产气，不易消化），含碳酸饮料、啤酒（易产气），洋葱、蒜类、辣椒、咖喱及香料太浓的食物（可引起异味）等。在平时就餐时，应细嚼慢咽，尝试新食物时，应逐样增加，以免引起腹泻。

（2）适量活动　鼓励患者锻炼身体，提高免疫力。平时可融入正常人的生活和社交，建议患者出院后加入造口患者协会，学习并交流彼此的经验和体会，学习新的控制排便方式，获得自信。

（3）造口护理　备齐家庭护理用具，如剪刀、皮肤保护剂、防漏药膏等，指导选择合适的造口用品；教会患者自我护理，若发现造口狭窄、排便困难应及时到医院检查、处理。

（4）定期复查　出院后第1、第2年内每3个月复查1次，第3~5年每半年复查1次。第5年后每年复查1次，以便及时发现是否有复发或转移。化疗的患者，要定期复查血常规，观察白细胞和血小板计数的变化。

🍀【护理查房总结】

直肠癌患者最大的护理难点是心理护理和造口护理。虽然结肠造口术的技术已经很成熟，但是毕竟改变了生理通道，在心理和生理上都对患者产生了伤害。很多患者都无法接受人造肛门这一现实。所以从术前、术后到出院，心理护理及宣教工作都应贯穿始终。为了提高这一群体的生存质量，我们要做的工作还很多。特别强调以下几点。

① 加强心理护理，让患者更多地了解并主动参与整个过程，特别是术后造口的护理。

② 充分完善术前准备，做好造口定位，以减少术后并发症的发生，降低术后造口护理的难度。

③ 预防和处理并发症，防止切口感染，及时处理造口水肿、造口缺血坏死、造口回缩等。

④ 进行有效的健康宣教。

⑤ 做好出院指导，督促定期复查。

（何　文）

病例 4 • 肝癌

【病历汇报】

病情 患者男性，60岁，因发现右肝肿块10年，上腹疼痛4天入院。患者自诉10年前在当地医院行常规体检时B超发现右肝肿块，大小为2cm×2cm，考虑为肝血管瘤。无畏寒、发热、恶心、呕吐、腹痛、腹胀等症状。后患者多次复查B超示肝肿块变化不明显。4天前患者无明显诱因突发上腹疼痛，与进食无关。疼痛持续10min左右自行缓解，无明显放射痛。疼痛时伴大汗淋漓，无畏寒、发热、恶心、呕吐、心悸、心慌、头晕等症状。为求进一步诊治，来我院就诊。门诊以"右肝肿块"收住本科。自发病以来，患者精神、食欲、睡眠可，大小便正常，体重无明显变化。患者诉咳嗽、咳痰，痰为淡黄色黏液。既往体质一般，自诉有"乙型肝炎"病史二十余年，否认结核、伤寒等传染病史，无外伤、手术及输血史，无高血压病、心脏病、糖尿病等慢性疾病，无饮酒史、吸烟史及家族史。

护理体查 体温36.5℃，脉搏98次/分，呼吸20次/分，血压136/91mmHg。发育正常，神志清楚，查体合作，自主体位。皮肤黏膜、巩膜无黄染。无蜘蛛痣，未见肝掌，无出血点，无瘀斑，无皮疹，全身浅表淋巴结无肿大。双肺呼吸音清，稍低，可闻及少量散在湿啰音。腹平，未见胃肠型及蠕动波，无腹壁静脉曲张，腹肌软，肝脾肋下未扪及，腹部未扪及肿块，墨菲（Murphy）征阴性。肝、脾、肾区无叩击痛，移动性浊音阴性。

入院诊断 肝癌。

手术情况 完善术前准备，在全麻下行右肝肿块切除术，右上腹"L"形切口约18cm，留置腹腔引流管、胃管、尿管。术后体温36.2℃，脉搏90次/分，呼吸18次/分，血压124/82mmHg，SpO_2 98%。术后诊断：右肝占位[原发性肝细胞癌（HCC）]。

辅助检查 腹部 CT 示肝右叶前上段占位病变，肝癌可能，肝包膜下少量积液；胸部 X 线片结果示右膈局限性隆起；腹部彩超示右肝实质性结节，考虑 HCC。术后病检为右肝高分化肝细胞癌；实验室检查：红细胞计数 $4.21\times10^{12}/L$，血红蛋白 137g/L，白蛋白 41.1g/L，总胆红素 11.2μmol/L，直接胆红素 4.3μmol/L，谷丙转氨酶 25.1U/L，凝血酶原时间（PT）13.63s，活化部分凝血活酶时间（APTT）32.60s，凝血酶时间 19.81s，纤维蛋白原（FIB）3.06g/L，乙型肝炎表面抗炎（HBsAg）（＋），乙型肝炎表面抗体（HBsAb）（＋）。

主要的护理问题 继发出血、胆瘘、肝性脑病的危险；营养失调；疼痛；焦虑。

目前主要的治疗及护理措施 半卧位，卧床休息，术后 1～2 日不鼓励患者早期活动；吸氧、心电监护，严密监测生命体征；补液、抗感染、保护肝功能、保护胃黏膜、补充白蛋白、镇痛等对症、支持疗法；观察并记录引流液的量、色、质；口服四磨汤，咀嚼口香糖恢复肠蠕动，予以开塞露塞肛促排便；拍背，雾化吸入，预防肺部感染。

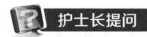 护士长提问

● 肝癌有哪些类型？

答：肝癌分为原发性肝癌和继发性肝癌。原发性肝癌从形态上分为结节型、巨块型和弥漫型。按肿瘤大小分为微小肝癌（直径≤2cm）、小肝癌（2cm＜直径≤5cm）、大肝癌（5cm＜直径≤10cm）和巨大肝癌（直径＞10cm）。

从病理组织上分为肝细胞型（在肝叶的肝细胞发生的癌变）、胆管细胞型（在胆管的上皮细胞发生的癌变）及混合型（两者同时出现）。

● 肝脏分为几叶几段？患者肿瘤位于何位置？

答：过去我们习惯性地把肝脏分为左叶、右叶、方叶和尾叶四

叶。近来，依据动脉、静脉及肝管在肝内分支和分布而形成的自然界限（称为肝裂），把肝脏分为左右两半（右叶占全肝的60%）、五叶和八段，即左叶、左旁中叶、尾叶、右旁中叶、右叶和尾状叶右段、尾状叶左段、左外叶上段、左外叶下段、左内叶、右前叶、右后叶下段、右后叶上段（图1-7）。患者CT示肝右叶前上段占位病变，故考虑肿瘤位于肝右前叶。

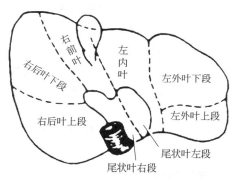

图 1-7　肝脏的分叶分段（五叶和八段）

乙型肝炎病毒（HBV）与原发性肝细胞癌（HCC）有何关系？

答：HBV与HCC的关系密切。其发生机制现在认为首先由于HBV在肝细胞内与人体染色体整合，这是癌变的启动因素。整合后的肝细胞易于受到一系列刺激而发生转化。HBV的X蛋白和截断的前S2/S多肽作为增强因子可反式激活各种细胞促进因子，后者在各种生长因子的共同作用下，促进已整合的肝细胞转化。此外，某些原癌基因（如 N-ras 基因）可被激活，某些抑癌基因可能产生突变，都可促进癌变的发生。

肝癌的临床表现有哪些？

答：肝癌的早期表现很不典型，常见临床表现如下。

（1）右上腹隐痛（肝区疼痛）　有半数以上患者以此为首发症状，肝区可有持续性或间歇性疼痛，为钝痛、刺痛或胀痛，有时可因体位变动而加重。主要由于肿瘤迅速生长导致肝包膜张力增加所致。可牵涉至右肩背部，肿块破裂出血时，表现为突起右上腹剧痛和压痛，出现腹膜刺激征等急腹症表现。

（2）全身及消化道症状　早期表现为乏力、消瘦、食欲明显减退、腹部闷胀、消化不良等，部分患者可伴恶心、呕吐、发热、腹泻；晚期则出现贫血、黄疸、皮肤瘙痒、腹水、下肢水肿、鼻出血、皮下出血及恶病质等。

（3）肝大　为中晚期肝癌的主要临床体征。

（4）其他症状　少数患者还有低血糖症、红细胞增多症、高钙血症和高胆固醇血症的特殊表现。

肝癌的一些典型症状只有疾病进展到中晚期才会发生，因此平时的自我检查非常重要。当疲惫乏力持续不能缓解时，心窝处有沉闷感，或是腹部右上方感觉钝痛，有压迫感和不适感等，体重减轻，或出现原因不明的发热及黄疸，应尽早前往医院检查。

肝癌的治疗方法有哪些?

答：（1）手术治疗　手术切除是目前首选的、最有效的肝癌治疗方法，对直径＜3cm的小肝癌，术后5年生存率高达75％；对不能切除的肝癌的外科治疗，术中采用肝动脉结扎，肝动脉化疗栓塞、射频治疗都有一定的疗效；肝癌破裂出血患者，可行肝动脉结扎或动脉栓塞术；肝移植，对严格入选肝移植的肝癌患者移植后生存质量和生存时间大大提高，但临床实践显示出患者最终死于肿瘤复发，肝外转移、血行转移或淋巴转移是肝移植的禁忌证。

（2）非手术治疗

① 介入下经肝动脉插管化疗栓塞术：选择插管到肝动脉，将抗癌药以碘油注入肝癌的供血血管使癌组织发生缺血性坏死，肝癌切除术后应预防肝癌术后复发。

② 射频或微波治疗：在B超引导下经皮穿刺肿瘤直接行射频、微波或注射无水乙醇（酒精）治疗，也可达到使小结节性肝癌坏死的目的。

③ 生物治疗：肝癌患者免疫功能多有严重障碍，以干扰素、白细胞介素-2 及肿瘤坏死因子等进行治疗效果较好。最近研究，大剂量的奥曲肽深部肌内注射能抑制肝癌细胞生长，提高机体免疫力。

④ 中药治疗。

⑤ 化疗、放疗。

以上各种方法，可以根据情况综合应用，效果更好。

● **患者术后出现了什么问题？应怎样观察及处理？**

答：（1）患者术后白蛋白值一直处于较低水平。白蛋白正常值为 35～55g/L，从术后实验室结果发现，患者术后第 1 天白蛋白 28.0g/L，术后第 2 天白蛋白 30.0g/L，术后第 3 天白蛋白 22.2g/L，术后第 5 天白蛋白 29.3g/L。这是因为白蛋白主要在肝脏合成，肝癌患者肝功能受损，术后消耗量多于合成量，故白蛋白较以前降低。术后遵医嘱静脉输注人血白蛋白，以补充所需。

（2）患者术中肝功能受到损伤　谷丙转氨酶正常值为 0～40U/L，患者术后第 1 天谷丙转氨酶值明显升高，为 316.1U/L，遵医嘱予以异甘草酸镁、谷胱甘肽等药物进行护肝治疗，术后第 5 天逐渐下降至 83.9U/L。

（3）患者术后胃肠功能恢复较慢　术后第 2 天，患者诉腹胀，腹部听诊肠鸣音弱，给患者口服四磨汤、咀嚼口香糖恢复肠蠕动，予以直肠指诊后塞开塞露促排便，腹胀症状减轻。

（4）患者术后电解质紊乱　患者术后第 5 天出现低钾血症，血钾为 3.34nmol/L，遵医嘱予以口服氯化钾缓释片补钾。

● **患者目前首优的护理问题是什么？采取了哪些护理措施？**

答：患者目前首优的护理问题是有腹腔出血的危险。为了及早发现术后腹腔出血并及时处理，应采取以下措施。

（1）体位　为防止术后肝断面出血，术后 1～2 日一般卧床休息，不鼓励患者早期活动。予以雾化吸入，拍背排痰，避免剧烈咳嗽。

（2）密切观察生命体征　观察患者是否出现脉搏细速、皮肤干燥、尿少等血容量不足的现象；是否有烦躁、皮肤口唇苍白、血红蛋白下降、血压偏低等早期失血性休克症状。

（3）观察腹腔引流管引流液的量、颜色及性状　若腹腔引流管持续引出鲜红血性液体，且触摸引流袋有温热感，应立即告知值班医师。

（4）观察腹部体征　腹部有无膨隆、腹膜刺激征、腹腔抽出不凝鲜血等症状。

（5）提示活动性出血的存在，立即给予快速输注凝血酶原复合物、冷沉淀、浓缩红细胞等，同时严密观察生命体征的变化及腹腔引流液的变化，监测凝血功能、血常规、腹腔引流液血红蛋白值，并与上次对比，以便判断治疗效果。输液过程中根据心率、血压、中心静脉压（CVP）的变化，调节输入速度，严防急性心力衰竭、肺水肿的发生。

（6）做好心理护理　肝癌患者本身就对治疗和手术的效果持怀疑态度，容易出现紧张、焦虑情绪，加之术后出现出血会有恐惧、失望的心理。在护理过程中，应多与患者交谈，同时争取患者及家属的配合，以消除顾虑，提高患者配合治疗的主动性。

● 患者可能出现的严重并发症是什么？怎样预防？

答：（1）可能出现的并发症　肝癌患者可能出现的最严重的并发症是肝性脑病，是由于急、慢性肝病或各种原因的门-体分流所引起的，是以代谢紊乱为基础的神经精神方面的异常。可表现为行为异常、意识障碍，甚至昏迷。

（2）预防肝性脑病的注意事项

① 避免诱因，如上消化道出血、高蛋白饮食、感染、便秘等。如果大便呈柏油样，则表示上消化道出血，大便稀及次数增多或解黏液脓血便提示肠道感染。

② 禁用肥皂水灌肠，肥皂水呈碱性，使得非离子型氨大量弥散入血，加重肝性脑病。应使用生理盐水或弱酸性溶液灌肠（如食醋 1～2ml 加入生理盐水 100ml 中）。

③ 抑制肠道细菌繁殖，减少氨的产生；使用降血氨药，如谷氨酸钾或谷氨酸钠静脉滴注；肝昏迷者限制蛋白质摄入，减少氨的来源；便秘者可口服乳果糖，促使肠道内氨的排出。

● **如何对患者进行出院指导?**

答：（1）休息　在病情和体力允许下可适量活动，但切忌过量、过度活动。

（2）营养　均衡饮食，多食富含维生素、营养丰富的食物，以清淡、易消化为宜。伴有腹水、水肿者，应严格控制出入量，限制食盐摄入量。

（3）随诊　术后 1 个月复查肝功能，行甲胎蛋白（AFP）检测及超声波检查，以后每 3～6 个月复查一次，以早期发现转移、复发。遵医嘱定期随访并接受化疗或放疗。嘱咐患者和家属，一旦有水肿、体重减轻、出血倾向、黄疸或疲倦等症状时，及时就诊。

（4）预防肝性脑病　肝功能失代偿者，可适量应用缓泻药，保持大便通畅，以免因肠腔内氨吸收所致的血氨升高。

❀【护理查房总结】

随着原发性肝癌早期诊断、早期治疗和肝外科的进展，我国肝癌手术切除率已大大提高，总体疗效显著提高。但术后并发症多且危重，若不及时处理，将出现严重的后果，如术后大出血、肝性脑病等。这就要求护理人员不仅理论知识要扎实，更要具备敏锐的观察力，特别要注意以下几点。

① 术前评估患者的健康史，有无肝炎、肝硬化，肝功能情况及有无其他系统伴随疾病，对患者病情的发展及转归有个初步的估计。

② 术后关注患者各项生化指标是否正常，遵医嘱予以护肝、补充蛋白、纠正电解质紊乱等对症处理，并观察效果。

③ 术后密切观察生命体征及引流液，重视患者的主诉，如腹

胀、腹痛等，尽早发现并发症并及早处理。

④ 术后 1～2 日不鼓励早期活动，以防术后大出血。

⑤ 做好健康宣教，预防肝性脑病。

（何　文）

查房笔记

病例 5 • 肝内外胆管结石

【病历汇报】

病情　患者男性，43 岁，因上腹部疼痛 5 个月，再发加重 1 个月入院。患者于 5 个月前无明显诱因出现上腹部疼痛，为阵发性隐痛，夜间加剧，无放射性痛，发作时伴寒战、发热，无恶心、呕吐，曾两次就诊于外院，经抗感染、解痉、镇痛等对症支持治疗后好转。患者于 1 个月前，再发上腹部疼痛，自觉较前加重，为阵发性绞痛，既往无高血压病、心脏病、糖尿病等慢性疾病，无饮酒史、吸烟史及家族史。

护理体查　体温 37℃，脉搏 90 次/分，呼吸 20 次/分，血压 130/85mmHg。神志清楚，查体合作，皮肤黏膜、巩膜无黄染，全身浅表淋巴结无肿大。双肺呼吸音清，未闻及干湿啰音。腹平，未见胃肠型及蠕动波，无腹壁静脉曲张，腹软，上腹轻压痛，无反跳痛，肝脾肋下未扪及，腹部未扪及肿块，移动性浊音阴性，肠鸣音正常。

入院诊断　肝内外胆管结石、慢性胆囊炎。

手术情况　完善术前准备，在全麻下行胆囊切除术、胆总管切开取石术、T 形管引流术。麻醉满意，手术顺利，上腹部右肋缘下"弧形"切口，留置胃管、尿管、腹腔引流管及 T 形管。术后体温 36℃，脉搏 82 次/分，呼吸 20 次/分，血压 120/70mmHg，SpO_2 98%。

辅助检查　腹部 B 超示肝内外胆管结石并扩张、胆囊炎。腹部 CT 示肝总管结石并胆管扩张、左右肝管内多发结石。实验室检查：白细胞 $12.1×10^9$/L，中性粒细胞 85.1%。

主要的护理问题　疼痛；继发胆道出血、胆瘘的危险；有 T

形管意外拔管的可能。

目前主要的治疗及护理措施 卧床休息、吸氧、心电监护、补液、抗感染、保护肝功能、保护胃黏膜等对症、支持治疗，解除疼痛，预防胆瘘并发症。

 护士长提问

● **什么是肝内外胆管结石？**

答：肝内胆管结石可广泛分布于左、右肝管内，或局限于某叶肝管，常发生于左外叶和右后叶。肝外胆管结石是指发生于左、右肝管汇合部以下的胆管结石（图1-8）。

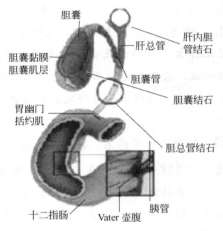

图 1-8　肝内外胆管结石示意

● **肝内外胆管结石的发病原因有哪些？**

答：肝内外胆管结石的发病原因与胆道的细菌感染、寄生虫感染及胆汁淤积有关。

感染是导致结石形成的首要因素。感染的常见原因是胆道寄生虫和复发性胆管炎。感染的细菌主要来源于肠道，常见的细菌是大肠杆菌及厌氧菌。大肠菌属和一些厌氧菌感染时产生的β-葡萄糖醛酸苷酶和在胆道感染时产生内生性葡萄糖醛酸苷酶，能使结合型胆红素水解生成游离胆红素而沉着。胆汁淤积是肝内外胆管结石形成的必要条件，只有在胆汁淤积的条件下，胆汁中的成分才能沉积并形成结石。引起胆汁淤积的原因有胆道炎性狭窄和胆道畸形；在梗阻的远端胆管内压力升高，胆管扩张，胆汁流动缓慢，有利于结石的形成。

此外，胆汁中的黏蛋白、酸性黏多糖、免疫球蛋白等大分子物质，以及炎性渗出物、脱落的上皮细胞、细菌、寄生虫、胆汁中的金属离子等，均参与结石的形成。

● 患者有哪些症状？肝内外胆管结石的临床表现有哪些？

答：患者上腹部疼痛5个月，发作时伴寒战、发热，但皮肤、巩膜并未黄染。

肝内外胆管结石患者的主要临床表现取决于是否有胆道梗阻及感染。典型的临床表现为：反复发作的腹痛、寒战和高热及黄疸，又称为"夏柯三联征"。

① 腹痛：多为胀痛或阵发性隐痛，大多局限于右上腹部或剑突下，可放射至右肩背部，伴恶心、呕吐。

② 寒战和高热：结石阻塞胆管合并感染时，表现为稽留热，体温高达39℃以上。

③ 黄疸：多表现为间歇性黄疸，患者首先表现为尿黄，接着出现巩膜黄染，然后出现皮肤黄染。

● 为明确诊断，可以给患者做哪些影像学检查？鉴别诊断有哪些？

答：（1）患者并不具备典型的"夏柯三联征"。为明确诊断，我们给患者做腹部B超和CT。B超为无创性检查，方便易行，是肝内外胆管结石诊断的首选方法，一般诊断准确率为50%～70%。CT能显示肝门的位置、胆管扩张及肝脏肥大、萎缩的变化，可系统地观察各个层面及了解结石在肝内外胆管分布的情况。

（2）临床上如出现右上腹疼痛和黄疸，要首先确定腹痛的性质、黄疸的类型和性质，以及伴发的症状，然后根据影像学及实验室检查确定其病变部位和性质，需要与以下疾病进行鉴别。

① 炎性疾病：传染性肝炎（有接触史）、慢性胰腺炎（血、尿淀粉酶升高）。

② 寄生虫病：胆道蛔虫病（阵发性绞痛，患者偶可呕吐出蛔虫）。

③ 癌肿：胰头癌（常为进行性加深黄疸，黄疸比腹痛出现得早）。

● **肝内外胆管结石有哪些种类？患者属于结石的哪一类？**

答：肝内外胆管结石的形成与胆汁成分关系密切，临床上将胆道结石分为三类：胆色素结石、胆固醇结石、混合型结石。

（1）胆色素结石　以胆色素为主，呈泥沙样或不规则形，质软易碎，大小不一，色呈棕红色或棕黑色，主要位于肝胆管。

（2）胆固醇结石　以胆固醇为主要成分，呈圆形或椭圆形，表面光滑，颜色淡黄，主要位于胆囊。

（3）混合型结石　由钙盐、胆色素和胆固醇等多种成分组成，呈多面体，质地较硬，呈棕黄色。

患者的结石属于胆色素结石。

● **患者手术治疗的目的是什么？肝内外胆管结石手术治疗的方法有哪些？**

答：（1）手术治疗的目的　患者行胆总管切开取石、T形管引流术，目的是术中尽可能取尽结石；解除胆道狭窄和梗阻，去除感染病灶；术后保持胆汁引流通畅，预防胆管结石再发。

（2）肝内外胆管结石常用的手术方法

① 胆总管切开取石加 T 形管引流术：适用于单纯胆管结石，胆管上、下端通畅，无狭窄或其他病变者。若伴有胆囊结石和胆囊炎，可同时行胆囊切除术。

② 胆肠吻合术：亦称胆肠内引流术。适用于胆总管扩张≥

2.5cm，下端有炎性狭窄等梗阻性病变，且难以用手术方法解除者，但上段胆管必须通畅无狭窄；结石呈泥沙样不易取尽，有结石残留或结石复发者，常用的是胆管空肠（Roux-en-Y）吻合术。

③ 奥迪括约肌成形术：适应证同胆肠吻合术，特别是胆总管扩张程度较轻而不适用于行胆肠吻合术者。

④ 经内镜下括约肌切开取石：适用于胆石嵌顿于壶腹部和胆总管下端良性狭窄，尤其是已行胆囊切除的患者。

● **作为责任护士，如何对患者进行术后护理？**

答：（1）活动　制定早期活动规划及每日活动目标，鼓励患者术后第 1 日开始下床活动，逐日增加活动量。

（2）饮食　麻醉清醒即可饮水，术后第 1 日开始进食流质食物，并逐渐过渡到高蛋白、高热量、富含维生素、易消化的低脂食物，少量多餐。

（3）缓解疼痛　认真倾听患者的主诉，正确执行医嘱。患者术前予以生理盐水 250ml 加间苯三酚 200mg 静滴解痉止痛，术后当晚予以曲马朵（曲马多）100mg 肌内注射缓解伤口疼痛。

（4）病情观察　患者术后予以心电监护及血氧饱和度监测，记录 24h 出入水量。遵医嘱予以补液，维持水电解质平衡。注意观察患者的腹部体征。

观察腹腔引流管及 T 形管引流液的量、色和性状并记录。观察伤口及腹部体征，伤口有无渗血、有无胆汁外溢、有无腹痛，以及疼痛的部位、性质及程度，是否伴随腹肌紧张、压痛及反跳痛等腹膜刺激征，警惕胆汁性或血性腹膜炎的发生，若腹腔引流管或 T 形管内出现大量鲜红色血性液体，常提示腹腔或胆道出血，若腹腔引流液呈黄绿色胆汁样，常提示发生胆瘘。

（5）遵医嘱按时使用抗生素预防感染　患者术前术后予以生理盐水 100ml 加头孢他啶 2g 静滴，每 8h 1 次。

（6）严密观察患者皮肤、巩膜黄染情况，观察和记录大小便的颜色，监测血清胆红素的变化。该患者术前肝功能正常；术后第 2 天，抽血查肝功能正常，小便颜色浅黄色。

（7）加强基础护理　协助患者每 2h 翻身 1 次，予以拍背，指导患者有效咳嗽，遵医嘱雾化吸入，每日 2 次，预防肺部感染。骶尾部预防性使用减压贴，保持皮肤清洁、干燥。

（8）预防深静脉血栓形成　予以基本预防和物理预防。

（9）心理护理　观察、了解患者及家属的心理，耐心倾听患者及家属的诉说。根据患者的具体情况，详细解释此病的手术方式以及较好的预后，消除患者的顾虑。

● 患者术后留置 T 形管 6 周，其目的是什么？如何护理？

答：（1）患者术后留置 T 形管的目的　引流胆汁和减压，防止因胆汁排出受阻导致胆总管内压力增高、胆汁外漏而引起的胆汁性腹膜炎；引流残余结石；支撑胆道，防止胆总管吻合口处瘢痕形成导致管腔狭窄；经 T 形管胆道镜取石、溶石或经 T 形管行胆道造影。

（2）护理措施

① 妥善固定，做好标识。标识 T 形管的名称、留置的日期，体外引流管保留足够的长度，以防翻身、活动时脱出，防止引流管扭曲、受压。

② 每日更换引流袋，更换引流袋时注意无菌操作，预防感染，引流袋低于切口位置。

③ 密切观察、准确记录引流液的量、色及性状。患者术后24h T 形管引流胆汁的量约350ml，术后第 2 天约500ml，恢复饮食后增至每日 600～700ml。患者术后 T 形管内引流出的胆汁颜色浑浊，内有絮状物沉淀，术后 2 周后予以生理盐水 100ml 加庆大霉素 8 万 U 低压冲洗 T 形管。

④ 保持有效引流。定时挤压引流管，注意观察引流管内有无血凝块及残余结石。患者站立时引流袋低于腹部切口水平；患者平卧时，引流袋低于腋中线。

⑤ 保持引流管周围皮肤清洁、干燥，如有渗湿，及时处理，引流管周围如有胆汁渗漏，周围可涂皮肤保护剂。

拔除 T 形管的指征是什么？拔除 T 形管的注意事项有哪些？

答：（1）拔除 T 形管的指征　T 形管何时拔管取决于 T 形管窦道的形成与否。胆道术后的患者大多存在低蛋白血症、营养不良，尤其是糖尿病患者及老年患者，如术后 2 周拔管易发生弥漫性胆汁性腹膜炎，拔管的最佳时机一般在术后 4 周以上，如果患者营养状况较差，带管时间应适当延长。

（2）拔管的注意事项　一般情况下，胆道术后带 T 形管患者术后 2 周开始夹管，每日三餐前 2h 夹闭 T 形管，餐后 2h 再将 T 形管松开，松开后仍将 T 形管及引流袋抬高，如无腹胀、腹痛等不适，5～7 天后，白天将 T 形管夹闭，到晚上休息时再将 T 形管松开，若无不适，5～7 天后则全天夹管，夹管期间注意观察患者有无腹痛、发热、黄疸等症状。术后一个半月根据情况拔管。拔管前，根据医嘱行 T 形管造影。如有残余结石，行胆道镜取石。T 形管造影后证实无结石残留且胆总管下段通畅，再连续闭管 3～5 天无不适，方可拔管。拔管后 T 形管的窦道予以凡士林纱条填塞。

患者术后有 T 形管意外拔管的可能，T 形管意外拔管会造成什么后果？如何处理？

答：患者术后 T 形管需留置 6 周，留置时间较长；由于患者缺乏 T 形管家庭护理知识，在 T 形管窦道形成之前意外拔除 T 形管，可能发生弥漫性胆汁性腹膜炎。一旦出现 T 形管意外拔管，应在 12h 内使用口径大小合适的导尿管沿原有的 T 形管窦道插至胆总管。插管后用缝线固定于腹壁，观察管道内引流液的性状，行 B 超检查确定插管的位置，观察患者的生命体征及腹部体征。

术后结石残留是患者手术治疗效果不佳的主要原因，如何处理？

答：术后 T 形管造影如发现胆道残留结石时，可拔除 T 形管经窦道插入胆道纤维镜，用取石钳、取石网篮等直视下取石。

如何对患者进行出院指导？

答：（1）饮食　嘱患者进食高蛋白、高纤维素、低脂肪食物，多吃鱼类、瘦肉及新鲜蔬菜和水果等，限制淀粉类主食（大米、面等）的摄入，尽量减少脂肪，特别是动物脂肪的食用量，不吃肥肉、油炸食物，尽可能地以植物油代替动物油。有很多患者胆石症的形成与体内胆固醇含量过高和代谢障碍有关，因此要限制鱼子、各种蛋类的蛋黄及各种食肉动物的肝、肾、心、脑等胆固醇含量高的食物。

（2）休息　适当运动，规律休息，避免过度劳累。

（3）服药指导　遵医嘱按时服药，口服消炎利胆片 0.2g，每日 3 次。

（4）自我护理　患者带 T 形管出院，向患者详细解释 T 形管的重要性，告知出院以后的注意事项，指导患者做好 T 形管的家庭护理，尽量穿着宽松柔软的衣服，防止引流管扭曲、受压、折叠。沐浴时采用淋浴，可用保鲜膜覆盖腹壁引流管处，预防感染。日常生活中避免提举重物或过度运动，防止引流管脱出。详细交代患者术后 2 周开始夹闭 T 形管，循序渐进（方法见"拔除 T 形管的注意事项有哪些"）。夹管期间注意观察患者有无腹痛、发热、黄疸等症状。患者带管期间要防止意外拔管。责任护士每周进行电话随访，直至拔管。

（5）定期复查　嘱患者术后一个半月来院复查 B 超、肝功能以及 T 形管造影。若出现腹痛、发热、黄疸等症状，应立即到医院就诊。

🍀【护理查房总结】

肝内外胆管结石是常见病，女性的发病率明显高于男性。肝内外胆管结石的病因与胆道感染、胆道寄生虫、胆汁淤积、胆管解剖变异等因素有关。临床主要依靠病史结合 B 超确诊，如诊断困难可选用经内镜逆行胰胆管造影术（ERCP）、CT、磁共振胰胆管造影（MRCP）检查。肝内外胆管结石的典型临床表现为夏柯三联征，即腹痛、寒战和高热及黄疸。要掌握该疾病的相关知识，做好患者围手术期的护理，尤其是术后护理，特别强调以下几点。

① 明确诊断，掌握肝内外胆管结石的临床表现。

② 妥善固定并标识各引流管，防止引流管扭曲、受压、折叠。密切观察、准确记录引流液的量、色及性状。密切观察病情变化，及时发现胆道出血、胆瘘先兆。

③ 做好 T 形管护理，详细交代患者拔除 T 形管的注意事项，防止意外拔管。

④ 给予高蛋白、低脂肪、低胆固醇、富含维生素且易消化的食物。

⑤ 做好患者的健康教育，尤其是出院指导，定期门诊复查 B 超和肝功能。

（何清玲）

查房笔记

病例 6 · 胆管癌

【病历汇报】

病情　患者男性，55 岁，因全身皮肤瘙痒 2 个月，伴皮肤、巩膜黄染 1 个月入院。患者自诉 2 个月前无明显诱因突然出现全身皮肤瘙痒，无皮疹、水疱；近 1 个月出现皮肤、巩膜黄染，进行性加深，伴上腹部隐痛不适，小便深黄，大便呈陶土色，近 1 个月体重下降 12kg。既往有乙型肝炎病史多年，否认结核病史，否认高血压病、糖尿病病史，无吸烟酗酒史，无药物、食物过敏史。

护理体查　体温 37.0℃，脉搏 74 次/分，呼吸 18 次/分，血压 130/70mmHg，发育正常，营养中等，神志清楚，查体合作，自主体位，全身皮肤、巩膜黄染，全身多处可见皮肤搔抓痕，浅表淋巴结无肿大。双肺呼吸音清，未闻及干湿啰音。腹平，未见胃肠型及蠕动波，腹壁静脉无曲张。腹软，无明显压痛及反跳痛。肝脾肋下未扪及，墨菲征阴性，肝区、双肾区无明显叩击痛，移动性浊音阴性，肠鸣音正常，未闻及高调气过水声。

入院诊断　梗阻性黄疸，乙型肝炎，中度贫血。

手术情况　完善术前准备，全麻下行肝门部胆管癌根治术。麻醉满意，手术顺利。右上腹部经腹直肌切口，留置腹腔引流管、胃管及导尿管。术后体温 37.0℃，脉搏 80 次/分，呼吸 20 次/分，血压 120/80mmHg，SpO$_2$ 98%。

辅助检查

(1) 术前检查　胸部正位 X 线片示双肺纹理增粗，未见明显胸腔积液。腹部 CT 示肝内胆管扩张：胆管癌？胆道结石并梗阻？经内镜逆行胰胆管造影术结果示肝总管上段、右肝管起始段狭窄，右肝内胆管未能显影。实验室检查：白细胞 10.38×10^9/L，中性粒细胞 83.3%，血红蛋白 80g/L，总胆红素 148.1μmol/L，直接胆红素 114.4μmol/L，总蛋白 52.3g/L，白蛋白 33g/L，谷丙转氨酶 539.1U/L，谷草转氨酶 280.5U/L，乙肝三对及输血前常规示乙型肝炎表面抗原阳性。

（2）术后检查　病理诊断：（肝门部）胆管细胞高分化腺癌。实验室检查见表 1-1、表 1-2。

表 1-1　血常规

项目	术后第 1 天	术后第 3 天	术后第 5 天
白细胞/（×10^9/L）	10.9	9.5	6.7
血红蛋白/（g/L）	95	108	115

表 1-2　肝功能

项目	术后第 1 天	术后第 3 天	术后第 5 天
总胆红素/（μmol/L）	118.2	88.7	88.7
直接胆红素/（μmol/L）	79.6	59.1	45.7
谷丙转氨酶/（μmol/L）	480.1	390.8	378.8
白蛋白/（g/L）	32	35	38

（主要的护理问题）　继发出血、胆道梗阻和感染的危险；营养失调；疼痛；皮肤完整性受损。

（目前主要的治疗及护理措施）　卧床休息、吸氧、心电监护；补液、镇痛、抗感染、保护肝功能、保护胃黏膜等对症、支持治疗；预防并发症。

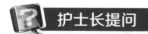

护士长提问

● **什么是胆管癌？**

答：胆管癌包括肝内胆管细胞癌、肝门胆管癌和胆总管癌三种。其中，肝内胆管细胞癌（较少见）系发生在肝内胆管的恶性肿瘤；肝门胆管癌系指发生在左、右肝管及肝总管的恶性肿瘤；胆总管癌系指发生在胆总管的恶性肿瘤。其中，肝门胆管癌较多见，占胆管癌的 60%～80%。

肝胆管的解剖结构如何？

答：肝内胆管经多级汇合形成左、右肝管，左、右肝管出肝后，在肝门部汇合形成肝总管。肝总管与胆囊管汇合形成胆总管。胆总管分为四段：十二指肠上段、十二指肠后段、胰腺段、十二指肠壁内段。

肝门胆管癌的临床表现有哪些？

答：肝门胆管癌由于位置的特殊性，在胆管未被肿瘤完全阻塞前常无典型的临床表现，早期临床症状多为纳差、食欲下降、厌油、消化不良以及上腹闷胀不适等，不易引起患者和医师的重视，常被误诊为"慢性胃炎""慢性胆囊炎"。随着癌肿的生长，可出现阻塞性黄疸的症状和体征。

（1）黄疸　胆管癌患者早期大多因黄疸而就诊，黄疸是胆管癌最早也是最重要的症状，患者出现不同程度的皮肤、巩膜黄染。黄疸的特点是进行性加重，大多为无痛性，有的患者即使出现了黄疸症状，仍易被误诊为"黄疸型肝炎"。

（2）腹痛　患者出现类似胆石症、胆囊炎的疼痛，如右上腹胀痛不适、体重减轻、食欲下降等症状，这些症状常被视为胆管癌的早期预警症状。

（3）皮肤瘙痒　可出现在黄疸前或后，皮肤瘙痒是因血液中胆红素含量增高刺激皮肤末梢神经所致。

（4）其他　伴随着黄疸、腹痛等症状，还会有恶心、呕吐、消瘦、尿色深黄如酱油或浓茶样、大便色浅黄甚至陶土色等，晚期肿瘤溃破时，出现胆道出血时可有黑粪，大便隐血试验阳性，甚者可出现贫血；若有肝转移时可出现肝脏肿大、肝硬化等征象。

什么是经内镜逆行胰胆管造影术？

答：经内镜逆行胰胆管造影术（ERCP）是指在内镜下经十二指肠乳头插管注入造影剂，从而逆行显示胰胆管的造影技术，是目前公认的诊断胰胆管疾病的金标准。它能显示肿瘤的下界及梗阻以下的胆道情况，对判断肿瘤位置和决定手术方案具有重要意义。

● **经内镜逆行胰胆管造影术的护理措施有哪些？**

答：（1）ERCP 术前

① 禁食、禁饮 8h。

② 告知患者配合训练检查体位：俯卧位。

③ 遵医嘱予以哌替啶 50mg、山莨菪碱 10mg、地西泮（安定）10mg 肌内注射。

（2）ERCP 术后

① 禁食、禁饮 24h。

② 遵医嘱抗感染、抑酶治疗：生理盐水 100ml＋头孢哌酮/他唑巴坦 3g 静滴，每日 2 次；生理盐水 500ml＋生长抑素 6mg 静滴，维持 24h。

③ 密切观察患者的生命体征及腹部体征的变化。

④ 术后 4h 及次晨遵医嘱测血、尿淀粉酶，以防发生胰腺炎。

● **患者黄疸的特点是什么？**

答：患者入院时即有皮肤、巩膜黄染。它的特点是：黄疸进行性加深，多不伴发热和腹痛，常伴有严重的瘙痒，即无痛性黄疸。

● **针对患者的皮肤瘙痒，采取了哪些护理措施？**

答：做好患者的卫生宣教工作，保持皮肤清洁，每日用温水擦洗皮肤，禁用肥皂，防止碱性物质刺激皮肤而使症状加重，剪短患者指甲，告知患者不能用手抓挠，若瘙痒难忍，可遵医嘱使用外用药物，如炉甘石洗剂，以减轻皮肤瘙痒。

● **肝门胆管癌的治疗方法有哪些？**

答：目前治疗肝门胆管癌的方法繁多，有手术切除、化疗、放疗、免疫治疗、生物治疗、中草药治疗和介入治疗，但最有效的方法仍为手术切除。肝门胆管癌根治性切除疗效明显优于姑息性切除，姑息性切除疗效优于单纯引流。因此，疑似或确诊病例，除有明确手术禁忌证外，应积极行手术探查，争取行根治性切除。对无法手术者，积极行经皮肝穿刺胆道引流术（PTCD）、经内镜鼻胆管引流术（ENBD）引流或采取介入方法经 PTCD、ERCP 放置支架，以期延长患者生命，提高生存质量。

● 作为责任护士，如何对患者进行术后护理？

答：（1）体位和活动　术后 6h 患者完全清醒后，取半卧位以利于呼吸和腹腔引流。术后第 1 天鼓励患者床上活动、功能锻炼，防止双下肢深静脉血栓的发生。术后第 2 天，鼓励患者早期下床活动。

（2）病情观察　严密监测生命体征，予以心电监护及血氧饱和度监测，详细记录出入量。观察全身皮肤黏膜有无出血点、发绀及黄疸等；观察切口渗血、渗液情况；观察腹部体征，了解有无腹痛、腹胀及腹膜刺激征等；观察并记录引流液的颜色、性状及量。

（3）输氧　术后 3 天内给予患者持续中到高流量吸氧以改善肝细胞缺氧，氧流量 4～6L/min。

（4）输液的护理　遵医嘱维持水、电解质平衡，在输注全肠外静脉营养（TPN）时严格控制液体速度（100～150ml/h）。患者术前植入了经外周静脉置入中心静脉导管（PICC）。导管敷料每 7 天更换一次，敷料如有松动、脱落、潮湿，随时更换，严格无菌操作。输液前后和输注 TPN 后予以生理盐水 20ml 正压脉冲式冲管。

（5）预防皮肤受损和意外受伤　避免骨突部位长期受压，患者术后使用了气垫床和减压贴；定时翻身，保持局部皮肤清洁、干燥。

（6）预防肺部感染　遵医嘱按时使用足量抗生素，生理盐水 100ml 加头孢哌酮/他唑巴坦 3g 静滴，每 8h 1 次；雾化吸入，每日 2 次，协助患者翻身拍背，指导患者有效咳嗽。

● 怎样协助患者进行有效咳嗽排痰？

答：（1）拍背技巧　翻身拍背每 2h 1 次，拍背时间 5～15min，每个治疗部位 3～5min，叩击频率为 2～5 次/秒，餐后 1h 和餐前半小时进行。顺序：沿着支气管走向由下而上，由外向内。手法：手呈弓形，五指并拢，以腕部为支点，惯性摇动手掌，固定手臂，屈曲肘部（图1-9）。

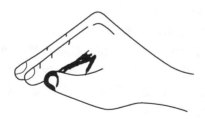

图 1-9 拍背手法示意

（2）有效咳嗽技巧 咳嗽前先缓慢深吸气，吸气后稍屏气片刻，躯干略向前倾，然后两侧手臂屈曲、平放在两侧胸壁下部、内收并稍加压。咳嗽时腹肌用力收缩，腹壁内陷，一次吸气，可连续咳嗽 3 声。停止咳嗽并缩唇将余气尽量呼出。再缓慢吸气或平静呼吸片刻，准备再次咳嗽。

● **患者术后有可能发生哪些并发症？如何护理？**

答：（1）术后可能发生如下并发症。

① 腹腔大出血：多发生于合并肝叶切除及术中门静脉损伤者，亦见于胆肠吻合口出血，腹腔引流鲜红色血液＞200ml/h，提示腹腔内有活动性出血。

② 胆瘘：最常见的并发症，术后保持引流管通畅，保证充分引流。严密观察引流液的量、色及性状。轻度胆瘘一般持续 2～3 周即可自愈。严重者可发生腹膜炎，甚至导致膈下脓肿，应严密监测患者体温的变化，注意有无寒战、发热、腹痛等症状。

③ 肝功能衰竭：定期复查肝功能，观察患者有无黄疸加重、烦躁不安、嗜睡等肝功能衰竭表现，警惕肝性脑病的发生。

④ 急性肾功能衰竭：多继发于重度黄疸。特征为自发性少尿或无尿、氮质血症、稀释性低钠血症。

⑤ 应激性溃疡出血：是重症梗阻性黄疸患者术后严重并发症。患者常合并感染、败血症、营养不良等，手术创伤大均可导致胃黏膜低灌注形成黏膜溃疡出血，严重者可出现穿孔。

（2）术后注意观察胃管引流液的量、颜色及腹部体征。

● **如何对患者进行出院指导？**

答：（1）饮食及用药　嘱患者术后 1～2 个月内应少食多餐，应多食易消化、富含维生素的食物，预防便秘。可吃鸡、鱼、肉类等含动物蛋白较多的食物，以增加营养，促进身体恢复。术后近期应予低脂食物，2 个月后视耐受情况逐渐恢复正常。

（2）手术切口　嘱患者注意保持切口干燥，术后近期应避免腹压剧烈增加（如剧烈咳嗽或便秘等），以免切口疼痛及裂开，腹带绑至术后 6 周。如切口愈合良好，拆线 2 周后可洗澡，应淋浴，勿用力揉搓切口，洗完后切口处应轻轻擦干。术后 3 个月活动可基本恢复正常。

（3）自我护理　嘱患者应注意有无反复或持续出现的腹痛、腹胀、皮肤黄染、巩膜黄染、小便持续变黄、食欲下降、消瘦等表现，如出院后出现上述症状，可能为肿瘤复发或腹腔内感染等迹象，应及时就诊。

（4）术后抗肿瘤治疗　嘱患者出院时复印病理结果及手术记录，于术后 1 个月至肿瘤科门诊就诊，住院行化疗等抗肿瘤治疗。

（5）术后复查　嘱患者定期（术后 1 个月、6 个月、1 年、2 年）复查血常规、肝功能、糖类抗原 19-9（CA19-9）及腹部彩超，必要时复查腹部 CT，观察术区局部及远处有无肿瘤复发或转移，了解术后恢复情况。

❀ 【护理查房总结】

胆管癌的病因尚不明确，其病因可能与肝胆管结石、原发性硬化性胆管炎、先天性胆管囊性扩张症、胆管囊肿空肠吻合术后、肝吸虫感染等有关。胆管癌恶性程度高，根治性手术切除是目前治疗胆管癌最重要的方法。通过这次护理查房，掌握了胆管癌术前、术后的相关知识，预防术后并发症的发生。护理方面特强调以下几点。

① 掌握 ERCP 术前、术后的护理要点。

② 针对患者的皮肤瘙痒，采取正确的护理方法。

③ 术后严密监测生命体征和肝功能。

④ 做好术后并发症的观察及护理。

⑤ 做好患者的健康教育，尤其是出院指导，告知患者术后抗肿瘤治疗的重要性。

（何清玲）

查房笔记

病例 7 · 急性胰腺炎

【病历汇报】

病情　患者男性，48 岁，因上腹部剧烈疼痛伴腹胀、呕吐 2 天，由当地医院转诊入院。患者自诉 2 天前晚上饱食肥肉后突发上腹部剧烈绞痛，呈持续性，向后背部放射，伴恶心、呕吐，呕吐物为胃内容物，呕吐后腹痛无好转且腹胀逐渐加重，伴肛门停止排气、排便，并出现畏寒、发热，体温最高 38.5℃，伴皮肤、巩膜黄染，小便颜色深黄，至当地医院诊治，予以抗感染、补液（具体药物不详）等治疗，效果不佳。患者为求进一步诊治至我院急诊，以"急性胰腺炎"收住本科。目前患者精神差，小便量、色正常，肛门未排气、排便。既往无高血压病、心脏病、糖尿病等慢性疾病，有胆道结石病史，无饮酒史、吸烟史及家族史。

护理体查　体温 39℃，脉搏 116 次/分，呼吸 36 次/分，血压 110/60mmHg。胸廓对称无畸形，双侧语颤正常，双肺叩诊音清，呼吸音稍增粗，右下肺闻及哮鸣音，无胸膜摩擦音。腹部明显膨隆，未见胃肠型及蠕动波，腹壁静脉无曲张。腹肌紧张，左上腹压痛明显，肝脾肋下未扪及，腹腔未扪及肿块。移动性浊音阳性，肠鸣音稀少。急性生理和慢性健康评分系统（APACHE Ⅱ）评分 11 分。

入院诊断　重症急性胰腺炎（Severe Acute Pancreatitis, SAP），急性呼吸窘迫综合征（ARDS），肺部感染。

辅助检查

（1）实验室检查　血淀粉酶 857U/dl，尿淀粉酶 2273U/dl；血常规、肝功能、肾功能的变化见表 1-3～表 1-5。

（2）其他检查　胸部 X 线片示双肺纹理片状模糊影：肺部感染？双肋膈角变钝，胸腔少量积液或胸膜增厚；心电图示窦性心动过速；腹部 B 超示胰腺炎并胰周积液；腹部 CT 可见胰腺弥漫性肿大，胰周积液。

表1-3 血常规

项目	入院第1天	第2天	第5天	第8天	第10天	第15天
白细胞/($\times 10^9$/L)	17.3	16.5	18.4	23.5	26.2	11.7
红细胞/($\times 10^{12}$/L)	3.64	2.88	2.86	2.34	2.90	3.06
血红蛋白/(g/L)	124	97	99	80	98	102
血小板/($\times 10^9$/L)	112	90	142	110	125	249
淋巴细胞百分比/%	2.5	3.7	3.1	3.6	4.0	8.0
中性粒细胞百分比/%	94.6	91.7	91.6	94.2	93.8	86.9

表1-4 肝功能

项目	入院第1天	第2天	第5天	第8天	第10天	第15天
总蛋白/(g/L)	55.6	53.4	52.7	51.6	54.1	64.3
白蛋白/(g/L)	28.8	28.9	28.1	23.0	23.8	29.1
球蛋白/(g/L)	26.8	24.5	24.6	28.6	30.3	25.7
总胆红素/(μmol/L)	43.9	49.8	77.9	70.4	50.8	23.4
直接胆红素/(μmol/L)	18.9	25.2	40.8	37.2	28.3	12.3
谷丙转氨酶/(U/L)	19.2	17.0	21.8	19.3	22.2	50.5
谷草转氨酶/(U/L)	32.6	24.3	28.6	31.1	24.3	35.2

表1-5 肾功能

项目	入院第1天	第2天	第5天	第8天	第10天	第15天
尿素氮/(mmol/L)	8.80	5.65	5.85	5.50	4.87	4.60
肌酐/(μmol/L)	91.0	79.8	79.9	77.6	68.5	69.5
尿酸/(μmol/L)	329.2	200.6	150.4	141.5	117.1	109.8

主要的护理问题 继发休克、感染、出血、胰瘘、肠瘘的危险；有气体交换受损、体液不足、ARDS的可能；疼痛；焦虑；缺乏疾病相关知识。

目前主要的治疗及护理措施 禁食、禁饮、胃肠减压；卧床休息、吸氧、心电监护；补足血容量、抗感染、抑酶等对症、支持治疗；解痉镇痛；密切观察病情变化，防止并发症的发生，注意有无多器官功能衰竭（MOF）；营养支持治疗。

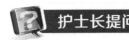 护士长提问

胰腺的解剖生理如何？

答：胰腺位于腹膜后，略呈扁长的锥体形，从右至左斜向左上，横卧在 1～2 腰椎前方，长 17～20cm，重 75～125g。胰腺分为头、颈、体、尾四部分。胰头上、下、右侧被十二指肠所环绕，其下缘钩突向内，伸向肠系膜上血管的后面。胰颈狭窄，胰体占胰腺大部分，胰尾伸至脾门。

胰腺的血液循环如何？

答：胰腺的血液循环是由腹腔动脉和肠系膜上动脉的分支形成的血管网供应。胰头主要由胃十二指肠动脉的分支胰十二指肠上动脉和肠系膜上动脉的分支胰十二指肠下动脉供血，其前、后分支分别吻合形成胰十二指肠前弓和后弓。胰腺的体尾部由脾动脉的分支供血，主要分支为胰背动脉、胰大动脉和胰尾动脉。胰腺的静脉多与同名动脉伴行，经肠系膜上静脉和脾静脉最后汇入门静脉系统。

什么是急性胰腺炎？临床分型有哪些？

答：急性胰腺炎是指胰腺消化酶被异常激活后对胰腺自身及其周围脏器产生消化作用而引起的炎症性疾病，是常见的外科急腹症，轻型易于治疗，重型病情凶险，病死率高，是目前外科急腹症中最棘手的疾病之一。急性胰腺炎按病程及严重程度分为以下两种。

① 轻型急性胰腺炎（急性水肿性胰腺炎）：该型病情较轻，预后好。

② 重症急性胰腺炎（急性出血坏死性胰腺炎）：是急性胰腺炎的严重类型，表现为胰腺广泛的胰周及胰内脂肪坏死、胰实质坏死

及出血，病情凶险发展快，并发症多，严重者伴有休克、呼吸衰竭及肾脏衰竭，病死率高。本型占整个急性胰腺炎的 $10\%\sim20\%$。

重症急性胰腺炎的病因是什么？

答：Vater 壶腹部阻塞引起胆汁反流进入胰管内和各种原因造成的胰液分泌增多或排除障碍，是导致急性胰腺炎的主要原因。$50\%\sim70\%$的重症急性胰腺炎是由于胆道疾病、酗酒和暴饮暴食所引起的。

（1）胆道结石 近年来的研究表明，以往所谓的特发性急性胰腺炎（IDP）中有 70% 是由胆道微小结石引起的，这种微小结石的成分主要是胆红素颗粒，其形成与肝硬化、胆汁淤积、溶血、酗酒、老龄等因素有关。临床上可通过经内镜逆行胰胆管造影术（ERCP）或十二指肠引流明确诊断。对确诊为微小胆石的患者，首选的治疗方法是行胆囊切除术。

（2）肝胰壶腹括约肌功能障碍 这可使壶腹部的压力升高，影响胆汁与胰液的排泄，甚至导致胆汁逆流入胰管，从而引发急性胰腺炎。

（3）酗酒或暴饮暴食 因酗酒和暴饮暴食引起重症急性胰腺炎的患者以男性青壮年为主。暴饮暴食和酗酒后可因大量食糜进入十二指肠、乙醇刺激促胰液素和缩胆囊素（胆囊收缩素）释放而使胰液分泌增加，进而引起乳头水肿和肝胰壶腹括约肌痉挛，最终导致重症急性胰腺炎发病。

重症急性胰腺炎的主要病理变化有哪些？

答：重症急性胰腺炎的病理变化幅度很大，其坏死程度可分为三期：第一期表现为散在性的组织出血坏死；第二期表现为出血坏死区扩大融合，胰腺肿大，但病变范围局限，胰腺包膜基本完整；第三期表现为胰包膜破坏，整个胰腺均有出血坏死，并可累及周围组织。根据坏死的部位和大小尚可分为周围型、中央型、局限型、散在型及弥漫型五种类型。病变部位可仅局限于胰头部或体尾部，也可发展至整个胰腺。

重症急性胰腺炎的主要临床表现有哪些？

答：（1）腹痛　是重症急性胰腺炎最主要的症状（约95％患者），多为突发性上腹或左上腹持续性剧痛或刀割样疼痛，上腹腰部呈束带感，常在饱餐或饮酒后发生，伴有阵发加剧，可因进食而增强，可波及脐周或全腹。常向左肩或两侧腰背部放射。腹痛范围多在第6胸椎至第1腰椎，若合并胆管结石或胆道蛔虫，则有右上腹痛、胆绞痛。

（2）恶心、呕吐　2/3的患者有此症状，发作频繁，早期为反射性，内容为食物、胆汁。晚期是由于麻痹性肠梗阻引起，呕吐物为粪样。如呕吐蛔虫者，多为并发胆道蛔虫病的胰腺炎。

（3）腹胀　在重症急性胰腺炎患者中由于腹腔内渗出液的刺激和腹膜后出血，引起麻痹性肠梗阻，导致肠道积气、积液而引起腹胀。

（4）黄疸　约20％的患者于病后1～2天出现不同程度的黄疸。其原因可能为胆管结石引起胆管阻塞，或肿大的胰头压迫胆总管下端，或肝功能受损出现黄疸。

（5）发热　多为中度热，38～39℃，一般3～5天后逐渐下降。但重症急性胰腺炎者则可持续多日不降，提示胰腺感染或脓肿形成，并出现中毒症状，严重者可体温不升高。合并胆管炎时可有寒战、高热、黄疸。

（6）手足抽搐　由血钙降低所致。进入腹腔的脂肪酶使大网膜、腹膜上的脂肪组织被消化，分解为甘油和脂肪酸，后者与钙结合为不溶性的脂肪酸钙，从而导致血清钙下降，若血清钙＜1.98mmol/L，则提示病情严重，预后差。

（7）休克　多见于急性出血坏死型胰腺炎。由于腹腔、腹膜后大量渗液出血，肠麻痹致肠腔内积液，呕吐致体液丧失等而引起低血容量性休克。另外，大量蛋白质分解产物的吸收，可导致中毒性休克。主要表现为烦躁，冷汗，口渴，四肢厥冷，脉细，呼吸浅快，血压下降，尿少。严重者出现发绀，呼吸困难，谵妄，昏迷，脉促，血压测不到，无尿，肾功能衰竭等。

为什么要测量患者的腹围？

答：通过对重症急性胰腺炎患者腹内压的监测数据来推断它的严重程度和疗效分析中的临床意义。腹围与 APACHE Ⅱ评分有一定的相关性。腹围是容易观察的监测指标，数值变小，说明患者腹胀程度减轻。患者入院时测量腹围为 111cm，第 2～8 天达到高峰，最高为 117cm，经治疗后第 20 天下降至 95cm。

急性胰腺炎的诊断要点是什么？

答：（1）有胆道病史、酗酒、暴饮暴食等病史。

（2）突发上腹部剧烈疼痛，呕吐后不能缓解。

（3）血、尿淀粉酶明显升高，超过正常值 3 倍以上。

（4）腹部 B 超或 CT 等影像学检查提示胰腺炎改变。

如何评估重症急性胰腺炎的严重程度？

答：APACHE Ⅱ评分是基于年龄、慢性健康状况以及对 12 项生理指标异常程度的定量测量，可用于急性胰腺炎严重度的评估，分值越高，提示胰腺炎病情越重。评分达到 8 分及以上可诊断为重症急性胰腺炎。

血、尿淀粉酶的正常值是什么？有何临床意义？

答：（1）正常值　血清淀粉酶正常值 40～180U/dl，尿淀粉酶正常值 80～300U/dl。

（2）临床意义　血、尿淀粉酶测定具有重要的诊断意义，淀粉酶测定值越高，诊断的正确率越高。血清淀粉酶在发病后 1～2h 即开始增高，至 24h 达最高峰，持续24～72h，2～5 天逐渐降至正常，而尿淀粉酶在发病后 12～24h 开始增高，48h 达高峰，维持5～7 天，下降缓慢。一般急性胰腺炎患者的血、尿淀粉酶均升高，若在升高的基础上又突然明显降低，则提示预后不良。此外，尚有10％的患者在整个病程中血清淀粉酶始终正常。当病情严重程度与淀粉酶升高幅度不成正比时，应给予重视并采取相应处理。

如何做好患者的血糖监测与护理？

答：患者早期血糖升高，通常为肾上腺皮质激素的应激反应。

第 4 天达到最高峰（13.0mmol/L），术后第 9 天逐渐恢复正常。护理措施如下。

① 遵医嘱监测血糖，长期禁食情况下将血糖控制在 11.0mmol/L 以下。

② 监测血糖避免在静脉输液肢体采血。

③ 密切观察神志变化和低血糖的表现，防治低血糖反应。

患者目前首优的护理问题是什么？目标是什么？该采取哪些护理措施？

答：（1）患者首优的护理问题　疼痛，与胰腺及其周围组织炎症有关。

（2）护理目标　患者疼痛减轻或得到控制。护理措施是让胰腺休息，解痉镇痛。

（3）具体措施

① 禁食：禁食以减少对胰腺的刺激，使胰腺处于"休息"状态，胰液分泌量减少，还可以降低消化酶对胰腺的自溶作用，相对限制胰腺的"自我消化"。尿淀粉酶转阴开始进食。

② 胃肠减压：通过胃肠减压，减轻胃潴留和腹胀，使胃得以休息。

③ 镇痛解痉：患者诊断明确，腹痛剧烈，遵医嘱给予阿托品或盐酸哌替啶肌内注射。勿用吗啡，以免引起 Oddi 括约肌收缩，加重病情。

④ 抑制胰腺外分泌及胰酶抑制药：如生长抑素、奥曲肽等，以及胰蛋白酶抑制药如抑肽酶等。

⑤ 协助患者取屈膝侧卧位，缓解疼痛，增加舒适感。

患者可能发生的并发症有哪些？如何护理？

答：（1）多器官功能障碍　常见的有急性呼吸窘迫综合征（ARDS）和急性肾衰竭。重症急性胰腺炎患者在休克、感染和细胞毒素的作用下，肺毛细血管通透性增加，体液渗出至肺间质、肺泡内，导致肺组织损害而发生 ARDS。注意呼吸道通畅，鼓励深呼吸、有效咳嗽咳痰，吸氧，雾化吸入，每日 2 次，监测 SpO_2，动脉血气分析，记录 24h 出入量。注意尿量及尿比重变化，防止肾衰竭的发生。

（2）感染

① 加强观察和基础护理：监测患者体温和白细胞；协助并鼓励患者定时翻身，深呼吸，指导有效咳嗽咳痰；加强口腔和尿道护理。

② 维持有效引流：患者于入院后第 8 天在 B 超引导下行穿刺引流术，术后留置腹腔引流管 1 根，接无菌引流袋于床旁，予以妥善固定，防止受压、扭曲、折叠，若引流液从引流管的腹壁出口处漏出，说明引流管有堵塞。

（3）出血　重症急性胰腺炎可使胃肠道黏膜防御能力减弱，引起应激性溃疡出血。应定时监测血压、脉搏；观察患者的排泄物、呕吐物和引流液颜色。若引流液呈血色，并有脉搏细速和血压下降，可能为大血管受腐蚀破裂引发的继发性出血；若因胰腺坏死引起胃肠道穿孔、出血，应立即通知医师，及时清理血迹和引流污物，遵医嘱给予止血药和抗菌药物等，并做好急诊手术止血的准备。

（4）胰瘘、胆瘘或肠瘘　部分急性出血性坏死性胰腺炎患者可并发胰瘘、胆瘘或肠瘘。若从腹壁渗出或引流出无色透明或胆汁样液体时应疑为胰瘘或胆瘘；若腹部出现明显的腹膜刺激征，且引流出粪汁样或输入的肠内营养液体时，则要考虑肠瘘。故应密切观察引流液的颜色和性质，动态监测引流液的胰酶值；注意保持负压引流通畅和引流管周围皮肤干燥，防止胰液对皮肤的浸润和腐蚀。

（5）胰性脑病　急性胰腺炎发生中枢神经系统损害综合征时会发生胰性脑病，其典型表现为精神异常、视听幻觉、行为怪异、抽搐发作，甚至出现意识障碍。治疗重点在于积极有效地治疗原发病如抑酶制剂的应用，纠正水电解质紊乱，抗感染及手术清创引流，补充维生素，精神症状严重者可应用氯丙嗪、地西泮（安定）等药物。

患者进行肠内营养治疗，应注意哪些方面的问题？

答：患者目前禁食，加之高分解代谢状况，需营养支持，遵医嘱予以肠内营养，应注意以下几点。

（1）控制营养液的浓度　从低浓度开始滴注营养液，患者第 1 天输注生理盐水 250ml；第 2 天输注肠内营养：生理盐水为 1∶1。再根据患者胃肠道适应程度逐步递增，以避免营养液浓度和渗透压过高引起的胃肠道不适、肠痉挛、腹胀和腹泻。

（2）控制输注量和速度　营养液宜从少量开始，每日 250～500ml，在 5～7 天内逐渐达到全量。输注速度以 20ml/h 起，视适应程度逐步加速并维持滴速为 100～120ml/h。以营养泵控制滴速为佳，患者第 1 天输肠内营养时诉腹胀，减慢滴速后有所好转。

（3）保持营养液的适宜滴注温度　根据患者的个体需求及饮食习惯，可适当加热。

（4）调整好患者床头角度　为防止误吸，应将床头抬高至少 30°。

为什么要给患者做经皮穿刺腹腔置管引流术？如何护理？

答：（1）原因　重症急性胰腺炎时，腹腔内存在大量的胰性渗液，这些渗液中含有高浓度的胰酶以及对人体有害的炎症介质，它们一方面可加重肠麻痹导致肠腔积液和肠壁水肿，引起腹内压升高和腹腔室间隔综合征（ACS）。另一方面，毒性物质吸收入血引起机体全身毒害作用，导致多器官功能障碍。采用经皮穿刺腹腔置管引流可以将大量的腹腔渗出液引出体外，减少局部和全身损害，因此具有较好的疗效。

（2）护理措施　穿刺置管后应注意保护引流管，避免引流管折叠、脱出、移位等，同时应注意保持引流管通畅，密切观察记录引流液的性状及引流量。

如何对患者进行出院指导？

答：（1）活动指导　注意休息，以减轻胰腺负担，促进组织恢复和体力恢复，适当运动，控制体重。

（2）饮食指导　恢复期患者进食低脂肪软饭，以进食不饱和脂肪为主；指导患者多食碳水化合物、维生素类食物；鼓励患者少食多餐，禁烟禁酒，忌暴饮暴食。

（3）生活指导　指导患者保持良好的心情，正确对待疾病，避免不必要的精神负担。合理安排工作与休息时间，注意劳逸结合。

（4）就诊指导　密切观察腹部体征，定期监测血清淀粉酶、尿淀粉酶、血常规，定期复查 B 超等。尤其是血、尿淀粉酶，能及时反映病情的发展。告知患者如有腹痛等不适，立即禁食、禁饮，并来医院就诊，避免延误治疗。坚持复诊。

🍀【护理查房总结】

据报道，重症急性胰腺炎病死率为 10％～35％，而暴发性胰腺炎则仍高达 60％～70％。本次查房讨论了重症急性胰腺炎的病因、临床表现和治疗，通过合理有效的护理对重症急性胰腺炎的预后有很大帮助，为促进患者早日康复，特别强调以下几点。

① 做好疼痛护理，禁食、胃肠减压以减少对胰腺的刺激，协助患者取舒适的体位。

② 积极补液，防治休克，维持水、电解质平衡，准确记录24h 出入水量。

③ 高流量吸氧 4～6L/min，维持有效呼吸形态。

④ 给予肠内营养联合肠外营养进行营养支持治疗，维持营养需要量。

⑤ 控制感染，降低体温，遵医嘱给予抗生素并评估效果。

⑥ 观察患者的血糖、血钙、腹围、血常规、血淀粉酶、尿淀粉酶情况，以了解胰腺功能恢复情况。遵医嘱用药，观察药物的副作用，尤其是奥曲肽。

⑦ 做好患者的健康教育，帮助患者及家属正确认识胰腺炎易复发的特性，强调预防复发的重要性，告知患者戒酒、维持低脂肪食物及

少量多餐的进食方式，注意腹部体征，出现上腹部剧烈疼痛时应立即禁食、禁饮并及时就诊。

⑧ 防止并发症的发生。

（阳建怡）

查房笔记

病例 8 · 下肢深静脉血栓形成

🍀【病历汇报】

病情 患者男性，56 岁，因左下肢肿胀 2 天入院。患者自诉 2 天前突然出现左下肢肿胀明显，站立时加重，平卧后缓解，并进行性加重，无胸闷、气促、呼吸困难，无发热、畏寒，无恶心、呕吐，就诊于本院急诊，行下肢血管彩超检查示左下肢静脉栓塞，左下肢动脉硬化。诊断为左下肢深静脉血栓形成。为求进一步治疗收入普外科。自发病以来，患者一般情况好，饮食量减少，体重无明显变化，睡眠正常，大小便正常。既往患"高血压病"1 年，口服药物治疗（具体不详）。否认肝炎、结核及伤寒等病史，否认"心脏病"及"糖尿病"等慢性病，否认外伤、手术史、输血史，否认药物过敏史，无饮酒史、吸烟史，家族史无特殊。

护理体查 体温 36.5℃，脉搏 92 次/分，呼吸 20 次/分，血压 146/89mmHg。发育正常，营养中等，神志清楚，查体合作。左下肢肿胀，皮肤泛红，皮肤温度升高，呈凹陷性水肿，左侧腘窝、髂窝压痛，左侧胫后动脉、足背动脉搏动可扪及。左下肢诸关节未见明显畸形，活动正常。左大腿周径 48cm，左小腿周径 36cm，右大腿周径 45cm，右小腿周径 32cm，左足趾端感觉正常，左下肢肌力 5 级，肌张力正常，腱反射（＋），病理征未引出。

入院诊断 左下肢深静脉血栓形成。

辅助检查 下肢血管彩超示左下肢髂外静脉及其远深静脉内血栓。实验室检查：白蛋白 33.7g/L，总胆红素 8.8μmol/L，谷丙转氨酶 6.0U/L，血小板 130×10^9/L；血浆凝血酶原时间（PT）21.24s，活化部分凝血活酶时间测定（APTT）34.2s，纤维蛋白原（FIB）4.59g/L，国际标准化比值（INR）1.03。

主要的护理问题 继发肺动脉栓塞、脑栓塞、坠积性肺炎的危险；疼痛；焦虑；自理缺陷；疾病相关知识缺乏。

目前主要的治疗及护理措施 休息、吸氧、绝对卧床，抬高患肢；每日测量肢体周径变化；采用溶栓、抗凝、祛聚、活血、消肿等对症支持治疗；禁烟，多饮水，进低脂、富含纤维素的食物，保持大便通畅；鼓励患者做力所能及的活动，如屈伸下肢各关节的运动；监测、控制血压。

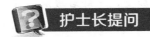 **护士长提问**

● **什么是静脉血栓栓塞症？**

答：静脉血栓栓塞症（VTE）（图 1-10）是指血液在静脉内不正常的凝固，使管腔部分或完全阻塞，包括深静脉血栓形成（DVT）、肺栓塞（PE）。

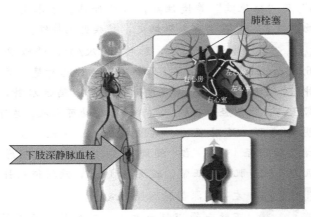

图 1-10 深静脉血栓形成（DVT）、肺栓塞（PE）

● **什么是下肢深静脉血栓形成？**

答：深静脉血栓形成（deep venous thrombosis，DVT）是指血液在静脉系统内由液态转化为固态，阻塞管腔，导致静脉回流障碍，最常见于下肢（图 1-11）。多发生于产后、外伤、各种手术后、慢性病长期卧床以及因多种原因造成肢体活动受限的患者。

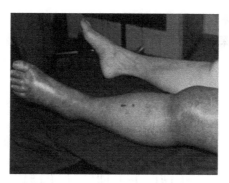

图 1-11　下肢深静脉血栓形成

● **为什么深静脉血栓形成好发于下肢？**

答：静脉血流滞缓是深静脉血栓形成的主要发病因素之一，长期卧床患者，下肢肌肉处于松弛状态，失去了肌肉泵的挤压作用，致使静脉内的血液流动缓慢，诱发下肢深静脉血栓形成。另外，约2/3 的人在解剖上左侧髂总静脉受右侧髂总动脉压迫，又有后面的腰骶椎向前推压，造成远端静脉回流受阻，因此深静脉血栓形成易发于下肢，并且以左侧多见。

● **深静脉血栓形成的主要因素有哪些？**

答：（1）静脉血流滞缓　血流滞缓是诱发下肢深静脉血栓形成的最常见原因。其原因有长时间绝对卧床，缺乏下肢肌肉对静脉的挤压作用使血流缓慢；脊髓麻醉或全身麻醉导致周围静脉扩张，静脉流速减慢；麻醉使下肢肌肉完全麻痹，失去收缩功能，术后又因切口疼痛和其他原因卧床休息，下肢肌肉处于松弛状态，使血流滞缓。

（2）静脉壁损伤　静脉内注射各种刺激性溶液和高渗溶液导致静脉炎和静脉血栓形成；静脉局部挫伤、撕裂伤或骨折碎片创伤均可导致静脉血栓形成。

（3）血液高凝状态　各种大型手术是引起血液高凝状态的最常见原因。

● 下肢深静脉血栓形成包括哪些分型？

答：下肢深静脉血栓形成有三种类型（图 1-12）：周围型、中央型和混合型。

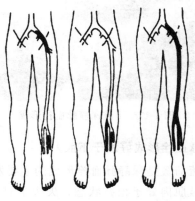

(a) 中央型   (b) 周围型   (c) 混合型

图 1-12   下肢深静脉血栓形成的类型

（1）周围型   也称小腿肌肉静脉丛血栓形成，血栓形成后，因血栓局限，多数症状较轻。经治疗多数可消溶或机化，也可自溶。少数未治疗或治疗不当，可向大腿扩展而成为混合型。临床上主要表现为小腿疼痛和轻度肿胀，活动受限。主要体征为足背屈时牵拉腓肠肌引起疼痛及腓肠肌压痛。

（2）中央型   也称髂股静脉血栓形成。左侧多见，表现为臀部以下肿胀，下肢、腹股沟及患侧腹壁浅静脉怒张，皮肤温度升高，深静脉走向压痛。血栓可向上延伸至下腔静脉，向下可累及整个下肢深静脉，成为混合型。

（3）混合型   即全下肢深静脉及肌肉静脉丛内均有血栓形成。可以由周围型扩展而来，开始症状较轻未引起注意，以后肿胀平面逐渐上升，直至全下肢水肿才被发现。

● 深静脉血栓形成的体征有哪些？

答：深静脉血栓形成的体征包括单侧肢体水肿（图1-13）、皮肤发红、皮肤温热、压痛、栓塞的静脉绳索样硬化，足背屈时小腿疼痛（Homan's征），但不是特异性的。

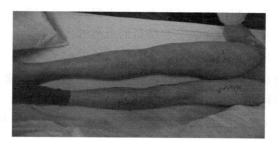

图 1-13 单侧肢体水肿

● **下肢深静脉血栓形成的治疗方法有哪些？**

答：（1）非手术治疗 抗感染、溶栓、抗凝和祛聚疗法。

① 溶栓疗法：常用的药物有尿激酶等。

② 抗凝疗法：常见的药物有低分子肝素、香豆素类如华法林等。

③ 祛聚疗法：阿司匹林、右旋糖酐能扩充血容量、稀释血液、降低血黏稠度，又能防止血小板凝聚，常作为辅助疗法。

（2）微创疗法 如介入治疗。

● **患者入院后立即采用体位疗法，具体做法是什么？**

答：上半身抬高 15°，下肢抬高 25°，膝关节屈曲 15°。这种体位能使髂股静脉呈松弛不受压状态。特别是对髂静脉受压综合征（Cockete综合征），采用此体位容易缓解这种压迫。另外，膝关节屈曲 15°时，对于缓解腘静脉牵拉还有一定的作用，同时下肢抬高更有助于静脉回流。

● **患者入院后遵医嘱使用溶栓治疗的护理注意事项有哪些？**

答：（1）遵医嘱做好实验室指标监测 如 APTT、INR、血红蛋白、网织红细胞、血小板及肝酶，尤其是用药前要注意这些指标。

（2）溶栓疗法 溶栓药物要现配现用。

（3）应用溶栓药后，应密切观察患者意识、瞳孔变化，有无头痛、恶心、肢体麻木、血压突然升高等颅内出血迹象以及其他异常出血现象，如牙龈出血、鼻出血、皮下瘀斑、注射部位出血、泌尿系统出血、消化道出血及手术切口的血肿和出血。

（4）高度警惕肺栓塞的发生。

患者目前首优的护理问题是什么？目标是什么？该采取哪些护理措施？

答：（1）患者首优的护理问题　疼痛，与深静脉回流受阻有关。

（2）护理目标　使患者疼痛得到控制。

（3）护理措施　卧床休息，抬高患肢，正确观察疼痛的部位、程度、动脉搏动，遵医嘱行溶栓、抗凝、镇痛治疗。

如何做好患肢的观察和护理？

答：（1）嘱患者卧床休息，抬高患肢，以利于下肢静脉回流，减轻水肿。

（2）严禁按摩患肢，避免碰撞患肢，翻身时动作幅度不宜过大。

（3）观察患肢水肿程度，观察患肢疼痛的性质、范围、程度，剧烈疼痛者，遵医嘱采取口服镇痛药、肌内注射哌替啶。

（4）遵医嘱定时定位测量患肢周径，观察患肢动脉搏动、皮肤色泽和皮肤温度。一般测量部位选择膝关节上下 10cm 处。并和健肢比较，列表判断疗效可一目了然。该患者下肢周径见表 1-6。

表 1-6　下肢周径　　　　　　　　　　单位：cm

日期	右大腿	左大腿	右小腿	左小腿
住院第 1 天	45	48	32	35
住院第 2 天	45	48	32	35.5
住院第 3 天	44	46.5	32	34.5
住院第 4 天	43	45	32	34
住院第 5 天	42	43	32	33

续表

日期	右大腿	左大腿	右小腿	左小腿
住院第 6 天	42	42.4	32	32.5
住院第 7 天	42	42.4	31	32.3

（5）准确判断肌肉的坏死程度　即从大腿的内侧向外侧推移压迫肌肉出现疼痛时，则表示肌肉已进入坏死的前兆。监测病情的进展情况，以患肢血压、踝肱指数为指标，如患肢血压在 50mmHg 以下、踝肱指数在 0.4 以下，则意味着肢体坏死，这些数值需每天测定一次，以便对病情的进展有所估计。判断肢体活动情况，有无加重。

（6）密切关注肺部情况，观察患者有无疼痛、咳嗽等症状。

（7）给予低脂饮食，戒烟，限制饱和脂肪酸的摄入，以免增加血液黏度，加重病情。

（8）保持大便通畅，避免用力大便，以免造成腹压突然增加致血栓脱落。

（9）患肢给予溶栓药物，使药物直接达到血栓部位，增加局部的药物浓度。其他药物不从患肢输入。

● **下肢深静脉血栓形成时，高度肿胀的肢体可导致血浆外渗，大量体液流入肿胀的肢体，如何护理？**

答：深静脉血栓形成后会对深静脉瓣膜造成不同程度的破坏，瓣膜可防止静脉血液倒流的作用被破坏，静脉血液在重力的作用下淤滞在腿部，造成腿部静脉压力增高，渗出增多，从而发生下肢肿胀，抬高患肢后血液回流增多，症状缓解。这种情况下可以口服消肿、改善血液循环的药物，并配合穿戴抗血栓医用压力袜（图1-14）治疗，专业的治疗能够减缓血栓后综合征的进展，提高生活质量。

● **患者可能出现的最严重并发症是什么？如何预防？**

答：患者可能出现的最严重并发症是肺栓塞。肺栓塞（PE）指来自静脉系统或右心的血栓，阻塞肺动脉或其分支导致的肺循环

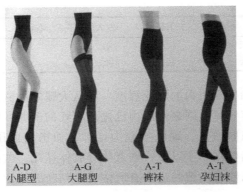

图 1-14　抗血栓医用压力袜

和呼吸功能障碍。多发生在长期卧床开始活动时，主要表现为肺梗死三联征（胸痛、呼吸困难、咯血）、胸闷、血压下降、心悸等症状。小的肺栓塞不会造成大的危害，大的肺栓塞可导致致命的后果。如在病后 14 天内患者突然有胸痛、气短、咳嗽和咯血等症状，应及时报告医师，及时诊断，及时治疗。预防措施如下。

（1）嘱患者卧床休息、抬高患肢（图 1-15），高于心脏水平面 20～30cm，以利于下肢静脉回流，可减轻水肿和疼痛。

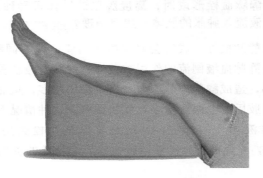

图 1-15　抬高患肢

（2）严禁按摩、热敷患肢，避免下肢静脉穿刺，保持大便通畅，避免用力大便，以免造成腹压突然增高致血栓脱落（防止栓塞脱落和导致其他部位栓塞）。

（3）指导踝泵锻炼。

（4）穿医用压力袜或弹力绷带。

（5）监测外周循环情况。

如何教会患者预防深静脉血栓形成？

答：（1）避免肢体受压或创伤。

（2）坐位时抬高肢体以促进静脉回流。

（3）禁止按摩或搔抓患处。

（4）逐渐增加活动量，感觉肢体疼痛时应立即停止活动。

（5）避免久站或坐位时交叉双腿。

（6）每日离床活动至少3次。

（7）白天避免长期卧床或不活动。

（8）乘长途汽车或飞机旅行时，中途活动肢体。

（9）注意观察血栓发生时的症状和体征，包括呼吸急促、胸痛、呼吸困难、背痛、肢体的红肿痛。

如何对患者进行出院指导？

答：（1）饮食护理　进食高蛋白质、高维生素食物，多饮水，少食高胆固醇、高脂的食物以降低血液黏稠度。

（2）服药指导　告知患者持续应用抗凝药对预防血栓形成的重要意义，但过量服用可增加皮下出血、脑出血等危险，嘱患者严格按医嘱剂量按时服药，定期复查凝血酶原时间。不得自行停药，定期到医院复查血管彩超，避免因不规范用药和复诊而导致血栓加重或复发。

（3）自我护理

① 在家服药期间应观察躯体有无出血点，有无牙龈出血、黑粪、血尿等。

② 避免突然用力增加腹压，造成栓子脱落；注意有无呼吸困难、胸痛、咳嗽、心悸、窒息感、咯血、发绀等症状，一旦出现上述症状，应及时与医师取得联系，及时就诊。

③ 如果服用华法林应避免食用富含维生素 K 的食物，介绍针对患者情况有效的、价廉的药物及其服用方法。在服药期间应监测凝血指标，并观察药物的不良反应，发现异常及时就诊。

④ 指导患者抬高患肢，高于肺平面 20～30cm，卧床期间定期更换体位，经常挤压小腿的腓肠肌，做足背深屈运动。下床活动时必须穿戴医用压力袜，活动要循序渐进，站立时间不要过长。

⑤ 每日适量活动，避免长时间保持同一姿势，避免久站、久坐、久行，要劳逸结合，逐日增加活动量。根据气候变化注意增减衣物，避免受凉、感冒。应严格禁烟。

⑥ 保持足部清洁，有湿疹、足癣等应及时就诊，要坚持穿戴医用压力袜或弹力绷带。保证患者得到充足的休息，睡前避免饮咖啡、浓茶等饮品，宜喝牛奶、听音乐，使大脑放松，促进睡眠。

⑦ 观察患肢皮温、色泽、足背动脉搏动情况，发现异常，及时就诊。不宜冷、热敷，冷敷可使血管收缩，减少血供，而热敷可使组织代谢增加致缺氧加剧，可适当采取温敷，温度在 38～40℃。

（4）定期复查　出院后 1 个月内到医院复查血管彩超、凝血酶原时间。

🍀【护理查房总结】

下肢深静脉血栓常见于下肢静脉，常发生于长期卧床或手术后患者。若治疗不及时，将造成程度不一的慢性深静脉功能不全，影响生活和工作能力，甚至致残。我们需要掌握深静脉血栓形成的相关知识，做好预防深静脉血栓形成的措施，尤其是术后护理，特别强调以下几点。

① 给予低脂食物，多食新鲜蔬菜及水果，忌食辛辣、油腻食物，戒烟，限制饱和脂肪酸的摄入，降低血液黏度。

② 卧床休息，抬高患肢，密切观察患肢肿胀程度，以及疼痛的性质、范围、程度。遵医嘱定时定位测量患肢周径，观察患肢动脉搏动、皮肤色泽和皮肤温度。

③ 严禁按摩、热敷患肢，避免下肢静脉穿刺，掌握溶栓治疗的注意事项，警惕肺栓塞的发生。

④ 针对发生血栓的高危因素，教会患者预防深静脉血栓形成。

（阳建怡）

查房笔记

病例 9 • 腹主动脉瘤

❀【病历汇报】

病情　患者男性，63 岁，因胸痛 4 天，加重 8h 入院。患者自诉 4 天前无明显诱因突发胸部疼痛，以胸前区为主，为持续性绞痛，伴胸闷、气促、恶心，全身大汗，无发热，无呕吐，自服药物治疗及当地医院治疗后（具体情况均不详）未见明显好转，为求进一步诊治，由急诊科入院。腹部 CT 示腹主动脉瘤。患者自发病以来，患者精神、睡眠差，未进食，大便未解，小便正常，体重无明显变化。既往高血压病 10 年，有心脏病史，吸烟 30 年，每日 1包，无饮酒史及家族史。

护理体查　体温 39℃，脉搏 92 次/分，呼吸 22 次/分，血压 150/94mmHg。发育正常，营养中等，神志清楚，查体合作。腹部平坦，无肠型及蠕动波，腹式呼吸存在，腹壁静脉无曲张，无手术瘢痕，腹壁柔软，无压痛，腹肌无紧张，无反跳痛。墨菲征阴性，肝脾肋下未扪及，腹部未扪及肿块；肝浊音界存在，移动性浊音阴性，肠鸣音正常，5 次/分。

入院诊断　腹主动脉瘤。

手术情况　完善术前准备，在全麻下行腹主动脉瘤切除＋人工血管重建术。麻醉满意，手术顺利，术后转入 ICU 治疗。留置导尿管。术后体温 36℃，脉搏 82 次/分，呼吸 20 次/分，血压 120/70mmHg，SpO_2 98%。

辅助检查　腹部 CT 示腹主动脉瘤。腹部 X 线平片示动脉瘤内椭圆形钙化影。实验室检查：三大常规、肝肾功能、电解质均正常。

主要的护理问题　继发出血、动脉栓塞的危险；腹痛；恐惧；焦虑；缺乏相关知识。

目前主要的治疗及护理措施　休息、吸氧、心电监护；补液、抗感染、抗凝、扩血管等对症支持治疗；观察下肢血运，记录24h尿量，保持导尿管通畅；定期监测凝血功能；镇痛。

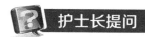 **护士长提问**

● **什么是腹主动脉瘤？**

答：腹主动脉瘤是腹主动脉管壁的永久性局限性扩张膨出。主要发生于60岁以上的老年人，男女之比为10∶3。发生原因主要与动脉硬化有关，也与主动脉先天发育不良、梅毒、创伤、感染、大动脉炎、马方综合征等有关。常伴有高血压病和心脏疾病，腹主动脉瘤发生后可逐渐增大，最后破裂出血，导致患者死亡。

● **腹主动脉瘤发生的危险因素有哪些？**

答：（1）吸烟　吸烟与腹主动脉瘤之间关系密切，这与香烟焦油中多种有毒成分有关，烟草燃烧时产生的气态物质被吸收入血后，可以将蛋氨酸氧化成蛋氨酸亚砜，从而致 α_1 抗胰蛋白酶（α_1-AT）失活，蛋白水解酶的活性增加，加重主动脉壁弹力蛋白的降解，引起主动脉壁力量的减弱，导致动脉瘤的发生和发展。

（2）炎症反应　炎症因子可以刺激金属蛋白酶的产生，促进结缔组织降解，从而削弱和破坏主动脉的中层。

（3）创伤的影响　剖腹探查术打乱了基质蛋白结缔组织合成代谢与分解代谢之间的动态平衡，从而成为促使动脉瘤破裂的危险因素。

（4）高血压的作用　高血压的存在是动脉瘤形成的基本条件，特别是收缩期高血压对主动脉瘤的形成起着重要作用。

（5）高龄的影响　腹主动脉瘤是一种老龄性疾病，50岁以下少见。正常情况下，动脉壁结构的改变与年龄相伴而行。随着年龄的增长，动脉壁的弹力蛋白纤维发生降解、断裂和钙化。老化的主动脉壁无法抵制引起主动脉瘤的扩张因子的作用，于是在老年导致主动脉瘤的发生。

腹主动脉瘤的临床表现是什么？

答：（1）腹部搏动性包块　这是腹主动脉瘤最常见、最重要的体征。

（2）腹痛、腹胀　部分患者有轻微腹痛。突然的剧烈腹痛往往是腹主动脉瘤破裂或急性扩张的特征性表现。

（3）压迫症状　随着腹主动脉瘤瘤体的不断扩大，可以压迫邻近器官而引起相应的症状，临床上较为多见。

① 肠道压迫症状：肠道是腹主动脉瘤最常压迫的器官。由于十二指肠的活动性较小，因受到压迫可早期出现症状，可表现为腹部不适、饱胀感、食欲下降，重者可出现恶心、呕吐、排气排便停止等。

② 泌尿系压迫症状：由于腹主动脉瘤压迫或炎症性腹主动脉瘤侵犯而致输尿管梗阻、肾盂积液，并且泌尿系结石的发病率也随之增高，可出现腰部胀痛，甚至向腹股沟区分散的剧烈腹痛。

③ 胆管压迫症状：临床上比较少见，患者多表现为肝区不适和厌油腻食物。

（4）瘤体破裂　腹主动脉瘤破裂是一种极其危险的外科急症，是动脉瘤最严重的并发症，病死率高达 50％～80％。

（5）栓塞症状　腹主动脉瘤的血栓，一旦发生脱落便成为栓子，可引起远端动脉栓塞。栓塞下肢主要动脉时，可出现相应肢体的疼痛，脉搏减弱以至消失。如栓塞部位为肠系膜血管，表现为肠缺血，严重者可引起肠坏死。患者出现剧烈疼痛和血便，继而表现为低血压和休克，以及全腹腹膜刺激症状。栓塞肾动脉时，患者可表现为剧烈腰痛和血尿。

如何预防腹主动脉瘤？

答：动脉硬化是导致腹主动脉瘤的主要原因，因此本病预防重在防止动脉硬化的发生。日常生活中应限制动物脂肪的摄入，限制高胆固醇类食物的摄入，同时戒烟戒酒，一旦腹主动脉瘤形成，要限制患者的活动，嘱患者不宜剧烈活动，保持情绪稳定，避免腹主动脉瘤破裂。此外，可服用肠溶阿司匹林、双嘧达莫及胰激肽释放酶等药物防止继发血栓的形成和改善下肢缺血。

● 腹主动脉瘤手术的适应证是什么？

答：原则上所有腹主动脉瘤患者都应接受手术治疗，患者的年龄和伴随疾病不是手术的绝对禁忌证，其适应证有以下几种。

① 腹主动脉瘤的直径≥6cm 者。

② 动脉瘤伴有较剧烈的疼痛者。

③ 直径＜4cm 的动脉瘤在继续增大者。

④ 动脉瘤腔内有大量血栓形成，且引起远端血管栓塞者。

⑤ 动脉瘤压迫胃肠道者，胆道等周围脏器出现压迫症状者。

⑥ 动脉瘤瘤体直径虽小于 6cm，但局部瘤体壁菲薄伴有子瘤者。

● 应用硝普钠控制血压的目的是什么？用药注意事项有哪些？

答：应用硝普钠控制血压的目的是预防瘤体破裂。用药注意事项如下。

① 现配现用，避光使用：硝普钠对光敏感，溶液稳定性较差，滴注溶液应新鲜配制并注意避光。新配溶液为淡棕色，如变为暗棕色、橙色或蓝色，应弃去。连续用药时必须每 8h 更换一次硝普钠溶液，溶液内不宜加入其他药品。

② 给药方法：硝普钠只宜用作静脉滴注，宜采用微量输液泵；准确掌握浓度和滴速。静滴速度每分钟不应超过 $10\mu g/kg$。

③ 药液有局部刺激性，谨防外渗。

④ 严密观察血压及其他体征：使用硝普钠期间，应常规应用心电监护仪监测血压。

● 患者最可能发生的并发症是什么？如何护理？

答：患者最可能出现的并发症是大出血，与瘤体自破或外力致瘤体破裂有关。护理的关键是警惕瘤体破裂。一旦发生突然出现中腹部疼痛或弥散性疼痛、低血压乃至轻度至重度的失血性休克、搏动性腹部肿块等瘤体破裂的征象，应及时通知医师紧急处理，同时密切注意患者的心率、血压、意识情况，腹部及腰背部是否膨隆。告知患者绝对卧床休息，尽可能在床边完成必要的检查。

● 患者还有可能发生什么并发症？如何护理？

答：患者还有可能出现动脉栓塞，护理措施如下。

① 观察下肢皮肤颜色温度、足背动脉搏动，有无肢体麻木、疼痛，多普勒或血管彩超检测血流情况，协助患者经常活动双下肢，如发现下肢皮温过低，不能触及足背动脉搏动，应立即报告医师及时处理。采用踝/肱指数作为衡量是否有下肢缺血的客观指标，术后注意密切观察，早期联合应用抗凝、祛聚及扩血管药物。

② 术后48h监测尿量，每日监测尿常规及血生化指标。患者尿量每日约1800ml，大于30ml/h属正常范围。遵医嘱补充循环容量，予以利尿药改善微循环，避免使用对肾功能有损害的药物。

③ 观察患者有无胸闷、呼吸困难等肺栓塞表现，一旦出现，及时紧急处理。

● 如何对患者进行出院指导？

答：① 指导患者戒烟忌酒，以减少尼古丁和酒精对血管的刺激，减少呼吸道分泌物，指导患者锻炼胸式呼吸。

② 做好饮食指导，改善患者营养状况，给予高蛋白、高热量、高维生素食物，如牛奶、豆浆、肉汤、鱼汤等易消化流质、半流质食物或软食，注意食物搭配，避免进食干燥、粗糙、油腻等刺激性食物，限制高胆固醇食物的摄入，多食蔬菜、水果；进食时患者宜取半坐位或坐位，以利于吞咽。

③ 注意保持大便通畅，避免用力排便，必要时使用缓泻药。

④ 预防感冒，避免用力咳嗽，防止腹内压增高。

⑤ 用药指导：服用抗高血压药。

⑥ 随访：每半年复查腹部B超，每年复查腹部CT，定期门诊复查人工血管移位情况。

⑦ 经常自我检查腹部有无搏动性肿块。

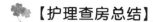 【护理查房总结】

腹主动脉瘤是一种常见的动脉扩张性疾病，危害很大，治疗上较为复杂，一旦破裂预后不佳。随着社会高龄化及检测手段的不断更新，其发病率有逐年增高的趋势。本例患者未发生动脉瘤破裂出血现象，肺通气状况良好，术后无感染、出血、动脉栓塞等并发症出现，营养状况较前改善，恢复良好。通过本次护理查房，我们掌握了腹主动脉瘤的病因、临床表现及术后护理，对术后并发症有了一定的了解，提高了疾病诊治的效果，降低了病死率。特别强调以下几点。

① 警惕瘤体破裂：由于动脉瘤的扩大是进行性的，随着瘤体的增大动脉瘤有破裂出血的可能。患者突发腹痛或腰背部痛常常是动脉瘤破裂前的征象，应及时通知医师，同时密切注意患者心率、血压、意识情况，腹部及腰背部是否膨隆。绝对卧床休息，尽可能在床边完成必要的检查。

② 观察双下肢血运：双下肢有无疼痛、苍白、发冷、感觉减弱、运动障碍和动脉搏动消失等症状，一旦发现立即通知医师处理。

③ 静脉滴注硝普钠控制血压，维持在 (110～120)/(60～80) mmHg，谨防外渗。

（阳建怡）

查房笔记

病例 10 · 胆囊结石

🌸【病历汇报】

病情 患者女性，72 岁，因反复上腹饱胀痛 1 年余入院。患者自诉于 1 年前无明显诱因出现上腹饱胀痛，呈阵发性加剧，可放射至右肩部，无发热、黄疸，无明显心悸气促，无胸腰部痛。当时在当地医院诊断为"胆囊结石、胆囊炎"，予以抗感染、解痉止痛等治疗，治疗后好转。1 年来常反复出现上腹部饱胀，进食油腻食物后明显加重，自服消炎利胆片或抗生素（具体不详）后缓解。今由家属陪送入住普外科。起病以来，精神、饮食可，大小便正常。否认乙型肝炎、结核、伤寒等传染病史，无手术外伤史，无药物过敏史，无高血压病、心脏病、糖尿病等慢性疾病，无饮酒史、吸烟史及家族史。

护理体查 体温 36.5℃，脉搏 82 次/分，呼吸 18 次/分，血压 101/68mmHg。神志清楚，体查合作。腹软，剑突下轻压痛，无反跳痛，Murphy 征阳性。未触及肿块，肝、肾、胆囊未触及，肝、脾、肾区无叩击痛，肝浊音界位于右锁骨中线第 5 肋间，移动性浊音阴性，肠鸣音正常。

入院诊断 胆囊结石，胆囊炎。

手术情况 完善术前准备，在全麻下行腹腔镜下胆囊切除术（LC）。术后腹部三个微小切口，0.5～1cm，右上腹留置腹腔引流管一根。体温 36.6℃，脉搏 78 次/分，呼吸 16 次/分，血压 112/63mmHg，SpO$_2$ 99％。术后恢复良好，术后第二日诉肩背部酸痛，无明显腹痛等其他不适，排气解便，自主进食。

辅助检查 腹部彩超示胆囊多发结石、胆囊肿大、胆囊炎；实验室检查：白细胞 12.4×10^9/L，中性粒细胞 8.3×10^9/L，中性粒细胞百分比 67.0％。

主要的护理问题 有胆道损伤、胆瘘的危险；疼痛；疾病相关知识缺乏。

目前主要的治疗及护理措施 遵医嘱抗感染、补液、静脉营养等对症、支持治疗；观察伤口局部情况，予以伤口换药；妥善固定腹腔引流管，观察并记录引流液的颜色、性状及量；指导术后饮食及早期活动。

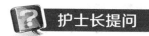 **护士长提问**

● **什么是胆囊结石病？**

答：胆囊结石病是指原发于胆囊内的结石所引起的各种胆囊病理变化，有"无症状"或"安静"的胆囊结石，也有"症状性"胆囊结石，即可引起胆绞痛及胆囊内或胆囊外的严重并发症。胆囊结石的形成原因十分复杂，其主要原因是胆汁的成分和理化性状发生了改变。另外，患者胆汁中可能存在一种促成核因子，分泌大量的黏液糖蛋白，促使结石形成。也可能是患者胆囊功能减低，胆囊内胆汁淤滞形成结石。

● **胆囊有什么生理功能？胆囊切除后对消化功能有什么影响？**

答：（1）胆囊的生理功能

① 浓缩储存胆汁：胆囊容积仅为 40～50ml，但 24h 内能接纳约 500ml 的胆汁，胆囊黏膜有很强的选择性吸收水、钠、氯的功能。进入胆囊的胆汁，90％的水分被胆囊黏膜吸收，可使胆汁浓缩为原来的 1/10～1/5 而储存于胆囊内。

② 排出胆汁：胆汁的分泌呈持续性，而胆汁的排放则随进食而断续进行，通过胆囊平滑肌收缩和奥迪括约肌松弛来实现，受神经系统和体液因素的调节。每次胆汁排放时相长短与食物的种类和量有关。所以 B 超检查应选择早上空腹，胆囊处于充盈时进行。

③ 分泌功能：胆囊黏膜每小时分泌约 20ml 黏液性物质，主要是黏蛋白，可保护和润滑胆囊黏膜免受胆汁的溶解，并使胆汁容易

通过胆囊管。胆囊管梗阻，胆汁中的胆红素被吸收，胆囊黏膜分泌黏液增加，胆囊内积存的液体呈无色透明，称"白胆汁"。积存"白胆汁"的胆囊称胆囊积水。

（2）切除胆囊并不会从根本上影响到胆汁的产生和分泌，虽然失去了胆囊浓缩和储存胆汁的功能，但对患者的消化和吸收功能并无较大影响。胆囊切除后，胆管壁会增厚，胆管的黏液腺会增多，胆管经常将胆汁排入十二指肠，同时也不至于影响脂肪的消化和吸收。当然，手术后身体的恢复及补偿功能的建立要有一个过程，在这个过程中，不宜摄入太多动物脂肪和鸡蛋，食物中的脂肪含量也应逐渐增加，使身体有一个逐渐适应的过程。

● 什么是胆绞痛？

答：胆绞痛是由于饱餐、进食油腻食物后胆囊收缩，或睡眠时体位改变，导致胆囊或胆管内结石移动，造成胆囊管或胆总管的暂时性梗阻而引起的绞痛。表现为上腹持续性痛，阵发性加重，位于上腹部或右上腹部，可放射到肩背或胸部，伴恶心、呕吐，如果同时并发胆道感染，可随之发生寒战、发热、黄疸。

● 怎样判断患者墨菲征阳性？

答：患者平卧，检查者以左手掌放在患者的右肋缘部，用左手拇指置于胆囊点（胆囊点在腹直肌外缘与肋弓交界处），首先以拇指用中度压力压迫腹壁，然后嘱患者行深呼吸。深吸气时，发炎的胆囊触及正在加压的拇指，引起疼痛，患者因疼痛而突然屏气，这就是胆囊触痛征，为墨菲征阳性。

● 如何治疗胆囊结石？

答：胆囊切除是治疗胆囊结石的首选方法。无症状的胆囊结石一般认为不需要立即手术，只需观察和随诊。下列情况应及时手术治疗：口服胆囊造影剂胆囊不显影；结石直径超过2～3cm；合并瓷化胆囊；合并糖尿病者在糖尿病已控制时；年龄大于60岁，为降低急性发作的病死率。手术方式包括开腹胆囊切除术和腹腔镜胆囊切除术（LC）两种。

● **腹腔镜胆囊切除术的适应证和绝对禁忌证有哪些?**

答:(1) 腹腔镜胆囊切除术的适应证　有症状的胆囊疾病,如胆囊结石、胆囊息肉、慢性胆囊炎、急性胆囊炎早期等;无症状但有合并症的胆囊疾病,如伴有糖尿病、心肺功能障碍疾病稳定期;容易引起胆囊癌变的胆囊疾病,如年龄大于60岁的胆囊结石患者及巨大结石(直径>2cm)、陶瓷胆囊、单发直径>1cm的胆囊息肉、增长迅速的胆囊息肉、基底较宽的息肉、胆囊颈部息肉等患者。

(2) 腹腔镜胆囊切除术的绝对禁忌证　伴有严重心肺功能不全而无法耐受麻醉、气腹和手术者;伴凝血功能障碍者;出现严重并发症的急性胆囊炎患者,如胆囊坏疽、穿孔;伴急性重症胆管炎或急性胆石性胰腺炎者;胆囊癌或胆囊隆起样病变疑为胆囊癌者;慢性萎缩性胆囊炎,胆囊体积<4.5cm×1.5cm,壁厚>0.5cm(B超测量);严重肝硬化伴门静脉高压者;中、后期妊娠者;伴有腹腔感染、腹膜炎者;伴膈疝者。

● **术前如何向患者讲解腹腔镜胆囊切除术的优势?**

答:(1) 创口小　腹部切口微小,0.5~1cm,基本不留瘢痕,有"钥匙孔"之称。

(2) 疼痛轻　患者疼痛感小,手术采取静脉麻醉,患者在睡眠的状态下完成手术。

(3) 恢复快　腹腔镜胆囊切除术大大减少了对脏器的损伤和对脏器功能的干扰,使术后恢复时间缩短。

(4) 住院时间短　一般情况下手术后6~8h可下床,12~24h肛门排气即可进食,3~5天出院,1周后基本恢复,费用相对降低。

(5) 出血少　术中几乎不出血。微创手术视野比较清楚,血管处理会更精细,加上采用超声刀等先进止血器械,有助于减少出血量。

● **作为责任护士,应为患者做哪些术前准备?**

答:(1) 心理护理　虽是微创手术,但患者难免会有紧张、焦虑、畏惧的情绪，护士应及时了解患者心态，做好术前宣教，介绍手术的过程、安全性、可靠性及术后注意事项，以消除患者顾虑，使患者在安定状态下接受手术。

（2）皮肤准备　术前1天清洁手术区皮肤，剪除汗毛、阴毛，防止术后感染，尤其是脐部，可用乙醇（酒精）棉签清洁脐部，注意保持皮肤完整性。

（3）胃肠道准备　术前应食用营养丰富、清淡、易消化的食物，术前2天禁食易产气类食物。患者无胃肠道动力障碍，术前6h禁食固体食物，2h禁饮；患者未合并糖尿病，术前2h可饮用400ml含12.5%碳水化合物的饮料。

（4）功能锻炼　术前注意保暖，避免上呼吸道感染，以减少呼吸道分泌物，教会患者正确咳嗽及咳痰的方法。训练患者床上使用大小便器，以解决术后因伤口疼痛不便下床或体位改变而导致床上排便困难。

● 术后应给予患者哪些指导？

答：（1）体位及活动　平卧4～6h，头偏向一侧，如有呕吐应及时清除呕吐物，防止吸入呼吸道引起窒息。麻醉清醒后取半卧位，次日晨可下床活动。对于该72岁老年患者，下床前应缓慢坐起，在床旁静坐10min，若无不适，再慢慢起身行走，防止因直立性低血压、脑部暂时供血不足致起床时晕倒。

（2）饮食指导　患者麻醉完全清醒后，无腹胀、腹痛、呕吐等症状，可进少量流质食物，无不适者逐渐过渡到普食。

（3）伤口的护理　腹部伤口在无活动性出血、渗血的情况下，仅用创可贴覆盖。术后可消毒伤口及伤口周围皮肤，自行更换创可贴，注意术后1周内不要淋湿伤口。

（4）引流管的护理　腹腔引流管接无菌引流袋固定于床旁，告知患者卧床时防止压迫引流管，翻身或起床时防止牵拉引流管而意外拔管，下床活动时引流袋位置不要高于伤口水平，以防引流液逆流而引起感染。

● **患者术后为什么会引起肩背部酸痛？如何处理？**

答：腹腔镜手术需建立气腹，使腹腔内维持一定的压力，用于建立手术空间，通常选用二氧化碳。气腹后二氧化碳刺激两侧膈神经，会导致肩背部疼痛。可由他人捶捏患处，1～3天症状可自行缓解。

● **患者术后可能出现的最严重的并发症是什么？如何护理？**

答：患者术后可能出现的最严重的并发症是胆道损伤、胆瘘。护理时应注意以下几点。

（1）注意观察腹部体征　腹腔镜胆囊切除术损伤小，术后一般无明显腹痛、腹胀，多数患者无需用镇痛药，如患者有明显腹痛，需警惕胆瘘的发生。一旦出现腹膜炎体征，如腹肌紧张、压痛、反跳痛，应立即报告医师，做好各项配合措施。

（2）观察引流液的性状及量　腹腔引流管可引流残端的胆汁、渗出液，应妥善固定，防止扭曲、受压，保持引流通畅。若有局部腹痛体征，引流管又无引流液流出，则提示引流管可能不通畅，可用生理盐水低压冲洗引流管；若引流出棕色胆汁样液体，24h的量大于100ml，有可能为胆瘘；当24h引流量仅30～50ml，与血性液相似，则为正常，若引流液为红棕色，也应引起重视。

（3）心理护理　胆管损伤的治疗需行开腹修补，住院时间延长、费用增多、痛苦增加、带管出院等问题可能使患者情绪不稳定，也易引起医疗纠纷。医护人员应向患者解释可能出现该并发症的原因，以及主要治疗过程、方法，使患者对疾病有一定的了解。若出现胆瘘，更应该加强心理护理，使其不能失去战胜疾病的信心。

● **患者出院后饮食应注意些什么？**

答：胆囊切除术后半年之内，饮食应以清淡、少油、高蛋白（不吃蛋黄）、高热量为主，少量多餐。尤其不宜一次吃太多油脂类食物，如肥肉、猪蹄。术后经过一个阶段，身体恢复较好的情况下，可以少量逐次添加脂肪类食物，以不造成腹部不适和腹泻等消化不良反应为标准。注意补充富含维生素 A 和胡萝卜素的食物，如绿色蔬菜、胡萝卜、番茄等。忌食刺激性或产气食物，如萝卜、洋葱等，禁烟酒。

🍀【护理查房总结】

虽然胆囊结石的成因尚不十分明确，但目前的治疗手段非常成熟，术后恢复快，并发症少。护理方面应注意以下几点。

① 掌握胆囊的功能，向患者宣教胆囊切除后对消化和吸收功能并无较大影响。

② 掌握胆囊结石的临床症状及腹腔镜胆囊切除术的优势，帮患者分析手术的必要性及可靠性。

③ 为患者做好术前准备，消除顾虑。

④ 做好术后活动、饮食宣教，指导伤口护理。

⑤ 指导患者术后低脂饮食。

（何　文）

查房笔记

病例 11 • 急性弥漫性腹膜炎

【病历汇报】

病情 患者男性，45 岁，因突发剧烈腹痛 6h 入院。患者自诉 6h 前无明显诱因突然出现腹部疼痛，以脐周为主，进行性加重，无恶心、呕吐，未排便。自服消炎药（具体不明）未见好转，遂来院就诊。既往体健，否认外伤史，否认肝炎、结核病史，否认高血压病、糖尿病病史，无吸烟、酗酒史，无药物、食物过敏史。

护理体查 体温 37.9℃，脉搏 110 次/分，呼吸 22 次/分，血压 90/60mmHg，发育正常，营养中等，神志清楚，查体合作，自主体位，急性痛苦面容，全身皮肤、巩膜无黄染，浅表淋巴结无肿大。双肺呼吸音清，未闻及干湿啰音。腹平，未见胃肠型及蠕动波，腹壁静脉无曲张，腹肌紧张，全腹部压痛及反跳痛，以脐周为甚，肝脾肋下未扪及，移动性浊音阴性，肠鸣音消失。

入院诊断 消化道穿孔，急性弥漫性腹膜炎。

手术情况 完善术前准备，急诊全麻下行部分小肠切除吻合术、腹腔冲洗引流术。麻醉满意，手术顺利。取右侧经腹直肌探查切口，留置盆腔引流管、胃管及导尿管。术后体温 37.5℃，脉搏 115 次/分，呼吸 22 次/分，血压 100/60mmHg，SpO_2 98%。

辅助检查 腹部立位 X 片示膈下可见游离气体。腹部 B 超示肠腔胀气，腹腔少量积液。腹腔穿刺抽出脓性腹水。胸部正侧位 X 片示肺纹理增粗；心电图示窦性心动过速。实验室检查：白细胞 15.8×10^9/L，中性粒细胞 0.86%，血红蛋白 110g/L。

主要的护理问题 继发性出血、吻合口梗阻的危险；疼痛，体液不足。

目前主要的治疗及护理措施 卧床休息、吸氧、心电监护；补液、镇痛、抗感染、保护胃黏膜等对症支持疗法；预防并发症。

护士长提问

● 腹膜炎的分类及常见病因有哪些?

答:按发病机制分为以下两种。

(1)原发性腹膜炎 是指腹腔内无原发病灶,病原菌经由血液循环、淋巴途径或女性生殖系统等而感染腹腔所引起的腹膜炎。多见于体质衰弱、严重肝病患者,肾病、猩红热、营养不良并发上呼吸道感染时均可致病,尤其是 10 岁以下的女孩多见。

(2)继发性腹膜炎 是临床上最常见的急性腹膜炎,继发于腹腔内脏器穿孔、脏器损伤破裂、炎症和手术污染。主要常见病因有阑尾炎穿孔、胃及十二指肠溃疡急性穿孔、急性胆囊炎透壁性感染或穿孔、伤寒肠穿孔,以及急性胰腺炎。

● 腹膜炎的主要临床表现有哪些?

答:急性腹膜炎的主要临床表现,早期为腹膜刺激症状,如腹部压痛、腹肌紧张和反跳痛等,后期由于感染和毒素吸收,主要表现为全身感染中毒症状。

(1)腹痛 是腹膜炎最主要的临床表现。疼痛的程度与炎症的程度和患者的身体状况有关,但一般都很剧烈,不能忍受,且呈持续性。深呼吸、咳嗽、转动身体时都可使疼痛加剧。患者一般呈被动体位。

(2)恶心、呕吐 是腹膜炎早期的常见症状。腹膜受刺激引起反射性的恶心、呕吐,呕吐物多为胃内容物。后期出现麻痹性肠梗阻时,可呕吐出黄绿色含胆汁液。

(3)发热 突然发病的腹膜炎,开始时体温可以正常,之后逐渐升高。老年衰弱者,体温不一定随病情加重而升高。脉搏通常随体温的升高而加快。如果脉搏增快而体温反而下降,多为病情恶化的征象,必须及早采取有效措施。

(4)感染中毒症状 当腹膜炎进入严重阶段时,常出现高热、大汗、口干、脉促、呼吸浅促等全身中毒表现。后期由于大量毒素吸收，患者出现表情淡漠、面容憔悴、眼窝凹陷、口唇发绀、肢体冰冷、舌黄干裂、皮肤干燥、呼吸急促、脉搏细弱、体温剧升或下降、血压下降、休克、酸中毒。若病情继续恶化，终因肝肾功能衰竭及呼吸循环衰竭而死亡。

（5）腹部体征　表现为腹式呼吸减弱或消失，伴有明显腹胀。腹胀加重常是判断病情发展的一个重要标志。压痛、反跳痛和腹肌紧张是腹膜炎的主要体征，通常是遍及全腹，以原发病灶部位最为显著。

● **患者的诊断依据是什么？**

答：患者有典型的腹膜炎体征（腹部压痛、反跳痛及腹肌紧张），实验室检查白细胞升高（15.8×10^9/L），腹部立位 X 片示膈下可见游离气体，提示腹腔空腔脏器破裂。腹部 B 超示肠腔胀气，腹腔少量积液。腹腔穿刺抽出脓性腹水。

● **腹腔穿刺术在急性弥漫性腹膜炎鉴别诊断中的作用是什么？**

答：在 B 超引导下对患者行诊断性腹腔穿刺抽液，根据抽出液的性质来判断病因。结核性腹膜炎为草绿色透明腹水。绞窄性肠梗阻的抽出液为血性液且臭味重。胃十二指肠急性穿孔时抽出液呈浑浊的黄色液体，含胆汁，无臭味。急性胰腺炎抽出液为血性液，淀粉酶含量高。若抽出液为不凝固血液，则提示腹腔内有活动性出血。

● **急性弥漫性腹膜炎的手术指征有哪些？**

答：（1）经非手术治疗 6～8h 后，腹膜炎症状及体征不缓解反而加重者。

（2）腹腔内原发病严重，如胃肠道穿孔或胆囊坏疽、绞窄性肠梗阻、腹腔内脏器破裂、胃肠道手术后吻合口瘘。

（3）腹腔内炎症较重，有大量积液，出现严重的肠麻痹或中毒症状，尤其是有休克表现者。

（4）腹膜炎病因不明确，且无局限趋势者。

● **患者术前是否能用镇痛药？**

答：患者入院时诊断明确，积极术前准备，遵医嘱予以哌替啶50mg肌注镇痛。但诊断不清或需观察的患者，禁止使用镇痛药，以免掩盖病情，延误治疗。

● **患者术前放置胃管的目的是什么？**

答：通过胃管持续抽出胃肠道内容物和气体，减少液体消化道内容物继续流入腹腔，减轻胃肠内积气，改善胃壁血运，有利于炎症的局限和吸收，同时为手术治疗做准备。

● **患者术前取半卧位有何目的？缺点是什么？**

答：患者半卧位可促使腹腔内渗出液流向盆腔，减少液体吸收和减轻中毒症状，有利于渗出液的局限和引流；同时可使腹腔内脏器下移，腹肌松弛，减轻因腹胀挤压膈肌而影响呼吸和血液循环。但长时间的半卧位，因腹股沟屈曲，使下肢静脉回流受到阻碍，有可能诱发下肢静脉血栓，同时半卧位时剪切力的加大有可能引发压力性损伤。为弥补此缺点，嘱患者经常活动双下肢，使用气垫床，在患者的骶尾部使用减压贴。

● **患者术后应采取哪些护理措施？**

答：（1）体位　平卧6～8h，头偏向一侧。术后第1天取半卧位，加腹带，既降低腹壁切口张力，减轻切口疼痛，又有利于呼吸及腹腔的引流。术后第3天鼓励患者勤翻身，早期下床活动，预防肠粘连及下肢静脉血栓形成。

（2）吸氧　持续低流量吸氧，保持呼吸道通畅。

（3）协助患者拍背，鼓励患者咳嗽排痰，防止肺部感染。遵医嘱予以雾化吸入，每日2次。

（4）密切观察生命体征及神志变化，予以心电监护及血氧饱和度监测，尤其是血压、心率及尿量的变化。

（5）疼痛的护理　仔细观察患者疼痛，作出正确评估，遵医嘱使用镇痛药，术后当晚及术后第1天患者诉伤口疼痛，遵医嘱予以曲马朵100mg肌注。

（6）恶心、呕吐　常为麻醉镇痛后的反应，稳定患者情绪，协助其取合适卧位，头偏向一侧，防止发生吸入性肺炎或窒息。遵医嘱使用镇静镇吐的药物，甲氧氯普胺（胃复安）10mg 肌注后，镇吐效果不明显，遵医嘱使用格拉司琼 3mg 静滴。

● **患者可能发生的并发症有哪些？如何护理？**

答：（1）出血　术后严密观察血压、脉搏、腹部体征及腹腔引流液的量、色，腹腔内出血常表现为失血性休克症状，伴有腹胀、全腹压痛、反跳痛明显等腹膜刺激征。

（2）感染　术后可能出现腹腔或切口感染。患者一般术后 3～5 天体温逐渐恢复正常，切口疼痛消失。若此时体温反而增高，切口局部出现疼痛和压痛，提示炎症的存在。鼓励患者半卧位，有利于引流；定时挤压腹腔引流管，保持引流管通畅；遵医嘱给予抗生素治疗，密切观察体温、白细胞变化。伤口敷料如有渗湿、脱落，应及时更换。

（3）吻合口梗阻　吻合口梗阻时表现为患者拔除胃管或进食后腹胀、腹痛或伴有呕吐。

（4）肠瘘　术后出现腹膜炎症状和体征时，首先应当考虑肠瘘的可能，应及时做腹部 B 超、X 线、CT 或 MRI 检查以明确诊断。

● **如何对患者进行出院指导？**

答：（1）1～3 个月内不应参加重体力劳动，进行力所能及的活动。

（2）鼓励患者少食多餐，循序渐进，避免暴饮暴食，保持大便通畅，促进手术创伤的修复和切口愈合。

（3）术后出院 3 个月后来院复查腹部 B 超及全消化道钡餐。

（4）出院后如有腹胀、腹痛等不适，应及时到医院就诊。

❀ **【护理查房总结】**

急性弥漫性腹膜炎起病急骤，一般都因腹腔空腔脏器急性穿孔，腹膜未能发生防御性反应，感染未能局限化而发病。临床主要依靠病史及典型体征，白细胞计数及分类，结合 B 超、CT、X 线检查确诊。通过本次查房，护理人员应掌握该病的相关知识，做好患者围手术期的护理，尤其是术后护理，特别强调以下几点。

① 影像学检查及腹腔穿刺抽液可明确诊断。

② 密切观察患者的生命体征及腹部体征，掌握手术时机。

③ 积极完善术前准备，如术前禁食、胃肠减压、有计划的补液和营养支持。

④ 做好术后并发症的观察和护理。

⑤ 做好患者的健康教育，定期复诊。

（何清玲）

查房笔记

病例 12 · 急性梗阻性化脓性胆管炎

🍀【病历汇报】

病情 患者女性，66 岁，反复右上腹痛 20 年再发加重伴高热、黄疸 2 天入院。患者自诉 2 天前右上腹胀痛，呈持续性，有右腰背部放射痛，伴发热，最高达 39.2℃。既往有胆道结石病史 20 年，否认肝炎、结核病史，否认高血压病、糖尿病病史，无吸烟、酗酒史，无药物、食物过敏史。

护理体查 体温 39.1℃，脉搏 120 次/分，呼吸 25 次/分，血压 80/50mmHg，发育正常，营养中等，神志淡漠，精神萎靡，自主体位，痛苦面容，皮肤、巩膜中度黄染，全身浅表淋巴结无肿大。双肺呼吸音清，未闻及干湿啰音。腹稍隆，未见胃肠型及蠕动波，腹壁静脉无曲张，右上腹腹肌稍紧，右上腹及剑突下压痛明显，轻度反跳痛，肝脾肋下未扪及，右上腹扪及肿大胆囊，双肾区无明显叩击痛，移动性浊音阴性，肠鸣音低弱。

入院诊断 急性梗阻性化脓性胆管炎，胆总管结石，胆囊结石，胆囊炎。

手术情况 完善术前准备，全麻下行胆囊切除、胆总管切开取石、胆道镜检、T 管引流术。麻醉满意，手术顺利。取右上腹部经腹直肌探查切口，留置腹腔引流管、T 管、胃管及导尿管各 1 根。术后体温 38.5℃，脉搏 105 次/分，呼吸 22 次/分，血压 100/60mmHg，SpO₂ 98%。

辅助检查

（1）术前检查 腹部 B 超示胆囊结石、胆囊炎，胆总管扩张，直径 2.0cm，胆总管内见稍高回声，性质待查：结石？CT 检查示胆总管上段结石并胆总管扩张，肝内胆管改变，考虑炎症所致，少量腹水。胸部正侧位片示双肺纹理增粗，慢性支气管炎；两侧胸腔少量积液。心电图示窦性心动过速，部分 T 波改变。实验室检查：白

细胞 $21.7 \times 10^9/L$，中性粒细胞 93.7%，血红蛋白 $106g/L$，血小板 $49 \times 10^9/L$。总胆红素 $98.4\mu mol/L$，直接胆红素 $65.6\mu mol/L$，总蛋白 $47.0g/L$，白蛋白 $29.6g/L$，谷丙转氨酶 $393.2U/L$，谷草转氨酶 $592.5U/L$。钾 $3.14mmol/L$，钠 $134.1mmol/L$，氯 $109.9mmol/L$。肌酸激酶 $230.5U/L$，L-乳酸脱氢酶 $618U/L$。血淀粉酶 $280.3U/L$。凝血酶原时间 $22.6s$，国际标准化比值 1.82，FIB 4.92。血气分析示 pH 值 7.35，$PaCO_2$ $33.60mmHg$，PaO_2 $74.00mmHg$。

（2）术后检查　见表 1-7、表 1-8。

表 1-7　血常规

项目	术后第 1 天	术后第 2 天	术后第 3 天
白细胞/（×10⁹/L）	13.9	11.7	10.2
中性粒细胞百分比/%	85.7	83.7	82.2
血红蛋白/（g/L）	100	98	98

表 1-8　肝功能

项目	术后第 1 天	术后第 2 天	术后第 3 天
总胆红素/（μmol/L）	90.3	70.1	65.2
直接胆红素/（μmol/L）	60.2	46.7	43.5
谷丙转氨酶/（μmol/L）	450.2	248.1	196.5
白蛋白/（g/L）	28.0	26.0	28.0

主要的护理问题　继发脓毒血症、感染性休克的危险，营养失调，高热，有皮肤受损的危险，体液不足，相关知识缺乏。

目前主要的治疗及护理措施　卧床休息、吸氧、心电监护、抗感染、镇痛、保护肝脏、保护胃黏膜、补液以及肠内营养等对症治疗，预防并发症。

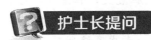
护士长提问

急性梗阻性化脓性胆管炎的发病原因有哪些？

答：患者在胆道梗阻的基础上伴发胆管急性化脓性感染和积

脓，胆道高压，大量细菌内毒素进入血液，导致多菌种、强毒力、厌氧菌与需氧菌混合性败血症、内毒素血症、氮质血症、高胆红素血症、中毒性肝炎、感染性休克、胆源性肝脓肿以及多器官功能衰竭等一系列严重并发症，其中感染性休克、败血症及多器官功能衰竭为导致患者死亡的主要原因。

● 急性梗阻性化脓性胆管炎的临床表现及特点有哪些？

答：急性梗阻性化脓性胆管炎的病因病理复杂，临床表现不完全相同。典型症状除夏柯（Charcot）三联征（腹痛、寒战和高热、黄疸）外，还可出现休克、中枢神经系统受抑制表现，即雷诺尔德（Reynolds）五联征。患者多有胆道疾病或胆道手术史，在此基础上发生胆道梗阻和感染，出现腹痛、发热、黄疸等急性症状。急性梗阻性化脓性胆管炎是胆道疾病中严重的胆道感染性疾病，在临床上除具有该类疾病共有的表现外，尚有以下特点。

① 起病急，病情发展快，易发生中毒性休克。

② 多有反复胆道感染病史。

③ 就诊时间较晚。

④ 并发症多，易掩盖和混淆本病的临床表现。

⑤ 病死率高。

● 患者的诊断依据是什么？

答：患者有典型的 Reynolds 五联征：腹痛、高热（39.1℃）、黄疸、神志淡漠、休克血压（80/50mmHg），有胆道结石病史 20 年，依据患者的实际特点，结合腹部 B 超和 CT 的检查结果可做出诊断。

● 急性梗阻性化脓性胆管炎的治疗原则有哪些？

答：治疗原则　紧急手术解决胆道梗阻并引流，及早而有效地降低胆管内压力。

（1）非手术治疗　既是治疗手段，又可作为术前准备。主要包括：联合使用足量有效的广谱抗生素；纠正水、电解质、酸碱平衡紊乱，恢复血容量，改善和保证组织器官的良好灌注和氧供；降温、吸氧等对症、支持治疗。非手术治疗时间一般控制在 6h 内。

（2）手术治疗　目的在于抢救患者生命，充分引流胆道，手术方式力求简单有效，通常采用的是胆总管切开减压、T 管引流。

（3）非手术方法胆管减压引流　根据患者具体情况，行 PTCD和 ENBD，如经 PTCD 和 ENBD 治疗，病情无改善，应及时改行手术治疗。

如何选择急性梗阻性化脓性胆管炎手术时机？

答：解除梗阻是治疗急性梗阻性化脓性胆管炎的基本措施，关键是把握时机，重视术前早期的抗休克治疗，但也不能过分强调完全纠正休克，以免丧失手术时机。经早期快速抗休克治疗后，一旦病情稳定或有所好转，即是施行胆道减压引流术的有利时机。但经早期快速的抗休克治疗而无明显好转者，应在并发症或器官功能不可逆损害出现之前选择手术治疗。手术应以简单、准确、快速、有效为原则，切忌繁杂的术式，同时又要保证引流通畅。

患者入院时血压 80/50mmHg，每小时尿量 25ml，如何护理？

答：（1）迅速评估患者的生命体征、神志、皮肤黏膜、腹部情况及尿量等。

（2）面罩给氧 6L/min，保持呼吸道通畅，监测呼吸功能。监测患者的动脉血气。血气分析示 pH 值 7.35，$PaCO_2$ 33.60mmHg，PaO_2 74.00mmHg，提示代谢性酸中毒。

（3）取中凹卧位，抬高头和躯干 20°～30°，抬高下肢15°～20°。

（4）心电监护及血氧饱和度监测，严密监测生命体征和循环功能，如每小时尿量、中心静脉压，准确记录 24h 出入水量。

（5）建立四条输液通路，予以快速补液扩容，尽快恢复血容量，纠正酸中毒；遵医嘱使用血管活性药物，多巴胺 20mg＋阿拉明 40mg 静脉泵入以维持血压。

（6）遵医嘱予以生理盐水 100ml＋头孢吡肟 2g 静脉滴注，每8h 1 次。

（7）患者体温高达 39.1℃，遵医嘱予以持续冰敷，安乃近1ml 滴鼻。降温的同时注意保暖，做好皮肤护理，防止压力性损伤的发生。

（8）做好急诊手术的术前准备，遵医嘱备皮、交叉合血。

（9）预防皮肤受损和意外受伤。避免骨突部位长期受压，使用了皮肤减压贴；定时翻身，保持局部皮肤清洁、干燥；对躁动不安者应予使用护栏和约束带。

患者术前使用了血管活性药物，其原理和注意事项有哪些？

答：（1）药理作用 多巴胺可增加心肌收缩力和增加循环阻力以升高血压。较大剂量可致心动过速，甚至出现心律失常和心肌缺血。小剂量对内脏血管有扩张作用，这种作用在休克治疗中非常重要。用量 $2\sim10\mu g/(kg\cdot min)$。间羟胺升血压作用持久可靠，适用于神经源性休克、心源性休克及感染性休克早期，用量 $50\sim100\mu g/min$。

（2）注意事项 使用血管活性药物时注意从低浓度开始，用药期间严密监测血压、心率和心律的变化，根据血压、心率、心律情况调整泵入速度，确保药物的有效剂量。使用多巴胺时注意保护穿刺部位的血管，最好选择深静脉置管输注，避免因药物外渗引起的局部组织坏死。配置好的血管活性药物使用时限为 24h。多巴胺不能用碱性溶液溶解。血管活性药物停用后应密切观察患者血压、心率。

患者术后第 3 天开始给予肠内营养，有哪些注意事项？

答：肠内营养（Enteral Nutrition，EN）是经胃肠道提供代谢需要的营养物质及其他各种营养素的营养支持方式。肠内营养的途径有口服和经导管输入两种，其中经导管输入又包括鼻胃管、鼻十二指肠管、鼻空肠管和胃空肠造瘘管。

输注肠内营养液的注意事项以下。

① 鼻饲的总量不超过 2000ml，开封后的营养液置于 4℃ 以下的冰箱内保存，并于 24h 内用完。

② 输注的方法：应从低浓度少量开始，逐渐增加浓度及用量。输注速度由慢到快，用专用营养泵控制滴速。

③ 患者的体位：鼻饲时应将患者头部抬高 30°，输注完毕后 1h 才可放平。

● 患者可能发生的并发症有哪些？如何护理？

答：（1）多器官功能衰竭　密切观察患者的生命体征及神志变化，妥善固定各引流管，及时观察并记录引流管内引流物的量及性质，准确记录出入水量，予以心电监护及血氧饱和度监测，早期识别休克、消化道出血、ARDS 及急性肾功能衰竭等。

（2）胆道出血　术后加强巡视，注意观察患者的面色及皮温，密切观察腹腔引流管的引流量及性质，如发现引流管内有鲜红色液体引出，触摸引流袋温暖，提示胆道出血。遵医嘱予以止血药，建立多条静脉通路快速扩容，必要时完善术前准备。

（3）胆汁渗漏　术后注意观察腹腔引流管内引流液的颜色及性质，观察伤口敷料是否有黄色液体渗出，如术后腹腔引流管引流出胆汁样液体，同时伴有腹痛、腹膜刺激征，可考虑胆汁渗漏或胆道损伤。应及时报告医师，及时更换伤口敷料，伤口周围可涂皮肤保护剂并使用尿造口袋收集伤口处渗液，减少胆盐对皮肤的刺激。

（4）腹腔感染　术后密切观察患者的体温、脉搏、呼吸，每日更换无菌引流袋，注意无菌操作。患者第 2 天取半卧位，促使腹腔渗出液流向盆腔，减少毒素吸收，促使炎症局限。如患者出现腹痛加重、发热，伴腹膜刺激征，提示腹腔感染。

（5）肺部感染　积极向患者宣教疾病相关知识以及术后相关注意事项，取得患者的理解和配合。注意保持患者呼吸道通畅，及时清理患者口腔及呼吸道分泌物。鼓励患者及早下床活动，指导患者有效咳嗽排痰，经常为患者翻身拍背，指导患者正确雾化吸入。

● 如何对患者进行出院指导？

答：（1）饮食　嘱患者进食低脂、低油、低胆固醇、高蛋白、易消化的食物，忌暴饮暴食。

（2）休息　适当运动，规律休息，避免过度劳累。

（3）遵医嘱按时服药，口服胆酸钠 0.3g，每日 3 次。定期复查，若出现腹痛、发热、黄疸等症状，应立即到医院就诊。

（4）患者带 T 形管出院，向患者解释 T 形管的重要性，告知出院以后的注意事项，指导患者做好 T 形管的家庭护理，尽量穿着宽松柔软的衣服，防止引流管扭曲、受压、折叠。沐浴时采用淋浴，可用保鲜膜覆盖腹壁引流管处，预防感染。日常生活中避免提举重物或过度运动，防止引流管脱出。详细交代患者夹闭 T 形管的时间、夹管的方法和注意事项（详见本章病例 5）。

（5）术后一个半月来院复查 B 超、肝功能以及 T 形管造影。

🍀【护理查房总结】

急性梗阻性化脓性胆管炎是胆道感染疾病中的严重类型，因急性胆管梗阻并继发化脓性感染所致。基本病理变化是胆管梗阻和胆管内化脓性感染。典型症状是 Reynolds 五联征（腹痛、寒战和高热、黄疸、休克、中枢神经系统受抑制）。我们必须掌握该病的相关知识、做好患者围手术期的护理，尤其是术前抗休克护理，提高患者的治愈率，降低病死率，特别强调以下几点。

① 严密监测生命体征和循环功能。

② 重视术前抗休克治疗，同时完善术前准备。

③ 遵医嘱合理使用抗生素，预防感染。

④ 早期给予肠内营养恢复胃肠道功能。

⑤ 做好患者的健康教育，尤其是出院指导，督促患者做好 T 形管的家庭护理，定期门诊复诊。

（何清玲）

病例 13 · 肝破裂

🍀【病历汇报】

病情 患者男性，25 岁，因闭合性腹部外伤 1 天入院。患者自诉 1 天前不慎被自行车撞伤右侧腹部，感腹部剧烈疼痛不适，伴恶心、呕吐、不适，无呼吸困难，无昏迷，大小便正常。既往体健，否认肝炎、结核病史，否认高血压病、糖尿病病史，无吸烟、酗酒史，无药物、食物过敏史。

护理体查 体温 37.5℃，脉搏 120 次/分，呼吸 24 次/分，血压 80/40mmHg，尿量＜25ml/h。发育正常，营养中等，神志清楚，查体合作，自主体位，急性痛苦面容，全身皮肤、巩膜无黄染，浅表淋巴结无肿大。双肺呼吸音清，未闻及干湿啰音。腹平，未见胃肠型及蠕动波，腹壁静脉无曲张，腹肌紧张，全腹部压痛及反跳痛，以右上腹为甚，移动性浊音阳性，肠鸣音消失。

入院诊断 肝破裂，失血性休克，弥漫性腹膜炎。

手术情况 完善术前准备、立即行剖腹探查，肝破裂修补术。麻醉满意，手术顺利。右上腹部经腹直肌切口，留置腹腔引流管、胃管及导尿管。术后体温 37.0℃，脉搏 115 次/分，呼吸 22 次/分，血压 100/60mmHg，SpO_2 98%。

辅助检查 腹部 B 超示肝破裂、腹腔积液。心电图示窦性心动过速。胸部正侧位 X 片示双肺野清晰，未见明显肋骨骨折，未见膈下游离气体。腹腔穿刺抽出不凝固血液。实验室检查：白细胞 15.8×10^9/L，中性粒细胞 86%，血红蛋白 70g/L，血小板 190×10^9/L；总胆红素 34.1μmol/L，直接胆红素 22.7μmol/L，总蛋白 55.3g/L，白蛋白 38g/L，谷丙转氨酶 601.3U/L，谷草转氨酶 499.4U/L，血糖 9.25mmol/L。钾 3.47mmol/L，钠 140.1mmol/L。

主要的护理问题 继发再出血的危险，体液不足，气体交换受损，疼痛，焦虑或恐惧。

目前主要的治疗及护理措施 卧床休息、吸氧、心电监护、补液、抗感染、保护肝脏、保护胃黏膜、营养支持等对症、支持疗法，预防并发症。

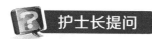 **护士长提问**

● **肝破裂的临床表现有哪些？**

答：(1)腹痛　右上腹持续性剧痛，向右肩放射。

(2)腹膜刺激征　腹部压痛明显，腹肌紧张和反跳痛，以右上腹明显。

(3)内出血或出血性休克　如皮肤黏膜苍白、脉搏增快、血压下降等。

● **患者的诊断依据是什么？**

答：(1)右上腹部撞伤史。

(2)腹痛剧烈，有腹膜刺激征。

(3)出血性休克表现　患者入院时体温 37.5℃，脉搏 120 次/分，呼吸 24 次/分，血压 80/40mmHg，尿量＜25ml/h，血红蛋白 70g/L。

(4)腹腔穿刺结果阳性，抽出不凝固血液。

(5)腹部 B 超示肝破裂、腹腔积液。

● **肝外伤是如何进行分级的？**

答：依据美国创伤外科协会（AAST）分类法分类（见表 1-9）。

表 1-9　肝外伤分级

分级		伤情
Ⅰ	血肿	包膜下血肿，表面积＜10%
	裂伤	包膜下撕裂，实质深度＜1cm
Ⅱ	血肿	包膜下血肿，表面积 10%～50%，实质内血肿＜10cm
	裂伤	实质损伤深度 1～3cm，长度＜10cm

分级		伤情
III	血肿	包膜下血肿,表面积50%或正在扩展
	裂伤	包膜下或实质内血肿破裂,实质内血肿＞10cm或正在扩展实质深度＞3cm
IV	裂伤	实质破裂累及肝叶25%～75%或在一叶内累及1～3个肝段
V	裂伤	实质破裂累及肝叶＞75%或在一叶内累及3个以上肝段
	血管伤	肝旁静脉损伤,如肝后腔静脉/中央主要肝静脉
VI	血管伤	肝脏撕脱

肝破裂的治疗原则有哪些?

答:(1) 抗休克治疗。

(2) 抗生素治疗。

(3) 纠正水、电解质紊乱。

(4) 有探查指征时,应尽快剖腹探查,手术治疗原则为彻底清创、确切止血、清除胆汁溢漏和建立通畅引流。

(5) 营养治疗、保护肝脏等对症治疗。

(6) 全面检查,排除合并损伤,勿遗漏并存的腹腔损伤。

肝破裂非手术治疗的适应证有哪些?

答:(1) 入院时患者神志清楚,能正确回答医师提出的问题和配合进行体格检查。

(2) 血流动力学稳定,收缩压在90mmHg以上,脉率低于100次/分。

(3) 无腹膜炎体征。

(4) 腹部B超或CT检查确定肝损伤为轻度（I～II级）。

(5) 未发现其他内脏合并伤。在非手术治疗过程中,还必须明确以下两点:经输液或输血300～500ml后,血压和脉率很快恢复正常并保持稳定;反复腹部B超检查证明肝损伤情况稳定,腹腔内积血量未增加或逐渐减少。

患者入院时血压下降的原因是什么? 如何护理?

答:患者急诊入院时血压为80/40mmHg,是由于外伤导致患者脏器内出血，且出血量大，腹腔穿刺抽出不凝固血液，出现低血容量性休克，从而导致患者血压下降。护理措施如下。

（1）初步复苏护理　患者入院后立即卧床休息，采取休克体位，下肢抬高20°～30°，头胸抬高10°～20°，以增加回心血量减轻呼吸时的负担。保持呼吸道通畅，立即给予吸氧，氧流量4～6L/min。

（2）抗休克治疗　迅速在上肢及颈外静脉建立3条有效静脉通道，首选肘正中静脉、颈外静脉，快速输入大量液体，同时输血，补充有效循环血量。争取手术时间，减少死亡和手术并发症。

（3）抗休克的同时快速进行术前准备，遵医嘱予以胃肠减压、导尿、交叉合血、抗生素皮试、备皮、更衣等。

（4）术前心理护理　由于意外事故的发生，患者感觉疼痛、高度紧张、恐惧、焦急，担心预后。护士应给予患者信任感，进行护理操作时动作轻柔、技术熟练，使患者积极配合治疗和护理工作。同时向患者讲明手术的必要性和紧迫性，使其顺利配合麻醉及手术。

● **患者进行腹腔穿刺的目的是什么？**

答：诊断性腹腔穿刺这种方法对诊断腹腔内脏器破裂，尤其是对实质性器官裂伤的价值很大，因腹膜的脱纤维作用而使血液不凝，一般抽得不凝固血液即可认为有内脏损伤。患者行腹腔穿刺抽出不凝固血液，可初步诊断脏器破裂出血。

● **患者入院后建立静脉通路为何首选上肢静脉？**

答：因为下肢静脉有可能使液体在进入右心房前就经损伤的血管漏入腹腔、盆腔，起不到升压效果，甚至影响抢救。同时要预想到肝脏手术可能阻断下腔静脉，影响回心血量，所以静脉通路一定要建立在上腔静脉属支。

● **患者术后的护理要点有哪些？**

答：（1）密切观察患者的生命体征、尿量（尤其在术后24h内），同时观察面色、四肢末梢颜色、温度的变化、切口渗血及腹部情况，判断有无继续出血征兆。

（2）保持呼吸道通畅，术后给予持续低流量吸氧，氧流量 2～4L/min；及时清除呼吸道分泌物，当患者咳嗽时可帮助其按压切口，鼓励患者排痰。给予雾化吸入，每日 2 次；遵医嘱予以生理盐水 100ml 加氨溴索 150mg 静滴，每日 2 次。

（3）患者术后血压平稳后取半卧位，有利于呼吸，同时减轻腹部张力、减轻伤口疼痛，以利于伤口愈合。

（4）保持腹腔引流管引流通畅，防止血凝块、脱落的组织碎屑堵塞引流管。观察和记录引流液的量和颜色、性状，腹腔引流液出现金黄色或黑绿色提示胆瘘；腹腔引流液出现稀薄的肠内容物或粪便类的臭味或渗出物提示肠瘘；术后 48h 内观察出血情况，如引流液为血液且速度快或多，每小时大于 200ml，提示有出血现象，立即报告医师，给予相应处置，必要时做好二次手术准备。

（5）准确记录 24h 液体出入量。

（6）患者肠功能恢复后逐步进食高热量、高蛋白、低脂肪、易消化、富含维生素的流质或半流质饮食，并少量多餐。

（7）耐心向患者讲述肝损伤后肝脏修复过程及其预后，使患者了解病情，增加战胜疾病的信心，以积极配合治疗及护理。

患者术后留置胃管的目的是胃肠减压，如何保证持续有效的负压吸引效果？

答：（1）一次性负压引流器应低于患者头部，保持负压，及时倾倒引流液。

（2）妥善固定胃管，定期抽吸胃液，保持引流通畅，防止胃管受压、扭曲、折叠、堵塞或活动时脱出。

（3）胃管不通畅时，以少量生理盐水低压冲洗并及时回抽。必要时予以持续负压吸引，防止胃管堵塞和黏膜损伤。

何时可以给患者拔除胃管？

答：一般于术后 2～3 天，待胃肠蠕动功能恢复，肛门排气、无明显腹胀时方可拔除胃管。

● **患者术后可能发生的并发症是什么？如何预防？**

答：再出血是肝破裂术后可能发生的并发症，是术后早期观察和护理的重点。其预防措施如下。

（1）密切观察患者的腹部体征及生命体征 定期查看伤口，观察伤口有无渗血，患者有无腹痛、腹胀。严密监测患者的生命体征，观察患者有无面色苍白、表情淡漠、四肢湿冷、脉搏细数、少尿或无尿等出血征象。

（2）保持引流管通畅 定时正确挤压腹腔引流管，防止血凝块堵塞引流管，必要时予以生理盐水 20ml 低压冲洗引流管，观察并记录引流液的量及颜色，当引流量突然增多，超过 200ml/h，连续 3h，颜色呈鲜红色，则提示腹腔内有活动性出血。

● **如何对该患者进行出院指导？**

答：（1）患者住院治疗 2 周后出院，嘱患者 1 个月后复查 B 超。

（2）嘱患者均衡饮食，给予高蛋白、富含维生素且易消化的食物。

（3）注意休息，1～3 个月内不参加重体力劳动，进行力所能及的活动，避免剧烈运动。注意保护腹部，避免外力冲撞。

（4）保持排便通畅，避免增加腹压，预防感冒，避免剧烈咳嗽。

（5）嘱患者若出现头晕、口干、腹胀、腹痛等不适，均应停止活动并平卧，及时到医院检查治疗。

🍀 **【护理查房总结】**

外伤性肝破裂主要表现为腹腔出血和胆汁性腹膜炎症状，常伴有休克的发生，腹腔穿刺可明确腹腔内是否有出血。在休克的抢救过程中，积极完善术前准备。通过这次查房，掌握了相关知识，早期诊断和及时抢救可提高患者的治愈率，降低病死率。特强调以下几点。

① 术前抢救失血性休克最为关键。

② 急诊手术是治疗肝破裂的主要方法。

③ 术后严密监测患者的生命体征及腹部体征的变化。

④ 及时发现并紧急处理术后并发症，特别是出血和感染是术后护理的重点。

⑤ 做好患者的心理护理，给予患者心理上的安慰。

⑥ 加强基础护理，促进患者康复和改善预后。

（何清玲）

查房笔记

病例 14 · 脾破裂

【病历汇报】

病情　患者男性，22 岁，因腹部开放性刀刺伤 6h 入院。患者自诉 6h 前不慎被人用刀刺伤左上腹，感腹部疼痛、出血不适伴腹内容物脱出急诊入院。既往体健，否认肝炎、结核病史，否认高血压病、糖尿病病史，无吸烟、酗酒史，无药物、食物过敏史。

护理体查　体温 36.8℃，脉搏 110 次/分，呼吸 22 次/分，血压 80/50mmHg。发育正常，营养中等，神志清楚，查体合作，自主体位，急性痛苦面容，全身皮肤、巩膜无黄染，浅表淋巴结无肿大。双肺呼吸音清，未闻及干湿啰音。腹稍隆，未见胃肠型及蠕动波，腹壁静脉无曲张，左上腹见一约 5cm 长刀刺伤口，有活动性出血，可见大网膜外露并嵌顿，全腹腹肌紧张，全腹压痛明显，以左上腹为甚，全腹反跳痛，肝肋下未扪及，双肾区无明显叩击痛，移动性浊音可疑阳性，肠鸣音低弱。

入院诊断　脾破裂，大网膜挫伤，失血性休克。

手术情况　完善术前准备，急诊全麻下行脾切除术、腹腔冲洗引流术。麻醉满意，手术顺利。左上腹部经腹直肌探查切口，留置脾窝引流管、胃管及导尿管。术后体温 37.5℃，心率 115 次/分，呼吸 22 次/分，血压 100/60mmHg，SpO_2 98%。

辅助检查　腹部 B 超示腹腔积液、脾破裂。诊断性左下腹腹腔穿刺抽出不凝固血液。心电示窦性心动过速。胸部正位 X 线片示双肺纹理增粗，未见明显胸腔积液。实验室检查：白细胞 $11.7×10^9$/L，中性粒细胞 73.7%，血红蛋白 76g/L，血小板 $178×10^9$/L；肝功能：总胆红素 21.1μmol/L，直接胆红素 14.2μmol/L，总蛋白 57.1g/L，白蛋白 39.0g/L，谷丙转氨酶 39.2U/L，谷草转氨酶 42.5U/L，血糖 6.42mmol/L；电解质：钾 3.79mmol/L，钠 139.1mmol/L，氯 109.9mmol/L。

主要的护理问题 继发胰瘘、深静脉血栓形成、出血的危险，体液不足，疼痛，焦虑或恐惧。

目前主要的治疗及护理措施 卧床休息、吸氧、心电监护、补液、镇痛、抗感染、输血、保护胃黏膜等对症、支持疗法，预防并发症。

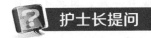 **护士长提问**

● **脾破裂发生的原因是什么？**

答：（1）由于外界暴力作用导致外伤性破裂。

（2）由于疾病原因导致脾脏病理性肿大，当患者剧烈咳嗽、打喷嚏或突然体位改变时，导致患者腹压增加，从而使脾脏发生自发性破裂。

● **脾破裂的病理分型有哪几种？**

答：脾破裂根据损伤的范围分为中央破裂、包膜下破裂和真性破裂三型。

（1）中央破裂 为脾实质的内部破裂，可在脾髓内形成血肿，致脾脏在短期内明显增大。

（2）包膜下破裂 为被膜下的脾实质破裂出血，由于被膜仍保持完整，故血液积聚在包膜下形成血肿，而暂时可不发生内出血的现象。

（3）真性破裂 最常见，为系脾脏被膜与实质同时破裂，发生腹腔内大出血。

● **脾破裂的诊断要点有哪些？患者的诊断依据是什么？**

答：（1）诊断要点

① 外伤史：钝性暴力打击或子弹、弹片、刀刃等锐器刺伤左下胸、左上腹。医源性损伤是由手术牵拉和器械意外损伤所致。

② 症状和体征：腹痛、腹胀、腹膜刺激征、血压下降或休克。

③ 血常规检查：血红蛋白、血细胞比容下降是腹腔内出血的

指征。

④ 诊断性腹腔穿刺是最简便、快捷、有效、安全的腹腔内出血诊断方法。

⑤ 腹部 B 超、X 线、CT 检查可见脾影增大，或见有破裂及腹腔内出血征象。

⑥ 选择性动脉造影是准确率很高的诊断脾破裂的方法。

（2）诊断依据　刀刺伤 6h，血压下降（80/50mmHg），血红蛋白 76g/L，全腹压痛、反跳痛，诊断性左下腹腹腔穿刺抽出不凝固血液，腹部 B 超示腹腔积液、脾破裂。

● 脾破裂的临床表现有哪些?

答：脾破裂的症状与体征随出血的多少和快慢、破裂的性质和程度以及有无其他脏器的合并伤或多发伤而有不同的表现。

（1）腹痛　左上腹为主，逐渐延及下腹，呈持续性，部分患者伴左肩部疼痛。腹膜刺激征，压痛以左上腹为主，有轻度肌紧张和明显反跳痛。

（2）内出血或出血性休克的症状和体征　如口渴、心慌、心悸、耳鸣、四肢无力、呼吸急促、血压下降、神志不清等；严重者可于短期内因出血过多、循环衰竭而死亡。

● 作为责任护士，如何对患者进行术前护理?

答：（1）体位与活动　患者入院后即卧床休息，取仰卧位，头偏向一侧，下肢抬高 20°～30°，头胸部抬高 10°～20°。禁止随意搬动患者。

（2）迅速补充血容量　建立多条有效的静脉通道，穿刺部位选择上肢粗大的静脉或颈静脉，保证快速输液、输血，补充血容量。遵医嘱急查血型并进行交叉配血，尽快输血。

（3）遵医嘱告知患者禁食禁饮。

（4）保持呼吸道通畅，立即给予患者持续低流量吸氧，2～4L/min。

（5）严密观察病情变化　立即予以心电监护，密切监测患者的生命体征，观察患者的意识、面色。休克早期患者一般意识清楚，可伴有精神紧张或者烦躁、焦虑等，随着休克加重，患者可出现表情淡漠、意识模糊、感觉迟钝，甚至昏迷。

（6）疼痛的护理　在诊断未明确前禁用镇痛药，以免掩盖病情，延误治疗。

（7）心理护理　多与患者沟通，告知疾病相关知识，向患者说明手术的必要性，取得患者的配合。

● 脾切除术后发生下肢深静脉血栓的原因是什么？临床表现有哪些？如何护理？

答：（1）原因　脾切除术中由于麻醉导致静脉扩张，血液流速减慢；术后卧床致肌肉处于松弛状态，使血流缓慢；脾切除术后2周内白细胞和血小板均增多，血液处于高凝状态，加之外伤性脾破裂患者均有不同程度的复合伤如骨折，患者因疼痛或功能障碍影响功能锻炼及活动；另外，术前、术后大剂量应用止血药物均容易出现下肢深静脉血栓形成。

（2）临床表现　下肢突发肿胀、疼痛，局部皮肤红肿，皮温升高，浅静脉曲张，行血管彩超检查可确诊。

（3）护理措施

① 卧床休息1~2周，抬高患肢使其高于心脏平面20~30cm，膝关节稍屈曲。在此期间预防便秘，避免用力排便，严禁挤压、按摩患肢，以防血栓脱落导致肺栓塞。

② 注意观察患肢皮肤温度、色泽及感觉，注意患肢的保暖，室温最好保持在25℃左右。观察皮温及足背动脉的搏动，指压患肢部位皮肤在15s内转红，说明局部侧支循环改善。

● 脾切除术后还可能发生哪些并发症？观察要点是什么？

答：（1）出血　腹腔内出血多在术后12~24h内发生，常见为大血管出血（如脾蒂血管出血、胰尾血管出血、胃短血管出血等）和创面渗血（膈面渗血、脾床渗血等）。一旦患者出现血容量不足征象或血细胞比容进行性下降，即应怀疑腹腔内出血的可能，及时行腹部 B 超检查后再次手术探查。

（2）膈下积液和脓肿　其临床表现有寒战、高热、右上腹疼痛、咳嗽、消瘦、乏力、脉速、白细胞增高等中毒症状，腹部 B 超提示膈下脓肿。鼓励患者半卧位，有利于引流；定时挤压，保持引流管通畅，如发现引流不畅，可用 30～50ml 无菌生理盐水低压冲洗。加强营养支持，提高患者抗病能力。

（3）胰瘘　表现为术后腹腔引流液淀粉酶明显增高。脾切除术后胰瘘多为自限性，多在术后 2 周左右即无引流液流出。

（4）脾热　脾脏切除术后 2～3 周内，在排除各种感染性并发症前提下出现的持续发热为脾热，体温一般在 38.5～39℃，为自限性发热，无需治疗。术后应注意观察患者有无唇红、咽干、心烦、腹胀感或疼痛、大便秘结、小便黄短等症状，定期测量体温，必要时给予口服非甾体类抗炎药对症治疗。

如何对患者进行出院指导？

答：（1）患者住院治疗 2 周后出院，出院时复查 CT 或 B 超，嘱患者 1 个月后复查 B 超。

（2）嘱患者若出现头晕、口干、腹胀、腹痛等不适，均应停止活动并平卧，及时到医院检查治疗。

（3）注意休息，1～3 个月内不参加重体力劳动，进行力所能及的活动，避免剧烈运动。注意保护腹部，避免外力冲撞。

（4）保持排便通畅，避免增加腹压，预防感冒，避免剧烈咳嗽。

（5）脾切除术后，患者免疫力低下，注意保暖，避免进入拥挤的公共场所。坚持锻炼身体，提高机体免疫力。

【护理查房总结】

脾脏是腹腔内的实质性脏器，具有储血、造血、滤血等生理功能。脾脏是腹腔内脏器中最容易受伤的器官，脾损伤占各种腹部损伤的 40％～50％，在腹部闭合性损伤中居首位。外伤暴力很容易使其破裂引起内出血。通过本次查房了解到早期诊断、准确评估脾破裂状况，选择简单有效的治疗方案，采取及时、正确、有效的急救护理措施是抢救成功的关键，特强调以下几点。

① 术前抗休克治疗是术前准备的重要部分。

② 手术切除脾脏是治疗脾破裂的方法之一。

③ 术后严密监测患者的生命体征及腹部体征的变化。

④ 及时发现并紧急处理术后并发症，特别是出血和血栓形成，是术后护理的重点。

⑤ 做好患者的出院指导，促进患者的早日康复。

（何清玲）

查房笔记

病例 15 • 胃十二指肠溃疡急性穿孔

【病历汇报】

病情　患者男性，45 岁，因突发上腹部剧烈疼痛 18h 入院。患者于 18h 前无明显诱因出现上腹部疼痛，为阵发性剧痛，无放射性，不伴腹泻、呕吐，无畏寒、发热，自行服药治疗（具体不详），症状无明显缓解且逐渐加重，为求诊治急诊入院。急诊完善检查后考虑"腹痛原因待查：消化道穿孔？"发病以来，无发热，无盗汗，无呕血、黑粪，无胸痛，偶有胸闷及心悸，无咳嗽、咯血，无血尿。患者一般情况较差，饮食减少，体重无明显变化，睡眠差，小便正常，大便未解。既往有十二指肠球部溃疡病史，未予系统治疗。否认肝炎、结核、伤寒等传染病史，无高血压病、心脏病、糖尿病等慢性疾病，无饮酒史、吸烟史及家族史。

护理体查　体温 36.5℃，脉搏 92 次/分，呼吸 18 次/分，血压 101/59mmHg。发育正常，营养中等，神志清楚，自主体位，急性病容，表情痛苦，平车推入病房，查体合作。腹部平坦对称，无腹壁静脉曲张，无胃肠型及蠕动波，无陈旧性瘢痕。全腹腹肌紧张，弥漫性压痛及反跳痛，剑突下明显，全腹未触及肿块，肝脏剑突下、肋下未扪及，脾脏肋下未扪及、肾脏未扪及。Murphy 征阴性。肝区无叩击痛，肝浊音界消失。肠鸣音正常。

入院诊断　十二指肠溃疡急性穿孔，弥漫性腹膜炎。

手术情况　积极完善术前准备，急诊在全麻下行剖腹探查＋十二指肠球部溃疡穿孔修补术。术后留置腹腔引流管、肝下腔引流管、胃管、尿管。术后体温 36.7℃，脉搏 88 次/分，呼吸 16 次/分，血压 121/70mmHg，SpO$_2$ 98%。

辅助检查　腹部 X 线平片示膈下游离气体；诊断性腹腔穿刺抽出液含胆汁；实验室检查：白细胞 19.6×10^9/L。

主要的护理问题　继发伤口感染的危险；疼痛；自理缺陷；

体液不足；焦虑。

目前主要的治疗及护理措施 嘱患者半卧位，禁食，吸氧，胃肠减压，严密监测生命体征；抗感染、补液、保护肝脏、制酸、维持水电解质平衡、静脉营养等对症、支持治疗；妥善固定各引流管，观察记录引流液颜色、性状及量；注意伤口及腹部情况。

护士长提问

胃十二指肠溃疡急性穿孔的临床表现有哪些？

答：胃十二指肠溃疡急性穿孔患者多有溃疡病史，穿孔前数日溃疡病症状加重。穿孔多发生在夜间空腹或饱餐后，表现为骤起上腹部刀割样剧痛，迅速波及全腹，疼痛难忍，可有面色苍白、出冷汗、脉搏细速、血压下降等表现。当腹腔有大量渗出液稀释漏出的消化液时，腹痛可略有减轻。由于继发细菌感染，出现化脓性腹膜炎，腹痛再次加剧。体检时，患者表情痛苦，腹式呼吸减弱或消失。全腹压痛，反跳痛，腹肌紧张呈"板样"强直，以上腹部明显。叩诊肝浊音界消失。

胃十二指肠溃疡急性穿孔后，有强刺激的胃酸、胆汁、胰液等消化液和食物溢入腹腔，引起化学性腹膜炎，导致剧烈腹痛和大量腹腔渗出液，6～8h后，细菌开始繁殖，化学性腹膜炎转为化脓性腹膜炎。

什么是诊断性腹腔穿刺术？怎样根据诊断性腹腔穿刺术穿刺结果判定病变的性质及部位？

答：诊断性腹腔穿刺术（图 1-16）是用穿刺针经腹壁刺入腹膜腔的穿刺技术，常用于检查积液的性质以协助明确病因，常根据以下结果判定病变的性质及部位。

（1）抽出液为草绿色，含胆汁及少量食物残渣，提示消化道穿孔。有外伤史多为十二指肠损伤，有溃疡病史多为胃、十二指肠溃疡穿孔，有胆道病史应考虑胆囊及肝总管穿孔。

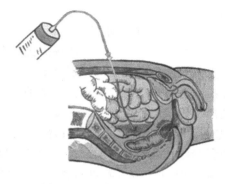

图 1-16　诊断性腹腔穿刺术

（2）抽出液为不凝固血液，提示实质性脏器或大血管破裂出血，为肠系膜的脱纤维作用使血液不凝固。涂片镜检为大量红细胞及白细胞，无脓细胞，且可通过血液颜色及外伤部位判定受伤器官。若左季肋区外伤，抽出血为暗红色，可判定为脾破裂；若右上腹受伤，抽出血为鲜红色，可诊断为肝破裂；中腹部受伤，可判定为腹内血管（多为肠系膜血管）损伤或后腹膜血肿破入腹腔；女性有停经史，尿绒毛膜促性腺激素（HCG）阳性，无外伤史，则为异位妊娠破裂出血。

（3）抽出血液迅速凝固，多为误入血管所致。

（4）抽出液为淡黄或土黄色浑浊液，镜检有脓细胞、红细胞及白细胞，有时可见食物残渣，偶可发现寄生虫卵甚至有粪臭味。此时若患者有腹部外伤史，可判定为小肠或结肠破裂或挫伤；若有寒战、发热病史，可判定为肠穿孔；若有转移性右下腹痛或固定的右下腹麦氏点疼痛，则为阑尾穿孔。

（5）穿刺液呈洗肉水样，镜检有脓细胞、红细胞，用穿刺液行血清淀粉酶检查示其增高，多为出血坏死性胰腺炎。

胃十二指肠溃疡急性穿孔手术方式有哪几种？患者为什么行十二指肠球部溃疡穿孔缝合术？

答：胃十二指肠溃疡急性穿孔手术方式包括单纯穿孔修补术和

彻底性溃疡手术，其适应证如下。

（1）单纯穿孔修补术　穿孔时间超过 8h，腹腔内感染及炎症水肿严重，有大量脓性渗出液，以往无溃疡病史或有溃疡病史未经正规内科治疗，无出血梗阻并发症，特别是十二指肠溃疡患者；有其他系统器质性疾病不能耐受急诊彻底性溃疡手术者。

（2）彻底性溃疡手术　患者一般情况良好，胃十二指肠溃疡穿孔在 8h 内，或超过 8h、腹腔污染不严重；慢性溃疡病特别是胃溃疡患者，曾行内科治疗，或治疗期间穿孔；十二指肠溃疡穿孔修补术后再穿孔，有幽门梗阻或出血者可行彻底性溃疡手术。对有休克、化脓性腹膜炎或并有其他严重疾病者不宜进行彻底性溃疡手术。其方法包括：胃大部分切除、穿孔缝合术加高选择性迷走神经切断术、选择性迷走神经切断术加胃窦切除术。

患者穿孔时间约 18h，既往有"十二指肠球部溃疡"病史，未予系统治疗，不伴出血、梗阻等并发症，所以行单纯穿孔缝合术即十二指肠球部溃疡穿孔缝合术。

什么情况下可选择非手术治疗？如何护理？

答：非手术治疗适用于一般情况良好、症状体征较轻的空腹小穿孔，或穿孔超过 24h、腹膜炎已局限者，或行胃十二指肠造影检查证实穿孔已封闭者。主要护理措施包括以下几点。

① 胃肠减压，减少胃内容物外漏，以利于穿孔的闭合和腹膜炎的消退。

② 补液，维持水、电解质、酸碱平衡。

③ 使用抗生素控制感染。

④ 静脉给予制酸药物，如奥美拉唑 40mg，每日 2 次。

若治疗 6～8h 后，病情没有好转，仍继续加重，应立即手术。

患者入院时最主要的护理问题是什么？如何护理？

答：（1）患者入院时最主要的护理问题　疼痛，与十二指肠黏膜受侵蚀、穿孔后胃内容物对腹膜的刺激有关。

（2）护理要点有以下几点。

① 心理护理：主动关心并安慰患者，做好心理疏导。患者腹痛剧烈，且病情发展快，缺乏思想准备，表现出急躁情绪和焦虑，医护人员应告知患者疾病相关知识及疼痛原因，安抚好患者的情绪，增加其战胜疾病的信心，在患者接受各项检查和治疗前作耐心解释，使其更好地配合医护人员。

② 疼痛护理：在未明确诊断前，应遵循以下原则：禁食、水，禁用热敷，禁灌肠或导泻，禁用镇痛药；抗感染，抗休克，抗水、电解质紊乱，抗酸碱失衡，即"四禁""四抗"。可适当应用解痉类药物，以解除胃肠道痉挛性疼痛，如山莨菪碱10mg肌内注射等。也可以教会患者在疼痛发作时分散注意力的方法，如有节律的呼吸、听音乐等。

● **作为责任护士，如何对患者进行术前护理？**

答：(1) 体位　置患者于半卧位，使腹肌放松、横膈下降，有助于改善呼吸功能，还能使腹腔炎症渗液积聚并局限于盆腔，减轻全身中毒症状。

(2) 病情观察　予以吸氧、心电监护，严密观察生命体征及腹痛情况（包括疼痛部位、性质、程度、放射部位及伴随症状等）。若脉搏增快、面色苍白、皮肤湿冷，为休克征象；若呼吸急促，血氧饱和度下降，提示有 ARDS 的倾向；若体温上升，白细胞及中性粒细胞百分比上升，多为感染征象；患者腹痛加剧，表示病情加重；局限性疼痛转变为全腹痛，并出现肌紧张、反跳痛，提示炎症扩散。

(3) 快速补液　迅速建立两路有效静脉通道，遵医嘱补液。

(4) 胃肠减压　留置胃管，以减少胃肠液积聚，减少消化液自穿孔部位漏出，减轻腹胀。

(5) 遵医嘱合血备血，积极完善术前准备。

● **患者术后的护理措施有哪些？**

答：(1) 病情观察　术后 3h 内每 30min 测量血压 1 次，以后改为每小时测 1 次，血压平稳后可延长测量时间，同时观察患者的脉搏、呼吸、神志、肤色、尿量、切口渗液情况。

（2）体位　术后取平卧位，血压平稳后取半卧位，可减轻腹部切口张力，减轻疼痛，还有利于呼吸和血液循环。

（3）引流管护理　妥善固定各引流管，防止松动和脱出，向患者及家属做好宣教工作，防止患者翻身时意外拔管；保持引流管引流通畅，使之持续处于引流状态，防止堵塞；观察引流液的性状和量，及时记录，发现异常，及时与医师联系并处理。胃管引流出的引流液一般为黄褐色胃液，腹腔引流管和肝下引流管引流液为腹水，术后早期可有少量血性腹水，后逐渐转为深黄色或淡黄色。若各引流袋中引流量短时间内增加明显，甚至出现鲜红色引流液，应警惕术后出血。

（4）制酸　静脉给予质子泵抑制药奥美拉唑40mg、每日2次，以高效快速抑制胃酸分泌和清除幽门螺杆菌，告知患者用药过程中可能出现腹痛、腹胀、食欲减退、恶心、腹泻等胃肠道症状。

（5）镇痛　术后患者有不同程度的疼痛，适当应用镇痛药物。应用患者自控镇痛（PCA）泵者，应注意预防并处理可能发生的并发症，如尿潴留、恶心、呕吐。

（6）补液、应用抗生素　禁食期间静脉补充液体，提供患者所需的水、电解质和营养素，并应用抗生素预防感染。详细记录24h出入量，为合理补液提供依据。

（7）饮食　术后禁食禁饮，待肛门排气排便后可拔除胃管，逐渐恢复到正常饮食。

（8）活动　鼓励患者术后早期活动，可促进肠蠕动，预防肠粘连，促进呼吸和血液循环，减少术后并发症。卧床期间，每2h翻身1次，除年老体弱或病情较重者，一般术后第1天可协助患者坐起并做轻微的床上活动，第2日下床活动，第3日可以进行室内活动，活动量应根据患者个体差异而定。

如何对患者进行出院指导？

答：（1）建立良好的饮食习惯，不抽烟，不喝酒，避免过冷、过烫、辛辣刺激性食物。少食多餐，进低脂、高蛋白、高维生素和富含纤维素饮食，避免饱餐。

（2）保持伤口敷料干燥，每3天门诊换药一次，若有渗湿、污染等情况及时更换。视伤口情况予以拆线。

（3）心理因素是引发溃疡的原因之一，指导患者合理安排工作和生活节奏，避免压力过重或过度劳累，减少引起溃疡的危险因素。

（4）继续口服奥美拉唑制酸治疗2个月，避免服用对胃黏膜有损伤的药物，如阿司匹林、吲哚美辛（消炎痛）、皮质类固醇等。

（5）1个月后胃肠外科门诊复查胃镜，不适随诊。

🍀【护理查房总结】

胃十二指肠溃疡穿孔为消化性溃疡最严重的并发症，该病发病急，变化快，若不及时诊治，会因腹膜炎的发展而危及生命。为了使患者得到及时有效的救治，我们不仅需要掌握胃十二指肠溃疡穿孔的临床表现及病理变化，还应该提高我们处理急腹症患者的应急能力、沟通能力及病情观察能力，特别强调以下几点。

① 入院时，做好患者的心理护理，特别是剧烈腹痛而未明确诊断又不能予以镇痛治疗时，我们的关心与宣教工作不仅能减轻患者及家属心理上的恐慌，还能取得患者的有效配合。

② 迅速吸氧，予以心电监护，建立有效静脉通路，防止水、电解质及酸碱失衡，配合医师做好术前准备，如合血、抗生素皮试等。

③ 掌握怎样根据诊断性腹腔穿刺术的结果判定病变的性质及部位，协助医师明确诊断。

④ 密切观察病情变化，术前观察生命体征及腹部情况，防止出现休克、严重腹腔感染；术后观察伤口及各引流液的情况，防止发生术后腹腔出血。

⑤ 遵医嘱使用制酸药物，抑制胃酸分泌，观察用药后反应。

⑥ 做好出院指导，尤其是术后饮食指导及用药指导，防止穿孔再次发生，并督促患者定期门诊复查。

（何　文）

查房笔记

病例 16 • 乳腺癌

🍀【病历汇报】

病情　患者女性，41 岁，因发现左乳肿块 1 周步行入院。患者于 1 周前发现左侧乳房 1 个肿块，鸡蛋大小，局部无红肿，无疼痛，无乳头凹陷，无乳头溢液，无发热，无咳嗽，无骨关节疼痛，为求进一步诊治，遂收入我科。自发病以来，患者一般情况良好，饮食正常，体重无明显变化，睡眠正常，小便正常，大便正常。既往无高血压病、心脏病、糖尿病等慢性疾病，无饮酒史、吸烟史及家族史。

护理体查　体温 37℃，脉搏 76 次/分，呼吸 20 次/分，血压 110/74mmHg。发育正常，营养良好，神志清楚。两侧乳房发育良好，基本对称，双侧乳房皮肤无红肿，双侧乳头无溢液，于左侧乳房 2 点可及一个大小约 5cm×5cm 肿物，质硬，边界不清，活动度差，局部有皮肤凹陷，乳头有牵拉，右侧乳房未及肿物，双侧腋下未及肿物，双侧锁骨上未及肿物。

入院诊断　左乳肿块：癌？

手术情况　完善术前准备，在全麻下行左侧乳腺癌改良根治术。麻醉满意，手术顺利。术后伤口予以胸带加压包扎，留置负压引流管 1 根。术后体温 36℃，脉搏 82 次/分，呼吸 20 次/分，血压 120/70mmHg，SpO_2 98%。

辅助检查　乳房 B 超示双乳小叶增生，左乳腺实质性肿块：考虑癌，左侧腋窝多发淋巴结肿大；双乳钼靶左乳下象限皮肤局限性增厚并左乳头内陷；双侧乳腺小叶增生；右腋下淋巴结肿大。术前行左乳肿块巴德针穿刺，石蜡病理学检查：肿物低级别导管内乳头状癌，伴散在钙化、微小浸润。胸部 X 线片示双下肺感染可能；左侧肺底积液。左乳下象限皮肤局限性增厚并左乳头内陷原因待查；双侧乳腺小叶增生；右腋下淋巴结肿大。

主要的护理问题 有患侧上肢水肿、切口愈合延迟的可能；自我形象紊乱，与乳房缺如有关；自理缺陷；焦虑；相关疾病知识缺乏。

目前主要的治疗及护理措施 休息、吸氧、心电监护；补液、抗感染等对症、支持治疗；解除疼痛；伤口局部加压包扎，观察伤口渗血情况，并观察有无胸闷等；化疗。

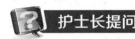 护士长提问

● **什么是乳腺癌？**

答：乳腺癌是发生在乳房腺上皮组织的恶性肿瘤，在我国占全身各种恶性肿瘤的 7%～10%，仅次于子宫颈癌，但近年来有超过子宫颈癌的倾向，并呈逐年上升趋势，是危害妇女健康的主要恶性肿瘤之一。

● **乳腺癌的发病原因有哪些？**

答：乳腺癌的发病病因尚未完全阐明，但许多研究资料表明，乳腺癌的发生与下列因素有关。

（1）内源性或外源性雌激素的长期刺激 雌激素的活性对乳癌的发生有重要作用。月经初潮过早（小于 12 岁）或绝经年龄晚（迟于 55 岁），不孕、初次足月产的年龄晚（第一胎在 35 岁以后），乳腺癌的发生率较高。

（2）遗传和家族史 具有乳腺癌家族史（一级直系亲属患乳腺癌）的女性，发病的危险性是一般人群的 2～3 倍。

（3）营养因素 营养过剩、肥胖、脂肪饮食可加强或延长雌激素对乳腺上皮细胞的刺激，从而增加发病机会。

（4）乳腺良性疾病 乳腺小叶上皮高度增生或不典型增生与乳腺癌发病有关。

（5）不健康的生活方式 性格内向、长期精神抑郁是导致癌症的重要因素。

● 乳腺癌的临床表现是什么？

答：（1）乳房肿块　乳腺癌早期表现为患侧乳房出现无痛、单发的小肿块，常是患者无意中发现而就医的主要症状。肿块质硬，表面不光滑，与周围组织分界不很清楚，在乳房内不易被推动。

（2）乳房外形变化　乳房局部隆起；若癌肿侵犯 Cooper 韧带，癌肿表面皮肤凹陷，呈"酒窝征"或"橘皮样"改变。

（3）晚期表现　全身呈恶病质表现（消瘦、乏力、贫血、发热）；局部癌肿固定，皮肤橘皮样改变，乳房表面出现多个"卫星结节"或皮肤破溃。

（4）转移征象　转移部位多为患侧腋窝淋巴结，先为少数、散在、质硬、无痛、可被推动。还可出现血行转移，有肺和胸膜转移者可出现咯血和呼吸困难；肝转移者可出现肝大和黄疸。

● 如何指导患者做乳房的自我预防保健？

答：（1）加强健康宣教，对 30 岁以上妇女定期进行检查，并指导其进行自我检查，有助于乳腺癌的早期诊断、早期治疗。自我检查步骤如下。

第一步：解开内衣，面对穿衣镜，先两手下垂放松，仔细观察双侧乳房，注意大小、外形、轮廓、对称性，有无隆起肿块、凹陷或"橘皮红"以及乳房有无溢脓和回缩，乳晕有无湿疹。

第二步：两臂高举过头，看乳房外形，有无不规则凹陷和突起。

第三步：仰卧，肩胛下垫薄枕，左臂高举过头，尽量放松肌肉，使左乳完全平铺于胸壁，用右手沿顺时针方向仔细检查乳房各部位有无肿块。

第四步：左臂放下，用右手再摸左侧腋窝有无肿块。

（2）自我检查可每月 1 次，最好选择在月经后 1 周进行。

（3）发现肿块应及时进一步到医院复查，对乳腺良性疾病亦需及时治疗。

（4）宣传绝经后妇女不宜进高脂肪类饮食，乳腺癌早诊早治则其效果和预后均满意。

● **患者的诊断依据是什么？鉴别诊断有哪些？**

答：患者的乳房 B 超示左乳腺实质性肿块，左侧腋窝多发淋巴结肿大；双乳钼靶示下象限皮肤局限性增厚并左乳头内陷；右腋下淋巴结肿大。可初步判断为左乳腺癌。诊断时应与以下疾病相鉴别。

（1）乳腺纤维腺瘤　常见于青年妇女，肿瘤大多为圆形或椭圆形，边界清楚，活动度大，发展缓慢。对于 40 岁以上的女性不要轻易诊断为纤维腺瘤，必须排除恶性肿瘤的可能。

（2）乳腺囊性增生病　多见于中青年女性，特点是乳房胀痛，肿块可呈周期性，与月经周期有关。

（3）浆细胞性乳腺炎　是乳腺组织的无菌性炎症。临床上 60％以上呈急性炎症表现，肿块大时皮肤可呈橘皮样改变。40％的患者开始即为慢性炎症，表现为乳晕旁肿块，边界不清，可有皮肤粘连和乳头凹陷。

（4）乳腺结核　是由结核杆菌所致乳腺组织的慢性炎症。好发于中青年女性。病程较长，发展缓慢。局部表现为乳房内肿块，肿块质硬偏韧，部分区域可有囊性感。肿块边界有时不清楚，活动度可受限，可有疼痛，但无周期性。

● **乳腺癌的转移途径有哪些？**

答：（1）局部扩散　癌细胞直接侵入皮肤、胸肌筋膜、胸肌等周围组织。

（2）淋巴转移　最初多见于腋窝，根据我国各地乳腺癌扩大根治术后病理学检查结果显示，腋窝淋巴结转移率为 60％，其主要途径为癌细胞经胸大肌外侧缘淋巴管侵入同侧腋窝淋巴结后，再侵入锁骨下淋巴结以至锁骨上淋巴结，然后经胸导管（左）或右侧淋巴导管侵入静脉血流而向远处转移。而胸骨旁淋巴结转移率为 20％～30％，转移途径是癌细胞向内侧侵入胸骨旁淋巴，达到锁骨上淋巴结之后可经同样途径侵入血流。

（3）血行转移 乳腺癌是一种全身性疾病，研究发现有些乳腺癌早期已经发生血行转移。癌细胞可经淋巴途径进入静脉，也可直接侵入血液循环而致远处转移，最常见的远处转移依次为肺、骨、肝。

● **巴德针穿刺有何优点？**

答：巴德针是一次性活检针，其主要适用于确认癌症组织病理与不确定的癌症肿物，尺寸有 12～20G。主要是在钼靶、CT、超声的引导下进行穿刺，并取出活检样本，适用于肾活检、前列腺活检、乳腺活检、肝活检、肺活检等。其优点如下。

① 针尖具有超声反射区，更利于穿刺位置的确认，确保取样的质量稳定性，组织块的细胞形态破坏最小，减少误诊率。

② 针尖锋利，确保每次取样的成功率及样品量，减少穿刺次数。

③ 弹射力度大，针管壁经特殊处理，穿刺阻力极小，便于安装在活检枪上，且可用于手持穿刺操作。

● **乳腺癌治疗方法有哪些？**

答：（1）手术治疗 包括乳腺癌根治术、乳腺癌扩大根治术、乳腺癌改良根治术、全乳房切除术、保留乳腺的乳腺癌切除术。

（2）化疗 常用的化疗药物：长春瑞滨、吉西他滨、卡培他滨、铂类、烷化剂、甲氨蝶呤等。

（3）放疗 如乳腺癌改良根治术后的辅助放疗和乳腺癌保乳术后的辅助放疗。

（4）内分泌治疗 最主要的包括雌激素拮抗剂（如三苯氧胺）和芳香化酶抑制剂（现在常用的为第三代芳香化酶抑制药，如来曲唑、阿那曲唑和依西美坦）。

（5）分子靶向治疗。

● **患者目前首优的护理问题是什么？目标是什么？该采取哪些护理措施？**

答：（1）患者首优的护理问题 皮瓣坏死，与加压包扎和负压引流有关。

（2）护理目标 伤口加压包扎松紧适宜，保持有效负压引流。

（3）关键的护理措施

① 胸带加压包扎伤口，松紧度适宜。向患者及其家属告知包扎的目的和重要性以及可能引起的不适，耐心倾听患者的主诉，不适难以忍受时及时汇报，报告医师可做适当调整。告知过松，可使皮瓣松动，致皮下积液积血；过紧，可使患者出现胸闷、憋气等不适症状，上肢远端肢体肿胀，皮温下降。

② 负压引流装置压力适中，定时巡视，确保管道通畅，负压有效吸引。引流期间，患肢功能锻炼应维持在内收抬高状态，避免腋窝皮瓣滑动造成皮下积液，影响伤口愈合。

③ 术后禁止在患侧上肢测量血压、抽血、做静脉穿刺或皮下注射等。

● 患者术后的护理要点有哪些？

答：（1）麻醉清醒后取平卧位或健侧卧位，术后第 1 日生命体征平稳后取半坐卧位。

（2）术后禁食禁饮 6h，无呕吐者可进食半流质饮食，术后第 1 日可进食高蛋白、富含维生素、低脂肪、易消化食物，多饮水。

（3）严密观察并记录病情变化，如监测生命体征、神志、伤口情况及术侧上肢远端血运情况等。

（4）伤口局部有积液、皮瓣不能紧贴胸壁且有波动感，应报告医师，及时处理。

（5）胸带加压松紧适宜，三角巾固定并抬高术侧上肢置于功能位置，观察术侧上肢远端血运，注意有无肿胀及臂丛神经受损情况，避免术侧上肢负重、输液、测量血压等。

（6）观察患肢，预防患肢水肿，松解软化瘢痕组织，预防瘢痕挛缩。

● 患者术中放置伤口引流管 1 根，如何护理？

答：（1）伤口引流管接负压装置作持续吸引，负压一般为

0.02～0.04MPa，过大或过小均不利于液体引流，吸引时可见引流管呈干瘪状态。

（2）妥善固定，保持通畅，充分引流，放置引流不畅可导致创面积血、积液致皮瓣皮片坏死。

（3）注意无菌操作，更换引流装置时用血管钳夹住引流管，防止压力差造成引流液及气体的逆流而冲击皮瓣影响伤口愈合。

（4）术后 4～5 天，皮瓣下无积液、积血，创面与皮肤紧贴，24h 引流量 10～20ml，即可考虑拔除引流管。

● **患者术后伤口予以加压包扎的目的是什么？**

答：由于乳腺癌根治术手术范围广、创伤大，早期局部用负压吸引或用绷带或胸带加压包扎、沙袋加压使胸壁皮瓣紧贴胸壁，利于挤压出手术残腔内的积液，防止皮瓣松脱而造成皮下积血、积液，造成皮瓣缺血、坏死等严重后果。

● **如何指导患者进行术后早期功能锻炼？**

答：为了防止乳腺癌术后产生患侧肢体功能障碍，术后患者应遵循持之以恒、循序渐进、防止意外拉伤的原则进行锻炼。具体做法分阶段进行。

（1）卧床期的功能锻炼　术后 24h，抬高患侧肢体，握拳运动——握松拳；术后 48h，手腕运动——上下活动手腕，配合内外旋转运动；术后第 3 天，前臂运动——双手呈握拳状，上下延伸前臂。

（2）拔除引流管后的功能锻炼　术后第 5 天，肘部运动——肘部以腰为支撑，手臂抬高放置对侧胸前，两侧交替进行，同时摸对侧耳部，并可用健侧手托住患侧肘部逐渐抬高。

（3）拆线后的功能锻炼　这个时期的功能锻炼非常重要，可起到锻炼肩关节的功能。逐日进行手指向上爬墙练习、梳头练习、双手合并向前向上伸直练习、接触背部练习、手臂内旋外旋练习，以增加肩关节的活动范围，防止瘢痕挛缩，影响患肢功能恢复。

● **如何做好患者的心理护理？**

答：患者因切除一侧乳房，自我形象受到影响，应加强与患者的沟通，减轻患者的心理压力，消除患者对根治术后胸部形态改变的担忧。鼓励患者表达创伤对自己今后角色的影响，保护患者的隐私。责任护士提供患者改善自我形象的方法，介绍假体的作用和应用；出院时暂佩戴无重量的义乳；根治术后 3 个月行乳房再造术，但有肿瘤转移或乳腺炎者，严禁假体植入。

● **患者术后第 8 天开始化疗，作为责任护士，该如何护理？**

答：（1）输液护理

① 根据医嘱正确配制药物，根据给药途径正确给药，化疗前后和输入不同化疗药物时，都要用生理盐水冲洗血管，稀释残留于血管壁上的化疗药物，减少对局部组织的刺激，有效预防静脉炎。

② 静脉化疗前应检查回血确保通畅方可给予化疗药物，如有红肿、疼痛等不适应及时处理。

③ 乳腺癌患者因淋巴回流受阻致患肢肿胀，6 个月内患肢禁止输液。

④ 下肢静脉血流速度缓慢，化疗后易出现多处水疱、溃烂及静脉栓塞等并发症。

⑤ 一旦化疗药物外渗，停止输液，保留针头尽可能回抽药物，用注射器抽取地塞米松 5mg＋0.25％利多卡因 5ml 在外渗部位处进行封闭注射，然后根据药物做相应的处理，严格预防化疗药物渗漏致皮下组织坏死，建议使用中心静脉管路，如 PICC。

（2）化疗后不良反应的护理

① 胃肠道反应：食欲缺乏、恶心、呕吐是化疗最常见的胃肠道反应之一，为预防和减轻化疗反应，遵医嘱常规在化疗前 0.5h 静脉滴注格拉司琼 3mg 及地塞米松 10mg。指导患者化疗前 2h 避免进食，治疗后以少食多餐方式提供温和无刺激的食物，避免过甜、过冷及油腻食物，进食 2h 内不要卧床。发生呕吐时，观察呕吐物的量、性状、次数及水、电解质平衡紊乱情况，必要时静脉补

充液体。

② 骨髓抑制：是化疗过程中最常见的不良反应，因此在化疗期间要注意患者血常规变化，防止感染。为及时监测骨髓抑制的发生，化疗期间应定期监测血常规，特别是白细胞，一般每周1～2次，如明显减少则应隔日查1次，直至恢复正常。化疗期间血白细胞<3×10^9/L，血小板<50×10^9/L，血红蛋白<80g/L，应提醒医师停药。化疗药物对增殖旺盛的白细胞影响最大，一般发生在用药后1～3周，多数患者于10～14天降至最低。若血白细胞<1×10^9/L，应实行保护性隔离，住单间或隔离病房，卧床休息、制动；病房经常开窗通风，紫外线消毒2次/天，限制探视；做好口腔护理，用朵贝尔漱口液漱口，3次/天；监测生命体征（尤其是体温）及血小板减少引起的出血倾向，并及时处理；按医嘱使用升白细胞的生物制剂重组人粒细胞集落刺激因子皮下注射；口服地榆生白片、利血生、鲨肝醇等治疗，一般白细胞在2～3天后升至正常，停药48h后可继续接受下一疗程化疗。

③ 脱发的护理：化疗药物在治疗肿瘤的同时往往对头皮内的毛囊有损害作用，在化疗前向患者讲述脱发是暂时的，待化疗结束头发会自动长出来，让患者有心理准备。为预防脱发，在化疗前10min指导患者头部怎样放置冰帽，其目的是冷却头皮，解除局部血管痉挛，减少药物到达毛囊而减轻脱发。发生脱发时要注意保护头部，避免日晒，外出时要戴帽，告知患者不要使用对头发有刺激性的洗发液，同时建议患者戴假发或帽子，以消除患者不良心理刺激。

● 患者术后最可能发生的并发症是什么？如何护理？

答：（1）患者术后最可能出现的并发症是患侧上肢淋巴水肿。

（2）护理措施

① 向患者解释乳腺癌术后淋巴水肿的原因，告知通常在1个月内减轻或消失。

② 术后用三角巾抬高患肢，促进淋巴回流。

③ 保持皮肤清洁卫生，防止外伤，避免感染。

129

④ 拔除皮下负压引流管后，鼓励患者有限度地活动锻炼，避免患肢长时间下垂、受压、大幅度摆臂。

⑤ 抬高患肢，避免负重，观察患肢水肿情况。

如何对患者进行出院指导？

答：（1）饮食护理　协助患者制定合理食谱，如进食蔬菜、水果、鲜果汁、鸡肉、鸭肉、鱼肉和禽蛋、米、面等营养丰富的食物。

（2）手术区皮肤禁用刺激性肥皂擦洗。每日清洁皮肤后使用护肤品，维持皮肤完整性。

（3）指导患肢进行规律性康复锻炼　患侧上肢半年内避免搬动、提取重物，以及肌内注射和静脉输液等，以免引起患侧上肢肿胀。

（4）提供患者改善自我形象的方法　佩戴无重量的义乳或行乳房再造术，但有肿瘤转移和乳腺炎者，严禁假体植入。

（5）指导患者每月自查乳腺，以便早期发现复发征象。

（6）用药指导　出院后继续升血象治疗，化疗第 7、第 10 天复查血常规、肝功能；一旦出现骨髓抑制现象（白细胞＜$4.0×10^9$/L）应暂停化疗。遵医嘱应用他莫昔芬，每次 20mg，每日 1 次；或每次 10mg，每日 2 次（避开月经期），连续服药 5 年。

（7）术后 5 年内应避免妊娠，以免促使乳腺癌复发。

（8）定期门诊复诊　术后第 1 年每 3 个月复查 1 次，第 2 年每半年复查 1 次，第 3 年及以后每年复查 1 次。

【护理查房总结】

女性乳房肿瘤的发病率较高，我们需要掌握乳腺癌的相关知识，做好患者的健康教育，提高患者的遵医行为，为改善患者的生活质量，特别强调以下几点。

① 伤口加压包扎松紧适宜，保持有效负压引流，以防皮瓣坏死。

② 指导术后功能锻炼，尽早恢复患肢功能。

③ 做好心理护理，帮助患者改善自我形象，及早回归社会。

④ 教会患者掌握术后乳腺癌自我检查的方法及复查的时间及内容，以达到早期发现、早期治疗的目的。

（阳建怡）

查房笔记

第二章　泌尿外科疾病

病例 1 · 肾结石

【病历汇报】

病情　患者男性，33岁，因右侧腰痛2个月，疼痛加重1天入院。患者入院2个月前无明显诱因出现右侧腰部隐痛，无尿频、尿急、尿痛，数小时后疼痛缓解。入院前1天打篮球时突然出现右侧腰部绞痛，疼痛剧烈，向下放射至外阴部，伴恶心、呕吐。急诊入院后给予解痉、镇痛、抗感染治疗，疼痛明显缓解。既往无肝炎、结核病史，无手术、外伤史，无输血史。

护理体查　体温36.5℃，脉搏70次/分，呼吸20次/分，血压115/82mmHg。神志清楚，查体合作。皮肤、黏膜色泽正常，无肝掌、蜘蛛痣，全身浅表淋巴结无肿大。双肺呼吸音清。腹平，无肠型、蠕动波，腹肌软，肝脾肋下未扪及，腹部未扪及包块。右肾区叩击痛（＋），输尿管行程区无压痛，耻骨上膀胱区无压痛。双下肢无凹陷性水肿。

入院诊断　右肾结石并积水。

手术情况　完善术前准备，在椎管内麻醉下行右侧经皮肾镜碎石取石（PCNL）术。留置右肾造瘘管和导尿管。术后体温36.2℃，脉搏80次/分，呼吸20次/分，血压114/72mmHg，血氧饱和度（SpO_2）98％。

辅助检查　B超检查示右肾结石并右肾局限性积水声像；腹部X线平片（KUB）示右肾局部呈现高密度钙化影，呈铸型，纵径4.8cm，横径1.9cm（图2-1）；尿液常规未见红细胞、白细胞、脓细胞，大便隐血试验（＋）。

主要的护理问题　出血、继发感染的可能；疼痛，有皮肤完

132

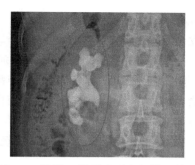

图 2-1　腹部 X 线平片示右肾铸型结石

整性受损的危险；知识缺乏：术后绝对卧床休息的必要性。

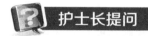　休息、吸氧、心电监护；补液、抗感染、保护胃黏膜等对症、支持疗法；补充碳酸氢钠，碱化尿液。

护士长提问

● **什么是肾结石？肾结石分为哪些种类？**

答：（1）定义　肾结石是泌尿外科常见疾病，多发生在中壮年，男女之比约为 3∶1。有些肾结石如较大的铸型结石和鹿角状结石可能长期存在而无症状，而较小的结石活动范围大，易引起疼痛和血尿，且易排出体外。

（2）分类　肾结石由基质和晶体组成，晶体占 97％，基质占 3％。通常根据结石的晶体成分将肾结石主要分为草酸钙结石、磷酸钙结石、磷酸铵镁结石、尿酸结石、胱氨酸结石、黄嘌呤结石六类。其中以草酸钙结石最为常见，占 80％左右。

● **肾结石的病因是什么？临床表现有哪些？**

答：（1）病因　肾结石的形成原因十分复杂，包括外界环境、个体因素、泌尿系统因素以及尿液的成石因素。

（2）临床表现　肾结石的临床表现多样，主要表现为与活动有关的疼痛和血尿。其程度与结石的部位、大小、活动与否及有无损伤、感染、梗阻等有关。极少数患者可长期无自觉症状，直到出现感染或积水时才发现。

① 疼痛：40%～50%的肾结石患者有腰痛症状，发生的原因是结石造成肾盂梗阻。通常表现为腰部酸胀、钝痛。结石活动时可表现为突发性疼痛、剧烈难忍，同时伴有面色苍白、冷汗、脉搏快而弱、血压下降等休克症状。

② 血尿：患者活动或绞痛后出现肉眼或镜下血尿，以后者常见。

③ 其他症状：发热；无尿和急性肾功能不全；肾积水和慢性肾功能不全。

● 饮食与肾结石形成有何关系？

答：（1）草酸积存过多　摄入过多草酸含量高的食物，如菠菜、豆类、葡萄、茶叶、橘子、番茄、土豆、竹笋等。

（2）嘌呤代谢失常　摄入过多嘌呤成分含量高的食物，如动物内脏、海产品、花生、豆角等。嘌呤代谢失常则草酸盐在尿中沉积而形成结石。

（3）糖分摄取太多　尤其是乳糖，会给结石形成创造条件。

（4）蛋白质过量　经常过量食用高蛋白质食物，可使肾脏和尿中的钙、草酸、尿酸成分普遍增高。

（5）脂肪摄取太多，会减少肠道中的可结合钙，对草酸盐吸收增多，一旦出现排泄功能障碍，如喝水少、尿量少时易形成结石。

● 肾结石的治疗原则有哪些？

答：肾结石的治疗原则是解除痛苦、解除梗阻、保护肾功能、有效祛除结石、治疗病因、预防复发。其中保护肾功能是结石治疗的核心。具体治疗方法需要根据患者的具体情况选择个体化、适宜的治疗方法。

● 患者术前主要的护理问题是什么？目标是什么？该采取哪些护理措施？

答：（1）患者术前主要的护理问题　疼痛，与结石引起梗阻，在尿路内移动和刺激，致平滑肌痉挛有关。

（2）护理目标　使患者疼痛得到控制。

（3）护理措施的关键　正确观察和评估患者疼痛的部位、性质，遵医嘱予解痉、镇痛、抗感染治疗。

● 结石与疼痛有何关系？

答：（1）近半数肾结石患者有间歇发作的疼痛史，疼痛性质可以是钝痛或绞痛。疼痛程度与结石部位、大小、活动与否及有无感染等并发症及其程度等因素有关。

（2）肾盂内大结石及肾盏结石可无明显临床症状，仅表现为活动后镜下血尿。若结石引起肾盏颈部梗阻或肾盂结石移动不大时，可引起上腹或腰部钝痛。较小的结石下落至肾盂、输尿管连接处或输尿管时，出现肾绞痛。

● 患者为何在打篮球时突然出现右侧腰部绞痛？有哪些治疗方法？

答：（1）患者突然出现右侧腰部绞痛是因为活动引起小结石移动至肾盂、输尿管连接处或输尿管，出现肾绞痛。

（2）肾绞痛的主要治疗方法是药物解痉、镇痛，有感染时同时给予抗感染治疗。当疼痛不能被药物缓解或结石直径大于 6mm 时，可采取外科治疗措施如体外冲击波碎石治疗（ESWL）、经皮肾镜碎石取石术（PCNL）等。

● 经皮肾镜碎石取石术（PCNL）的原理是什么？有何优点？

答：（1）经皮肾镜碎石取石术（图 2-2）于 1976 年由 Fernstrom 与 Johannson 完成首例，到 20 世纪 80 年代早期趋向成熟，是通过建立经皮肾操作通道，击碎并取出肾结石的一种治疗方法。

（2）与 ESWL 和传统开放性手术相比　PCNL 的优点是能直视下发现结石并碎石取石，可一次将结石击碎、实时全部取出；操作可以随时停止、分期进行；可与 ESWL 配合治疗结石；损伤比开放手术、反复多次 ESWL 小，术后痛苦小、恢复快。

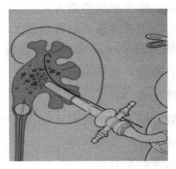

图 2-2　经皮肾镜碎石取石原理示意

● **经皮肾镜碎石取石术的适应证和禁忌证有哪些？**

答：（1）PCNL 的适应证

① 各种肾结石均可，对于直径＞2cm 的肾结石和直径＞1.5cm 的肾下盏结石是一线治疗。

② ESWL 难以粉碎及治疗失败的结石、胱氨酸结石，有症状的肾盏或憩室内结石。

③ 特殊类型的肾结石：包括小儿肾结石梗阻明显、肥胖患者的肾结石及肾结石合并肾盂输尿管连接部梗阻或输尿管狭窄、孤立肾合并结石梗阻、马蹄肾合并结石梗阻、移植肾合并结石梗阻等。

（2）PCNL 的禁忌证　包括未纠正的全身出血性疾病；机体状态差、严重心脏疾病和肺功能不全、无法耐受手术者；未控制的糖尿病和高血压病者；盆腔游走肾或重度肾下垂者；服用阿司匹林、华法林等抗凝药物者，需停药 2 周，复查凝血功能正常方可进行手术。

● **责任护士应完善哪些术前准备？**

答：（1）遵医嘱完成血常规、凝血功能、肝肾功能、尿常规等检查，了解中段尿培养及胸部 X 线片、B 超、腹部 X 线平片加静脉肾盂造影的结果，了解病史，看有无出凝血功能障碍及造影剂过敏史、既往尿路感染史。

（2）向患者介绍手术方式，解释手术治疗目的、效果，使患者充分了解手术。

（3）术前训练　术前 2～3 天指导患者行床上俯卧位的耐受性锻炼，告知术后制动、卧床休息的目的，训练床上排便。

（4）术前 1 天做皮肤过敏试验、备血，做好备皮和肠道准备，术前晚必要时给予镇静催眠药。术前禁食 6h、禁饮 2h。

● 患者术后体位与活动有何要求？

答：一般术后第 1 天，生命体征平稳、无活动性出血倾向，可下床活动。少数出血风险大的患者可适当延长卧床时间。但应告知患者活动时应注意引流液颜色变化，如转为鲜红色，应立即停止活动，并通知医生给予对症处理。

● 患者术后绝对卧床休息期间，如何做好患者的皮肤护理？

答：患者术后应减轻皮肤的局部压力，促进受压部位血液循环，减少摩擦力、剪切力，预防发生压力性损伤。具体措施有以下几种。

① 睡气垫床，定期协助患者翻身，避免持续受压；将患者置于舒适体位，侧卧 30°并用枕头支撑，床头抬高不得超过 30°，该体位可有效减少剪切力和摩擦力。

② 每日床上擦浴，保持皮肤清洁干燥。

③ 定期更换床单位，保持床单位整洁、干燥等。

④ 注意观察患者皮肤状况，特别是易受压部位，做到班班交接。

⑤ 加强营养，增强机体的抵抗力。

● 患者术中留置了双 J 管，有何作用？护理要点是什么？

答：（1）双 J 管（图 2-3）的作用

① 内支架和内引流，引流尿液及血块，支撑扩张后狭窄段。

② 保持肾盂低压状态，减少尿瘘，利于肾功能恢复。

③ 切断外源性逆行感染的途径。

（2）双 J 管的护理要点

① 鼓励患者多饮水、勿憋尿，保持大便通畅，避免剧烈咳嗽等使腹压增高的动作，不做剧烈弯腰和下蹲动作，防止双 J 管

移位。

② 观察是否有腰部酸胀不适、膀胱刺激症状及血尿等情况。

③ 出院时嘱患者在 3 个月内到医院拔除双 J 管。

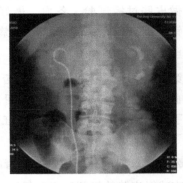

图 2-3　双 J 管示意

● **患者术中留置了右肾造瘘管 1 根，如何护理？**

答：（1）妥善固定肾造瘘管，防止受压、扭曲、折叠，保持引流通畅，观察引流液的颜色、性状、量，观察结石排出情况。若发现肾造瘘管堵塞，挤捏无效时，可协助医师在无菌操作下行生理盐水造瘘管冲洗，直至通畅为止。

（2）保持瘘口处敷料清洁干燥，观察有无尿液外漏、有无渗血，如有浸湿，及时更换。

（3）鼓励患者多饮水，以助冲洗尿路。

（4）拔管护理　肾造瘘管一般留置 1 周左右，拔管前先夹闭肾造瘘管 24～48h，若患者无发热、肾区胀痛、渗尿等，复查 KUB 示无结石残留，可拔除造瘘管。拔管后3～4 天内，督促患者每 2～4h 排尿一次，以免膀胱过度充盈。

● **患者术后第 7 天出现肾造瘘管引流出鲜红色液体约 500ml，血压 100/60mmHg，面色苍白，最可能的并发症是什么？原因是什么？如何护理？**

答：（1）PCNL 术后早期，肾造瘘管引流液通常为血性，一般

1～3天内颜色逐渐转清，不需要处理。患者术后第7天短期内肾造瘘管引流大量鲜红色液体，最可能的并发症为出血，是PCNL最常见、最危险的并发症。

（2）可能原因为术中损伤肾假性动脉瘤或肾动静脉瘘、肾动脉撕裂伤等。

（3）护理措施

① 立即报告医师，嘱患者卧床制动，安慰患者及家属。

② 遵医嘱应用止血药、抗生素、补液等对症处理。若持续出血，可夹闭肾造瘘管1～3h，使肾盂内压力增高，达到压迫止血的目的，如出血停止，患者生命体征平稳，可重新开放肾造瘘管。

③ 持续心电监测、血氧饱和度监测，密切观察患者心率、血压、呼吸、SpO_2的变化。

④ 若非手术治疗效果欠佳，应尽早行选择性肾动脉栓塞止血治疗。该方法不仅可以明确诊断出血部位和范围，而且能够准确地对出血部位进行栓塞，从而达到立即止血的目的。

患者出院的指征是什么？如何对患者进行出院指导？

答：（1）出院指征　腹部X线平片显示右肾结石已清除，拔除肾造瘘管和导尿管，病情稳定，排尿通畅无疼痛。

（2）出院指导

① 多饮水，每日饮水2000～3000ml，以增加尿量，稀释尿液，减少尿中晶体沉积，保持每日尿量在2000ml以上。睡前及半夜饮水，保持夜间尿液呈稀释状态。

② 饮食指导：禁食辛辣刺激性食物，根据结石成分指导患者饮食，少食菠菜、苋菜、竹笋、豆制品、动物内脏等，防结石复发。

③ 双J管的护理：指导患者注意休息，短期内避免剧烈活动，不能从事重体力劳动，若出现轻微腰痛、尿急、尿痛、尿频时，多为双J管膀胱端刺激所致，一般多饮水和对症处理后可缓解；嘱患者出院后3个月内来院拔双J管。

④ 定期复查腹部X线片或B超，了解有无复发及残余结石情

况，若出现腰痛、血尿、发热等症状，及时就诊。

⑤ 告知患者尿路结石有再复发的可能，预防复发要从改变生活习惯和调整饮食结构着手，保持营养平衡，并适当进行体力劳动。

❁【护理查房总结】

患者具有典型的肾结石症状，腹部 X 线平片可明确诊断。针对患者的具体情况采用了微创的 PCNL 术，手术过程顺利，但术后出现了并发症——出血。需要掌握肾结石的相关知识、PCNL 术的适应证及禁忌证，做好PCNL围手术期的护理，尤其是术后并发出血时的护理。特别强调以下几点。

① 肾绞痛发作期间，患者应卧床休息，应予药物解痉镇痛、补液等对症处理。

② 鼓励患者多饮水，使每天尿量＞2000ml，尿液颜色为无色或淡黄色。多吃碱性蔬菜和水果，限量进食钙和草酸含量丰富的食物，如牛奶、菠菜、番茄等。

③ 术后根据患者病情决定绝对卧床休息的时间，卧床期间做好皮肤护理和生活护理。

④ 密切观察患者的生命体征，及时发现出血、感染等征象，一旦发生，立即给予处理。

⑤ 做好留置肾造瘘管和导尿管的护理。

⑥ 做好患者的健康教育，嘱患者定期门诊复诊，及时拔除双J管。

（姚　慧）

病例 2 · 输尿管结石

🍀【病历汇报】

病情　患者男性，58 岁，因右侧腰痛伴血尿 3 个月入院。患者入院 3 个月前，右侧腰部持续性胀痛，活动后出现血尿并伴轻度尿频、尿急、尿痛。去医院就诊，反复化验尿中有较多红细胞、白细胞，给予抗感染治疗。1 个月前 B 超发现右肾积水，来我院就诊，腹部 X 线平片未见异常。发病以来，食欲及大便正常。否认肝炎、结核等病史。

护理体查　体温 36.6℃，脉搏 78 次/分，呼吸 20 次/分，血压 134/78mmHg。神志清楚，查体合作，皮肤、巩膜无黄染，浅表淋巴结不大，腹平软，心、肺无异常。右肾区压痛（＋），叩击痛（＋）。右输尿管走行区平脐水平，有深压痛。

入院诊断　右输尿管结石（尿酸结石）、右肾积水。

手术情况　完善术前准备，在椎管内阻滞麻醉下行输尿管镜碎石取石术。麻醉满意，手术顺利。置入双 J 管，留置导尿管。术后体温 36.1℃，脉搏 84 次/分，呼吸 20 次/分，血压 125/74mmHg，SpO_2 99％。

辅助检查　B 超示右肾盂扩张，皮质厚度变薄，未见结石影，右输尿管上段扩张，内径 1.3～1.6cm。膀胱镜检查正常。腹部 X 线平片未见明显结石影。静脉肾盂造影（IVP）示右肾中度积水，各肾盏成囊状扩张，输尿管显影；右逆行输尿管造影，插管至第 3 腰椎水平受阻，注入造影剂在受阻水平有一 2.2cm×1.6cm 大小充盈缺损，上段输尿管显著扩张。实验室检查：血肌酐 148μmol/L，尿素 8.96mmol/L，尿酸 565mmol/L；尿 pH 5.0，尿蛋白（＋），红细胞 30～50/高倍视野，白细胞 2～4/高倍视野；24h 尿酸定量 1047mg（正常＜750mg）。

主要的护理问题　继发出血、感染的危险；有漏尿的可能；

141

疼痛；焦虑。

目前主要的治疗及护理措施 休息、吸氧、心电监护；补液、抗感染、保护肝脏、保护胃黏膜等对症、支持疗法；解除疼痛；保持出、入量平衡，纠正电解质、酸碱失衡。

？ 护士长提问

● 什么是输尿管结石？病因是什么？

答：（1）输尿管结石多数来源于原发的肾结石，肾结石由于重力以及尿路的蠕动作用而下降进入输尿管，所以输尿管结石的成分也与肾结石相同，以草酸钙盐结石为主，其次为尿酸结石，原发性输尿管结石少见，多继发于一些输尿管疾病，如输尿管息肉、肿瘤、囊肿、狭窄、憩室以及巨输尿管症等，由于输尿管中尿液淤滞，在尿液积聚扩张部位形成结石。

（2）输尿管结石的病因与肾结石相同，异质成核，结石基质和晶体抑制物质学说是结石形成的基本学说。

● 输尿管结石易停留的狭窄部位有哪些？

答：输尿管内有 3 个结石易停留的狭窄部位。

（1）肾盂、输尿管连接部。

（2）输尿管与髂血管交界处。

（3）输尿管与膀胱连接处。

但实际上结石最易停留或嵌顿的部位是上段输尿管的第 3 腰椎水平及其附近。

● 患者的临床表现有哪些？为什么会有这些表现？

答：患者的主要症状有右侧腰部持续性胀痛，活动后出现血尿并伴轻度尿频、尿急、尿痛。腰痛是由于输尿管结石嵌顿堵塞或结石在下移过程中，引起右侧输尿管平滑肌痉挛，活动后结石与输尿管壁摩擦致血管损伤出现血尿。患者去医院就诊，反复化验尿中有较多白细胞，呈现出尿路感染症状，表现为尿频、尿急、尿痛。

● **输尿管结石形成后可产生哪些继发损害？**

答：输尿管结石形成后会对输尿管产生各种继发损害，损伤程度视结石的大小、形状、部位、病史等而定，主要的继发损害有以下几种。

（1）尿路梗阻　由于输尿管管腔狭窄，而且还有生理性狭窄，小结石易在这些狭窄部位停留造成嵌顿。输尿管结石很少造成完全梗阻，由于结石通常为不规则的枣核形状，所以尿液一般可以从结石周围通过。

（2）继发感染　结石损伤输尿管黏膜，常发生输尿管及输尿管周围炎。还可能产生严重的肾盂肾炎，少数患者出现尿外渗。

（3）上皮损伤　由于结石的活动和管壁的蠕动，更易对输尿管黏膜造成直接损伤，发生黏膜上皮充血、水肿、坏死和脱落，并形成溃疡及炎性纤维增生，管壁增厚，管腔狭窄。

● **腹部X线平片是结石检查的常规方法，患者为何还要做静脉肾盂造影和逆行造影？**

答：腹部X线平片可以发现90%左右X线阳性结石，能够大致确定结石的位置、形态、大小和数量，并且初步提示结石的化学性质。因此，可以作为结石检查的常规方法。在腹部X线平片上，不同成分的结石显影程度依次为：草酸钙结石、磷酸钙结石和磷酸铵镁结石、胱氨酸结石、尿酸结石。单纯性尿酸结石能够透过X线（X线阴性），胱氨酸结石的密度低，在腹部X线平片上的显影比较淡。患者腹部X线平片未见明显结石影。静脉肾盂造影可以进一步确认在腹部X线平片上不透X线阴影与尿路的关系，鉴别X线平片上的可疑钙化灶。当静脉肾盂造影发现输尿管病变，需要进一步明确病变的部位、范围和性质时，需做逆行造影以协助诊断。

● **输尿管结石的治疗方法有哪些？**

答：（1）非手术治疗　适合结石直径小于0.6cm、表面光滑、无尿路梗阻、纯尿酸或胱氨酸结石患者。

① 大量饮水、适度运动、调整饮食等有助于结石自行排除。

② 药物排石：清热利湿，如金钱草、海金沙等；清热解毒，如黄柏、金银花、连翘等；活血化瘀、软坚化湿，如三棱、莪术等；补肾，如肉桂、附子、肉苁蓉等；补气补血，如党参、黄芪等；还有各种排石制剂等。

③ 伴绞痛患者采用镇痛、解痉等方法；合并感染者同时给予抗感染治疗。

（2）手术治疗　体外冲击波碎石（ESWL）、输尿管镜碎石取石术、开放手术。

● 输尿管镜碎石取石术的原理是什么？

答：输尿管镜碎石取石术（图 2-4）是利用纤细、精密度高的仪器经尿道送入膀胱，到达只有 0.2～0.5cm 直径的输尿管，在直视下或借助电视监视系统，清晰地观察输尿管内的结石，再从输尿管镜的工作腔道伸入碎石器或套石网、取石钳，将激光击碎的结石取出。

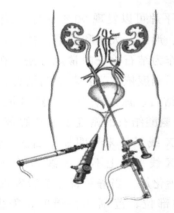

图 2-4　输尿管镜碎石取石术原理示意

● 输尿管镜碎石取石术的适应证和禁忌证有哪些？

答：（1）适应证　小的活动性的中下段输尿管结石；输尿管中、下段结石；体外冲击波碎石机上定位不清的输尿管结石；因肥胖、结石硬、停留时间长而体外冲击波碎石困难者。

（2）禁忌证　尿路感染未控制者；下尿路梗阻者；输尿管细小、狭窄、严重扭曲者；结石过大或嵌顿紧密者。

如何对患者进行术后护理？

答：患者术前右肾积水、肾功能轻度受损，血肌酐 148μmol/L，尿素 8.96mmol/L，尿酸 565mmol/L，术后护理应注意以下几点。

（1）观察尿液的颜色、性状和量，记录 24h 尿量。

（2）每日早晚会阴抹洗，做好导尿管护理，预防尿路感染。

（3）观察患者皮肤状况，查看有无水肿。

（4）遵医嘱定期检测肾功能，动态了解患者肾功能的变化。

患者术后第 3 天拔除导尿管后出现尿量减少、腰腹部疼痛，最可能的并发症是什么？原因是什么？应如何护理？

答：（1）患者术后 3 天出现尿量减少，腰腹部疼痛，最可能的并发症是漏尿。

（2）可能是术中输尿管镜操作不当致输尿管穿孔，尿液外渗刺激腹膜所致。

（3）一般小穿孔术后放置双 J 管后可自行痊愈，护理措施有嘱患者尽量卧床休息，以利于尿液引流；嘱患者不要憋尿，男性患者应立位排尿，防止尿液向输尿管、肾盂反流形成急性肾盂肾炎。

为什么患者是尿酸结石？饮食注意事项有哪些？

答：（1）诊断患者为尿酸结石的依据

① 右侧腰痛，活动后出现血尿。

② 右肾区压痛、叩击痛（＋），右输尿管走行区平脐水平深压痛。

③ B 超示右输尿管上段扩张，静脉肾盂造影示右输尿管显影，逆行造影示右输尿管充盈缺损，上段输尿管扩张。

④ 血尿酸和 24h 尿酸定量均增高，尿 pH 5.0。

（2）输尿管结石应根据结石性质给予不同饮食。

① 草酸钙结石：应禁食含草酸高的蔬菜，如菠菜、苋菜、青蒜、洋葱、茭白、各种笋类等，限制含钙高的牛奶、干酪、虾皮等

食物。

② 尿酸结石：可服别嘌醇、碳酸氢钠、枸橼酸钾等碱性药物。食用碱性饮食，避免过多食用嘌呤丰富的食物，如动物内脏、浓肉汤、蘑菇、豌豆、花菜、扁豆、红茶、咖啡、啤酒等，忌多吃海鲜如海参、海鱼、海带等。

③ 磷酸钙、磷酸铵镁结石：磷酸钙结石因在碱性尿液中形成，故应多食用酸性食物，同时限制含钙高的食物。酸性食物有畜禽肉类、鱼虾类、蛋类、谷物、花生等。

④ 胱氨酸结石：注意限制胱氨酸及酸性食物（动物食物），多食碱性食物（植物性食品），使尿液呈碱性并大量饮水。

⑤ 黄嘌呤结石：一般在酸性尿中形成，饮食注意同尿酸结石。

● 患者手术后结石容易复发吗？复发率如何？

答：结石手术取石或排石后复发率很高。输尿管结石患者取石术后 5 年复发率 8%～21%，10 年复发率为24%～37%，20 年时高达 70%～80%。体外冲击波碎石后，半年有 15% 会有结石存在，3 年后可能有 25% 结石生长。因此治疗后应积极预防结石复发。

● 防止患者输尿管结石复发的措施有哪些？

答：（1）**药物预防** 口服别嘌醇和碳酸氢钠以碱化尿液，使尿 pH 保持在 6.5～7 以上，抑制结石生成。

（2）非药物预防

① 患者卧床期间，应帮助其多活动、勤翻身，促进尿流通畅。

② 多饮水、少憋尿，防止尿液浓缩，每日饮水量不少于 2500ml，除日间饮水外，每夜加饮 1 次水效果较好，减少尿内固体成分的沉淀，预防新结石形成。

③ 不宜食用含嘌呤高的食物，如动物内脏、豆制品、啤酒等，不宜摄入过多蛋白质，可选用牛奶、干酪、鸡蛋、谷类、蔬菜作为蛋白质来源。

④ 增加蔬菜、水果等碱性食物的供给，促进体内尿酸排泄。

⑤ 加强体育锻炼，增加机体免疫功能。可根据患者情况增加

活动量，如跑步、跳跃、跳绳、上下楼梯等，可促使结石移动排出。

● **患者出院后如何进行自我护理？**

答：（1）调整饮食，适度运动，预防结石复发。

（2）双 J 管留置期间注意休息，保持大便通畅，勤排尿，减少腹压增高因素。术后 3 个月内来院拔除双 J 管。

（3）注意观察尿液的变化，如尿液呈鲜红色或尿量减少，应到医院检查。

（4）定期复查肾功能。

（5）定期复查腹部 X 线平片或 B 超检查，了解结石复发情况。

【护理查房总结】

输尿管结石突破性的临床治疗进展是经尿道输尿管镜碎石取石术替代传统的手术治疗。我们要掌握输尿管结石的病因、发生部位、常见的症状及治疗方法，做好围手术期的护理，特别强调以下几点。

① 保持导尿管引流通畅，遵医嘱记录 24h 尿量，定期检测肾功能。

② 嘱患者多饮水，观察患者结石排出情况。

③ 认真听取患者主诉，观察有无腰痛、腹部疼痛等不适，防止发生漏尿并发症。

④ 术后给予药物及非药物治疗方法，防止结石复发。

⑤ 嘱患者做好自我护理，定期复查，按时拔双 J 管。

（姚　慧）

病例 3 · 尿道下裂

🍀【病历汇报】

病情 患儿男性，13 岁，因尿道开口异常 13 年入院。患儿出生后其父母发现其尿道开口于阴囊中部，无明显排尿困难，无尿频、尿急、尿痛，未行特殊治疗，为求手术治疗入院。起病以来患儿精神食欲好，大小便正常，身体发育无明显异常。既往患儿曾患有"急性肾炎"，2 年前行左侧隐睾下降固定术，无肝炎、结核病史，无外伤史，无药物过敏史，无家族遗传史，生活规律，预防接种史按计划进行。

护理体查 体温 37.0℃，脉搏 76 次/分，呼吸 20 次/分，血压 114/76mmHg。营养良好，神志清楚，查体合作。胸廓无畸形，双侧乳腺发育。双肾区无叩击痛，双侧输尿管行程区无压痛，耻骨上膀胱区无压痛，左侧腹股沟有手术瘢痕，阴茎发育不良，位于双侧睾丸之间，背部包皮堆积，尿道开口于阴囊中部。

入院诊断 先天性尿道下裂（会阴型）、左侧隐睾下降固定术后、男性乳房发育、雌激素升高。

手术情况 完善术前准备，在全麻下行尿道下裂阴茎伸直及阴茎阴囊转位术，麻醉满意，手术顺利。术后体温 36.5℃，脉搏 88 次/分，呼吸 20 次/分，血压 110/70mmHg，SpO_2 99%。

辅助检查 性激素全套示促黄体生成激素（LH）55.94mIU/ml，睾酮（T）10.85ng/ml；17-酮类固醇 38.5μmol/L，促肾上腺皮质激素（ACTH）3.91pmol/L。

主要的护理问题 排尿形态改变；继发感染和尿漏的可能；焦虑；知识缺乏：缺乏术后自我护理知识。

目前主要的治疗及护理措施 卧床休息、吸氧、心电监护、血氧饱和度监测；抗感染、补液等对症、支持疗法。

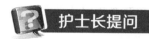

● 什么是尿道下裂？尿道下裂的分型有哪几种？

答：（1）尿道下裂是男性泌尿生殖系最常见的先天畸形，是由于生殖结节腹侧纵行的尿生殖沟自后向前闭合过程中停止所致，尿道下裂的发病率在 0.2%～0.44%，属常染色体显性遗传，目前已知妇女在妊娠期间使用雌激素和孕激素能明显增高其发病率。

（2）根据尿道外口位置不同，可分为下列几种类型。

① 阴茎头型：最常见，尿道外口位于包皮系带部，细带本身常缺如。

② 阴茎型：尿道口位于阴茎腹面，阴茎不同程度地向腹侧弯曲。

③ 阴茎阴囊型：尿道口位于阴茎根部与阴囊交界处，阴茎发育不良并向腹侧严重弯曲。

④ 会阴型：尿道口位于会阴部，阴茎高度弯曲，阴茎短小，发育不全的阴茎头被头巾样包皮和分裂的阴囊所遮盖，生殖器酷似女性。

● 尿道下裂的解剖学特征是什么？

答：尿道下裂的解剖学特征有尿道外口异位、阴茎下曲畸形、系带缺如、包皮不对称发育。

● 引起尿道下裂的原因有哪些？

答：（1）遗传因素 是造成尿道下裂最常见的病因，功能性雄激素受体基因突变与重度尿道下裂有关。

（2）内分泌紊乱 因胚胎睾丸产生的雄激素不足，导致左右尿道褶不能正常融合所致。

（3）环境因素 大量的流行病学调查研究表明，环境中某些化学物质可以明显干扰尿道的发育，内分泌干扰因子通过扰乱人体内激素信号系统导致内分泌反馈调节系统异常，末端器官对雄激素不应答。

（4）药物干扰　母亲孕早期服用雌激素和孕激素时小儿发生泌尿系统畸形的概率明显升高。

> ● **患儿属于哪种类型的尿道下裂？诊断依据是什么？鉴别诊断有哪些？**

答：（1）患儿属于会阴型尿道下裂。

（2）诊断依据　尿道开口于阴囊中部，阴茎发育不良，位于双侧睾丸之间，背部包皮堆积，双侧乳腺发育。

（3）应注意与女性假两性畸形及真两性畸形相鉴别。

① 女性假两性畸形：由于肾上腺皮质某些酶先天缺陷，致使激素分泌异常，出现女性胎儿外生殖器男性化。患者出生后外生殖器继续向男性化发展，阴蒂肥大酷似阴茎，尿道口位于肥大的阴蒂根部看似会阴型尿道下裂。其主要鉴别要点如下。

a. 外生殖器检查：查看患者除尿道口外，有无阴道开口，查看有无睾丸。

b. 尿 17-酮类固醇检查：结果阳性。

c. 性染色质检查：可选择口腔黏膜上皮或阴道黏膜上皮、皮肤或白细胞进行特殊染色后检查，查看性染色质的阳性率。

d. 性染色体检查：应为 XX。必要时可做肾上腺影像学检查，排除肾上腺皮质肿瘤。

② 真两性畸形：真两性畸形的生殖腺既有睾丸又有卵巢，或为卵睾。故外生殖器可表现出两种性别同时存在的外观，也可呈典型的尿道下裂外观。若性染色质为阳性，性染色体为 XX，可排除尿道下裂。如不能确定性别或最后确诊为真两性畸形，则以性腺活体组织检查为依据。

③ 需与肾上腺性征异常症相鉴别：肾上腺性征异常是由于某些原因导致雄激素或雌激素合成和分泌过多而引起的男性化或女性化，抑或因性激素分泌减少而引起的性分化异常。

> ● **性激素全套检查包括哪些项目？其正常值是多少？**

答：常用的性激素全套包括促卵泡激素（FSH）、促黄体激素

（LH）、雌二醇（E₂）、孕酮（P）、睾酮（T）、催乳激素（PRL）六项，各项目的正常值如下。

（1）促卵泡激素（FSH） 男：1.27～12.96mIU/ml。女：卵泡期 3.85～8.78mIU/ml，排卵期 4.54～22.51mIU/ml，黄体期 1.79～5.12mIU/ml，绝经期 16.74～113.5mIU/ml。

（2）促黄体激素（LH） 男：1.24～8.62mIU/ml。女：卵泡期 2.12～10.89mIU/ml，排卵期 19.8～103.3mIU/ml，黄体期 1.20～12.86mIU/ml，绝经期 10.87～58.64mIU/ml。

（3）催乳素（PRL） 男：0.10～0.84ng/ml。女：卵泡期 0.31～1.52ng/ml，黄体期 5.16～18.56ng/ml，绝经期 0.08～0.78ng/ml。

（4）雌二醇（E₂） 男：20～75pg/ml。女：卵泡期 24～114pg/ml，黄体期 80～273pg/ml，绝经期 20～88pg/ml。

（5）孕酮（P） 男：0.10～0.84ng/ml。女：卵泡期 0.31～1.52ng/ml，黄体期 5.16～18.56ng/ml，绝经期 0.08～0.78ng/ml。

（6）睾酮（T） 2.8～8.0ng/ml。

手术是治疗患儿尿道下裂的唯一方法，其目标是什么？

答：（1）矫正阴茎下弯，使阴茎勃起时挺拔，成年后能进行正常的性生活。

（2）修复缺失的尿道，新建的尿道有弹性，管径一致，腔内无毛发生长。

（3）使尿道口位于阴茎头正位，呈纵向裂隙状开口。

（4）术后能够站立排尿，尿线正常，阴茎外观满意，接近正常人。

患儿的年龄与尿道下裂的手术治疗有何关系？

答：1岁小儿阴茎发育的大小与5～6岁小儿相近，且术后反应轻，因此以早做手术为宜。尿道下裂最佳手术时机为10～18个月，要求年龄6个月以上、体重10kg以上、阴茎发育良好即可手术。

● **尿道下裂一般施行分期手术，如何对患儿进行手术治疗？**

答：据统计，尿道下裂的手术方法有很多种，应根据手术者的技术、患儿的年龄及阴茎发育情况区别对待。一般先行阴茎弯曲矫正，待瘢痕软化后，再做尿道成形术。患儿年龄 13 岁，已处于青春发育期，但因先天畸形导致其阴茎短小，严重发育不良，因此先行阴茎伸直及阴茎阴囊转位术，然后行尿道成形术。

● **术前为患儿准备一个支架托的作用是什么？**

答：患儿手术后需平卧于病床上，使用支架托，防止盖被直接压在伤口上，以减轻伤口疼痛，防止伤口感染，临床可使用镂空塑料篮子作为支架托（图 2-5），直径大小为 20～25cm。其优点是材料普通易准备，透气性好，价格合理。

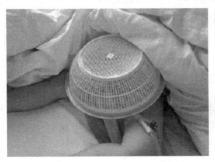

图 2-5 尿道下裂患儿的支架托

● **患儿术前清洁灌肠的目的是什么？如何护理？**

答：（1）患儿术前灌肠目的是为清除滞留在结肠中的粪便，防止患者术后过早排便而污染伤口，影响伤口愈合。

（2）护理措施

① 根据患儿病情选用合适的灌肠液，一般使用生理盐水 200ml。

② 灌肠前嘱患儿先行排便、排尿，减轻腹压，取侧卧位，臀部抬高，防止药液灌入过程中溢出。

③ 灌肠液温度适宜，灌肠前应予以加热，灌肠液温度在 39～41℃，选择粗细适宜的导管，避免患儿不适，掌握好深度及压力，使灌肠一次成功，减轻患儿的痛苦。

④ 健康教育：告知患儿及家属若感觉腹胀或有便意是正常现象，应减慢灌肠速度，嘱其深呼吸，降低腹压，灌肠液在肠内保持的时间为 15～20min。

⑤ 灌肠过程中注意观察病情，如果患儿出现面色苍白、大汗、腹痛、恶心、呕吐等症状，应立即停止灌肠并通知医师采取相应的措施。同时应观察患儿大便的次数、颜色、性状、气味和量；观察生命体征及脱水征，有无水、电解质及酸碱平衡紊乱等。

尿道下裂会给患儿生活、心理方面造成哪些影响？如何对患儿进行术前心理护理？

答：（1）尿道下裂给患儿生活、心理方面造成的影响。

① 影响排尿：因患者尿道外口位于阴囊中部，导致患者不能站立排尿，容易尿湿衣裤，影响正常的生活。

② 造成心理负担：因患者不能站立排尿，蹲着排尿的怪异行为会引起其他男性的议论及嘲笑，使患者变得自卑、孤僻，给患者的心理留下阴影。

③ 阴茎弯曲，妨碍性生活，严重引起不育。

（2）术前心理护理　患儿正处于青春期，迫切希望此次手术能改善排尿形态，因此术前应多与患儿及家属沟通，了解其心理状况；让患儿及家属了解疾病相关知识、手术注意事项、术后并发症及自我护理知识，告知患儿及家属由于进行分期手术，病程较长，要保持心情愉快，努力克服急躁等情绪，以消除患儿及家属的焦虑、恐惧心理，树立战胜疾病的信心。

患儿术后可能的护理问题是什么？如何护理？

答：患儿术后可能的护理问题是排尿形态的改变，与阴茎弯曲有关。术后应观察患儿排尿情况，鼓励患儿自行站立排尿，观察排尿出口和尿线。若患儿出现排尿困难，应立即予以导尿，出现尿道狭窄时应行尿道扩张术，必要时行膀胱造口术。

● **患儿术后予以绷带包扎阴茎，护理过程中应注意什么？**

答：注意观察阴茎的血运，保持局部皮肤清洁。密切观察阴茎局部情况，若阴茎头有充血、水肿、颜色发绀等情况提示血运不佳，可能因伤口敷料包扎过紧所致，应及时通知医师给予处理。

● **患儿术后口服己烯雌酚的目的是什么？护理注意事项有哪些？**

答：己烯雌酚的主要作用是促使女性器官及副性征正常发育，增强子宫收缩，提高子宫对催产素的敏感性，抗雄激素作用，此外，其对心血管系统、骨骼、皮肤等也有影响。患者术后口服己烯雌酚 0.5mg，每晚 1 次，其目的是防止阴茎充血勃起，伤口张力增加，导致继发性出血和疼痛，影响伤口愈合。护理过程中应观察患儿用药后的不良反应，若出现恶心、呕吐、头晕等现象时应及时告知医师，酌情减量。

● **因手术在会阴部施行，邻近肛门，细菌极易污染伤口，如何避免患儿伤口感染？**

答：保持床单位整洁、干燥；保持皮肤局部干燥；患儿术后 2h 如意识已完全清醒，无恶心呕吐等不适，即可开始喝温开水，6h 予以流质饮食，避免排便用力；保持肛周皮肤清洁，每次排便后予以温水擦洗，避免感染伤口。

● **术后医师为患儿拆完绷带之后出现包皮水肿，应该采取哪些护理措施？**

答：注意观察包皮水肿情况，建议患儿多卧床休息，减少站立时间，可以减轻水肿，必要时予以 10％氯化钠溶液湿敷，使用 1：5000 高锰酸钾溶液坐浴，每日 2 次，每次 20～30min。

● **如何对患儿进行出院指导？**

答：（1）术后 1～2 个月内限制剧烈活动，防止伤口张开，勿玩骑跨玩具，避免阴茎与硬物碰撞。

（2）养成良好卫生习惯，勤洗澡，勤换内裤，不穿紧身裤。

（3）术后半年，待瘢痕软化或阴茎发育后尽快来医院进行尿道成形术，争取尽早恢复正常的生殖功能和排尿功能。如出现尿线细，应尽早到医院行尿道扩张术。

（4）向患儿介绍青春期性生理知识，克服因先天畸形和反复手术引起的心理障碍。定期复查性激素全套，必要时使用人绒毛膜促性腺激素（HCG）。

🍀【护理查房总结】

先天性尿道下裂治疗较困难，我们需要掌握尿道下裂的相关知识、手术的目标及方式，做好患儿围手术期的护理，促进患儿早日康复，特别强调以下几点。

① 做好患儿及家属的心理护理，树立战胜疾病的信心。

② 保持局部皮肤清洁，观察阴茎的血运，预防伤口感染。

③ 口服己烯雌酚，防止阴茎充血勃起，促进伤口愈合。

④ 术后用支架托起棉被，减轻患儿疼痛与不适。

（耿春密）

查房笔记

病例 4 • 肾盂输尿管连接处梗阻

🍀【病历汇报】

病情　患儿男性，11 岁，因间歇性左腰部隐痛不适 1 年，加重 2 个月入院。1 年前无明显诱因出现左腰部疼痛，呈阵发性隐痛，无明显放射痛，无明显发热、尿频、尿急伴尿痛，无肉眼血尿。在当地医院予以术前检查，予以抗感染、补液治疗，好转后出院。2 个月前再发左腰部疼痛，呈持续性、剧烈疼痛，伴有体温升高（具体不详），无明显尿频、尿急伴尿痛，无肉眼血尿等症状。

护理体查　体温 36.8℃，脉搏 72 次/分，呼吸 18 次/分，血压 110/78mmHg。神志清楚，查体合作。双肾区及膀胱耻骨上区未见局限性隆起，左肾区叩压痛（＋），右肾区无叩击痛，双侧输尿管行程无压痛。肛门外生殖器无异常。直肠指诊未见异常，指套退出无染血。

入院诊断　左肾盂输尿管连接处梗阻并左肾重度积水。

手术情况　完善术前准备，在全麻腹腔镜下行左肾盂输尿管离断成形术＋双J管置入术。麻醉满意，手术顺利。术后体温 36.8℃，脉搏 80 次/分，呼吸 20 次/分，血压 105/70mmHg，$SpO_2$99％。

辅助检查　双肾、输尿管、膀胱B超示左肾重度积水；静脉肾盂造影示左肾盂肾盏Ⅲ度积水。实验室检查：白细胞 $10.8×10^{12}$/L，中性粒细胞百分比 77.30％，淋巴细胞百分比 50.30％；尿常规示镜检白细胞 0～1/高倍视野（HP），镜检红细胞 2～5/HP；肾功能正常。

主要的护理问题　水、电解质平衡紊乱；继发出血、感染的可能；知识缺乏：缺乏肾盂输尿管离断成形术＋双J管置入术后自我护理知识。

目前主要的治疗及护理措施　休息、吸氧、心电监护；抗感染、保护胃黏膜、补液、碱化尿液等对症支持治疗。

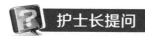

什么是肾盂输尿管连接处梗阻？

答：肾盂输尿管连接处梗阻（UPJO）（图 2-6）是泌尿生殖系统畸形中较常见的一种先天性疾病。由于肾盂输尿管连接处的梗阻妨碍了肾盂中的尿顺利排入输尿管，使肾盂排空发生障碍而导致肾脏集合系统扩张。肾盂平滑肌因增生蠕动增加，试图通过远端的梗阻排出尿液；当不断增加的蠕动力量无法克服梗阻时，就会导致肾实质萎缩和肾功能受损。这是小儿及青少年肾积水的常见病因，多见于男性，左侧多见，双侧者占 10％～15％。同一家庭中可同时出现多个类似病例，但无明显的遗传倾向。

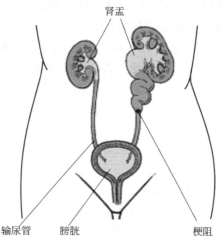

图 2-6　肾盂输尿管连接处梗阻示意

肾盂输尿管连接处梗阻的病因包括哪些？

答：（1）肾盂输尿管连接处狭窄　是最常见的病因，约占

85％以上。狭窄长度多在 0.5～2cm，少数病例可达 3～4cm，个别病例可出现多段狭窄。

（2）高位输尿管　正常输尿管起始于肾盂最低位，形成漏斗状。输尿管起始部位偏高会造成折角或活瓣样作用，尿液排流不畅，最终导致肾积水。

（3）异位血管或肾下极血管的压迫　由于异位血管或肾下极血管的长期压迫，使该段输尿管壁的发育受到障碍，造成梗阻。

（4）肾盂输尿管连接处瓣膜　较少见。肾盂输尿管连接处形成一个内在活瓣样结构引起尿液从肾内排出受阻，导致肾积水。

（5）输尿管起始部扭曲或粘连折叠　若胚胎期有发育障碍或纤维有异常覆盖或粘连，使输尿管起始部折叠、扭曲致尿液引流不畅而造成肾积水。

（6）其他　肾盂本身缺乏张力或输尿管起始部缺陷，影响其蠕动而造成肾积水。

肾盂输尿管连接处梗阻的临床表现有哪些？

答：肾盂输尿管连接处梗阻引起肾积水症状出现的早晚与梗阻程度呈正相关，梗阻越严重，症状出现越早。同时和肾盂类型有关，肾外肾盂的症状出现较晚。其临床表现如下。

（1）消化道症状　巨大肾积水压迫消化道时，可出现腹痛、腹胀、恶心、呕吐等消化道症状，大量饮水后上述症状可加重。

（2）血尿　血尿的发生率为 10％～30％，原因有腹部的轻微外伤、肾盂内压力过高、肾髓质血管破裂、并发感染或结石。多为镜下血尿。

（3）腰腹部肿块　起初始于肋缘下，逐渐向侧腹部及腰部延伸，大者可越过中线，为表面光滑的囊性肿块，边缘规则，有波动感，压痛不明显。腹部无症状肿块是新生儿及婴儿常见的就诊原因，约 75％的患儿在患侧腹部均能触及肿块，多呈中度紧张的囊性感，表面光滑而无压痛。少数病例可出现突然的腹部绞痛，同时出现腹部肿块，当大量排尿后肿块缩小甚至消失，这是一个重要的诊断依据。

（4）疼痛　多呈间歇性发作，疼痛部位多表现在上腹胃部或脐周。年龄较大的儿童或成人可明确指出疼痛来自患侧腰部。有时疼痛发作时可伴恶心、呕吐，易误诊为肠痉挛或其他胃肠道疾病，应予以鉴别。

（5）尿路感染　尿路感染的发生率低于5%，但一经出现，常伴有全身症状，如高热、寒战和败血症，局部有明显触痛。因为有尿路梗阻存在，一旦继发感染，症状往往不易控制。

（6）高血压　由于扩张的肾集合系统压迫肾内血管，引起肾供血减少而产生肾素，无论在小儿或成人都可出现高血压。

（7）肾破裂　严重的积水肾脏受到直接暴力或间接暴力可导致肾破裂，发生率为1%～5%。

（8）尿毒症　因该病常合并其他的泌尿系畸形，或因双侧肾积水，晚期可有肾功能不全表现，如无尿、贫血、生长发育迟缓等。

● 梗阻部位对患儿肾积水的产生和肾功能有何影响？

答：梗阻部位越高，肾积水的发生就越早，对肾功能的影响就越严重。反之，梗阻部位越低，肾积水的发生就较慢，对肾功能的影响就较轻。患儿梗阻部位在左肾盂肾盏处，部位高，因此肾积水严重，由于患儿右肾未见明显异常，故肾功能暂未受到影响。

● 若不及时治疗，会影响患儿的肾功能吗？影响肾功能的机制是什么？

答：若不及时治疗，会影响患儿的肾功能。影响机制：泌尿系统的正常功能是尿液的形成、贮存和排出。尿液的形成是由肾小球的滤过、肾小管的分泌和再吸收所组成。正常情况下，通过肾盂收缩、舒张的协调动作，从而产生肾盂静水压（约为$10cmH_2O$），保证尿液顺利通过。当尿路梗阻时，肾盂内压可增到$50～70cmH_2O$，一方面使包囊压增高，另一方面使肾小球毛细血管压降低，由此肾小球的滤过压降低直至停止。尿液的反压力使肾小管远端扩张，近端变性，丧失原有的分泌及再吸收功能。由于肾内压增加使血管受压，尤其是肾小球的输出动脉受压后，肾组织发生营养障碍，肾乳头退化萎缩，由凸形变凹形，肾小管系统退化而使肾实质变薄，最后萎缩成纤维组织囊状。

● 肾盂输尿管连接处梗阻引起肾积水时，为什么要避免剧烈活动？

答：肾盂输尿管连接处梗阻引起肾积水时，避免剧烈运动是为了防止肾盂破裂。

● 何谓静脉肾盂造影？护理注意事项有哪些？

答：静脉肾盂造影是肾积水的首选检查，常与腹部 X 线平片检查同时进行。经静脉注射低毒性碘造影剂，造影剂通过肾小球滤过，排泄到肾盏、肾盂、输尿管和膀胱时，在适当时间（1min、5min、15min、30min）分别进行 X 线摄片，以达到泌尿系统显影的目的，从而了解泌尿系统形态，反映肾功能及尿路病变。肾盂输尿管连接处梗阻时，可见肾盂肾盏扩张，造影剂终止于肾盂输尿管部，其下输尿管不显影或正常。护理注意事项如下。

（1）造影前评估

① 造影前询问患儿是否对碘剂过敏，造影时若出现皮疹、恶心、呕吐、口唇麻木、心悸、胸闷和出冷汗等现象，考虑为碘的过敏反应，立即停止检查，汇报医师，按过敏性休克反应处理。

② 评估患儿的健康状况，若有肝肾功能严重受损、心血管功能不全、全身极度衰竭、甲状腺功能亢进（造影剂含碘）、腹泻、脱水等情况不适宜做此项检查。

（2）造影前准备　造影前 3 天，停止进食产气的食物，如奶类、豆制品、面食、糖类等。造影前一天晚上，予以生理盐水500ml 灌肠，其目的是为了将肠道内的残渣排出，清洁肠道，造影前 12h 内禁止饮水，肠道内的气体主要是吞入的，吞咽东西和讲话都会使气体进入肠道。因此，要少讲话，多走动，以利于气体的排出。造影前需排尿、排便，使肠道、膀胱空虚。

（3）造影后护理　检查后及时进食；嘱患儿多饮水，以促进造影剂的排泄；注意观察有无造影剂的过敏反应发生；此外，还应注意休息，避免过分活动增加身体负担。

● 作为责任护士，如何对患儿进行术前心理护理？

答：患儿及家属术前对疾病、手术过程及预后不了解，容易焦虑担心。为降低患儿的焦虑程度，可对其进行相关的心理干预。

（1）建立良好的护患关系，取得患儿的信任和配合，提高治疗信心，减轻或消除焦虑情绪。如主动关心患儿，多与患儿沟通交流，耐心倾听患儿的倾诉，详细讲解各项检查的目的、方法及注意事项，并将各项化验指标和术前检查结果及时告知患儿及家属，仔细介绍术前准备的内容，使患儿充分信任医护人员。

（2）术前提供相关治疗疾病的信息　如介绍科室开展的治疗此类疾病的手术情况，告知患儿及家属手术的方法、主要步骤以及术后可能留置的管道、留置时间、目的及意义等，使患儿和家属对手术治疗有全面的了解，对手术充满信心。

（3）病友的"现身说法"　让同类疾病的康复患者谈治疗体会和感受，有助于缓解患儿的术前焦虑，提高患儿的自信心。

● 患儿术前准备的内容有哪些？

答：（1）遵医嘱完成血常规、出血时间、凝血时间、心电图、肾功能等术前检查；术前应做血型和交叉配血试验，备好一定数量的全血或成分血。

（2）为手术后变化做适应性锻炼，包括术前练习在床上大小便，在术前教会患儿正确的咳嗽和咳痰方法。

（3）术前提供充分的热量、蛋白质和维生素。

（4）术前6h开始禁食，术前2h禁饮，以防因麻醉或手术过程中的呕吐而引起窒息或吸入性肺炎。

（5）其他　做好手术区域皮肤准备、术前给药；手术前夜，可给予镇静药保证良好的睡眠。如发现患儿有与疾病无关的体温升高，应延迟手术日期。进手术室前，应排尽尿液。

● 患儿合并左肾重度积水，为什么不考虑行左肾切除术？

答：患儿肾处于发育期，解除梗阻后肾功能恢复的潜力大，且没有辅助检查证实左肾无功能，故不考虑行左肾切除术。若患儿巨大单侧肾积水患肾功能基本丧失，肾实质极薄、色泽灰白、厚度小于 2mm，肾实质有多处溃疡或形成脓肾，肾盏发育不良合并肾积水，对侧肾功能正常，可考虑行肾切除术。

● **什么情况下会对患儿行肾造瘘术？**

答：当肾积水合并严重感染，药物治疗不能控制时，应先行肾造瘘术，待感染控制后再行进一步手术。

● **患儿术后首优的护理问题是什么？原因是什么？有哪些护理措施？**

答：患儿术后首优的护理问题是水、电解质紊乱。手术后患儿由于尿液转流，肾盂内压力降低，肾小球滤过功能恢复及潴留尿内的大量渗透物质如尿素等起着渗透利尿作用而出现多尿现象，故此期患儿易出现低血钾、低血钠、脱水等水、电解质紊乱。因此，我们应严密观察、记录液体出入量，抽血了解血液电解质的变化，维持体内水、电解质平衡，进食后嘱患儿多饮水，保持体液平衡，减少输液量，有利于恢复身体。

● **患儿术后护理措施有哪些？**

答：（1）监测生命体征　术后患儿意识清醒可选半卧位，严密监测生命体征的变化，术后 24h 常规行心电监护，监测体温、脉搏、呼吸、血压、血氧饱和度，低流量吸氧，观察患儿的面色、四肢末梢血液循环情况等，有异常及时报告医师。

（2）饮食护理　术后 2h 如果患儿意识已完全清醒，无恶心、呕吐等不适，即可开始喝温开水，术后 6h 根据医嘱给予相应饮食，宜食低盐、高蛋白、高纤维、高热量食物，避免食用产气及刺激性食物。嘱多饮水，每日饮水约 2000ml。

（3）早期活动　鼓励患儿早期下床活动，以促进胃肠功能恢复，增加肺活量，减少肺部并发症，若病情允许一般术后 1 天可下床活动，以减少腹胀的发生及避免下肢深静脉血栓形成。

（4）管道护理　术后留置肾周引流管及导尿管，注意观察并准确记录引流液的颜色、性状和量，保持引流通畅。肾周引流管一般放置 2～3 天即可拔除，引流管放置时间应根据引流液的多少而定，带管期间注意观察伤口渗液情况，敷料渗湿及时通知医师更换。留置导尿管期间，每日用生理盐水清洁尿道口 2 次，有分泌物时及时清洗，保持会阴部清洁，防止逆行感染。

（5）定期检测血液生化及肾功能。

● 患儿术后可能发生的并发症有哪些？如何护理？

答：（1）患儿术后可能发生的并发症有出血和感染。

（2）护理措施

① 出血：腹腔镜术中止血多靠电凝或钳夹止血，术中器械频繁更换及碰拉钛夹，加上术后腹腔内压下降及血管内压升高，均有可能诱发术后出血；呃逆、呕吐或过早活动，也可诱发出血。术后应严密监测血压、脉搏、心率，术后 24h 内每小时测 1 次，同时观察肾周引流管的情况，经常挤捏引流管，并妥善固定，注意观察引流液的颜色、性状及量。若引流液鲜红色且量较多，血压下降，应及时采取措施，如加快输液、输血及应用止血药物等，非手术治疗无法控制时，应及时告知医师再次手术止血。

② 切口感染：伤口出现渗血、渗液，应及时告知医师换药，合理、正确使用有效的抗生素。

● 患儿左侧输尿管内置入了一根双 J 管，其目的是什么？

答：患儿左侧输尿管内置入双 J 管不但能起到引流尿液，支撑输尿管的目的，还可以扩张输尿管，有利于肾积水的引流及输尿管吻合口的愈合，防止肾盂输尿管吻合口瘘再狭窄等。

● 给患儿置入双 J 管后有哪些常见并发症？有哪些注意事项？

答：（1）并发症　置入双 J 管后常见并发症有膀胱输尿管反流、双 J 管上下移位、膀胱刺激症状、双 J 管打折扭曲或阻塞等。

（2）注意事项

① 膀胱输尿管反流：因双 J 管具有双向引流的作用，置入双 J 管后，膀胱输尿管抗反流机制消失，当膀胱内压力大于肾盂内压力

时易引起膀胱尿液反流入输尿管。术后需要留置尿管并随时保持引流通畅，拔除导尿管后鼓励患儿多饮水、勤排尿，使膀胱处于空虚状态。

② 双J管上下移位：产生原因可能与放置位置及患儿活动等有关。除安放位置要正确以外，带管期间患儿不应做剧烈活动，排尿时不宜过于用力，避免上举、下蹲及提重物。

③ 膀胱刺激症状：由于双J管对膀胱三角区黏膜的刺激作用，可能出现尿频、尿急、尿痛等膀胱刺激症状，甚至有时出现血尿。除指导患儿多饮水、不憋尿及防止双J管移位措施外，还可遵医嘱给予解痉药物。

④ 双J管打折扭曲或阻塞：常因放置不当或血块阻塞所致。

置入双J管的其他并发症还有黏膜损害、管壁周围结石形成、双J管断裂等。另外，置入双J管还可引起患儿患侧腰部不适，早期多有腰痛，嘱患儿卧床休息，半卧位或健侧卧位，更利于尿液引流。

导尿管多久能拔除？留置导尿管的注意事项有哪些？

答：(1) 患儿术后留置了导尿管，在没有吻合口瘘的情况下，术后7～10天拔除导尿管。

(2) 注意事项

① 告知患儿及家属留置导尿管的时间较长，要做好思想准备，告知其目的和护理方法，并鼓励其主动参与护理。

② 防止泌尿系统逆行感染：向患儿说明摄取足够水分和进行适当活动对预防泌尿道感染的重要性，每日尿量应维持在 2000ml以上，达到自然冲洗尿道的作用，以减少尿道感染的机会。保持尿道口清洁，每日用生理盐水棉签擦拭尿道口、龟头及包皮，每日 2次。定时更换尿袋。

③ 注意保持引流通畅，避免受压、扭曲、堵塞等。

④ 切忌自行拔除导尿管，在离床活动时，注意保护导尿管，防止过度牵拉引起尿道口不适、尿道损伤及导尿管滑脱。尿袋不得超过膀胱高度并避免挤压，防止尿液反流导致感染。

⑤ 拔除导尿管前，训练膀胱反射功能，可采用间歇性夹管的方式，夹闭导尿管，每 3～4h 开放一次，使膀胱定时充盈和排空，促进膀胱功能的恢复。

⑥ 拔除导尿管后大都自行排尿，前几次排尿时会出现尿道不适或疼痛。拔除导尿管后仍需多饮水，目的是充分稀释尿液，减少尿液对尿道的刺激。

⑦ 由于体内留置双 J 管后，输尿管膀胱壁间段的抗反流机制相对减弱，在排尿期间易出现尿液反流现象，导致腰部酸胀等不适，所以排尿时多呵气以降低腹内压，可以减轻腰部不适。

● 如何做好患儿的出院指导？

答：（1）双 J 管留置期间多饮水、勤排尿，避免剧烈运动，避免重体力劳动，不做突然下蹲运动，避免用力大小便，防止双 J 管移位或自尿道内脱出。

（2）做好自我护理，严密观察有无血尿、腰酸、尿频、尿急、尿痛等发生。如出现腹胀、发热、尿少等应及时就诊。

（3）饮食宜清淡，忌暴饮暴食，少食富含草酸的食物，如菠菜、土豆、红茶、坚果（栗子）等。宜少吃嘌呤丰富的食物，如肝、肾及豆类等。同时注意加强营养，增强机体抵抗力，促进身体康复。

（4）注意保护伤口，保持伤口清洁干燥，洗澡宜在伤口拆线后 1～2 周进行，应避免直接用水冲洗伤口处；勤换内衣裤；避免突然转身、扭腰，或尖锐、硬物直接撞击伤口。

（5）嘱其遵医嘱按时返院拔除双 J 管。

（6）定期复查，一般术后 3 个月、6 个月、1 年、2 年复查了解肾功能情况。

❀【护理查房总结】

对肾盂输尿管连接处梗阻导致肾积水患者，护理人员需要掌握肾盂输尿管连接处梗阻的相关知识，做好患儿围手术期的护理，尤其是术后护理，促进患儿的康复。特别强调以下几点。

① 做好术前准备及护理，避免剧烈运动，防止肾盂破裂。

② 术后严密观察、记录液体出入量，保证水、电解质平衡。

③ 保持肾周引流管通畅，观察伤口渗血、渗液情况，防止术后出血和切口感染。

④ 加强双 J 管留置期间的护理，防止不必要并发症的发生。

⑤ 加强营养，多饮水，增强机体抵抗力，促进身体康复。

⑥ 做好患儿的出院指导，督促患儿做好自我监测与护理，定期门诊复诊。

（殷 慧 方春华）

查房笔记

病例 5 · 马蹄肾

【病历汇报】

病情 患者女性，18 岁，因间断性左侧腰部疼痛 3 年入院。患者于 3 年前无明显诱因出现左侧腰部疼痛，持续性胀痛，持续时间数小时，不伴有恶心、呕吐，无放射性疼痛，无发热，无血尿，无尿频、尿急、尿痛，给予抗感染、解痉、镇痛治疗后，症状缓解。3 年来，患者诉症状反复发作，每年 1～2 次。自发病以来患者食欲好，睡眠好，大小便无明显异常，体重无明显变化。既往无肝炎、结核病史，无手术、外伤史，无血制品输注史，无高血压病、糖尿病家族史，无过敏史，预防接种史不详。

护理体查 体温 36.5℃，脉搏 81 次/分，呼吸 30 次/分，血压 116/80mmHg。发育正常，营养良好，神志清楚，查体合作。肾区未扪及肿块，双侧下肢无凹陷性水肿，外生殖器未查。

入院诊断 马蹄肾，左肾盂输尿管移行处狭窄，左肾中度积水。

手术情况 完善术前准备，在全麻下行腹腔镜下左侧肾盂输尿管成形固定术，麻醉满意，手术顺利。置入双 J 管，留置肾周引流管及导尿管。术后体温 36.0℃，心率 92 次/分，呼吸 20 次/分，血压 88/66mmHg，SpO_2 100%。

辅助检查 腹部 CT 示马蹄肾、左肾中度积水、左肾盂输尿管移行处狭窄、盆腔少量积液。腹部 B 超示左肾积水征象。逆行尿路造影结果示左肾盂肾盏扩张积水，考虑肾盂输尿管移行处狭窄。实验室检查：尿常规示红细胞（＋＋＋）。

主要的护理问题 继发感染、出血的可能；疼痛；焦虑；知识缺乏：缺乏术后自我护理知识。

目前主要的治疗及护理措施 休息、吸氧、心电监护、抗感染、保护胃黏膜、补液等对症、支持疗法，解除疼痛，止呕。

 护士长提问

● **什么是马蹄肾？**

答：马蹄肾又称蹄形肾，是肾融合畸形中最常见的疾病。两肾的下极在脊柱大血管之前相互融合，称峡部，为肾的实质结缔组织所构成。马蹄肾以双肾下极融合（图2-7）最为常见，约占90%，在人群中的发生率为0.25%，男性多于女性，可在任何年龄段出现症状而被发现。

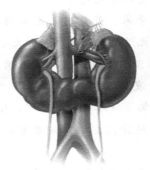

图 2-7 马蹄肾

● **马蹄肾的临床表现有哪些？发生的原因是什么？**

答：（1）临床表现 可分为3类症状：一类为腰部或腹部疼痛；二类为胃肠道紊乱症状，如腹胀、便秘等；三类为泌尿系统合并症状，如感染、积水、结石等，合并有尿频、脓尿、血尿等症状。

（2）发生原因 由于肾块早期已融合，无法达到正常的旋转，所以肾盂位于肾脏的前表面，1根或数根血管就会压迫输尿管从而导致尿流不畅、梗阻等，引起肾积水，同时也易导致感染和结石的发生。

● **患者马蹄肾的影像学特点有哪些？如何明确诊断？**

答：患者马蹄肾的影像学特点包括双肾位置偏低且靠近脊柱；

肾轴方向由正常的内上至外下改变为外上至内下或垂直。双肾下极在中线处相连；肾盂朝前，肾盏指向后方，下极肾盏朝内且位于输尿管内侧；输尿管连接肾盂的位置较高，上端位于前方像包绕着中线处的肿块。逆行肾盂造影和 CT 扫描可以明确诊断。

马蹄肾的治疗方法有哪些？为何给患者选择左侧肾盂输尿管成形固定术？

答：（1）一般可根据病情予以对症处理，无症状及并发症的马蹄肾患者一般不必治疗。当合并梗阻、结石、感染或肿瘤时才行手术治疗。

（2）患者出现反复腰部胀痛，持续时间长，影响工作和生活，根据腹部 CT 示左肾中度积水、左肾盂输尿管移行处狭窄，逆行尿路造影结果显示左肾盂肾盏扩张积水，有明显的手术指征，因此行左侧肾盂输尿管成形固定术。

患者术后首优的护理问题是什么？目标是什么？该采取哪些护理措施？

答：（1）患者术后首优的护理问题　疼痛，与手术有关。

（2）护理目标　最大限度地减轻患者的疼痛。

（3）具体护理措施

① 术后不只是伤口痛，强迫体位、肢体制动、各种管道的留置与腹胀、尿闭等也能引起疼痛，护士应多关心患者，及时听取患者的主诉，告知患者疼痛的原因，使用安慰性语言，使患者感到温暖，有安全感、依赖感。

② 观察患者的病情，正确评估患者的疼痛，明确疼痛发生的原因，给予相应的护理措施。

a. 患者麻醉清醒后就开始的疼痛，应全面观察，判断原因。患者呼吸、血压、脉搏均无异常时，一般考虑为切口疼痛，应给予镇痛药，疼痛剧烈时，可根据患者全身状态增加药量。

b. 患者术后因咳痰振动而引起伤口疼痛，应尽量鼓励患者深呼吸、咳嗽、自主排痰，并给予协助叩击胸背部，给予加温、加湿及雾化吸入，有效地排除呼吸道分泌物。

c. 术后 2～3 日患者伤口疼痛较前减轻，肠蠕动未恢复时，肠管内气体潴留，患者会感到腹胀及腹部牵拉痛，此时不需要使用镇痛药，可协助患者下床活动或者给予半卧位，促使肠蠕动恢复，促进排气，减轻疼痛。

● 患者术后留置了几根引流管？如何护理？

答：患者术后留置了肾周引流管及导尿管，肾周引流管引流出淡红色引流液，导尿管引流出淡红色尿液。术后第 2 天肾周引流管引流液量由术后第 1 天的 65ml 减至 10ml，术后第 3 天拔除肾周引流管。在护理过程中应注意以下几点。

① 妥善固定引流管，防止受压、扭曲、折叠，标识清楚。

② 每日更换引流袋并观察引流液的颜色、性状、量，引流液颜色淡红，为正常引流液；若引流管短期内引流出大量鲜血，则提示活动性出血，应行紧急处理。

③ 按照导尿管护理常规进行护理，每日早晚予以生理盐水清洗导尿管及会阴部，保持清洁，并使用喷尔舒外用抗菌材料防止感染，患者肛门排气后，嘱患者多饮水，达到内冲洗作用，拔除导尿管后应观察患者有无尿潴留，若患者不能自行排尿，需再次插导尿管。

● 患者术后可以使用哪些液体？其注意事项有哪些？

答：(1) 患者术后出现血压下降，予以加快输液速度，目的是补充血容量，临床上常见补充血容量的液体有生理盐水、林格液、聚明胶肽。患者术后予以林格液快速静滴，同时补充生理盐水、葡萄糖、电解质，维持有效血容量。

(2) 术后应密切观察患者的病情变化，每小时监测生命体征，患者出现血压低、心率增快、尿量减少等低血容量表现时，应了解患者出入量是否平衡，密切监测患者的血压变化情况，给予补液，尽快判断患者有无出血。遵医嘱查血常规，保持血红蛋白≥85g/L，输液量可根据失血量确定。

● **患者术后第 2 天出现恶心、呕吐，呕吐物为褐色胃内容物 20ml，原因是什么？如何护理？**

答：（1）患者术后出现恶心、呕吐的原因是全麻术后麻醉剂或药物作用的影响，属于生理反应。

（2）护理措施

① 患者返回病房后，给予半卧位，若患者出现恶心时嘱其做深呼吸，必要时给予 5-羟色胺受体拮抗剂处理。

② 密切观察患者的病情，观察并记录呕吐次数、量、颜色及性状，若呕吐量多或持续不止应根据患者病情综合分析，是否存在水电解质代谢紊乱或肠梗阻等。观察患者有无头痛、腹痛、血压增高、肢体活动障碍等症状，遵医嘱予以药物治疗。

③ 及时清洗衣被床单上的呕吐物，加强患者口腔护理。

● **患者术后何时可以下床活动？如何对患者进行下床指导？**

答：患者术后第 1 天经病情允许可以下床活动。下床可分三步（图 2-8）：首先床头抬高，仰卧半分钟，无头晕、恶心等自觉症状后，可协助患者坐在床上休息半分钟，然后协助患者双腿坐在床沿半分钟，无自觉症状后，方可沿床周走动。第一次下床活动量不可

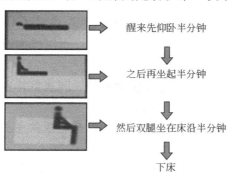

经过三个半分钟使机体有一个适应过程再下床，就可以避免直立性低血压而引起的头晕，眼前发黑，猝倒甚至晕厥等意外。

图 2-8 下床三部曲

过度，需循序渐进，逐步增加。

● 如何对患者进行出院指导？

答：（1）注意休息，避免重体力劳动及活动过度，预防感染，多饮水，多食蔬菜，保持大便通畅。

（2）继续口服抗炎药 1 周，注意保持导尿管引流通畅，定期更换引流袋，术后半个月到医院拔除。

（3）术后 2～3 个月到医院拔除双 J 管。

（4）术后 3 个月、6 个月行静脉肾盂造影检查，比较肾功能及肾积水变化情况。

（5）若出现腰腹部疼痛、血尿、泌尿系统感染、无尿时，及时就诊。

❀【护理查房总结】

通过这个病例我们需要了解并掌握马蹄肾的相关知识，做好患者围手术期的护理，特别是术后护理，做好患者的健康教育工作，提高患者对疾病的认识，更好地配合护理工作，特别强调以下几点。

① 心理护理：患者因先天畸形，担心预后，以及对医院环境陌生，易产生焦虑，应与患者多沟通，介绍疾病及康复的有关知识，使其积极主动配合治疗。

② 病情观察：观察患者生命体征，腰腹部疼痛情况，伤口敷料及引流液的量、颜色、性状。

③ 预防感染：保持尿道口清洁，预防尿路感染，同时遵医嘱予以抗感染治疗。

④ 健康教育：告知患者饮食注意事项，首次下床时应遵循"下床三部曲"，防止跌倒的发生。

（耿春密）

病例 6 · 输尿管异位开口

🍀【病历汇报】

病情 患者女性，21 岁，因内裤经常渗湿 21 年入院。患者出生时即有尿液从外阴部渗出，渗湿内裤，当时未就医，随年龄增长，仍经常渗湿内裤，与体位变化及咳嗽不相关，排尿时通畅，无尿频、尿急、尿不尽感。患者自发病以来，神志清楚、精神可，饮食、睡眠正常，大小便正常。既往无肝炎、结核病史，无手术史，无外伤史，无高血压病、心脏病、糖尿病等慢性疾病，无饮酒史、吸烟史及家族史，无血制品输注史，有氧氟沙星过敏史。

护理体查 体温 36.2℃，脉搏 81 次/分，呼吸 30 次/分，血压 116/78mmHg。神志清楚，查体合作。双侧肾区无叩击痛，肾区未扪及肿块，双侧下肢无凹陷性水肿，外生殖器正常，尿道外口 5 点处可见疑似输尿管异位开口，4 号输尿管导管进入 0.8cm 处受阻。

入院诊断 左侧输尿管异位开口，双侧重复肾输尿管畸形。

手术情况 完善术前准备，在全麻下行左侧输尿管膀胱再植术，手术顺利，麻醉满意。置入双 J 管，留置膀胱周围引流管及导尿管。术后体温 36.5℃，心率 60 次/分，呼吸 20 次/分，血压 110/65mmHg，SpO_2 100％。

辅助检查 腹部 CT 示双肾盂、双输尿管畸形，膀胱后壁突起但管壁不厚。逆行肾盂造影示右肾下区片状显影、重复肾。膀胱镜检示尿道外口旁输尿管异位开口。

主要的护理问题 继发感染的可能；有皮肤完整性受损的危险；排尿形态改变；知识缺乏：缺乏术后自我护理知识。

目前主要的治疗及护理措施 休息、吸氧、心电监护、抗感染、纠正低蛋白血症、补液等对症、支持疗法。观察病情变化，及时解除疼痛。

 护士长提问

● **什么是输尿管异位开口？**

答：输尿管异位开口是指输尿管没有正常开口于膀胱三角区两侧角，女性多于男性。多见于膀胱颈，尿道近端，女性的前庭、阴道、子宫颈、子宫腔，男性的精囊、射精管等处。80％的异位开口伴有重复肾输尿管畸形，且多数输尿管异位开口来自重复肾的上段肾，双肾双输尿管并输尿管异位开口80％以上见于女性，单一输尿管异位开口则较多见于男性，约10％输尿管异位开口是双侧性（图2-9）。

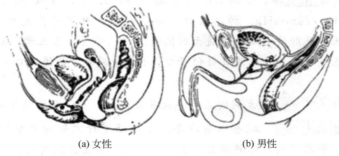

(a) 女性　　　　　　　　　　(b) 男性

图 2-9　男、女性输尿管异位开口位置

● **患者属于哪种输尿管异位开口？输尿管异位开口可以分为哪几种？**

答：患者属于左侧输尿管异位开口，双侧重复肾输尿管。输尿管异位开口（图2-10）分为单侧输尿管异位开口和重复肾输尿管异位开口，可分为7种类型。

① 正常肾的一侧输尿管异位开口。

② 双侧正常肾的输尿管异位开口。

③ 单侧重复肾，上肾段的输尿管异位开口。

④ 单侧重复肾，两根输尿管均异位开口。

⑤ 双侧重复肾，一侧上肾段的输尿管异位开口。

⑥ 双侧重复肾，双侧上肾段的输尿管异位开口。

⑦ 孤立肾的输尿管异位开口。

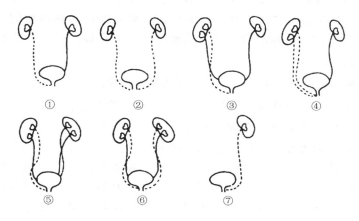

图 2-10　输尿管异位开口示意

什么是重复肾盂输尿管？其病理特点是什么？

答：（1）重复肾盂输尿管是较常见的肾、输尿管先天畸形，约 125 人中有 1 例，单侧较双侧多 6 倍，临床表现不明显，多因尿路感染而被检查出。

（2）一般认为重复肾盂输尿管的发生是由胚胎早期的输尿管芽发育异常所致。肾中管下端有两个输尿管芽先后进入一个后肾胚基，形成两个肾盂、两条独立的输尿管，副输尿管芽可和正常输尿管并行发育而成为完全性双输尿管畸形，并分别开口于膀胱，为完全重复畸形。如果输尿管远端分为多支，则形成双肾盂或多肾盂。而输尿管芽在与生肾组织融合之前过早地分为两支，但下行至某一部位时融合成一条进入膀胱，也可发生异位开口，为不完全性重复畸形。上部肾盂往往细小，发育不全，下肾盂较大，常有两个大肾盏。

男性与女性患者输尿管异位开口有何区别？

答：男性输尿管异位开口多见于后尿道及精囊，受外括约肌的控制，故无尿失禁现象，以尿路感染为主，也可产生不同程度的腰骶部疼痛和反复发作的附睾炎。女性输尿管异位开口多见于尿道、前庭和阴道，常在括约肌控制之外，所以女性患者的典型症状是正常自行排尿后仍有持续或间断滴尿，导致外阴部皮肤湿疹、糜烂。

为明确诊断，可以给患者做哪些影像学检查？

答：（1）静脉肾盂造影（IVP） 是最重要的诊断方法。IVP可显示出泌尿系统的全貌。检查肾盂、肾盏在无外力作用下自然充盈，能清晰地显示泌尿系统大体形态解剖，而且还能动态观察泌尿系统排泄功能。对重肾重输尿管、输尿管异位开口的诊断准确率高于B超检查，可观察肾积水程度、肾盂类型，了解肾脏功能，为治疗方案的选择提供依据，因此在诊断泌尿系统先天畸形的检查方法中应首选静脉肾盂造影。因重复肾发育不良、肾积水及功能受损等原因，一般采取大剂量延迟拍片。

（2）逆行肾盂造影 是经膀胱将输尿管导管插入输尿管，注入造影剂，使肾盏、肾盂、输尿管显影。目前，逆行肾盂造影可在可视监控下进行，可将导管尖端放到任何需要的部位，从而得到最满意的填充。

（3）泌尿系统B超 可了解患者双侧肾脏的大小、位置和形态、肾皮质厚度及积水的程度。

逆行肾盂造影相对于静脉肾盂造影有哪些优缺点？

答：逆行肾盂造影的优点是肾盂、肾盏充盈良好，显影清晰，有利于对细微结构解剖的观察；对肾功能不良的病例仍能使其显影；行膀胱检查时，还可以了解膀胱及输尿管的情况。主要缺点是创伤性检查，可引起痉挛、肾绞痛，且有上行性感染的危险。故临床上，一般仅用于静脉肾盂造影达不到诊断目的的病例的检查。

患者术前首优的护理问题是什么？护理目标是什么？如何护理？

答：（1）患者术前首优的护理问题　有皮肤完整性受损的危险，与排尿异常有关。

（2）护理目标　保持会阴部皮肤干燥，防止发生潮红、皮疹等。

（3）护理措施　患者 21 年来尿液从外阴部渗出，经常渗湿内裤，导致会阴部皮肤长期受尿液浸渍，易发生潮红、皮疹，应经常清洗，并使用 1∶5000 高锰酸钾溶液坐浴，每日 2 次，每次 20～30min，同时注意勤换内裤，若有尿路感染，应予积极控制。

入院后应如何做好患者的心理护理？

答：由于患者长期尿湿裤，身体有异味，常被他人嘲笑，自尊心受挫，性格孤僻、胆怯，因此护士应多与患者沟通，建立良好的护患关系，摆脱患者的顾虑，使其树立正确的态度，增强战胜疾病的信心。

患者术后第 1 天发热，最高温度为 39.5℃，医嘱予以抽血查血培养＋药物敏感试验，抽血注意事项有哪些？

答：（1）严格执行无菌操作技术，严禁在输液、输血侧肢体抽取血标本。

（2）如同时抽取几个项目的血标本，一般按照血培养、凝血试验、生化检查、结核感染 T 细胞检测、GM 试验、血常规、糖化血红蛋白、血沉、血糖检查项目的顺序依次将血标本注入容器内，动作应准确迅速。

（3）取血后，应将注射器活塞略向后抽，以免血液凝固而使注射器粘连并阻塞针头，同时防止针头处血液溢出导致污染。

患者高热时可采取哪些物理降温方法？有何注意事项？

答：（1）患者高热时可采取的物理降温方法包括乙醇（酒精）或温水擦浴、冰袋冷敷大血管处、输入低温液体、冰盐水灌肠、头部置冰帽等。

（2）在为患者进行物理降温的过程中，应注意以下事项。

① 擦浴时温度要适宜，温水擦浴温度在 32～34℃，乙醇擦浴温度在 30～34℃，乙醇浓度为 25%～35%，以离心方式拍拭皮肤，每侧 3min，拭浴 15～20min，再用大毛巾擦干，体温降至 38.5℃左右。

② 不宜在短时间内将患者的体温降至过低，以免患者发生虚脱。

③ 患者皮肤有感染或者有出血倾向时不宜进行皮肤擦浴。

④ 枕后、耳郭、阴囊处、心前区、腹部、足底禁忌乙醇擦浴和冰敷。

⑤ 注意补充液体，维持水、电解质的平衡。

● **患者术后首优的护理问题是什么？有哪些护理措施？**

答：（1）术后第 1 天患者发热，最高温度为 39.5℃，首优的护理问题是防止术后感染，降低患者的体温。

（2）护理措施有以下几点。

① 严密监测体温的变化。术后病情平稳者每日监测 3 次，连续 7 天。当体温≥38.5℃时，应连续监测 4 次，当体温≥39℃时，连续监测 6 次，直至体温恢复正常后，按照护理常规监测。患者体温高时，应及时给予降温处理，并观察患者降温后有无不良反应。

② 保持皮肤干燥，患者降温过程出汗多，应及时给予擦洗，更换衣裤，同时注意保暖，防止受冷引起重复感染。

③ 遵医嘱及时抽血查血培养，合理使用抗生素，观察用药后的反应。

④ 观察患者伤口敷料是否干燥，保持引流管通畅，防止扭曲、受压、打折，观察引流液的颜色、量及性状。

⑤ 定期更换引流袋，严格无菌操作。

⑥ 健康宣教。患者因对疾病知识不了解，同时术后伤口疼痛、发热等原因，导致其情绪焦虑，应多与患者沟通，告知术后伤口疼痛及体温升高属于正常现象，应保持乐观情绪，积极配合治疗。

患者术后咳嗽、咳出白色泡沫痰，遵医嘱给予雾化吸入，如何护理？

答：（1）雾化吸入时，将雾化器口含器放入患者口中，嘱患者紧闭口唇，或将雾化器面罩罩住患者口鼻，并指导患者用嘴深而慢地吸气，用鼻呼气。

（2）雾化完毕应将各类吸入装置进行清洗，雾化器口含器或面罩应一人一用一消毒，雾化器开包后有效期为 7 天，患者治疗完毕，应协助患者清洁口腔，预防口腔感染。

（3）每次雾化吸入后协助患者有效咳嗽，定期为患者拍背。拍背时协助患者取侧卧位，手指指腹并拢成杯状或护腕状，以手腕的力量，由外向内、自下而上，迅速、有规律地扣拍背部，边拍背边鼓励患者咳嗽。

患者术后第 2 天出现腹泻，解黄色水样便 8 次，如何护理？

答：（1）做好肛周护理 每次便后用清水清洗肛门，用湿软毛巾轻轻蘸干，将大便清除干净；常规清洁肛周皮肤后涂液体敷料（赛肤润）避免刺激肛周皮肤，引起肛周皮肤发红。

（2）保持床单位清洁干燥，使用气垫床，每 2h 翻身一次，臀部悬空。

（3）遵医嘱留取大便做革兰染色及大便培养，查找腹泻的原因并给予对症处理。

（4）密切观察患者病情，若出现呼吸深快、心率快、血压下降、全身乏力、恶心、呕吐、腹胀、口渴、尿少、口腔黏膜干燥、眼窝凹陷和皮肤弹性下降等症状应警惕为水电解质酸碱平衡紊乱。

患者术后留置何引流管？如何护理？

答：（1）患者术后留置膀胱周围引流管，引流出少量淡红色引流液。

（2）在护理过程中应注意以下几点。

① 妥善固定引流管，并定时挤压，保持引流通畅。

② 密切观察引流液的颜色、量及性状，若引流管内突然引流出大量鲜红色液体，应及时报告医师，给予处理。

③ 定时更换引流袋，膀胱周围引流袋每日更换 1 次，尿袋隔日更换 1 次。

④ 术后第 8 天拔除，拔管前予以夹闭 1～2 天，夹管期间注意观察患者有无腰痛、发热、漏尿等不良反应。

如何对患者进行出院指导？

答：（1）嘱患者多饮水，每日饮水量在 2000ml 左右，保持尿量，预防尿路感染。

（2）避免剧烈活动，只能从轻体力活动开始，逐渐增加活动量。

（3）术后 3 周左右复查，拔除双 J 管，出现腰腹部疼痛、血尿、漏尿、泌尿系统感染、无尿时，及时就诊。

【护理查房总结】

本例患者是输尿管畸形中输尿管位置异常病例，由于异位开口，导致患者排尿形态发生改变，患者有自卑感，我们需要掌握输尿管异位开口的相关知识、手术方式，做好患者围术期的护理，特别是心理护理，做好基础护理工作，改善患者的生活质量。特别强调以下几点。

① 做好术前心理护理，减轻患者心理负担。

② 保持会阴部皮肤干燥，防止发生潮红、皮疹。

③ 掌握血培养的抽血注意事项、物理降温的方法，防止术后

感染。

④ 做好雾化吸入的护理，定期为患者拍背。

⑤ 做好腹泻的护理，预防肛周皮肤发红，防止水电解质酸碱平衡紊乱。

⑥ 妥善固定各引流管，保持引流通畅，观察引流液的颜色、量及性状。

（耿春密）

查房笔记

病例 7 · 肾损伤

🍀【病历汇报】

病情　患者男性，37岁。因摔伤后全身多处肿痛，再发血尿1天入院。患者3天前自楼梯摔下，当时神志清楚，有头晕，无意识丧失，尿色呈洗肉水样，无排尿困难。在当地予以留置导尿管、绝对卧床休息等非手术治疗。1天前患者因用力解大便，突然下腹胀痛不适，导尿管堵塞。转入本院后予以导尿管冲洗，冲出少许血凝块，引流尿液呈鲜红色。既往体健，否认肝炎、结核等传染病史，否认高血压病、糖尿病等疾病，无饮酒史、吸烟史及家族史。

护理体查　体温36.2℃，脉搏60次/分，呼吸18次/分，血压97/69mmHg。贫血面容，神志清楚。体查合作。腹平软，全身多处皮肤挫伤，多处瘀斑。右上腹压痛，无反跳痛。右侧脊肋角明显压痛、叩击痛，未触及明显包块。骨盆挤压分离试验阴性。采用视觉模拟评分（VAS）评估，患者下腹部疼痛7分。

入院诊断　右肾挫伤，全身多处软组织挫伤。

手术情况　完善术前准备，在导管室局部麻醉下行超选择性肾动脉造影栓塞术，手术顺利，留置导尿管。术后体温36.3℃，脉搏80次/分，呼吸20次/分，血压132/82mmHg，SpO_2 100%。

辅助检查　双肾输尿管膀胱CT示右肾挫裂伤后包膜血肿形成；腹部X线检查未见肋骨和骨盆骨折征象，右侧膈肌略抬高。实验室检查：白细胞$10.4×10^{12}$/L，中性粒细胞百分比83.94%，淋巴细胞百分比55.80%，血红蛋白64g/L；肌酐154μmol/L；尿常规示镜检白细胞2个/HP，镜检红细胞5个/HP。

主要的护理问题　栓塞综合征的危险；继发感染、尿道狭窄、深静脉血栓的可能；疼痛；缺乏肾动脉造影栓塞术的相关知识。

目前主要的治疗及护理措施　绝对卧床休息、吸氧、心电监护、抗感染、保护胃黏膜、输血、营养等对症、支持治疗；持续膀胱冲洗。

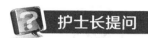 **护士长提问**

● **泌尿系统损伤包括哪些？什么情况下容易造成肾损伤？**

答：（1）泌尿系统损伤包括肾、输尿管、膀胱和尿道的损伤。泌尿系统损伤最为常见的是尿道损伤，肾和膀胱损伤次之，输尿管损伤较少见。外伤造成的肾脏损伤在临床上较常见，占腹部损伤的8%～10%。肾脏是腹膜后器官，解剖部位隐蔽，有良好的周围组织保护，不易受损。但肾实质脆弱，受外来暴力打击容易发生损伤，有时肌肉强烈收缩或躯体受到强烈震动，都可以导致肾损伤。肾损伤多见于20～40岁男性，儿童发病率也较高。

（2）造成肾损伤的外伤主要分为直接暴力、间接暴力及穿刺伤等。其中直接暴力顾名思义就是肾区受到直接打击、伤员直接跌倒在坚硬的物体上等直接外力的打击；间接暴力是指人受到外力伤害，但没有直接作用到肾区，是因为外力导致的震动等波及肾区。穿刺伤常为贯通伤，可以损伤肾脏的全部或一侧，常伴有腹腔或胸腔内其他器官、内脏的损伤。

● **肾损伤有哪些分类方法？**

答：（1）按受伤机制分类

① 开放性肾损伤（穿透伤）：开放性肾损伤时可发生肾实质、集尿系统和血管等的明显破坏，损伤肾脏周围组织导致充血、坏死、尿瘘、脓肿形成等。

② 闭合性肾损伤（钝性伤）：闭合性肾损伤常与人体运动中突然减速有关，车祸、高处跌下、物体直接撞击是损伤的主要原因；高速运动中突然减速或挤压可将肾挤向肋骨、脊椎、驾驶盘或其他物体，引起挫伤、撕裂伤或粉碎伤。

③ 医源性肾损伤：医源性肾损伤可在经皮肾穿刺、肾开放性手术取石、逆行肾盂造影等情况下发生。

（2）按肾损伤所致的病理改变分类（图 2-11）

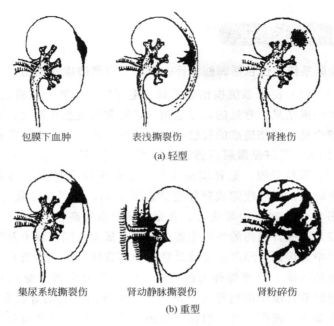

包膜下血肿　　　　表浅撕裂伤　　　　　肾挫伤

(a) 轻型

集尿系统撕裂伤　　肾动静脉撕裂伤　　　肾粉碎伤

(b) 重型

图 2-11　肾损伤分类图

① 轻型肾损伤：包括表浅撕裂伤、小的包膜下血肿和肾挫伤。轻型肾损伤一般不产生肾周血肿，无尿外渗，大多数肾损伤患者属轻型损伤，常不需要手术治疗。

② 重型肾损伤：包括集尿系统撕裂伤、肾动静脉撕裂伤和肾粉碎伤，需行手术治疗。

● **患者属于哪种类型的肾损伤？为什么？**

答：患者属于轻到重型的闭合性肾损伤。依据是：患者自楼梯摔下，全身多处皮肤挫伤，多处瘀斑。右上腹压痛，双肾输尿管膀胱 CT 示右肾挫裂伤后包膜血肿形成，当地医院非手术治疗后出现血尿加重，血压 97/69mmHg，血红蛋白 64g/L。

● **闭合性肾损伤可分为几级？治疗原则是什么？**

答：（1）按照美国外科协会标准，闭合性肾损伤分为五级。

Ⅰ级：肾挫伤及包膜下血肿，无肾皮质裂伤。

Ⅱ级：肾周血肿局限在腹膜后间隙，或肾皮质裂伤＜1.0cm，无尿外渗。

Ⅲ级：肾皮质裂伤＞1.0cm，无尿外渗。

Ⅳ级：肾实质裂伤超过皮髓交界进入集合系统，或主要的肾动脉、静脉损伤伴可控性出血。

Ⅴ级：多处重度裂伤而致肾破裂或肾蒂血管伤。此分级有助于肾损伤程度的准确诊断，选择肾损伤治疗方案与预防并发症更具有指导意义。

（2）治疗原则　对闭合性肾损伤患者，只要无活动性出血及严重尿外渗，多采取非手术治疗。Ⅲ级以下肾损伤和部分Ⅳ级肾损伤且无内脏合并伤者，比较公认的治疗方法是非手术治疗；对较重的闭合性肾损伤，若血尿持续加重，血红蛋白下降，腰腹部包块逐渐增大者，经积极输血、补液治疗，休克仍不能纠正者，应及时手术探查，必要时还可进行介入微创治疗（肾动脉栓塞等）。

● **肾损伤的主要临床表现有哪些？**

答：（1）休克　由创伤和失血引起，多发生于重型肾损伤。

（2）血尿　多为肉眼血尿，少数仅为镜下血尿。

（3）疼痛　表现为伤侧肾区或上腹部疼痛，常为钝痛，因肾包膜张力增高或软组织损伤所致。

（4）腰腹部肿块、皮下瘀斑　损伤严重时血液和外渗尿积存于肾周围，可形成肿块，有明显触痛。外伤侧常有皮下瘀斑或擦伤。

（5）发热　血肿、尿外渗易继发感染，甚至发生肾周脓肿或化脓性腹膜炎，引起发热等全身中毒症状。

● **肾损伤后的并发症有哪些？**

答：严重肾损伤的并发症大多由血或尿外渗以及继发性感染等

所引起，主要有肾周脓肿、尿瘘、肾盂肾炎和脓肾、输尿管狭窄、肾积水、假性尿囊肿、结石、肾功能丧失、动静脉瘘、高血压和血肿钙化等。部分病例伤肾有持久性的形态学改变如肾盂肾盏憩室、肾盏变形、部分肾实质萎缩，但不伴有任何症状。

● **静脉肾盂造影（IVP）是确定肾损伤的范围和程度的定性检查，患者做此项检查的目的是什么？**

答：肾损伤患者进行 IVP 主要是了解肾损伤的分类，以决定处理方案。肾挫伤时 IVP 正常，肾盂肾盏裂伤时，可见造影剂向肾实质内甚至肾周外渗，肾内血肿可见肾盏、肾盂受压变形，如有血管断裂时可显示血管内造影剂外渗。肾损伤患者进行 IVP 检查也可同时了解对侧肾的情况，进行 IVP 检查对肾损伤的诊断至关重要。

● **何谓血尿？临床是否以血尿的严重程度来判断肾损伤的严重程度？**

答：（1）血尿是肾损伤的主要症状，即尿液中带血液。尿离心沉淀后每高倍视野红细胞超过 3 个即为不正常，或将 10ml 尿于 1500 转/分，离心 5min，在 400 倍显微镜下观察，10 个视野有红细胞 10 个以上即为血尿，5～10 个为可疑，5 个以下为生理现象。根据尿液中血液含量的多少分为镜下血尿和肉眼血尿。

镜下血尿是指借助显微镜见到尿液中含红细胞；肉眼血尿指肉眼能见到尿中有血色和血块。肾损伤多为肉眼血尿，少数仅为镜下血尿。

（2）临床上不能以血尿的严重程度来判断肾损伤的严重程度，因为血尿的严重程度与肾损伤程度并不一致。如肾蒂血管断裂、肾动脉血栓形成、肾盂破裂、血凝块阻塞输尿管时，血尿轻微，甚至无血尿。但若出现大量肉眼血尿，肯定与损伤程度有一定相关性。

● **患者术前首优的护理问题是什么？其护理措施有哪些？**

答：（1）患者术前首优的护理问题是血尿，与肾损伤有关。
（2）护理措施有以下几点。

① 嘱患者绝对卧床休息 2～4 周。

② 定时测量血压、脉搏、呼吸，并观察其变化，尤其是血压的变化，动态监测血常规，以判断出血情况。

③ 每日检查伤侧局部情况并做好记录。

④ 留置导尿管，观察尿液颜色的深浅变化，若血尿颜色加深，表示出血加重。

⑤ 遵医嘱给予补液，维持水、电解质平衡，必要时予以输血。

⑥ 嘱患者多饮水，保持每小时尿量在 50ml 以上。

⑦ 遵医嘱应用抗生素预防感染，注意抗生素的半衰期药物反应，以保证药物及时准确应用，取得满意效果。

⑧ 遵医嘱给予止血、镇静、镇痛药治疗。

● 为什么要患者绝对卧床休息？如何做好患者的健康教育？

答：由于肾脏有脆性、血流丰富，以及其解剖特点，肾挫裂伤后，愈合需要较长的时间，而翻动身体过度或下床活动，都能使肾脏出血量增多或加重，因此应绝对卧床休息 2～4 周。

① 安慰患者，说明卧床休息可使出血速度减慢，血块形成堵塞小血管而起到止血作用。

② 待病情稳定、尿中红细胞消失 1 周后才能适度离床活动，通常损伤后 4～6 周肾挫裂伤才趋于愈合，过早过多离床活动，有可能再度出血。3 个月内禁止做任何重体力劳动或剧烈运动，防止继发性出血。

③ 卧床休息期间每日被动、主动交替活动上下肢，防止失用性肌萎缩；给予双下肢气压治疗每日 2 次，预防深静脉血栓；有效深呼吸锻炼每 4h 一次，每次锻炼连续做深呼吸 10 次，防止坠积性肺炎；多饮水达到冲洗尿路的目的；饮食以低脂易消化的高热量、高维生素食物为主，保持大便通畅。

● 肾损伤非手术治疗时出现哪些病情变化需要手术治疗？手术方法有哪些？

答：（1）轻度肾损伤常采用非手术治疗，70%～80% 可治愈，非手术治疗中出现下列指征提示患者病情加重，应行手术治疗。

① 经积极抗休克治疗后症状未见改善，怀疑内出血。

② 血尿逐渐加重，血红蛋白和血细胞比容进行性降低。

③ 腰腹部肿块增大。

④ 怀疑腹腔内脏器官损伤。

（2）根据损伤程度可施行破裂的肾实质缝合修复术、肾部分切除术、肾切除术或选择性肾动脉栓塞术。

患者肾损伤后的饮食原则有哪些？

答：（1）术前禁食 6h，禁饮 2h。术后借鉴加速康复外科方案，尽快恢复经口进食，可按"（少量）流质饮食→半流质饮食→普食"的过程逐步恢复饮食。

（2）腹胀严重者需禁食，必要时可给予胃肠减压。

（3）稳定期鼓励患者多饮水，保持足够尿量，防止血液凝块。

（4）选择优质蛋白、高热量、富含维生素、易消化的食物，多吃香蕉等水果，保持大便通畅，用力排便会加重肾损伤。

肾损伤后常规留置导尿管的目的是什么？如何预防泌尿系感染？

答：（1）肾损伤后常规留置导尿管的目的是便于通过观察尿液颜色的变化，评估肾脏有无出血，准确记录 24h 尿量及尿液转清的时间。

（2）留置导尿管容易导致逆行感染，应做好预防措施：鼓励患者多饮水，每日饮水量应达 2000ml 左右，以保证尿路的自然冲洗作用；加强对留置导尿管的护理，定时更换引流袋，必要时更换导尿管，每日用生理盐水棉签擦洗会阴及尿道口 2 次，保持尿道外口及导尿管周围清洁；要妥善固定导尿管，保持引流通畅，防止污染、脱落、反折。若发现尿液浑浊，为防止血凝块形成，应在严格无菌操作下用 1∶5000 呋喃西林液或生理盐水冲洗膀胱，每日 2 次；行膀胱冲洗时，注意严格执行无菌操作。

● 如何做好患者的心理护理？

答：肾脏损伤大多为突发意外伤，对患者及家属都是一个强大的压力源，容易造成机体上的应激反应及心理上巨大的压力，如紧张、焦虑、恐惧等表现，护理措施如下。

（1）稳定情绪，避免不良刺激。护士要以同情、理解的态度，耐心倾听患者主诉，引导其正视现实，树立战胜疾病的信心。讲解不稳的情绪可引起内分泌和免疫力低下，影响治疗和恢复。

（2）主动热情地接待患者，安慰、关心、体贴患者，稳定患者及家属的情绪，耐心细致地做好解释宣教工作，告知病情、治疗方案、注意事项及预后，使其消除紧张心理，树立战胜疾病的信心并积极配合治疗。

（3）如果病情变化需要手术治疗，则术前向患者介绍和解释治疗方法、手术效果及术中可能出现的不适，术中和术后配合的方法及重要性。与此同时，还需要做好家属的思想工作，以求得家属的配合和理解。

● 肾动脉栓塞术的操作方法如何？

答：局麻下采用 Seldinger 技术穿刺股动脉成功后，在透视监视下经髂外动脉、髂总动脉将导管插至腹主动脉，于第 12 胸椎至第 2 腰椎水平将导管插入肾动脉内。插管成功后，以 5～7ml/s 的速度注入造影剂 20～30ml，行肾动脉造影，明确肾动脉有无变异、有无动静脉瘘和侧支供血等，以确定栓塞方案。造影成功后即可根据血管情况置入明胶海绵等栓塞物质进行栓塞治疗（图 2-12）。肾动脉栓塞术治疗肾损伤出血定位准确，止血迅速，创伤小，并发症较少，具有独特的优越性，对于肾损伤出血是一种简捷有效的治疗方法。

● 肾动脉栓塞术后护理要点有哪些？

答：（1）密切观察患者生命体征并进行心理疏导，做好解释工作。

（2）患者卧床 24～48h，24h 内患侧肢体尽量不要屈曲。穿刺

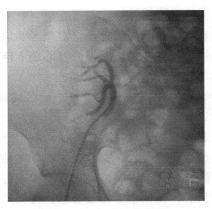

图 2-12　肾动脉栓塞术

部位加压包扎，并用沙袋压迫 12h，以防股动脉出血或假性动脉瘤形成。

（3）注意观察股动脉穿刺处有无出血或血肿，足背动脉搏动情况，穿刺侧下肢皮肤的温度、色泽及有无肿胀现象，观察尿量。

（4）遵医嘱口服或肌内注射抗生素，预防感染。

（5）注意倾听患者主诉，尤其是栓塞术后腰部疼痛，必要时给予镇痛措施。

（6）监测肾功能，观察并记录尿量。嘱咐患者多饮水，以促进造影剂排出。

（7）密切观察穿刺、栓塞术后并发症的发生，如气体栓塞、异位栓塞、发热、恶心、呕吐、疼痛、感染、一过性高血压等，并给予对症处理。一旦发现异常，及时报告医师进行处理。

● **肾动脉栓塞术后的主要并发症有哪些？如何预防？**

答：（1）栓塞综合征　　栓塞综合征是由于栓塞区域的组织缺血、水肿、渗出等非特异性炎症反应及栓塞剂、肾周积血积液吸收所致，表现为发热、恶心、呕吐、腰痛、腹胀、食欲下降等。护理中发现栓塞综合征的严重程度与栓塞肾脏的范围和程度有很大关系，因此了解患者的病史及术前检查结果以及手术栓塞范围，有针对性地进行护理，对预防栓塞综合征颇有益处。

（2）**深静脉血栓形成** 患者由于栓塞术后制动及长时间的卧床，下肢血流缓慢，易导致深静脉血栓形成。为有效预防深静脉血栓的形成，术后应尽早鼓励患者下床活动。

⬤ **如何做好患者的出院指导？**

答：（1）出院后遵医嘱休息和服药，告知定期门诊随访的必要性，以及随访时间和地点。

（2）保持充足睡眠，指导患者规律生活，出院后继续休息 2 周，避免过早活动，3 个月内不宜参加体力劳动和竞技运动，以免发生再出血。保持大小便通畅，保持心情舒畅。

（3）指导患者自我观察尿量及颜色，如出现尿频、尿急、尿痛、血尿和尿潴留及伤肾侧肿胀不适等情况时，应及时回院检查及治疗。

（4）多饮水，饮食易消化、富有营养，不服用损害肾脏功能的药物，保持大便通畅。

❀ **【护理查房总结】**

闭合性肾损伤在临床上较为常见，这是一例外伤后引起的肾损伤。通过对本病例的分析，学习肾损伤的病因、临床表现、并发症、治疗原则，了解选择性肾动脉栓塞术的相关知识，对患者的术前、术后护理有了进一步的了解，特别强调以下几个问题。

① 绝对卧床休息 2~4 周，防止肾脏出血量增多或加重。

② 密切观察病情变化，做好血尿的观察与的护理。

③ 给予合理的饮食指导。

④ 稳定情绪，避免不良刺激。

⑤ 做好选择性肾动脉栓塞术的护理，防止术后并发症。

（黄志芳 方春华）

病例 8 • 膀胱损伤

🍀【病历汇报】

病情 患儿男性，7 岁，因外伤致下腹部疼痛、肉眼血尿8h入院。患者诉8h前被后退小货车的备用轮胎撞伤下腹部，后出现下腹部疼痛，排血性尿液约 20ml，饮水后出现呕吐，呕吐物为胃内容物，无明显头痛、胸痛及下肢疼痛，无发热等不适。既往否认肝炎、结核等传染病史，否认高血压病、糖尿病等疾病。

护理体查 体温 37.2℃，脉搏 132 次/分，呼吸 20 次/分，血压 105/57mmHg。急病面容，神志清楚，平卧位，查体欠合作。腹部平软，未见腹壁静脉曲张，无胃肠型及蠕动波，全腹压痛、反跳痛可疑，腹肌无明显紧张，未触及腹部包块。双肾区未见局限性隆起，耻骨联合上区见多处散在皮下瘀斑，双肾区及输尿管行程区轻微叩压痛，膀胱无明显充盈。

入院诊断 膀胱破裂、盆腔积液、全身多处软组织损伤。

手术情况 完善术前准备，在全麻下急诊行剖腹探查＋耻骨上膀胱修补术。麻醉平稳，手术顺利。留置腹腔引流管、耻骨上膀胱造瘘管、导尿管。术后体温 36.6℃，脉搏 98 次/分，呼吸 21 次/分，血压 109/68mmHg，SpO_2 100%。

辅助检查 腹部彩超示盆腔内类似膀胱声像并左侧无回声，疑似膀胱破裂并血肿形成。膀胱造影＋立位腹部 X 线片示膀胱破裂（腹膜外型）可能。经导尿管注入生理盐水 200ml 后吸出，吸出液为血性尿液，量约 50ml。实验室检查：血红蛋白 108g/L；尿常规镜检白细胞（＋）/HP，镜检红细胞（＋＋＋＋＋）/HP。

主要的护理问题 排尿形态改变；潜在并发症：休克、膀胱痉挛；疼痛；缺乏泌尿系损伤知识。

目前主要的治疗及护理措施 休息、吸氧、心电监护；抗感染、保护胃黏膜、营养支持、解痉等对症治疗；持续膀胱冲洗。

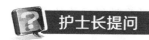

膀胱的解剖生理如何？

答：膀胱（图 2-13）是暂时性储存尿液的肌性囊状器官，其形状、大小、位置和壁的厚度随尿液充盈程度和邻近脏器的状态而异。其位置和年龄密切相关。新生儿膀胱的位置高于成年人，随着年龄的增长，膀胱向下移动，6 岁左右降入盆腔，青春期达成人位置。老年人的膀胱位置较低。通常正常成年人的膀胱容量平均为 350～500ml，新生儿膀胱容量约为成人的 1/10，女性小于男性，老年人因膀胱张力低而容量增大。膀胱空虚状态下，呈四面锥体形，分尖、体、底和颈 4 部，各部没有明显的界限，充盈时呈卵圆形。在膀胱底内面，左、右输尿管口和尿道内口之间的三角形区域称膀胱三角，是炎症、结核及肿瘤的好发部位。在男性，膀胱上面被腹膜覆盖，隔腹膜与乙状结肠和回肠袢相毗邻，膀胱颈向下与前列腺相邻，并借尿道内口与尿道相通。在女性，膀胱上面与子宫底、子宫体相毗邻，膀胱颈向下直接与尿生殖膈接触。膀胱前方为耻骨联合及耻骨支，二者之间潜在性间隙称膀胱前隙或耻骨后隙。膀胱空虚时，全部位于盆腔内，充盈时其前壁直接与腹前壁相邻，临床上常用此关系在耻骨联合上方做膀胱穿刺和手术。膀胱的生理

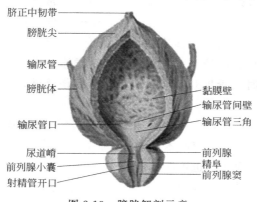

脐正中韧带
膀胱尖
输尿管
膀胱体
黏膜壁
输尿管间壁
输尿管口
输尿管三角
尿道嵴
前列腺
前列腺小囊
精阜
射精管开口
前列腺窦

图 2-13　膀胱解剖示意

功能是储存尿液和周期性排尿。膀胱肌肉活动受神经系统的支配与控制。

● **患儿诊断为腹膜外型膀胱破裂，膀胱破裂是如何分类的？**

答：膀胱破裂按损伤后病理改变以及（其）与腹膜的关系分为三种类型：腹膜外型、腹膜内型和混合型。

（1）腹膜外型　裂口多位于膀胱前壁或颈部，膀胱壁破裂，但腹膜完整，常发生于骨盆骨折时，膀胱破裂大多属此型。尿液与血液混合集聚于盆腔内，渗尿多局限于盆腔内膀胱周围及耻骨后间隙，如发生感染可形成严重的盆腔炎及脓肿。

（2）腹膜内型　裂口多位于膀胱的后壁，可引起尿性腹膜炎；此类膀胱破裂多发生于膀胱充盈时，膀胱壁与覆盖的腹膜一并破裂，膀胱壁裂口与腹腔相通，尿液流入腹腔，引起腹膜炎。

（3）混合型　腹膜外型与腹膜内型同时存在，常合并其他脏器损伤。

● **膀胱损伤有哪些类型？**

答：膀胱损伤根据损伤原因可分为创伤性损伤、医源性损伤和自发性膀胱破裂。

（1）创伤性损伤　分开放性损伤和闭合性损伤两大类。开放性损伤多由战时弹片、火器或锐器贯通所致，常合并有其他脏器损伤，如直肠、子宫、阴道损伤；闭合性损伤分直接暴力损伤和间接暴力损伤。直接暴力多发生于膀胱充盈状态下的下腹部损伤，如猛击、踢伤、碰撞伤、坠落或意外交通事故等；间接暴力发生于骨盆骨折时，骨折断端或游离骨片可刺伤膀胱，多由交通事故引起。

（2）医源性损伤　见于膀胱镜检查、经尿道膀胱肿瘤电切术、前列腺电切术、膀胱碎石术造成的膀胱损伤和穿孔，盆腔手术、疝修补术、阴道手术等也可能损伤膀胱。

（3）自发性膀胱破裂　可见于病理性膀胱，如膀胱结核、晚期肿瘤、长期接受放射治疗的膀胱等。

● 膀胱损伤的临床表现有哪些？

答：膀胱损伤的主要临床表现有休克、排尿困难和血尿、疼痛、局部肿胀、皮肤瘀斑、高氮质血症、尿瘘等。

（1）休克 腹腔、盆腔多脏器的破裂，剧烈的疼痛和盆腔血管破裂导致大量失血是休克的主要原因。如若有感染存在，并得不到有效控制时有可能出现感染性休克。如骨盆骨折，骨折碎片刺破下腹部和盆腔血管可致严重失血和休克。

（2）排尿困难和血尿 膀胱破裂后，患者有尿急或排尿感，但无尿液排出或仅排出少量血性尿液。膀胱损伤破裂后，可因括约肌痉挛、尿道为血块所堵塞、尿外渗到膀胱周围或腹腔内等情况而无尿液自尿道排出，膀胱全层破裂时导尿仅见少量血性尿液。

（3）疼痛 下腹部或耻骨上区疼痛和腹壁强直，伴有骨盆骨折时挤压骨盆尤为明显。腹膜外膀胱前壁破裂，尿外渗可以引起耻骨上疼痛；后壁破裂可以引起直肠周围疼痛；腹膜内膀胱破裂时，尿液流向腹腔可导致急性腹膜炎，可以出现急性腹痛，腹壁强直。

（4）局部肿胀、皮肤瘀斑 尿外渗于膀胱周围和耻骨后间隙可导致局部肿胀，一旦继发感染发生蜂窝组织炎和败血症则症状更为危重。闭合性损伤时，局部常有血肿和皮肤瘀斑。

（5）高氮质血症 腹膜内型膀胱破裂时，大量尿液进入腹腔内，可出现腹腔炎的症状，腹膜重吸收肌酐和尿素氮而致血肌酐和尿素氮升高。

（6）尿瘘 开放性膀胱损伤，伤口有尿液流出，如与直肠、阴道相通，则可经肛门、阴道排出血性尿液。闭合性损伤在尿外渗感染后破溃，也可形成尿瘘。

● 确诊膀胱破裂的方法有哪些？什么方法最简单？

答：（1）下列检查可以确认有无膀胱破裂

① 导尿时发现膀胱空虚、仅有极少血性尿液，考虑膀胱破裂并有尿外渗。

② 导尿后由导尿管注入造影剂行膀胱造影，以了解有无膀胱

破裂、尿外渗及渗出部位，有时甚至可以发现导尿管已通过膀胱裂口进入腹腔，从而明确诊断。

③ 如病情允许，可做静脉肾盂造影借以显示尿路结构和功能。

④ 如有腹水症，可行腹腔穿刺。如抽得多量血性液体，可测定其尿素氮及肌酐含量，若高于血肌酐和尿素氮，则可能是外渗的尿液。

（2）确认膀胱破裂最简单的方法是做膀胱注水试验，即将导尿管经尿道插入膀胱，再经导尿管注入灭菌生理盐水 200ml，5min后再吸出，若注入量明显大于吸出量，则提示膀胱破裂。

● 膀胱损伤时常合并哪些损伤？

答：膀胱一般不易受伤，膀胱充盈时伸展至下腹部高出耻骨联合，若下腹部遭到暴力打击，易发生膀胱损伤。膀胱损伤时常合并骨盆骨折、输尿管损伤、尿道损伤和其他脏器的复合性损伤，一般由损伤的严重程度和损伤范围决定。

● 膀胱损伤的治疗原则是什么？

答：（1）膀胱破裂合并骨盆骨折或并发多器官损伤，应先积极、及时、正确地处理合并伤，治疗休克。

（2）不论伤势轻重，均应尽早预防感染。术后大剂量应用抗生素预防感染。

（3）轻度损伤患者留置导尿管，保持引流通畅。

（4）尽早手术修补膀胱裂口，充分引流外渗尿液，保持膀胱内尿液引流通畅，可行耻骨上膀胱造瘘术或尿液引流术。

● 患儿入院后首优的护理问题是什么？护理措施有哪些？

答：（1）患儿入院后首优的护理问题　排尿形态改变，与膀胱损伤有关。

（2）护理措施

① 密切观察患儿病情变化，观察患儿排尿情况。

② 必要时立即予以导尿，并保持导尿管通畅，注意观察患儿尿液的颜色、量及性状，避免导尿管堵塞。

③ 做好导尿管护理，每日清洁尿道口 2 次，预防感染。

什么是膀胱冲洗？膀胱手术后是否都需要行膀胱冲洗？

答：(1) 膀胱冲洗指通过留置导尿管或耻骨上膀胱造瘘管，将药液输注膀胱内，然后再经导管排出体外，如此反复多次将膀胱内残渣、血液、脓液等冲出以防止感染或堵塞尿路。

(2) 膀胱手术后一般不需要常规用生理盐水冲洗膀胱，如果引流尿液颜色鲜红或有血凝块，此时应持续或间断冲洗膀胱。

膀胱冲洗的方法有哪些？患儿采用的是何种膀胱冲洗法？护理要点有哪些？

答：(1) 膀胱冲洗可分为持续膀胱冲洗法、间断膀胱冲洗法和小剂量膀胱冲洗法。

(2) 该患儿采用的是持续膀胱冲洗法。

(3) 护理要点

① 持续膀胱冲洗法：多用于前列腺摘除及膀胱手术后。严密观察引流液的量、颜色和性状，根据引流液的量和颜色调节冲洗速度；冲洗时，引流液必须多于滴入量，如果出现引流液滴速减慢甚至停止时应及时处理；定期更换引流装置。

② 间断膀胱冲洗法：多用于膀胱内长期带管者、长期留置导尿管者、合并感染者、术前准备或术后拔管前。滴入治疗用药尽量保留 30min 再开放引流管；冲洗瓶内液面距床面约 60cm，滴速 60～80 滴/分；冲洗过程中应有专人守护；注意无菌操作；Y 形管需低于耻骨联合，以便引流彻底。

③ 小剂量膀胱冲洗法：用于留置导尿管发生阻塞，尿液出现浑浊、沉淀及需注入药物治疗时。液体注入膀胱后如需抽吸时不得用力过猛，吸出的液体不可回注；连接处用无菌纱布包裹；注药时应先排尽尿液，注药后提起导尿管尾端，使药液全部进入膀胱，然后缓慢拔出导管，嘱患者卧床休息，暂不排尿。

为什么膀胱破裂术后易发生休克？如何护理？

答：(1) 患儿术后身体较虚弱，术前膀胱破裂时已有不同程度的失血，所以术后膀胱大量出血更易导致失血性休克、感染性休克而危及患者生命。

（2）护理措施

① 术后要仔细观察尿液颜色的变化，如发现膀胱再发出血应及时向医师汇报；同时监测生命体征，尤其是体温的变化，这是及时发现感染性休克的关键。

② 体温持续升高时还要观察患儿皮肤色泽、意识状态等表现，如怀疑患儿出现感染性休克，应及时向医师汇报。

膀胱损伤后与疼痛有关的因素有哪些？如何护理？

答：（1）膀胱损伤疼痛主要与手术创伤和导尿管牵拉有关。

（2）护理措施　向患儿及家属解释各种导管固定的重要性，妥善固定导管，防止过度牵拉；评估疼痛程度，及时遵医嘱使用镇痛药物；进食后鼓励多饮水，达到冲洗尿路的目的；做好导管护理及伤口和会阴部皮肤护理。

患儿术后留置了哪些引流管？如何护理？

答：（1）目前患儿留置了腹腔引流管、耻骨上膀胱造瘘管和导尿管。

（2）护理措施

① 向患儿及家属说明保留导尿、各种导管引流及固定的重要性。

② 保持引流通畅，妥善固定各引流管，防止受压、扭曲、折叠或滑脱。

③ 观察引流液量、颜色和性状。术后腹腔引流液的颜色多为暗红或淡红色，且颜色逐渐变浅，引流液量逐渐减少，通常于术后5天左右拔除。若术后引流液颜色持续为鲜红色，量较多，可能腹腔内有活动性出血；若引流液量增多并呈尿样，则有膀胱裂口尿瘘或尿外渗的可能。耻骨上膀胱造瘘管和导尿管引流液应是正常尿量、颜色逐渐变浅。

④ 如有血凝块应及时去除。

⑤ 肾功能正常的患儿鼓励多饮水，每日入水量不少于 2500ml，

以增加尿量，达到冲洗尿路和引流管的作用。

⑥ 严格无菌操作，保持导管或引流管无菌，定时更换引流管和引流袋。

⑦ 保持腹部及会阴部皮肤清洁干燥，做好导尿管和伤口护理，保持伤口敷料干燥。

一般何时拔除导尿管和耻骨上膀胱造瘘管？

答：（1）膀胱破裂修补术后膀胱造瘘口处切口愈合需要 10 天左右，因此术后 8～10 天可以拔除导尿管，拔管过早会影响修补口愈合，发生尿外渗。

（2）耻骨上膀胱造瘘管一般术后 10～14 天拔管，拔管前先夹管，目的是观察尿路是否通畅、有无尿液外渗、有无排尿痛及是否能正常排尿，待试行排尿通畅 2～3 天后才可以拔除。

患儿术后最可能发生的并发症是什么？原因是什么？临床表现和护理措施有哪些？

答：（1）患儿术后最可能发生的并发症　膀胱痉挛。

（2）原因　患儿严重的血尿导致膀胱内血块刺激膀胱，加上膀胱内手术创面以及留置导尿管的刺激，患儿会发生难以忍受的频繁的膀胱痉挛性疼痛。

（3）临床表现　膀胱痉挛是指膀胱平滑肌或膀胱括约肌痉挛性收缩，无炎症变化，临床表现以尿淋漓、暂时性闭尿或尿性腹痛为主要特征。膀胱痉挛发作间隙数分钟到数小时不等，严重痉挛发作时，患者大汗淋漓、疼痛难忍、躁动不安，部分患者伴随肛门坠胀甚至大便失禁。在膀胱冲洗过程中发生膀胱痉挛，冲洗液注入缓慢或不通畅甚至逆流，冲洗液血色加深，甚至呈全血色。

（4）护理措施

① 耐心地说服患儿及家属配合治疗，合理调整留置导尿管的气囊，保持导尿管引流通畅。

② 向患儿及家属强调保持导尿管引流通畅的重要性，每 30～60min 由近端向远端挤压导尿管。妥善固定好导尿管，防止扭曲、

受压或脱出。置硅胶三腔导尿管，采用密闭式引流装置以生理盐水持续膀胱冲洗，速度80～100滴/分，根据引流液的颜色调节膀胱冲洗的速度，如引流液为鲜红色或伴有血凝块时以直线状的速度冲洗，以利于膀胱内血块的排出，防止凝成血块阻塞尿道。

③ 血凝块堵塞导尿管出现膀胱痉挛时，及时用灌洗器将血凝块冲出，冲洗时注意严格无菌操作，每次注入的生理盐水以不超过50ml为宜。

④ 口服酒石酸特托罗定或肛塞双氯芬酸钠可有效缓解膀胱痉挛。

如何做好患儿的出院指导？

答：（1）保持心情舒畅，注意劳逸结合。

（2）进食高热量、高蛋白、易消化、富含维生素和膳食纤维的食物。

（3）多饮水保持大小便通畅，并观察小便有无异常，必要时及时就诊。

（4）告知患儿及家属如有尿频、尿急、尿痛、尿血、尿潴留时应及时就医检查。

（5）告知患儿及家属定期门诊随访的必要性，以及随访时间和地点。患儿导尿管拔除后嘱其2周内不要憋尿，有尿意即排出，防止经常憋尿。

【护理查房总结】

膀胱破裂较尿道损伤少见，占泌尿系统损伤的15％～30％，随着社会和经济的发展，交通事故、意外工伤、刑事案件和醉酒等致病因素逐渐增多，膀胱破裂的发病率也逐年增高。该病例是外伤造成的膀胱损伤，护理人员需要掌握与之相关的知识，做好急诊处理以及围手术期护理，将损伤的程度降到最低。特别强调以下几点。

① 快速、稳妥地接诊患儿，准确记录患儿生命体征，迅速建立静脉通路。保持呼吸道通畅，根据病情给予吸氧。

② 严密观察病情变化，注意生命体征监测，每 15min 测体温、脉搏、呼吸、血压 1 次。警惕低血容量性休克，积极防治感染性休克。

③ 做好心理护理，患儿因急腹症入院，疼痛、紧张加重了对手术的恐惧心理，应及时给予患儿及家属心理支持，稳定患儿的焦虑情绪。

④ 膀胱破裂确诊后均需行手术治疗，迅速做好手术前的必要准备，如皮试、备皮、导尿，查血常规、尿常规、血生化检查，交叉配血等工作，嘱患儿禁食禁水。

⑤ 术后密切观察患儿生命体征的变化，妥善固定好各引流管并密切观察引流液颜色和量的变化。

⑥ 掌握膀胱冲洗的方法及护理要点，及时解决膀胱痉挛。

⑦ 肛门排气后给予高热量流质饮食，逐步恢复至半流质饮食和普食，适当增加纤维素的摄入，保持大便通畅。

⑧ 做好患儿及家属的健康教育，尤其是出院指导，定期门诊复诊。

（黄志芳 方春华）

查房笔记

病例 9 • 尿道损伤

【病历汇报】

病情 患者男性，36岁，因维修电路时从高处坠落致骨盆骨折，尿道出血，排尿困难，下腹部疼痛、压痛4h急诊入院。入院后立即建立静脉通道，给予补液治疗。患者以往身体健康，无高血压病、糖尿病及其他家族性遗传病史。

护理体查 体温36.5℃，脉搏98次/分，呼吸24次/分，血压96/55mmHg。面色苍白，神志尚清楚，查体合作。腹部检查发现下腹部胀满，皮肤青紫。直肠指诊提示前列腺有移位浮动，可触及骨折断端。双肺呼吸音清，心前区无隆起，心尖搏动正常。肝肋下未扪及，腹部未扪及包块。

入院诊断 后尿道不完全性断裂，骨盆骨折。

手术情况 积极抗休克治疗，待生命体征平稳后在全麻下行耻骨上膀胱造瘘联合后尿道吻合术。麻醉满意，手术顺利。留置导尿管和耻骨上膀胱造瘘管。术后体温36℃，脉搏84次/分，呼吸20次/分，血压126/75mmHg，SpO_2 98%。

辅助检查 骨盆X线片示骨盆骨折，逆行尿道造影示后尿道不完全性断裂；下腹部B超示耻骨后间隙和膀胱周围有液体外渗。实验室检查：红细胞$3.8×10^{12}/L$，白细胞$9.6×10^9/L$，血红蛋白108g/L。尿常规示红细胞（+++）。

主要的护理问题 组织灌注不足；有感染的危险；排尿形态改变；疼痛；恐惧或焦虑；生活自理能力缺乏。

目前主要的治疗及护理措施 睡硬板床、补液、止血、抗感染和镇痛等对症治疗。

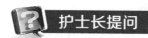

护士长提问

● **什么是尿道损伤？**

答：尿道损伤是泌尿系统最常见的损伤，多发生于青壮年男性，可分为开放性损伤和闭合性损伤。开放性损伤多见于战伤和锐器伤，常伴有阴茎、阴囊、会阴部贯穿伤；闭合性损伤为挫伤或撕裂伤。

● **前尿道损伤、后尿道损伤是如何划分的？**

答：男性尿道以尿生殖膈为界，分为前后两段，即前尿道和后尿道。前尿道为海绵体部，包括球部和阴茎部；后尿道由前列腺部和膜部组成。受到损伤时分别称为前尿道损伤和后尿道损伤（图2-14）。前尿道损伤以球部多见，后尿道损伤以膜部多见。

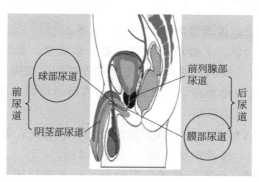

图 2-14 尿道损伤

● **后尿道损伤的主要原因是什么？**

答：后尿道损伤最常发生于交通事故，其次为房屋倒塌、矿井塌方等。90％以上的后尿道损伤合并骨盆骨折，骨盆骨折引起后尿道损伤的机制如下。

（1）骨盆骨折导致骨盆变形，盆底的前列腺附着处和耻骨前列腺韧带受到急剧牵拉而被撕裂，使前列腺突然向后上方移位，前列腺尿道与膜部尿道交界处撕裂。

（2）挤压伤引起骨盆骨折时，尿生殖膈移位，产生强大的剪切力，使穿过其中的膜部尿道撕裂或断裂。骨折端和盆腔血管丛损伤引起大量出血，在前列腺和膀胱周围形成大血肿。后尿道断裂后，尿外渗聚积于耻骨间隙和膀胱周围。

● **后尿道损伤按损伤程度如何分类？如何判断患者损伤的程度？**

答：（1）后尿道损伤按损伤程度分类

① 尿道挫伤：仅为尿道黏膜损伤，局部肿胀和淤血。

② 尿道破裂：尿道部分全层裂伤，尚有部分尿道连续性未完全破坏。

③ 尿道断裂：尿道伤处完全断离，连续性丧失，占全部尿道损伤的 40%～70%。

（2）可根据以下几个方面来判断后尿道损伤的程度。

① 外伤史：因维修电路时从高处坠落。

② 直肠指诊：了解前列腺的位置、移动度，直肠前壁是否完整，有无血液、浸润包块及其大小。检查时切忌指尖用力过猛，防止部分性破裂转化为完全性断裂。患者直肠指诊提示前列腺有移位浮动，可触及骨折断端。

③ 骨盆 X 线片：了解骨折部位、数目、程度，耻骨联合是否分离及其程度，患者骨盆 X 线片示骨盆骨折。

④ 必要时，行逆行尿道造影检查。患者逆行尿道造影示后尿道不完全性断裂。

● **如何诊断后尿道损伤？**

答：会阴部损伤或骨盆骨折时应考虑后尿道损伤的可能性，在插入导尿管之前应仔细地进行尿道检查。尿道有血是尿道损伤的最直接征象。逆行尿道造影用于诊断和分类：挫伤表现为尿道伸展，无造影剂外渗；部分破裂者表现为尿道周围造影剂外渗，有部分造影剂进入膀胱；完全破裂者的特征性表现为尿道中断导致膀胱或近端尿道不充盈。

● **为什么女性骨盆骨折后发生的尿道损伤少见？**

答：骨盆骨折时女性尿道损伤极少见，约占骨盆骨折的 1％以下。女性尿道短，活动度大，无耻骨韧带固定，不易受伤。女性尿道损伤大部分是尿道前壁的部分纵行裂伤，完全裂伤常位于近膀胱颈部的近端尿道，常伴阴道或直肠撕裂伤，故女性尿道损伤应常规做阴道与直肠检查。

● **尿道损伤合并骨盆骨折的临床表现有哪些？**

答：（1）休克 骨盆骨折后尿道损伤常合并其他内脏损伤，易发生休克。休克的主要原因为严重出血及广泛损伤。

（2）尿道滴血和血尿 为后尿道损伤的常见症状。如患者能排尿，常见肉眼血尿，多数可见尿道口流血。

（3）疼痛 可放射至肛门周围、耻骨区及下腹部，直肠指诊有明显压痛。

（4）排尿困难和尿潴留 轻度挫伤可无排尿困难，严重挫伤或尿道破裂者，因局部水肿或外括约肌痉挛而发生排尿困难，继而发生尿潴留。

● **后尿道损伤越严重，尿道滴血和血尿症状越明显吗？**

答：尿道滴血和血尿程度与后尿道损伤严重程度不相一致，有时尿道部分断裂时血尿比完全断裂时还要严重。尿道滴血或血尿常因导尿失败或因排尿困难时用力排尿而加重，后尿道断裂伤可因排尿困难和外括约肌痉挛而不表现为尿道滴血或血尿。

● **患者可能出现的严重并发症有哪些？**

答：患者合并骨盆骨折，可能出现失血性休克、血气胸、颅脑损伤、腹腔内脏器损伤等并发症。应严密观察患者是否出现后尿道损伤的并发症，同时做好急救处理。

● **直肠指诊对于确定后尿道损伤有何意义？**

答：直肠指诊对确定尿道损伤部位、程度及是否合并直肠肛门损伤等极为重要。后尿道断裂时，可触及直肠前方有柔软、压痛的血肿，前列腺向上移位，有浮动感。若前列腺仍较固定，提示尿道未完全断裂。若指套染有血液，应考虑合并直肠损伤。

● **患者的治疗原则是什么？**

答：后尿道损伤应根据患者的全身情况，受伤时间，尿道损伤的部位、严重程度以及合并伤的情况等，综合考虑以制订治疗方案，对威胁生命的严重出血和脏器损伤应先于尿道损伤予以处理。

（1）紧急处理　入院后立即建立静脉通道，给予补液治疗，积极处理休克。

（2）待休克纠正、生命体征平稳后尽快手术，及早恢复尿道的连续性，行耻骨上膀胱造瘘术，及时引流出膀胱内的尿液。

● **后尿道损伤治疗时为何需尽可能早地恢复尿道连续性？**

答：创伤后 3 天内为损伤期，局部病变为出血、组织破坏及缺损；3 天后肉芽组织生长；5～6 天纤维母细胞开始产生胶原纤维，随着胶原纤维的增多与成熟，肉芽组织逐渐转化为血管稀少的、主要由胶原纤维组成的坚韧瘢痕。因此，争取在纤维母细胞产生胶原纤维之前恢复后尿道的连续性，以降低瘢痕形成导致尿道狭窄或尿道闭锁的概率。

● **患者术前主要的护理问题是什么？如何护理？**

答：（1）患者术前主要的护理问题　组织灌注不足。

（2）护理措施

① 迅速建立静脉通道，补充血容量。

② 全程监测生命体征，定时观察瞳孔、神志。

③ 遵医嘱用药，维持水、电解质、酸碱平衡。

④ 保持呼吸道通畅，监测动脉血气分析，了解缺氧程度。

● **责任护士应完善哪些术前准备？**

答：（1）嘱患者绝对平卧，禁食、备皮。

（2）遵医嘱做好肝肾功能、血常规、出血时间和凝血时间等各项术前检查。

（3）密切观察生命体征、局部出血和尿外渗情况，必要时会阴局部压迫止血。

● **作为责任护士，如何对患者进行术后护理？**

答：（1）**饮食护理**　肠蠕动恢复后进食高热量、高蛋白、高维生素食物，以利于伤口愈合。

（2）**体位**　全麻未醒时取平卧位，头偏向一侧，避免口腔分泌物或呕吐物误吸入呼吸道。手术 4～6h 后，血压平稳，可取半卧位，以利于引流；卧硬板床 3～4 周。

（3）**病情观察**

① 观察腹部情况，有无腹部疼痛加重、腹膜刺激症状。

② 观察会阴部和阴囊有无肿胀、青紫情况，保持会阴部伤口清洁干燥，保持大便通畅。

③ 观察生命体征，每小时监测一次，直到生命体征平稳为止。

④ 妥善固定导尿管和膀胱造瘘管，观察引流液的颜色、性状和量，观察伤口渗血、渗液情况。

（4）遵医嘱口服己烯雌酚，防止阴茎勃起影响伤口愈合，并观察服药后反应。

（5）**疼痛护理**　妥善固定引流管，防止过度牵拉引起疼痛。评估疼痛程度，遵医嘱使用镇痛药。指导放松疗法，转移注意力。

（6）**预防感染**　保持导尿管引流通畅，防止扭曲、折叠，位置不可高于膀胱水平，做好会阴部皮肤护理；保持伤口敷料干燥，如有渗湿要及时更换；遵医嘱合理使用抗生素，监测患者体温变化；鼓励多饮水，每日饮水量不少于 2000ml，以达到冲洗尿路的目的。

（7）**心理护理**　向患者讲解损伤后的注意事项及有效的治疗手段，如卧床、禁食、疼痛的处理及手术方式。了解患者对疾病知识的掌握程度，讲解疾病恢复过程及配合，以缓解患者恐惧或焦虑的心理。

● **患者术后留置导尿管和耻骨上膀胱造瘘管，何时拔除？**

答：尿道不完全断裂患者一般在 3 周内愈合，恢复排尿。患者术后导尿管留置 3～4 周；拔除导尿管后行膀胱尿道造影，若排尿通畅可先试行夹闭膀胱造瘘管，待排尿正常后拔除膀胱造瘘管。若不能恢复排尿，则留置膀胱造瘘管 3 个月，二期施行尿道瘢痕切除和尿道端端吻合术。

● 患者术后最常见的并发症是什么？有何治疗方法？

答：（1）患者术后最常见的并发症是尿道狭窄，主要表现为排尿不畅，是由于尿道损伤后瘢痕未稳定而继续生长阻塞尿道致排尿困难，常在拔除导尿管后 2～3 个月后出现。

（2）尿道狭窄患者可行尿道扩张术、尿道内切开术、尿道内切开及电切术、尿道瘢痕切除或尿道吻合或成形术、尿道拖入术、激光或尿道内支架置入术。其中，尿道扩张术是传统方法，采用从小到大不同型号的探条逐渐进行尿道扩张，大多狭窄较轻的患者经尿道扩张术多可奏效。

● 尿道狭窄患者行尿道扩张术后应如何护理？

答：（1）向患者说明尿道扩张的临床意义及疾病的恢复过程，使患者坚持定期行尿道扩张，开始每周 1 次，隔半个月、1 个月、2 个月、3 个月、6 个月 1 次，待损伤或吻合处瘢痕不再收缩时为止。

（2）嘱患者多饮水，遵医嘱应用抗生素，减轻尿道炎症。

（3）术后观察排尿通畅情况，有尿道充血、水肿导致排尿困难者可短期留置导尿管，保持引流通畅，观察尿液性状。

（4）每周监测肾功能、电解质、血常规和尿常规。

（5）患者治愈后仍有性生活心理压力，鼓励患者正确对待尿道损伤带来的后果，解除焦虑，嘱近期不能过性生活。

● 如何对患者进行出院指导？

答：（1）嘱患者多饮水，预防泌尿系感染。

（2）尿道狭窄患者定期进行尿道扩张治疗，若出现排尿不畅、尿线变细、滴沥、尿液浑浊等症状，应及时就诊。

（3）晚期尿道狭窄患者必须等待 3～6 个月瘢痕软化后再来医

院手术治疗，以免出现尿道狭窄。

🍀【护理查房总结】

后尿道损伤大多伤势较重，伴有不同程度的休克。因此，首先应进行积极的抗休克处理，并查明其他器官和组织有无损伤，然后进一步了解尿道的损伤程度。根据尿道损伤程度采取合适的治疗方法。后尿道损伤的护理应注意以下几点。

① 患者需平卧，不能随意搬动，以免引起失血性休克。

② 严密观察和预防休克发生，迅速输液输血抗休克，优先处理威胁生命的合并伤。

③ 根据患者情况综合制订治疗方案，完善术前准备，手术后保持引流管通畅，严密观察病情。

④ 告知患者术后可能并发尿道狭窄，当患者出现排尿不畅时应及时就诊，给予相应处理。

（姚　慧）

查房笔记

病例 10 • 肾结核

【病历汇报】

病情 患者男性，58 岁，以体力劳动为生，近期感觉乏力，纳差、尿频、尿急症状明显并伴有尿色浑浊、沉渣现象入院。6 年前曾患有肺结核，左侧睾丸结核，行左侧睾丸切除术，经抗结核治疗痊愈。

护理体查 体温 37.3℃，脉搏 65 次/分，呼吸 20 次/分，血压 184/102mmHg。消瘦明显，面色灰暗，无咳嗽、咳痰现象。心前区无隆起和凹陷，叩诊心界范围正常，听诊节律齐，未闻及异常心音；肺部听诊无干湿啰音。左肾区叩击痛（＋）。

入院诊断 左肾结核。

手术情况 应用抗结核药物治疗 2 周，完善术前准备，患者在全麻下实施左肾切除术。麻醉满意，手术顺利。留置导尿管。术后体温 36℃，脉搏 78 次/分，呼吸 20 次/分，血压 148/94mmHg，SpO_2 98%。

辅助检查 腹部 B 超示右肾大小形态正常，结构清楚，实质回声均质，于左肾集合系统下极探及 2 个强回声光斑，大小分别约 2.1cm×1.6cm、1.8cm×1.2cm，后方伴声影，双肾集合系统无分离。腹部 X 线平片示左肾局部斑片状钙化影。实验室检查：肌酐 256μmol/L、尿素 15.68mol/L。尿常规示红细胞（＋），白细胞（＋），尿结核杆菌培养（＋）。心电图检查为正常窦性心律。

主要的护理问题 有感染的危险；营养失调（低于机体需要量）；焦虑或恐惧；排尿形态异常；有皮肤完整性受损的危险。

目前主要的治疗及护理措施 抗结核、抗感染、补液等对症、支持疗法。准确记录 24h 尿量，观察健肾功能。

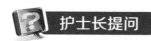 护士长提问

● **什么是肾结核？**

答：肾结核主要是由肺结核、消化系统或骨关节结核病灶中的结核菌经血行播散至肾脏所致，是最为常见、最先发生的泌尿系结核。若患者免疫力强，细菌数量少，则病灶限于皮质内，形成多个皮质部微小肉芽肿，以后可完全愈合，不发展成临床肾结核；如果结核菌量较大，毒性强，患者免疫力低，则细菌可经过肾小球过滤后到达髓袢或经血运抵达肾髓质，引起临床症状，成为临床肾结核，临床肾结核多为单侧肾结核。

● **肾结核好发于哪些人群？**

答：肾结核好发于 20～40 岁的青壮年，约占 70％，男性多于女性，比例为 2：1。近年来，平均发病年龄有上升趋势，老龄患者增多。由于肺结核经血行播散引起肾结核需要 3～10 年以上的时间，因此，10 岁以下的小儿很少发生。

● **结核杆菌传播至肾脏的主要传播途径有哪些？**

答：（1）血行播散 是最主要的传播途径，结核杆菌从肺部结核病灶中侵入血流而播散至肾脏。

（2）尿路感染 实际上是结核杆菌在泌尿系统的蔓延扩散。为一侧尿路发生结核病变后，结核杆菌由下尿路回流至另一侧肾脏。

（3）淋巴感染 为全身的结核病灶或淋巴结核病灶的结核杆菌通过淋巴道播散至肾脏。

（4）直接蔓延 是在肾脏附近的器官如脊柱、肠的结核病灶直接蔓延累及肾脏。

● **肾结核的主要临床表现有哪些？**

答：肾结核早期常无明显症状及影像学改变，随着病情发展可出现下列典型的临床表现。

（1）尿频、尿急、尿痛 是肾结核的典型症状之一。

（2）血尿 是肾结核的重要症状，常为终末血尿。

（3）脓尿　是肾结核的常见症状。肾结核患者均有不同程度的脓尿，严重者尿如洗米水样，内含有干酪样碎屑或絮状物。

（4）腰痛和肿块　少数肾结核病变破坏严重和梗阻时，可引起腰部钝痛或绞痛。较大肾积脓或对侧巨大肾积水时，腰部可触及肿块。

（5）男性生殖系统结核　肾结核男性患者中有 50％～70％合并生殖系统结核。

（6）全身症状　晚期肾结核或合并其他器官活动性结核时，可出现血沉加快，患者可有发热、盗汗、消瘦、贫血、虚弱、食欲缺乏等典型结核症状。

● **什么是不典型肾结核？患者属于哪种类型？**

答：中晚期肾结核的典型临床表现为逐渐加重的尿频、尿痛及血尿三大症状，但具有典型临床特点的肾结核患者并不多见。随着广谱抗生素的使用，特别是氟喹诺酮类抗生素的广泛使用及肺结核的不规范治疗，使大多数患者只存在上述症状中的两种、一种甚至完全没有上述三大症状，称为不典型肾结核。

本病患者仅有尿频、尿急症状，属于不典型肾结核。

● **患者肾结核病变在肾，但表现在膀胱，如何与非特异性膀胱炎进行鉴别？**

答：肾结核引起的结核性膀胱炎，症状常以尿频开始，是由于含有脓细胞及结核杆菌的尿液刺激膀胱所引起，膀胱刺激征长期存在并进行性加重，一般抗生素治疗无效。非特异性膀胱炎主要系大肠杆菌感染，多见于女性，发病突然，开始即有显著的尿频、尿急、尿痛症状，经抗感染治疗后症状很快缓解或消失，病程短促，但易反复发作。

● **为明确患者的诊断，可以给患者做哪些检查？**

答：（1）尿液检查　尿呈酸性，有脓细胞、少量蛋白及红细胞，连查 3 次晨尿找结核杆菌，若结果为阳性对诊断肾结核有决定性意义。

（2）影像学检查　可以判断病变在哪侧肾及肾损害程度，是确定肾结核治疗方案的主要手段，以 X 线检查最为重要。

① X 线检查：腹部 X 线平片可见到病肾钙化，甚至全肾钙化。

② B 超：对严重肾结核可确定病变部位，明确对侧肾有无积水，膀胱是否挛缩。

肾结核的病理改变有哪些？

答：肾结核的病理变化与机体其他器官的结核病变相同，可分为结节型、溃疡空洞型、纤维钙化型。

肾结核若不及时治疗，会造成哪些并发症？

答：（1）膀胱挛缩　结核杆菌反复侵袭膀胱造成严重的结核性膀胱炎，最后造成膀胱挛缩，引起膀胱容量显著缩小，患者出现尿频现象。

（2）对侧肾积水　膀胱结核造成多种病理改变，影响对侧肾脏尿液的引流，致使对侧输尿管和肾盂扩张积水。症状需视肾积水的程度而定，较轻的积水可无症状与体征，积水明显而严重时可出现腰腹部胀痛或有肿块存在。

（3）结核性膀胱自发破裂　膀胱内的结核病变广泛、严重，结核性炎症溃疡深入肌层累及膀胱壁的全层，此时如有下尿路梗阻、膀胱收缩或腹内压突然增高等因素，即可引起自发破裂。膀胱自发破裂常是一个急性发病过程，患者在无外伤的情况下突然发生下腹疼痛，发作后无排尿或排出少量血尿，腹部有腹膜刺激征。

患者因患肾结核感到非常恐惧，不愿与他人交往，肾结核会传染吗？

答：肾结核属于结核病，因此具有传染性。结核病的传染源主要是痰涂片阳性的肺结核排菌患者。肺结核患者主要通过咳嗽或打喷嚏等方式把含有结核杆菌的微沫散播于空气中，健康人吸入含有结核菌的微沫可受到结核杆菌的感染。结核病传染的程度主要受结核患者排菌量、咳嗽症状以及接触的密切程度等因素的影响。儿童身体抵抗力较弱，当家庭内父母或祖父母等长辈患有结核病时较易受到结核杆菌的感染。

肾结核患者应用抗结核药物的适应证有哪些？

答：患者左肾切除术前、术后均应用了抗结核药物，肾结核患者应用抗结核药物的适应证如下。

（1）临床前期肾结核。

（2）局限在一组大肾盏以内的单侧或双侧肾结核。

（3）孤立肾肾结核。

（4）伴有身体其他部位的活动性结核，暂时不宜做肾结核手术者。

（5）双侧重度肾结核而不宜手术者。

（6）肾结核兼有其他部位的严重疾病暂时不宜手术者。

（7）配合手术治疗，作为手术前用药。

（8）肾结核手术后的常规用药。

常见的抗结核药物有哪些？

答：（1）异烟肼　对结核杆菌有抑制和杀灭作用，每日服200～300mg 即可达到满意的杀菌浓度。

（2）利福平　为半合成的口服广谱抗菌药，对细胞内外旺盛生长的结核杆菌有强力杀灭作用，对耐药的结核杆菌亦有效。

（3）乙胺丁醇　对各型结核杆菌均有抑菌作用。

（4）吡嗪酰胺　是一种新用的老药。20世纪70年代后发现本药口服吸收后产生吡嗪酸，对人型结核杆菌有效，可杀死深藏在细胞内的顽固细菌。

（5）链霉素　对结核杆菌有杀菌作用，浓度在 $1.0\mu g/ml$ 时有效。

（6）卡那霉素　为广谱抗生素，对结核杆菌主要是抑菌作用。口服不为胃肠道所吸收，一般用量为每日0.75～1.0g，肌内注射。

（7）环丝氨酸　抗菌谱较广，对结核杆菌有制菌作用。但只对人类结核病有效，对动物结核病和试管中的结核杆菌作用不大。

（8）对氨柳酸　对结核杆菌有抑菌作用。

抗结核用药注意事项有哪些？

答：患者应用了异烟肼＋利福平＋吡嗪酰胺（或乙胺丁醇）联合治疗，用药时应注意以下几点。

（1）抗结核治疗需长期、有计划地进行　在治疗时必须坚持早期、联合、足量、足期和规律用药五项原则，术后继续抗结核治疗3～6个月，以防结核复发。护士应督促和检查患者用药是否规律、剂量是否正确，应劝告患者勿自行中断治疗，以免结核病灶复发与扩散。

（2）用药期间须注意药物的副作用

① 长期服用异烟肼可使血清转氨酶升高，应定期检查肝功能，如转氨酶超过正常值的5倍时应停药，停药后可恢复。若患者出现指、趾末端疼痛、麻木等症状，为异烟肼引起的周围神经炎，可口服维生素 B_6 加以防治。

② 告知患者利福平可使尿液及体液变为红色，是正常反应；利福平服用早期（服药后2～3h）可发生皮肤症候群，以面部最常见，如皮肤红痒、眼部发红、流泪；若持续发作，可进行脱敏治疗；发生紫癜的患者，禁用利福平。

③ 如患者出现关节疼痛，为吡嗪酰胺抑制尿酸排泄，使体内尿酸增高所致，应及时通知医师，予以处理。

④ 如患者视力有改变，为乙胺丁醇对视神经造成的损害所致，应及时停药，并报告医师。

患者何时可停用抗结核药？

答：目前认为可以停药的标准如下。

（1）排尿异常症状完全消失。

（2）反复多次尿液常规检查正常。

（3）尿结核菌培养、尿结核菌动物接种查找结核杆菌皆为阴性。

（4）24h尿浓缩查抗酸杆菌，长期多次检查皆阴性。

（5）泌尿系 X 线造影检查示病灶稳定或已愈合。

（6）全身检查无其他结核病灶。

（7）全身情况明显改善，血沉正常，体温正常。

停药后，患者仍需长期随访观察，定期做尿液检查及泌尿系造影检查，至少需 3～5 年。

为什么给患者行左肾切除术？该手术的适应证有哪些？

答：患者患有高血压病，血压达 184/102mmHg，合并尿路感染，左肾破坏较严重，对侧肾未发生病变，故施行左肾切除术。肾切除术的适应证有以下几种。

（1）广泛破坏、功能丧失的肾结核。

（2）肾结核伴有肾输尿管梗阻，继发感染。

（3）肾结核合并大出血。

（4）肾结核合并难以控制的高血压。

（5）钙化的无功能肾结核。

（6）双侧肾结核一侧广泛破坏，对侧病变较轻时，可将重病侧肾切除。

（7）结核菌耐药，药物治疗效果不佳者。

作为责任护士，需要完善哪些术前准备？

答：（1）配合医师完善相关术前检查。

（2）病情观察　注意体温和脉搏的变化，观察尿液的量、颜色和性质。

（3）备皮　术前左侧肾区及会阴部皮肤应备皮。

（4）肠道准备　术前晚清洁灌肠，术前禁食 6h，禁饮 2h。

（5）心理护理　肾结核为进行性疾病，不经治疗不能自愈。向患者讲解手术的必要性，争取配合，缓解患者焦虑情绪。

患者术后的护理要点有哪些？

答：（1）饮食护理　术后 6h 开始进食易消化、富含营养的食物，以后逐步过渡到普食。给予高热量、高蛋白、高维生素食物，同时注意饮食的多样化及色、香、味、形等。

（2）皮肤护理　患者身体消瘦、营养低下、需长期卧床，易出现皮肤破损。应经常为患者擦浴，勤翻身，保持床单位、皮肤的清洁、干燥。

（3）病情观察

① 严密观察患者生命体征，观察术后有无出血迹象，如患者出现心率增快、血压下降，应立即给予吸氧、输血等抢救措施。

② 观察健肾功能：左侧肾切除术后，右肾能否完成代谢需要，是术后护理观察的重点。准确记录 24h 尿量，若术后 6h 仍无排尿或 24h 尿量较少，应及时通知医师处理。

（4）预防感染　结核病灶使人体免疫能力降低，更因尿路梗阻或手术创伤等因素，可能引起合并的细菌感染。术后应观察体温和血常规变化，合理应用抗生素，预防感染发生。

肾结核 5 年不复发可认为治愈，影响预后的因素有哪些？

答：（1）全身情况和泌尿系外的结核病状况　肾结核患者如果全身情况良好，泌尿系外结核病轻而稳定，则肾结核治疗效果较好。若全身情况不好，又有其他器官严重结核，则肾结核手术后病死率显著增高。

（2）对侧肾有无结核病变和功能情况　结核肾脏切除的患者，其对侧肾的情况对预后至关重要。

（3）膀胱结核的有无和结核病变的严重程度　这对预后的影响极大。

（4）治疗的时机和正确性　早期诊断和及时确切治疗是治疗肾结核的关键，治疗措施必须符合具体情况。

如何对患者进行出院指导？

答：（1）加强营养，适当休息，增强机体抵抗力，保持心情舒畅。

（2）用药指导　告知患者术后继续应用抗结核药的重要性，提高服药依从性。用药期间须注意药物不良反应，定期复查肝、肾功能，检测视力。勿用和慎用对肾脏有损害的药物，如氨基糖苷类抗生素、磺胺类抗菌药物等。

（3）定期复查　术后每月检查尿常规和尿结核杆菌染色或培

养，连续半年尿中无结核杆菌为稳定阴性。

【护理查房总结】

　　因肾结核的临床表现不典型，诊断应在结合临床表现的前提下以实验室检查与影像学诊断为主，诊断后及时治疗，有利于提高治愈率和患者生活质量。本病多由肺结核感染而来，掌握肾结核的病因、传播途径、临床表现，做好对患者的用药指导，掌握抗结核药物的用药原则和停药标准，重视肾结核患者围手术期的护理及健康教育，特别强调以下几点。

　　① 完善术前准备，患者合并痰涂片阳性的肺结核时具有传染性，应做好呼吸道隔离措施。

　　② 肾结核患者术前、术后均需服用抗结核药物，用药必须坚持、联合、规律、全程，不可随意间断或减量。用药期间须注意用药的副作用，定期复查肝肾功能及测听力、视力等。若出现恶心、呕吐、耳鸣、听力下降等症状，及时就医。

　　③ 做好肾结核知识宣教，使患者充分了解病情，增加依从性，防止复发。

（姚　慧）

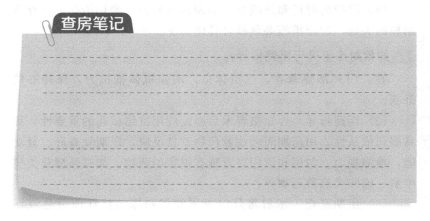

病例 11 · 良性前列腺增生症

🍀【病历汇报】

病情　患者男性，60 岁，因进行性排尿困难 2 年余，加重 5 天入院。患者于 2 年前无明显诱因下出现排尿困难、排尿费力、尿线变细、尿末滴沥、尿分叉，伴夜尿次数增多，约每晚 3 次，无尿急、尿痛及肉眼血尿，无排尿中断，无腰腹部疼痛不适，无寒战、发热，无头痛、头晕及恶心、呕吐，于当地医院行 B 超提示前列腺增生（具体大小不详），给予口服保列治和哈乐治疗，5 天前不能排尿伴下腹部胀痛不适，于当地医院导尿后缓解，遂来我院治疗。既往有高血压病史 5 年，最高血压 170/105mmHg，未规律服抗高血压药。否认冠心病及糖尿病病史，否认肝炎、结核等传染病史。否认药物、食物过敏史。无外伤、手术及输血史。有饮酒、吸烟史 10 年，无家族史。

护理体查　体温 36.0℃，脉搏 74 次/分，呼吸 20 次/分，血压 170/100mmHg，发育正常，神志清楚，查体合作。双肾区无隆起，肋脊点、肋腰点无压痛，双肾区无叩击痛；双侧上、中输尿管点无压痛；耻骨上膀胱区无充盈，未及肿物，无叩压痛；可见尿管留置，尿管通畅，尿色淡黄。直肠指诊：肛门括约肌张力正常，前列腺 Ⅱ° 增大，中央沟变浅，前列腺表面光滑，质地韧，未扪及结节，无触痛、压痛，指套退出无染血。

入院诊断　良性前列腺增生症（BPH），高血压病（2 级，高危组）。

手术情况　完善术前准备，在连续硬膜外麻醉下行经尿道前列腺电切术（TURP）。麻醉满意，手术顺利。留置 F20 三腔导尿管。术后体温 36℃，脉搏 82 次/分，呼吸 20 次/分，血压 130/80mmHg，SpO_2 99%。

辅助检查　经直肠彩超提示前列腺增生，大小为 5.8cm×

4.5cm×3.8cm。实验室检查：血清前列腺特异抗原（PSA）
2.5ng/ml，游离 PSA/总 PSA（FPSA/TPSA）30%。D-二聚体
703.86ng/ml，血栓弹力图示血小板功能 77.5mm，血凝块力学强
度 14.93K。

主要的护理问题 排尿障碍；继发出血、深静脉血栓的可
能；尿失禁、疼痛；焦虑。

目前主要的治疗及护理措施 休息、吸氧、心电监护、抗感
染、保护胃黏膜、营养支持等对症支持治疗。留置导尿管，持续膀
胱冲洗。

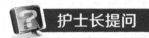

护士长提问

● **前列腺的形态和解剖位置如何？**

答：前列腺属于盆腔内器官，位于膀胱与尿生殖膈之间。呈圆
锥体状，底朝上，与膀胱颈、精囊和输精管壶腹相连接，尖朝下，
抵尿生殖膈之膈上筋膜。前面对向耻骨联合，后面与直肠壶腹相
邻。前列腺围绕前列腺部尿道，1/3 在尿道的前面，2/3 在后面，
长约 3cm，底部横径约 4cm，厚约 2cm，重 16～20g。

● **为明确患者诊断，可以采取哪些辅助检查？**

答：（1）直肠指诊 是 BPH 诊断必须检查的项目。直肠指诊
前应做血清前列腺特异抗原（PSA）测定，排空膀胱后进行。典型
的 BPH 患者，腺体增大、边缘清楚，表面光滑，中央沟变浅或消
失，质地柔韧而有弹性。

（2）尿流率测定 是指单位时间内排出的尿量，可确定 BPH
患者排尿的梗阻程度，通常用 ml/s 作计量单位。50 岁以上的男
性，最大尿流率（Q_{max}）≥15ml/s 属于正常，15～10ml/s 者可能
有梗阻，<10ml/s 者肯定有梗阻，Q_{max}<10.6ml/s 的 BPH 患者
发生临床进展的可能更大。

（3）B 超检查 可经腹壁或直肠测定前列腺体积，判断前列

增生是否突入膀胱，还可测定膀胱残余尿量。前列腺体积的计算公式为：前列腺体积（cm³）＝0.52×左右径×上下径×前后径。前列腺重量的计算公式为：前列腺重量（g）＝前列腺体积×1.05。经直肠超声检查更为精确。目前认为，前列腺体积≥31cm³的BPH患者发生临床进展的可能性大。

（4）血清PSA　　即前列腺特异抗原（Prostate Specific Antigen，PSA），是由前列腺上皮细胞分泌的糖蛋白，正常值为0～4ng/ml。游离PSA/总PSA（FPSA/TPSA）临界值≤18%应用较广泛。当前列腺有结节或质地较硬时，PSA测定有助于排除前列腺癌。PSA敏感性高，但特异性有限。

● 良性前列腺增生症临床表现主要有哪些？

答：良性前列腺增生症（BPH）是引起中老年男性排尿障碍原因中最常见的一种良性疾病，主要表现为下尿路症状，可分为以下几种。

（1）排尿期症状　　进行性排尿困难是前列腺增生患者最重要的症状。轻度梗阻时表现为排尿迟缓、断续、尿后滴沥。尿路梗阻严重时排尿费力、射程缩短，尿线细而无力，终呈滴沥状。

（2）储尿期症状　　尿频是前列腺增生患者最常见的早期症状，夜间更为明显。随着梗阻的加重，尿频更加明显。此外，还有尿急、尿失禁、膀胱痛症状。

（3）并发症及其他症状　　如血尿、膀胱结石、急性尿潴留、尿路感染、肾积水和肾功能不全，可引起或加重痔、脱肛及疝等。

● 患者出现急性尿潴留的原因是什么？

答：严重梗阻者膀胱残余尿增多，长期可致膀胱收缩无力，发生尿潴留，并出现充溢性尿失禁。前列腺增生的任何阶段，可因受凉、劳累、饮酒等使前列腺突然充血、水肿，发生急性尿潴留。

● 根据国际前列腺症状评分表（I-PPS），患者属于何种程度？

答：患者前列腺增生症状程度为重度。应用国际前列腺症状评分表（I-PPS）（表2-1）以及排尿日记进行评价。结合患者本人自身症状的轻重程度以及发生频率和对生活质量的影响程度对照表格填写，根据得分结果可分为轻、中、重度不同等级，0~7分为轻度，8~19分为中度，20~35分为重度。患者评分23分，属重度。

表 2-1　国际前列腺症状评分表（I-PSS）

在最近一个月内，您有无以下症状？	无	在 5 次中					症状评分
		少于一次	少于半数	大约半数	多于半数	几乎每次	
1. 是否经常有尿不尽感？	0	1	2	3	4	5	
2. 两次排尿间隔是否经常小于 2h？	0	1	2	3	4	5	
3. 是否曾经有间断性排尿？	0	1	2	3	4	5	
4. 有无排尿不能等待现象？	0	1	2	3	4	5	
5. 有无尿线变细现象？	0	1	2	3	4	5	
6. 是否需要用力及使劲才能开始排尿？	0	1	2	3	4	5	
7. 从入睡到早起一般需要起来排尿几次？	没有 0	1次 1	2次 2	3次 3	4次 4	5次 5	

● **治疗前列腺增生的药物包括哪些？**

答：（1）5α-还原酶抑制药　如非那雄胺（保列治）。

（2）α 受体阻滞药　根据尿路选择性可将 α 受体阻滞药分为非选择性 α 受体阻滞药（酚苄明）、选择性 α_1 受体阻滞药（多沙唑嗪、阿夫唑嗪、特拉唑嗪）和高选择性 α_1 受体阻滞药（坦索罗辛）等。

（3）某些植物类药、通尿灵、保前列、前列康及中药治疗。

● **非那雄胺和坦索罗辛的作用机制是什么？**

答：非那雄胺和坦索罗辛是临床常用的治疗前列腺增生的药物，它们的作用机制如下。

（1）非那雄胺　是 4-氮甾体激素化合物，为特异性Ⅱ型 5α-还原酶抑制药，抑制外周睾酮转化为二氢睾酮，降低血液和前列腺、皮肤等组织中的二氢睾酮水平。前列腺的生长发育和良性增生依赖于二氢睾酮，非那雄胺通过降低血液和前列腺组织中的二氢睾酮水平而抑制前列腺增生、改善良性前列腺增生的相关临床症状。

（2）坦索罗辛 为高选择性 α_1 肾上腺素受体阻滞药，其主要作用机制是选择性地阻断前列腺中的 α_1 肾上腺素受体，松弛前列腺平滑肌，从而改善良性前列腺增生所致的排尿困难等症状，同时可降低尿道内压曲线中的前列腺部压力。

● 患者口服盐酸坦洛新后诉出现头晕，这是何原因？如何预防？

答：盐酸坦洛新是一种 α_1 受体阻滞药，而患者有高血压病史，在服用 α_1 受体阻滞药时，药物可能与患者正在服用的抗高血压药起到协同作用，增加降压效果，因此，护理人员应密切监测血压，预防低血压及晕厥。为预防头晕，尽量在睡前服用此药物，夜里起床或突然改变体位时要小心，最好在每次体位改变后稍微适应一下，没有头晕等不适时再进行活动，避免服药后下床活动发生意外。

● 临床上可采用哪些方法来解决急性尿潴留？

答：发生急性尿潴留时可以行保留导尿术，导尿困难时可使用前列腺导尿管留置导尿，导尿失败等紧急情况下可在局麻下行尿道镜检、在安全导丝引导下置入导尿管，或行耻骨上膀胱穿刺排尿或耻骨上膀胱穿刺造瘘术。对肾功能受损的慢性尿潴留往往需较长时间引流尿液，应积极改善肾功能，做好术前准备。

● 高危前列腺增生症是如何定义的？高危前列腺增生症患者的治疗措施有哪些？

答：（1）良性前列腺增生症是老年男性的一种常见病，对于年龄＞70岁，且合并心、脑、肝、肺、肾等重要脏器一种或多种疾病者，临床上统称为高危前列腺增生症。

（2）治疗措施

① 此类患者手术风险大，多采用药物非手术治疗。

a. 利用 α_1 受体阻滞药坦索罗辛和抗胆碱药托特罗定改善膀胱逼尿肌功能。

b. 先联合使用 5α-还原酶抑制药，如非那雄胺（保列治）和高

选择性 α_1 受体阻滞药坦索罗辛（哈乐），然后再单用 5α-还原酶抑制药，既能较快缓解症状，又能延缓疾病进程，降低治疗总费用。

c. 舍尼通能特异性阻断雄激素和受体的结合，抑制前列腺增生，并有抗炎作用，适用于伴有前列腺炎的患者。

d. 抗雌激素治疗［他莫昔芬（三苯氧胺）］：抗雌激素药物可加强前列腺增生细胞的凋亡，注意不能单用。

e. 中药：前列康和安尿通、癃闭舒是中成药制剂。也可选用泽桂癃爽胶囊，但效果有限。

② 对于部分高危前列腺增生症患者，其病情较严重，药物疗效差，长期导尿或永久性膀胱造瘘等非手术治疗生活质量差，重要器官基础疾病控制稳定的情况下，可考虑经尿道选择性前列腺电切术治疗。

在日常生活中如何减少前列腺增生症的发生？

答：（1）前列腺增生患者平时注意少饮酒，少食辛辣刺激食物，因为这些食物能使前列腺充血水肿，容易造成急性尿潴留；冬季御寒，预防感冒。

（2）避免使用一些影响膀胱功能的药物，其中主要有阿托品、颠茄片及麻黄素片、异丙肾上腺素等。近年来又发现钙通道阻滞药和维拉帕米，能促进泌乳素分泌，减弱逼尿肌的收缩力，加重排尿困难，故宜慎用或最好不用这类药物。

（3）多吃清淡易消化的食物，多吃蔬菜，防止便秘，因为大便干燥积存可能加重排尿困难。

（4）不要长时间憋尿，尽可能少骑自行车。不要久坐，尤其是硬冷的地方，适度运动，避免劳累等。

患者行腔内 B 超检查的目的是什么？检查前的准备有哪些？

答：（1）腔内 B 超是经直肠的超声检查，主要用来测量前列腺的体积和重量。具体操作是将 B 超探头经过肛门插入直肠，从直肠内显示前列腺和膀胱的形状和大小。

（2）检查前准备　注意排空大便，多饮水，使膀胱充盈，做好患者的心理护理。

● 前列腺增生症什么情况下需要手术治疗？

答：男性随着年龄的增加，前列腺增生发生情况逐步增加，但并非均需要手术治疗。重度前列腺增生患者的下尿路症状已明显影响生活质量者，可选择外科手术治疗；药物治疗效果不佳或拒绝接受药物治疗的患者，可以考虑手术治疗。当前列腺增生导致以下并发症时，建议采用手术治疗。

① 反复尿潴留（至少在一次拔管后不能排尿或两次尿潴留）。

② 反复血尿，5α-还原酶抑制药治疗无效。

③ 反复泌尿系感染。

④ 膀胱结石。

⑤ 继发性上尿路积水（伴或不伴肾功能损害）。

⑥ 良性前列腺增生症合并膀胱大憩室、腹股沟疝、严重的痔或脱肛，临床判断不解除下尿路梗阻，难以达到治疗效果者，应当考虑外科治疗。

⑦ 如果残余尿明显增多以致充溢性尿失禁的前列腺增生症患者应当考虑外科治疗。

● 前列腺增生症有哪些非手术治疗方法？

答：可分为内科药物治疗、保守性手术治疗和预防辅助措施三个方面。

（1）内科药物治疗 主要有前列康、安尿通、克念菌素、雌激素、酚苄明、特拉唑嗪、非那雄胺、舍尼通以及中草药等。

（2）保守性手术治疗 主要包括双侧睾丸切除术和前列腺扩张术。

（3）预防辅助措施 主要包括一般性措施和对尿潴留的处理。导致前列腺增生症患者排尿困难的因素很多，比如憋尿、饮酒，尤其是酗酒、疲劳、性生活过频、气候变化、久坐等都可以引起前列腺局部充血、水肿，使症状加重，甚至出现尿潴留。因此，应该针对这些原因给予相应的预防。

● **治疗前列腺增生症的手术方法有哪些?**

答:一类是开放手术,包括耻骨上经膀胱或耻骨后等开放手术方式切除前列腺;另一类是微创手术,包括以下几种。

① 经尿道前列腺电切除术(TURP);

② 经尿道激光前列腺切除术(TLP);

③ 经尿道前列腺等离子双极电切术(TUPKP);

④ 经尿道前列腺钬激光手术;

⑤ 经尿道针刺消融术。

● **经尿道前列腺电切除术(TURP)的适应证有哪些?**

答:(1)前列腺增生引起膀胱出口梗阻,出现尿频、排尿困难、膀胱残余尿量过多及尿潴留。

(2)前列腺增生梗阻引起肾功能损害。

(3)前列腺增生梗阻引起反复尿路感染、血尿及继发膀胱结石、腹股沟疝等。

(4)能耐受 TURP 手术者。

(5)手术能在 60~90min 内完成切除的中重度(60g)患者。

● **TURP 与传统的开放手术相比,有哪些优点?**

答:TURP 是微创手术,与传统的开放手术对比,TURP 主要具有以下几个优点。

① 手术适应范围广,对患者全身各系统功能影响均较小,对同时伴有心脏病、高血压病、糖尿病的老年患者也可以手术。

② 手术时间短,所有手术操作均在尿道内进行,多数患者术中出血很少。

③ 术后恢复快,接受 TURP 的患者,一般第 2 日就可以下床活动,术后 5~7 日即可出院。

● **作为责任护士,如何完善患者的术前准备?**

答:(1)心理护理 耐心向患者及家属解释手术目的、效果、过程和安全性,消除疑虑和恐惧心理,取得合作。

(2)遵医嘱完成血常规、出血时间、凝血时间、肝肾功能及心脏超声等术前检查。

（3）术前 1 天行抗生素药物过敏试验。

（4）术前按医嘱给予口服药物。

（5）术前禁食 6h，禁饮 2h，排空大小便。

（6）术前训练 指导患者进行提肛肌锻炼，以减轻手术后暂时性尿失禁。

● **TURP 的主要并发症有哪些？**

答：TURP 的主要并发症有电切除综合征、继发性出血、感染、穿孔与尿外渗、尿道损伤、膀胱三角区和输尿管口损伤、尿道外括约肌损伤、尿道狭窄和性功能障碍、膀胱痉挛等。

● **电切除综合征（TURS）是 TURP 最严重的并发症之一，其发生的机制是什么？有何临床表现？如何护理？**

答：（1）发生机制 TURS 也称为稀释性低钠血症或水中毒，是由于术中切除前列腺组织时静脉窦开放，大量冲洗液进入循环系统导致血容量过多所致。前列腺组织切除＞45g 或手术时间＞90min 的患者，对于高龄或有其他合并症如氮质血症、心肺功能不全、体质较弱、难以承受大手术的患者容易发生。当血钠低于 120mmol/L 时，患者出现明显临床症状。

（2）临床表现 典型的 TURS 患者表现为循环系统及神经系统功能异常，如烦躁不安、神志不清、恶心、呕吐、呼吸困难、颈静脉怒张、血压升高，继之出现心律失常、血压下降、心力衰竭、肺水肿以及视觉障碍等表现，血电解质检查示血钠浓度明显低于正常值等。

（3）护理措施 密切观察患者生命体征，加强心电监测，尤其注意意识、血压和脉搏的变化，注意倾听患者主诉，观察有无烦躁、恶心、呕吐、抽搐、昏迷等症状，及时观察血清钠，以便早期发现病情变化。一旦发生，可立即采取以下措施：①立即减慢输液速度；②静脉输注浓氯化钠溶液纠正血钠水平；③静脉注射利尿药；④持续吸氧，纠正血压下降、脉搏缓慢症状；⑤心力衰竭时酌情应用洋地黄类药物；⑥出现脑水肿征象时行脱水治疗并静脉滴注地塞米松；应用对肾功能无明显损伤的抗生素预防感染。

哪些护理措施可降低患者行 TURP 术后出血的严重程度？

答：TURP 是前列腺增生症患者常规的腔内治疗方法，术后大出血是临床上较为常见的并发症，出血程度与前列腺大小、质地和操作者的熟练程度有关。采取及时、有效的护理措施，能降低TURP 术后大出血的发生率，促进患者早日康复。具体措施如下。

（1）心理护理　临床实践中以亲切、真诚的话语与患者交流，消除其对手术后并发症的顾虑，增强其战胜疾病的信心。

（2）保持膀胱冲洗通畅，预防膀胱痉挛　TURP 术后一般用生理盐水持续膀胱冲洗 2～3 天，以防形成血凝块导致导尿管堵塞；术后冲洗液的温度为 25～30℃；冲洗液距离膀胱高度 50～60cm。冲洗速度可根据尿色而定，色深则快、色浅则慢；若尿色深红或逐渐加深，说明有活动性出血可能，应立即加快冲洗速度，并及时通知医师处理；若引流不畅应及时施行高压冲洗抽吸血块，以免造成膀胱充盈、膀胱痉挛而加重出血。术后给予有效的镇痛可预防膀胱痉挛；通过牵拉气囊导尿管，压迫前列腺创面达到止血目的。

（3）体位护理　术前健康教育强调体位护理对预防术后出血的重要性，并指导患者床上排大便，术后指导患者翻身和活动，尽量避免频繁改变体位或体位改变幅度过大。

（4）预防泌尿系感染　完善术前常规检查，如有感染现象，应在感染有效控制之后再行手术治疗，术后合理使用抗生素；护理应严格无菌操作技术，保持引流管冲洗通畅，每日用生理盐水清洗会阴部及导尿管 2 次，避免因逆行感染导致的 TURP 术后出血。

（5）预防便秘　术后饮食可按加速康复外科方案进行，术后6h 患者意识清醒，无呕吐、恶心等不适，即可给予半流质饮食，逐渐过渡到普食，并指导其多饮水，适当床上活动，多吃富含纤维的食物，多吃香蕉及蜂蜜等以润滑肠道，保持大便通畅，必要时按医嘱给予软化大便及轻泻药物，如开塞露，防止术后用力大便而导致出血。

● **患者术后低钠，医嘱予以输入高浓度钠，输入过程中要注意些什么？**

答：高浓度钠是 10％氯化钠溶液制剂，静脉输注浓度 3％～5％氯化钠溶液时输注速度都不宜太快，约 100ml/h，密切观察患者意识和脉搏的变化。

● **患者手术后 6 天，为什么尿液还是红的？如何护理？**

答：（1）这主要是因为经尿道前列腺电切除术后，尿道里面的伤口还没有完全长好或伤口表面的结痂脱落后引起的出血所致。当大便比较干燥时用力排便、既往有吸烟或支气管肺部疾病引起频繁咳嗽、体型肥胖等情况下容易发生。

（2）护理措施　应嘱咐患者保持大便通畅，多食一些富含粗纤维的食物，大便时避免用力屏气增加腹腔压力，必要时服用一些通便药，咳嗽频繁时可用止咳化痰药物。当出现血尿后，告知患者不要紧张，多喝水血尿很快就可自行停止。如若出血较多应告知医师采取其他检查或治疗措施。

● **如何处理因电切创面水肿严重而引起导尿管拔除后不能正常排尿？**

答：这需要再次留置导尿管，休息几日后再拔管，并辅助服用盐酸坦洛新，大多能好转。对于这种情况，告知患者，拔除导尿管后千万不要害怕排尿疼痛而不愿意小便，这样只会使膀胱充盈过度，甚至导致尿潴留。

● **TURP 术后静脉血栓发生的原因是什么？如何预防？**

答：患者血流缓慢，手术应激引起血流凝集倾向增强，术后卧床时间增加，活动减少，下肢深静脉血流缓慢，极易导致静脉血栓形成。

预防措施：该患者术后 D-二聚体 703.86ng/mL，血小板功能77.5mm，血凝块力学强度 14.93K，为高危人群，给予双下肢气压治疗每日 2 次，促进下肢血液循环；鼓励患者多饮水；帮助患者进行床上活动，抬高患肢，鼓励其主动行足背伸屈运动，尽早下床活动；遵医嘱应用防血栓形成药物。

TURP 术后发生尿失禁怎样治疗？

答：（1）TURP 术后发生的尿失禁可能是暂时性的，也可能是永久性的。暂时性的尿失禁，并非尿道外括约肌损伤，在术后数日或一个月内使用药物治疗并配合盆底肌功能锻炼，多能逐渐恢复。

（2）对于尿道外括约肌损伤的永久性尿失禁，即压力性尿失禁，可行增加尿道阻力的外科治疗，比如采用尿道海绵体转位术来增加尿道阻力控制尿失禁。

如何对患者进行出院指导？

答：（1）日常生活指导　保持会阴部清洁，勤换内衣裤。不洗热水盆浴。保证良好睡眠，应避免饮酒、受凉、久坐。术后 3 个月内不提重物，不走远路，不用力解大便，不同房。经常参加体育锻炼。如有前列腺炎、尿道结石症等，应及时、彻底治疗。

（2）饮食指导　多食富含纤维素、易消化的食物，忌食生冷、油腻、辛辣食品。预防便秘，必要时可服缓泻药。术后 1～2 个月内避免剧烈活动。鼓励患者多饮水，严禁憋尿，以防诱发急性尿潴留。

（3）康复指导　若有溢尿现象，嘱患者有意识地进行排尿功能训练，锻炼提肛肌，以尽快恢复尿道括约肌功能。

（4）自我护理指导　TURP 患者术后有可能发生尿道狭窄。术后若尿线逐渐变细，甚至出现排尿困难，应及时到医院检查并处理。有狭窄者，定期行尿道扩张，效果较满意。术后前列腺窝的修复需 3～6 个月，因此，术后可能仍会有排尿异常现象，应多饮水。

（5）复查指导　遵医嘱口服抗生素，3 个月后门诊复查，定期化验尿、复查尿流率及残余尿量。

🍀【护理查房总结】

此患者是典型的良性前列腺增生症（BPH）病例，通过完善术前准备、积极控制患者血压，行 TURP 术，手术顺利，术后恢复良好。通过此病例，护理人员需要掌握 BPH 的相关知识、TURP 手术的适应证和并发症，做好患者的围手术期护理，尤其是术后护理，使患者能更好地康复。特别需要强调的有以下几点。

① 前列腺增生症是一种老年男性常见病，但并不是所有患者都需要手术治疗，护理人员需要做好相关健康教育，预防疾病的加重和并发症的发生。

② 耐心、详细地向患者解释国际前列腺症状评分表（I-PPS）以及排尿日记，让患者熟悉和掌握自己病情的严重程度和变化。

③ 提醒患者养成良好的生活习惯，少饮酒，少食辛辣刺激食物，多吃蔬菜，防止便秘。

④ 服用相关药物治疗时，注意头晕、低血压等不良反应。

⑤ 积极预防术后出血、电切除综合征等并发症的发生，术后注意膀胱持续冲洗的速度和冲洗液的颜色，保持引流管通畅。

⑥ 做好患者的健康教育，尤其是出院指导，督促患者做好自我监测与护理，定期门诊复诊并做好患者的随访。

（方春华）

查房笔记

病例 12 • 前列腺癌

🍀【病历汇报】

病情　患者男性，57岁。无明显诱因出现排尿困难、尿频、尿急8个月余，近期症状加重要求治疗入院。否认肝炎、结核等传染病史，否认高血压病、糖尿病等慢性疾病，无饮酒史、吸烟史及家族史。

护理体查　体温36.6℃，脉搏72次/分，呼吸18次/分，血压102/71mmHg。神志清楚，查体合作。双肾区及膀胱耻骨上区未见局限性隆起，双肾区无叩击痛，双侧输尿管行程无压痛。肛门外生殖器无异常。直肠指诊：前列腺Ⅱ°增大，质地硬，中央沟明显变浅，左侧叶可扪及硬结，轻压痛，指套退出无血染。

入院诊断　前列腺癌，临床分期$T_2N_0M_0$。

手术情况　完善术前准备，在全麻下行保留右侧勃起神经的前列腺癌根治术，术中盆腔淋巴结及后尿道切缘快速冰冻切片病检报告阴性。麻醉满意，手术顺利。术后留置盆腔引流管及双腔气囊导尿管。术后体温36.0℃，脉搏65次/分，呼吸20次/分，血压113/76mmHg。

辅助检查　前列腺B超示前列腺左侧叶可探及一约直径1.2cm低回声结。行经直肠B超引导下前列腺穿刺活检，病理报告为前列腺癌，Gleason评分3/4，总计7分。盆腔MRI示前列腺左侧叶W2T1低信号灶约1.0cm。胸部X线片示双侧肺纹理稍增粗；全身同位素骨扫描未见异常。实验室检查：前列腺特异抗原14ng/ml。尿常规示尿隐血（＋），镜检白细胞0~2/HP，D-二聚体403.86ng/ml。

主要的护理问题　继发出血的危险；有尿失禁、尿道吻合口狭窄的可能；营养失调，恐惧、焦虑，缺乏前列腺癌的相关知识。

目前主要的治疗及护理措施　休息、吸氧、心电监护；抗感染、保护胃黏膜、营养支持、解痉等对症、支持治疗。

？ 护士长提问

● 前列腺癌的组织学分类和转移途径有哪些？

答：（1）组织学分类　约 95％的前列腺癌为腺癌；其余的 5％
中，90％是移行细胞癌，10％为神经内分泌癌和肉瘤。

（2）转移途径　较常见的转移途径是淋巴结转移及经血行转移
至骨骼。

● 前列腺癌的临床表现有哪些？

答：早期前列腺癌常无症状。当前列腺癌增大阻塞尿道、侵犯
膀胱颈部，可引起尿频、尿急、尿流中断、排尿困难、尿潴留等，
但血尿不常见。晚期骨转移可出现骨痛；直肠受累可表现排便困难
或肠梗阻；淋巴结转移时可出现下肢水肿、淋巴结肿大；脊髓压迫
可出现下肢痛、无力等。

● 前列腺癌怎样分期？

答：多采用 TNM 分期系统，分为 4 期。T_1 期又分为 T_{1a} 期
（偶发肿瘤体积＜所切除组织的 5％，直肠指诊正常）、T_{1b} 期（偶
发肿瘤体积＞所切除组织的 5％，直肠指诊正常）、T_{1c} 期（单纯
PSA 升高，穿刺活检发现肿瘤，直肠指诊及经直肠 B 超正常）。T_2
期又分为 T_{2a} 期（肿瘤局限并＜单叶的 1/2）、T_{2b} 期（肿瘤局限并
＞单叶的 1/2）、T_{2c} 期（肿瘤侵犯两叶，但局限于前列腺内）。T_3
期又分为 T_{3a} 期（肿瘤侵犯并突破前列腺一叶或两叶包膜）、T_{3b} 期
（肿瘤侵犯精囊）。T_4 期：肿瘤侵犯膀胱颈、尿道外括约肌、直肠、
提肛肌和（或）盆壁。

● 患者 Gleason 评分 3/4，总计 7 分，依据是什么？

答：Gleason 分级创建于 1966 年，是从腺体的分化程度和肿

瘤在前列腺间质中的生长类型两方面来评价肿瘤的恶性程度，不考虑细胞特征在肿瘤分级中的作用，根据相对低倍放大下确定肿瘤的腺体类型，将其分为首要的（主要的）和次要的（次主要的）结构类型，每个类型分为五级计 5 分，级别为 1~5 分，1 分代表分化最好，5 分代表分化最差，最后分级的评分为两者之和。患者主要类型计 3 分，次要类型计 4 分，因此 Gleason 评分 3/4，总计 7 分。

● 导致前列腺癌的危险因素有哪些？

答：（1）年龄　前列腺癌的发病情况与年龄密切相关。国内呈现高年龄组发病率高的分布。

（2）种族　不同种族前列腺癌发病率差异也很大。美国黑种人前列腺癌的发病率最高，是美国白种人的 1.7 倍，比中国上海居民高出几十倍。

（3）遗传因素　家族史是前列腺癌的高危因素，直系亲属患有前列腺癌的男性的发病危险是普通人的 2 倍，当患病亲属个数增加或亲属患病年龄降低时，本人的发病危险随之增加，且在年轻时表现更为明显。

（4）饮食因素　病因学研究提示，前列腺癌和生活方式相关，特别是与富含脂肪、肉类和奶类的饮食相关，发达地区往往呈现高发病趋势。

（5）激素　雄激素在前列腺的发育和前列腺癌的进展过程中起关键作用。在动物实验中，雄激素和双氢睾酮能够诱发前列腺癌。此外，胰岛素和胰岛素样生长因子（IGF）也是前列腺癌发病的相关因素。

（6）慢性前列腺炎　有性传播疾病或前列腺炎病史的男性前列腺癌发病危险增高，并且遗传流行病学研究提示的前列腺癌高危基因是炎性反应的调控基因。

（7）抗氧化物质　流行病学证明亚洲人前列腺癌发病率比欧美人低，还可能与亚洲人茶叶消耗量大有关，尤其是绿茶，因为绿茶中含有黄酮醇。

（8）性生活方式　国外资料表明，过早进行性活动、性行为频繁、较多性伴侣及感染性传播疾病（STD）等因素都是前列腺癌发病的危险因素。

（9）其他　输精管结扎术、体重指数（BMI）、药物滥用、吸烟、饮酒、职业暴露、环境因素、体育锻炼等可能也与前列腺癌的发生有关。

为明确患者的诊断，可以做哪些检查？

答：（1）直肠指诊　这对前列腺癌的诊断和分期有重要价值。注意前列腺大小、外形、硬度、有无结节、腺体活动度及精囊情况。触到硬结者应疑为癌，但应与前列腺结石和前列腺结核鉴别。

（2）血清前列腺特异抗原（PSA）　是由前列腺产生的一种酶，对前列腺组织有特异性，可作为前列腺癌的筛选检查方法。正常血清 PSA 小于 4ng/ml，前列腺癌常伴有血清 PSA 升高，极度升高者多数有转移病灶。

（3）经直肠 B 超　可发现前列腺外周区有低回声病变，少数为高回声、等回声或混合声，对前列腺癌进行较可靠的分期有重要的诊断意义。

（4）前列腺活检　经直肠 B 超引导下穿刺活检诊断前列腺癌的准确率较高，并可确诊。

（5）X 线检查　骨 X 线平片可显示骨转移；静脉尿路造影可发现晚期前列腺癌侵及膀胱引起肾、输尿管积水的情况。

前列腺穿刺的指征是什么？如何护理？

答：（1）前列腺穿刺活检是确诊前列腺癌的重要手段，前列腺穿刺的目的是明确前列腺肿物的性质，确定前列腺肿瘤的组织学类型，决定治疗方案，判断前列腺癌的治疗效果。前列腺穿刺的指征包括血清 PSA、TPSA 升高，临床症状和直肠指诊怀疑前列腺癌的患者。

（2）护理措施

① 穿刺前评估患者的健康状况，排除患者是否有感染、发热、

高血压危象、心功能失代偿期、严重血液病、糖尿病不稳定期等禁用。

② 术前 3 天开始行肠道准备，口服抗生素，给予流质饮食。术前 1 天及当天清洁灌肠。

③ 穿刺后密切观察患者的体温变化，防止大肠杆菌感染。术后一般应用抗生素 3 天。

④ 观察患者有无血尿、血便。必要时应用镇痛药。鼓励患者多饮水。

● 进行前列腺特异抗原（PSA）检查的注意事项有哪些？

答：PSA 检测应在前列腺按摩后 1 周，直肠指诊、膀胱镜检查、导尿等操作 48h 后，射精 24h 后，前列腺穿刺 1 个月后进行，PSA 检测时应无急性前列腺炎、尿潴留等疾病。

● 前列腺癌的治疗方法有哪些？

答：（1）手术治疗　共有三种手术方式：根治性前列腺切除术、经尿道前列腺切除术、双侧睾丸切除术。小病灶且细胞分化好的 T_1 期癌可观察等待不作处理；限于前列腺内的 T_2 期癌可行根治性前列腺切除术，可采取开放性手术或腹腔镜手术；前列腺癌引起膀胱口梗阻时可行经尿道前列腺电切除术（TURP）治疗以缓解梗阻症状。

（2）抗雄性激素内分泌治疗　Ⅲ、Ⅳ期癌以抗雄性激素内分泌治疗为主。

（3）放射治疗　对前列腺癌有一定的效果。放射性粒子内照射可使注射部位周围小范围内发生强烈照射作用，杀死早期扩散的癌细胞；晚期前列腺癌使用间质内照射法和外照射治疗可明显提高生存率；姑息性放疗用于骨转移能缓解疼痛症状。

● 前列腺癌内分泌治疗的不良反应有哪些？

答：（1）动脉粥样硬化与心血管风险事件　男性动脉粥样硬化与低雄激素血症存在相关性；内分泌治疗可诱发脂质代谢紊乱和凝血功能障碍，引发动脉粥样硬化。

（2）胰岛素抵抗与糖尿病风险

① 胰岛素抵抗和 2 型糖尿病是男性性腺功能减退的并发症。

② 睾酮水平降低可以预测男性胰岛素抵抗和 2 型糖尿病的发生。

③ 在性功能减退的肥胖男性中，睾酮替代治疗能够改善胰岛素敏感性。

（3）高血压相关事件风险　雄激素受体广泛存在于心肌、主动脉、冠状动脉、外周血管组织等平滑肌内，以及骨骼肌、神经系统、肾与肾上腺等处。血清雄激素的变化可通过该受体作用于上述器官和组织，使血压升高。

（4）肥胖相关事件风险　血清雄激素水平与瘦素之间存在负相关关系。

（5）骨代谢异常相关风险　低雄激素血症导致破骨细胞活化、骨小梁穿孔、连接结构破坏，使雄激素刺激成骨和维持骨量的作用下降，血清溶骨标志物水平显著升高。

● 如何做好患者的术前护理？

答：（1）心理护理　心理因素的变化直接或间接影响疾病的治疗和身体的康复。应向患者及家属讲解手术的目的、方法、安全性，以及术后恢复过程和预后等，提高患者对手术的认识程度，消除患者的疑虑及恐惧心理。

（2）术前准备　对于老年患者，术前指导患者进行适当的预防性锻炼，鼓励患者进行有效咳嗽练习及缩肛运动等练习。对有吸烟习惯者，入院后应劝其停止吸烟。给予患者高热量、高蛋白、营养丰富的低渣食物。术前晚、术日晨清洁灌肠。观察排尿情况，有无排尿形态改变。

● 如何对患者进行术后护理？

答：（1）病情观察

① 术后每 30～60min 测量 1 次脉搏、呼吸、血压。密切观察有无内出血，记录 24h 尿量及伤口引流量，观察引流液的颜色和性

状，保持各种引流管引流通畅。如血压下降或冲洗液持续鲜红及耻骨后引流血量 24h 大于 500ml，提示内出血，及时通知医师处理。避免增加腹压因素，如咳嗽、便秘、大笑等，以防出血。

② 出现膀胱痉挛时，如腹痛、膀胱胀满、有急迫的排尿感等，多由逼尿肌不稳定、导尿管刺激、血块堵塞冲洗管等引起，嘱患者深呼吸，并适当给予镇痛药物或解痉药物。

③ 术后静脉抗感染治疗，注意观察患者体温变化，如体温超过 38℃应复查血常规，并遵医嘱采取相应降温措施。

④ 观察引流管有无扭曲、打折、脱落，引流是否通畅。充分引流尿液，伤口引流管在引流量减少或无引流液时拔除，气囊尿管术后 3 周拔除。指导患者定时进行盆底肌训练，尽快恢复排尿功能。

（2）体位与活动　根据手术部位与方式及病情选择合适的卧位，ERAS 方案推荐清醒后即可半卧位或适量在床活动。

（3）饮食　术后 6h 无恶心、呕吐，可进流质，鼓励多饮水，1～2 日后无腹胀即可恢复正常饮食；保持大便通畅，便秘时可口服缓泻药。

（4）每日用生理盐水清洁尿道口 2 次，指导患者下床活动时将引流袋别在低于切口位置，预防逆行感染。

（5）患者 caprin 评分 3 分，属于中危人群。要做好静脉血栓栓塞症（VTE）预防措施，动态评估 DVT 风险，谨防肺栓塞（PTE）的发生。

患者术后最可能发生的并发症是什么？原因是什么？如何护理？

答：（1）术后最可能发生的并发症是尿失禁。主要与尿道外括约肌受损有关。

（2）护理措施　指导其进行盆底肌功能锻炼，鼓励其多饮水，向患者说明尿失禁为暂时性的，经过一段时间的功能锻炼，会逐渐恢复控制排尿功能，以消除患者的心理压力；保持会阴部清洁干燥，指导其正确使用尿垫。

为预防患者发生尿失禁，应如何指导患者进行盆底肌训练？

答：（1）训练时间 术前 8～12 天开始锻炼，术后 1 周练习提肛运动。

（2）训练次数 每日至少做30～45 次，每次持续 10s 左右。最初可由每次 2～3s 开始，逐步达到每次 10s。

（3）具体方法 盆底肌训练是一个简单易行的方法，不受体位影响，站、卧、平时、等车、行走时都可进行。

① 指导患者全身放松 10s，提肛运动 10s，每日做30～45 次，可预防治疗尿失禁。

② 要均匀呼吸，腰、腹、大腿肌肉放松。

③ 带动会阴肌肉同时收缩，从而使盆底肌上提，增加盆底肌支撑力，改善尿失禁。

术后发生勃起功能障碍的原因是什么？有何治疗方法？

答：本患者虽然进行了保留勃起神经的前列腺癌根治术，根据资料统计，仍有 30％～50％的患者术后不能完成满意的性生活，且性功能的逐步恢复约需半年至 1 年。引起患者术后性功能障碍的因素有年龄、临床病理分期和手术操作（保留或切除性神经血管束）。肿瘤局限于前列腺内的较年轻的患者术后性功能恢复好。勃起功能障碍发生后可采用负压吸引或药物注射等疗法使阴茎勃起。

患者拔除导尿管后出现进行性尿线变细和排尿困难应考虑什么？有何治疗方法？

答：患者拔除导尿管后出现进行性尿线变细和排尿困难应考虑尿道吻合口狭窄，行尿道扩张可以缓解。扩张前向患者解释行尿道扩张的方法、必要性以及可能出现的并发症和对身体所造成的痛苦，同时保证尿道口的清洁，避免并发症的发生。

为评估患者术后身体恢复情况，需做哪些检查？如何预防？

答：（1）血清 PSA 水平的变化 监测血清 PSA 水平的变化是前列腺癌随访的基本内容。成功的根治性前列腺切除术 3 周后应该不能检测到 PSA。PSA 持续升高说明体内有产生 PSA 的组织，也即残留的前列腺癌病灶，在根治性前列腺切除术后，连续 2 次血清 PSA 水平超过 0.2ng/ml 提示前列腺癌生化复发。

（2）直肠指诊　用于判断是否存在前列腺癌局部复发，在治愈性治疗后如果前列腺区有新出现的结节应该怀疑局部复发。

（3）经直肠超声和活检　生化复发者前列腺活检阳性率为 54%，直肠指诊异常者前列腺活检阳性率为 78%。

（4）骨扫描与腹部 CT 或 MRI　如果患者有骨骼疼痛，应进行骨扫描，不必考虑血清 PSA 水平。

● 如何对患者进行出院指导？

答：（1）嘱患者注意休息，劳逸结合，3 个月内避免剧烈活动、持重物，以免发生继发性出血。3 个月内不宜盆浴。

（2）患者多数带导尿管出院，嘱其保护好导尿管，防止脱落。应为患者准备消毒尿道口的消毒液、尿袋，指导患者保持尿道口清洁，尿袋每周更换 1～2 次。口服抗生素抗感染。

（3）每日规律进行盆底肌训练，出现膀胱痉挛症状时可口服酒石酸托特罗定（舍尼亭）2mg。按时来院拔管，观察拔管后排尿情况，回去继续进行盆底肌训练。

（4）指导患者多饮水，每日饮水量 1500～2000ml，注意观察尿液颜色。

（5）多食蔬菜、水果，忌烟酒，忌食辛辣刺激性食物，保持大便通畅。必要时可使用润肠剂如开塞露或轻泻药，切忌用力排便。

（6）根据医嘱 3 周后回院复查，拔除导尿管。每 3 个月定期复查 PSA、胸部 X 线片、血沉、水电解质、血常规、尿常规。注意有无腰痛、骨关节疼痛等肿瘤转移所致症状。如出现血尿、排尿困难或者尿线变细等及时就诊。

❀【护理查房总结】

本病例为局限性前列腺癌患者，没有前列腺包膜侵犯、区域淋巴结转移及远处转移，具有行前列腺癌根治切除的手术适应证；其术后病理分期为 $T_2N_0M_0$，Gleason 评分 3/4，总计 7 分。护理人员需要掌握前列腺癌的相关知识，做好前列腺癌患者围手术期的护理，尤其是术后护理，改善患者的生活质量。特别强调以下几点。

① 术后适当锻炼，加强营养，增强体质。禁止吸烟，对密切接触致癌物质者加强劳动防护，可防止或减少肿瘤的发生。

② 高脂肪饮食，特别是进食动物脂肪、红色肉类是前列腺癌的危险因素，豆类、谷物、蔬菜、水果有防癌、减少前列腺癌发病的作用。

③ 密切观察病情变化，保持引流通畅，防止内出血。

④ 术后连续穿医用弹力袜 72h 并适当活动下肢，防止深静脉血栓形成。

⑤ 指导患者进行盆底肌训练，预防尿失禁。

（刘红如　方春华）

查房笔记

病例 13 • 肾癌

🍀【病历汇报】

病情　患者男性，42 岁，因左侧腰痛并肉眼血尿 4 个月，发现左肾占位病变 2 周入院。患者 4 个月前因左侧腰痛并肉眼血尿在当地医院就诊，考虑"尿路结石"，抗感染治疗后血尿消失，2 周前体检时发现左肾占位病变，为求进一步治疗入院，起病以来，精神、食欲一般，体重无明显变化。无肝炎、结核病史，无家族性遗传疾病，有外伤史，无手术史，有输血史，预防接种史按计划进行。

护理体查　体温 36℃，脉搏 72 次/分，呼吸 20 次/分，血压 140/69mmHg。神志清楚，查体合作。左肾区叩击痛，右肾区无叩击痛，左侧腹部可扪及肿块，边界不清质地硬，耻骨上膀胱区无压痛。

入院诊断　左肾占位病变，肝脏多发囊肿。

手术情况　完善术前准备，在全麻腹腔镜下行左肾根治性切除术，术后诊断：左肾透明细胞癌，麻醉满意，手术顺利。留置左肾窝引流管及导尿管。术后体温 36℃，脉搏 89 次/分，呼吸 20 次/分，血压 146/82mmHg，SpO_2 100%。

辅助检查　腹部 CT 示左肾实质性肿块，约 12 mm×9mm，肝脏多发囊肿。胸部 X 线片示右中上肺及左上肺陈旧性结核。彩超示左肾混合性肿块并多发钙化灶。术后病理结果示左肾透明细胞癌 1～2 级，肾周脂肪及输尿管残端未见癌。

主要的护理问题　继发出血、感染的危险；焦虑、恐惧，营养失调；知识缺乏：缺乏术后自我护理知识。

目前主要的治疗及护理措施　休息、吸氧、心电监护、抗感染、镇痛、保护胃黏膜、补液等对症、支持疗法；记录 24h 尿量。

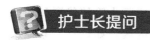

● **肾脏肿瘤包括哪些？**

答：肾脏肿瘤大多为恶性，发病率在泌尿系统肿瘤中仅次于膀胱肿瘤，其中恶性肿瘤有肾细胞癌、肾肉瘤、肾母细胞瘤、肾转移瘤。良性肾肿瘤有皮质腺瘤、肾纤维瘤、肾血管平滑肌脂肪瘤等。

● **什么是肾癌三联征？**

答：肾癌也称肾细胞癌，为最常见的肾实质恶性肿瘤，占成人恶性肿瘤的 2%～3%，男女之比为 2：1。肾癌三联征即血尿、腰痛和肿块。间歇性、无痛性肉眼血尿为肾癌的常见症状，表明肿瘤已侵入肾盏、肾盂。腰痛常为腰部隐痛或钝痛，疼痛常由肿块增大、膨胀肾包膜或肿瘤侵犯腰肌、邻近器官引起；血块通过输尿管时可发生肾绞痛。肿瘤较大时常在腰、腹部被触及；1/4～1/3 的患者就诊时可发现肿大的肾。临床上典型的"三联征"俱全者不到 15%。

● **副瘤综合征的临床表现有哪些？**

答：当出现肾癌三联征时患者已属于晚期，10%～40%的患者会出现副瘤综合征，临床表现为：高热、高血压、血沉增快、高钙血症、高血糖、红细胞增多、肝功能异常、消瘦、贫血、体重减轻及恶病质等。

● **肾癌患者的转移症状有哪些？**

答：30%的肾癌患者因转移病灶就诊，肾癌半数以上以肺、肝、骨转移多见，直接侵犯肾周围脂肪组织，也可通过静脉扩散至邻近器官或经淋巴转移。如肺转移时可出现咳嗽、咯血；骨转移可出现骨痛、骨折；淋巴转移者可出现左侧锁骨上淋巴结肿大；有下腔静脉癌栓严重阻塞静脉回流者可出现双下肢水肿。

● **肾癌的诱发因素有哪些？**

答：引发肾癌的病因很多，比较常见的是遗传因素、不良生活习惯如吸烟、肥胖。高血压导致肾小球硬化或肾小管的代谢和功能改变也可以引发肾癌。此外，还有很多诱发因素，如饮食、其他疾病等。

● **为明确诊断，可以给患者做哪些辅助检查？**

答：（1）腹部 B 超检查　发现肾癌的敏感性高，是发现肾肿瘤最简便和常用的方法。能查出肾内直径＞1cm 的肿瘤，准确鉴别肾肿块是囊性还是实质性，并可鉴别诊断肾癌和肾血管平滑肌脂肪瘤。

（2）腹部 X 线检查　可见肾脏外形增大、不规则，偶有钙化影。

（3）腹部 CT 检查　为主要确诊手段，有助于早期诊断和鉴别肿块的性质、侵犯范围等。对肾脏肿块检出率近 100%，肿瘤诊断正确率达 95% 以上。

● **肾癌的治疗方法有哪些？**

答：肾癌主要以手术切除为主，可采取开放式手术或腹腔镜手术行肾癌根治性切除术。局限性肾癌可采用根治性切除术或保留肾单位的手术；局限性进展型肾癌首选根治性切除术，转移的淋巴结或血管瘤栓需根据病变程度选择是否切除。转移性肾癌可采用以内科治疗（细胞因子治疗、靶向治疗、放疗、化疗等）为主、外科手术为辅的综合治疗。

● **患者术前首优的护理问题是什么？如何护理？**

答：（1）患者术前首优的护理问题　焦虑和恐惧。

（2）护理措施

① 主动关心患者，耐心倾听患者的诉说，根据不同的个性心理特征决定是否告知患者真实病情。

② 多与患者沟通，给予耐心细致的心理疏导，告知肾癌的相关知识及手术预后，消除其焦虑、恐惧心理，使患者树立正确的态度，积极配合治疗和护理。

腹腔镜手术较开放性手术有何优势？

答：腹腔镜手术与开放性手术相比，优势明显：创伤很小，瘢痕小；对周围组织的损伤降至最低，术后发生粘连的机会变小；患者术后伤口疼痛明显减轻；患者术后恢复快，可大大缩短住院时间。

对患者术后卧位有何要求？

答：术后根据不同麻醉方式给予不同卧位。患者在全麻腹腔镜下行左肾根治性切除术，术后第 1 日可以下床活动。若患者行肾部分切除术，遵医嘱卧床 1～3 日，防止继发性出血。

肾部分切除后的患者为什么要绝对卧床休息 2 周？

答：肾脏血供丰富，动脉管腔大、压力高，每分钟流经两肾的血液为 1000～1200ml，相当于心排血量的1/4，是全身血流量最多的器官。这对维持肾小球的滤过率、发挥肾脏功能有着重要意义。一旦发生出血，出血量大，情况危急，故肾部分切除后的患者要绝对卧床休息 2 周。

患者术后为什么要记录 24h 尿量？尿量的正常范围是多少？

答：患者术后记录 24h 尿量的原因为肾脏的主要功能之一就是通过控制排尿量来维持人体体液平衡，尿量的多少可直接反映出肾脏功能是否正常以及肾脏疾病的类型、轻重和肾脏本身的损害程度。肾癌根治性切除术手术创伤大、时间长，患者术中水分丢失多。由于术中阻断肾脏的血液循环可能出现应激性无尿或少尿。患者术后胃肠功能未恢复，禁食禁饮时间长，可通过尿量的多少确定术后补液量，防止体液失衡。成年人每 24h 尿量的正常范围为 1000～2000ml。少尿是指每 24h 尿量少于 400ml，每 24h 尿量少于 100ml 即为无尿。

患者术后留置了左肾窝引流管，如何护理？

答：（1）妥善固定引流管，标识清楚，定时挤压，保持引流管通畅。

（2）观察引流液的颜色、性状、量，患者术后 8h 引流液量约 300ml，但引流液颜色为暗红色，表示为陈旧性出血，应准确记录引流液量，若引流量持续增加或颜色鲜红，提示病情变化，应立即处理。

● **患者留置导尿管期间有明显的膀胱痉挛，如何护理？**

答：在护理操作过程中应避免牵拉导尿管，及时倾倒尿液，同时遵医嘱予以 5％葡萄糖注射液 250ml＋间苯三酚 40mg 静滴解痉镇痛。

● **术后为何需密切观察患者呼吸频率、深度、节律的变化？**

答：术后观察患者呼吸频率、深度、节律变化的目的是能够及早发现患者术后是否发生气腹并发症，即高碳酸血症及皮下气肿。

● **患者术后最可能发生的并发症是什么？如何护理？**

答：（1）患者术后最可能的并发症 出血。

（2）护理措施

① 密切观察并记录患者生命体征的变化，观察患者的意识。

② 观察引流液的颜色、量和性状，若术后引流液量较多、色鲜红且很快凝固，同时伴血压下降、脉搏增快，常提示出血，应遵医嘱使用止血药物，当出血量大、血容量不足时给予输液和输血，经处理后若出血不能控制，应配合医师积极完善手术准备。

● **如何对患者进行出院指导？**

答：（1）注意休息，避免剧烈活动。

（2）加强营养，多食优质蛋白、低盐、低脂、富含维生素食物。

（3）定期复查尿常规、肝肾功能、腹部 B 超，不适随诊。

🍀 **【护理查房总结】**

肾癌是起源于肾实质泌尿小管上皮系统的恶性肿瘤，其发病率仅次于膀胱肿瘤，本病例是肾透明细胞癌，护理人员需要掌握肾癌的相关知识、手术方式，做好患者围术期的护理，特别是心理护理，树立患者战胜疾病的信心，改善患者的生活质量。特别强调以下几点。

① 做好患者的心理护理，消除焦虑、恐惧心理。

② 根据不同病情及手术方式做好术后卧位护理。

③ 术后记录 24h 尿量，观察患者肾脏功能情况。

④ 严密观察病情，防止出血等并发症。

⑤ 做好引流管护理，观察引流液颜色、量及性状。

⑥ 观察患者呼吸频率、节律、深度的变化，及时发现气腹并发症。

（张　红　耿春密）

查房笔记

病例 14 • 嗜铬细胞瘤

【病历汇报】

病情　患者女性，62岁，因右侧腰痛伴头痛5年，加重10天入院。患者5年前无明显诱因出现右侧腰背部疼痛，阵发性胀痛，继而出现左胸前区疼痛，伴有头晕、头痛，血压升高，最高达220/100mmHg，予以降血压、护心等对症治疗后好转。自发病以来，患者食欲、睡眠差，大小便正常，体重无明显变化。无肝炎、结核病史，无手术史、外伤史，无输血史，无药物过敏史，预防接种史不详。

护理体查　体温36.5℃，脉搏80次/分，呼吸20次/分，血压144/92mmHg。神志清楚，查体合作。双肾区未扪及明显异常肿块，双肾区无明显压痛及叩击痛，双下肢无凹陷性水肿，外生殖器未查。

入院诊断　右肾上腺占位病变，冠心病。

手术情况　患者血压控制稳定，完善术前准备，在全麻腹腔镜下行右侧肾上腺肿瘤切除术。麻醉满意，术中患者血压波动明显，收缩压波动在90～185mmHg，心率波动在80～150次/分，术中予以扩容，控制血压、心率后，安全返回病房，留置右肾周引流管及导尿管。术后体温36.5℃，脉搏84次/分，呼吸20次/分，血压157/50mmHg，SpO_2 100%。

辅助检查　腹部CT示右侧肾上腺占位病变；腹部彩超示右侧肾上腺区可见一50mm×37mm的混合回声结节，形态不规则，边界清楚，内以低回声为主，光点粗，分布不均匀，内可见多个不规则液暗区。心电图示T波改变；心脏彩超示二尖瓣、三尖瓣轻度反流，左心室顺应性减退。术后病理学检查示右肾上腺嗜铬细胞瘤。实验室检查：钾离子3.26mmol/L；血糖6.66mmol/L。24h尿17-酮类固醇53.2μmol/24h，17-羟皮质类固醇23.2μmol/24h，尿儿茶酚胺（VMA）83.7μmol/24h。

主要的护理问题 继发心力衰竭、肺水肿、高血压危象、肾上腺皮质功能不全、低血糖的危险；有生命体征改变的可能；知识缺乏：缺乏术后自我护理知识。

目前主要的治疗及护理措施 休息、吸氧、心电监护、抗感染、补液、扩容等对症、支持疗法；控制血压、血糖。

❓ 护士长提问

● 什么是嗜铬细胞瘤？

答：嗜铬细胞瘤是一种产生儿茶酚胺的肿瘤，起源于肾上腺髓质、交感神经节或其他部位的嗜铬组织，分泌大量的儿茶酚胺，由此产生高血压、高代谢、高血糖、眼底改变及胃肠道症状等，发病年龄多见于30～50岁，90％以上为良性肿瘤，恶性嗜铬细胞瘤占5％～10％，可引起淋巴结、肝、骨、肺等转移。

● 嗜铬细胞瘤的临床表现有哪些？

答：本病临床表现个体差异大，多数病例发生于肾上腺髓质，单侧，单发。约有10％为双侧，10％为多发性，10％为肾上腺髓质之外。患者症状与儿茶酚胺分泌过量有关，可出现高血压、头痛、心悸、高代谢、高血糖、多汗等症状。部分患者肿瘤很大却没有高血压等相关症状，称为"无功能"或"静止型"嗜铬细胞瘤。这类患者无高血压表现，亦无相关的临床症候群。少数患者可出现腰腹疼痛，疼痛一般为钝性，程度较轻，若有若无，容易被患者忽视。此外，少数患者还可出现胃肠道症状，出现恶心、呕吐等。常出现眼底改变，表现为视盘水肿、出血。

● 嗜铬细胞瘤的诊断方法有哪些？

答：（1）实验室检查 血尿肾上腺素、去甲肾上腺素和多巴胺测定是诊断嗜铬细胞瘤最敏感的方法。尿儿茶酚胺、尿香草扁桃酸检测适用于低危人群的筛选。

（2）影像学检查　常用的定位方法为 B 超和 CT 检查，可清楚地显示肾上腺部位的肿瘤，是首选检查方法。

（3）放射性核素碘131标记的间碘苄胍（^{131}I-MIBG）扫描　这是最新而准确的诊断方法。

（4）药物试验　适用于临床可疑但儿茶酚胺不高的患者。

嗜铬细胞瘤的治疗方法是什么？

答：手术切除嗜铬细胞瘤是唯一有效的治疗手段。可采用腹腔镜手术或开放性手术方式，术后效果良好。手术成功的关键在于围手术期的准备和正确处理。

随着病情的发展，嗜铬细胞瘤可引起哪些代谢紊乱？

答：（1）可出现血糖升高、糖耐量降低甚至糖尿病等糖代谢紊乱，这是由于肾上腺素可促进糖原分解所致。合并糖尿病者切除嗜铬细胞瘤，术后糖尿病也可治愈。

（2）儿茶酚胺可使基础代谢增高，负氮平衡，患者基础代谢率增高多超过 20%，促进脂肪分解加速，引起消瘦。

（3）少数患者血清钾离子浓度偏低，可低于 3.0mmol/L，应与原发性醛固酮增多症相鉴别，并应警惕多发性内分泌腺瘤 II 型（MEN-II）和恶性嗜铬细胞瘤可能。

嗜铬细胞瘤对血压有何影响？

答：嗜铬细胞瘤占高血压病因的 0.5%～1%。90% 以上的患者可经手术治愈。嗜铬细胞瘤引起的高血压可分三类。

（1）阵发性高血压发作　占 30%～50%。发作时伴剧烈头痛、心悸、气短、心前区痛、恶心、呕吐，同时伴体温升高、血糖升高、血及尿儿茶酚胺增多。发作终止后迷走神经兴奋，出现两颊皮肤潮红、全身发热、流涎、瞳孔缩小等症状。

（2）持续性高血压　无阵发性发作，表现为头痛、多汗、颤抖及衰弱等症状。

（3）直立性低血压　在持续性高血压的基础上，血压波动很大，也可发生直立性低血压。

● **患者术前血压高，予以哌唑嗪、美托洛尔降压，用药原则是什么？护理措施有哪些？**

答：（1）用药原则　术中触动瘤体和瘤体切除后，患者血压可能会有大幅度波动，因此围手术期的血压稳定很重要，术前应将血压稳定在（130～140)/(80～90)mmHg，同时患者的心率控制在80～85次/分。哌唑嗪为选择性突触后 α_1 受体阻滞药，能同时扩张阻力血管和容量血管，对突触前 α_2 受体无明显作用，故不引起反射性心动过速及肾素分泌增加等作用。美托洛尔为 β 受体阻滞药，可控制心率。

（2）护理措施　每日根据患者病情及医嘱常规测血压，用药期间密切观察血压和心率的变化，并根据血压和心率调整药物剂量、用药间隔时间，防止直立性低血压；同时观察患者有无心脏病、高血压脑病、脑出血等情况，严防高血压危象，做好随时抢救准备；药物控制血压正常或接近正常1周方可手术。

● **作为责任护士，如何做好患者的术前护理？**

答：手术成功与术前准备充分有很大关系，术前准备包括以下几点。

（1）密切观察患者的血压及心率的变化情况，应及时与医师联系，遵医嘱准确、及时地使用抗高血压药。

（2）避免诱因　避免高血压阵发性发作的诱因，如可触及的嗜铬细胞瘤要注意避免不必要的按压。

（3）术前扩容　术前1日遵医嘱予以补液，补充血容量。

（4）嘱患者卧床休息，避免因体位改变而发生直立性低血压。

（5）饮食指导　因患者血中儿茶酚胺分泌过量，导致基础代谢率增加，术前应嘱患者以高热量、优质蛋白、低盐、低糖、高纤维素饮食为主。

（6）心理护理　因肿瘤组织释放大量的肾上腺素及去甲肾上腺素，致使动脉长期处于收缩状态，患者常出现焦虑及恐惧心理，故应避免对患者造成各种不良刺激。耐心和蔼地向患者做好术前宣教，告知术前准备内容及术中、术后注意事项，讲解麻醉和手术方式，消除患者的顾虑，使其对医务人员产生信任感。

患者术前予以林格液 1000ml 和葡萄糖氯化钠注射液 1000ml 补液，目的是什么？

答：在应用 α 受体阻滞药的同时，大量儿茶酚胺的分泌，使血管长期处于收缩状态，血压虽高，但血容量不足；切除肿瘤后可导致回心血量及有效排出量锐减，发生严重的难以纠正的低血容量性休克。因此，术前静脉滴注林格液和葡萄糖氯化钠注射液补液、扩容。

作为责任护士，如何对患者进行术后护理？

答：（1）一般护理　术后按照全麻术后护理常规进行护理。

（2）病情观察　严密观察患者的心律、心率、血压、呼吸、神志的变化，准确测定中心静脉压，随时调整输液速度及量，保持出入量平衡，防止发生左心衰竭、肺水肿。观察有无出血、感染、低血压、肾上腺功能不全或肾上腺危象等并发症。

（3）饮食指导　术后 6h 开始进食流质饮食，并逐步过渡到普食，食物应营养丰富、易消化、富含维生素等。

患者术后予以电脑血糖监测的目的是什么？

答：监测患者血糖的主要目的是防止低血糖的发生。这是由于儿茶酚胺可引起胰岛素和胰高血糖素等多种激素分泌的变化，当嗜铬细胞瘤切除后，血中大量儿茶酚胺急剧减少，而胰岛素的分泌大量增加，易导致低血糖。

低血糖的表现有哪些？如何处理？

答：（1）当患者发生低血糖时，可表现为持续性低血压，伴有头晕、心悸、周身乏力、大汗等症状。

（2）如出现严重低血糖情况可遵医嘱立即静脉注射 50% 葡萄糖 20ml，患者症状很快消失。对于有糖尿病病史的患者，应定期检查血糖，应用胰岛素和口服降糖药物应剂量准确，尤其在饭前 30min 及用药后，更应密切观察有无低血糖的发生。

● **患者术后第 2 天诉腹胀，可采取哪些护理措施？**

答：由于患者术后 2 天肛门未排气、禁食、卧床休息、水分补充不足等原因，对结肠运动的刺激减少，从而引起腹胀，可采取以下措施。

（1）嘱患者进行深长的腹式呼吸　呼吸时，膈肌活动的幅度较平时增加，可促进胃肠蠕动。

（2）告知患者进行腹部自我按摩　仰卧在床上，屈曲双膝，两手搓热后，左手平放在肚脐上，右手放在左手背上，以肚脐为中心，顺时针方向按揉。每日 2～3 次，每次 5～10min。

（3）患者腹胀症状未缓解，应使用促进胃肠蠕动的药物，如四磨汤口服液、液状石蜡口服，也可将开塞露塞入肛门刺激排便排气，患者排便困难时可使用生理盐水进行大量不保留灌肠，软化大便。

（4）嘱患者继续禁食，密切观察患者腹胀情况，若患者出现腹痛加剧、呕吐等症状，应考虑肠梗阻。

（5）鼓励患者早期下床活动，有利于胃肠功能的恢复。

● **患者术后出现胸闷、胸痛，如何护理？**

答：（1）遵医嘱予以吸氧 2L/min，观察患者吸氧后胸闷症状有无缓解，查看患者胸痛部位、性质及持续时间。

（2）保持病室安静，注意保暖，协助患者取半卧位或高枕卧位休息。

（3）饮食上要控制钠盐的摄入，饮食宜低脂、富含纤维素，少食多餐。

（4）遵医嘱给予单硝酸异山梨酯片、曲美他嗪等强心药物。

● **什么是高血压危象？哪些情况容易诱发？**

答：高血压危象是指在高血压基础上发生暂时性全身细小动脉强烈痉挛，导致血压急剧升高并引起一系列临床症状。患者情绪紧张、麻醉药物的使用、手术过程中各种应激因素如体位摆放时肿瘤受到挤压、手术探查过程中对肿瘤的刺激等诱因均可导致高血压危象。

嗜铬细胞瘤术后发生左心衰竭、肺水肿的原因是什么？

答：由于术前持续高血压，加重了心脏负担，术中、术后大量补液使心脏负担更重，再加上手术刺激则易发生左心衰竭、肺水肿。

患者术后最危险的并发症是什么？原因是什么？如何护理？

答：肾上腺皮质功能不全症是患者术后最危险的并发症，多发生在手术后 8～72h 内。其原因可能与手术后内源性激素减量过快有关。护理过程中应密切观察患者有无恶心、呕吐、腹泻、周身酸痛、休克等症状。遵医嘱给予糖皮质激素，以防止肾上腺皮质功能不全的发生。

如何做好患者的出院指导？

答：嗜铬细胞瘤患者 5 年生存率＞95%，但约 50% 的患者仍有持续高血压，复发率为 6.5%～17%。责任护士应告知患者以下注意事项。

（1）避免引起儿茶酚胺释放突然增多导致高血压的诱因，如突然的体位改变、取重物、咳嗽、情绪激动、挤压腹部等。

（2）学会自我保护，保持平静的心情，避免兴奋、激动。

（3）对术后血压仍然较高的患者，向患者讲解嗜铬细胞瘤的相关知识，告知患者继续服用抗高血压药的必要性，使患者能够积极配合医师治疗。

（4）用药指导　术后继续行降压治疗或糖皮质激素替代治疗，遵医嘱用药，切勿自行增减剂量。

（5）定期门诊复查　如肝肾功能、血常规、腹部 B 超，观察体内儿茶酚胺及代谢产物的水平变化。

🌸【护理查房总结】

嗜铬细胞瘤起源于肾上腺髓质、交感神经节或其他部位的嗜铬组织，临床表现差异大，其预后与年龄、良恶性、有无家族史及治疗时间等有关。手术切除是唯一有效的治疗手段。通过此病例的学习，进一步掌握了嗜铬细胞瘤患者围手术期的护理要点。

① 术前应控制高血压和扩充血容量，术中注意体位变动、麻醉诱导和疼痛等可能诱发高血压危象，根据中心静脉压补液。

② 术后应严密监测血压，维持水、电解质平衡，预防高血压危象、左心衰竭、肺水肿、肾上腺皮质功能不全等并发症的发生。

③ 做好患者的出院指导，定期复查，提高生存率。

（张　红　耿春密）

查房笔记

病例 15 · 膀胱癌

【病历汇报】

病情 患者男性，47 岁，因间断血尿 1 年半，加重 3 个月余，发现膀胱占位病变 1 周入院。自发病以来，患者精神差，食欲尚好，小便如前所述，大便正常，体重 1 周内减轻 3kg。无糖尿病、冠心病、高血压病史，无肝炎、结核病史，无手术史，无外伤史、输血史，无药物过敏史。

护理体查 体温 36.1℃，脉搏 58 次/分，呼吸 20 次/分，血压 102/63mmHg。神志清楚，慢性病容，查体合作。腹部无压痛，肾区未扪及肿块，双肾区无叩击痛，双下肢无水肿，外生殖器未查。

入院诊断 膀胱占位病变。

手术情况 完善术前准备后，在椎管内麻醉下行膀胱镜下膀胱肿瘤电切除术，术后诊断：膀胱占位病变：浸润性尿路上皮癌。麻醉满意，手术顺利。留置导尿管。术后体温 36℃，脉搏 60 次/分，呼吸 20 次/分，血压 109/62mmHg，SpO_2 100%。

辅助检查 腹部 B 超示膀胱内强回声肿块，考虑膀胱癌。腹部 CT 示左肾囊肿，肝脏多发囊肿。膀胱镜检查示膀胱内于左输尿管口处可见多发乳突样肿瘤，大的约 2cm×3cm，肿瘤基底宽。病理结果示浸润性尿路上皮癌。

主要的护理问题 继发出血、感染的危险；焦虑，恐惧；缺乏术后自我护理知识。

目前主要的治疗及护理措施 休息、吸氧、心电监护、抗感染、保护胃黏膜、补液等对症、支持疗法；持续膀胱冲洗、膀胱灌注化疗。

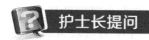

什么是膀胱癌？

答：膀胱癌是我国泌尿生殖系统肿瘤中发病率最高的肿瘤。世界范围内，膀胱癌的发病率居恶性肿瘤的第 9 位，在男性排名第 6 位，在女性排名在第 10 位之后。我国膀胱癌发病率也较高，且呈逐年增高趋势，近 15 年平均增长速度为 68.29%。膀胱癌包括尿路上皮（移行）细胞癌、鳞状细胞癌、腺细胞癌、小细胞癌、混合型癌、癌肉瘤及转移性癌等。膀胱尿路上皮癌最为常见，占膀胱癌的 90% 以上；膀胱鳞状细胞癌比较少见，占膀胱癌的 3%～7%；膀胱腺癌更少见，占膀胱癌的比例小于 2%，膀胱腺癌是膀胱外翻最常见的癌。

膀胱癌的发病原因有哪些？

答：（1）化学致癌物质　一些芳香胺类的化学物质，如 β-萘胺、4-氨基联苯、联苯胺和 α-萘胺，经皮肤、呼吸道和消化道吸收后，自尿液中排出其代谢产物如邻羟氨基酚作用于尿路上皮而引起肿瘤。因尿液在膀胱中的停留时间较长，故膀胱发病率最高。某些职业人员，如染料、纺织、皮革、橡胶、塑料、油漆、印刷等发生膀胱癌的危险性显著增加。

（2）吸烟　近年发现吸烟与膀胱癌有明显关系。吸烟者比不吸烟者高 1.8～2 倍；吸烟量越大、吸烟史越长，发生膀胱癌的危险性也越大。

（3）膀胱慢性感染与异物长期刺激　膀胱结石、憩室、膀胱白斑、埃及血吸虫膀胱炎等患者发生膀胱癌的概率增加。

（4）其他　长期大量服用镇痛药非那西丁、内源性色氨酸的代谢异常均可能成为膀胱癌的病因。遗传、电离辐射也与膀胱癌的发病密切相关。

膀胱癌的临床表现有哪些？

答：（1）血尿　是膀胱癌最常见和最早出现的症状，约70%～

98％患者会出现间断全程无痛性肉眼血尿。多为全程间歇性发作，也可表现为初始血尿或终末血尿，部分患者可排出血块或腐肉样组织。

（2）膀胱刺激症状　如尿频、尿急、尿痛等，常因肿瘤坏死、溃疡、合并感染所致，多为膀胱癌晚期的表现。

（3）其他　三角区及膀胱颈部的肿瘤可梗阻膀胱出口，造成排尿困难及尿潴留。骨转移患者有骨痛。膀胱癌位于输尿管口附近影响上尿路排空时，可造成患侧肾积水。晚期膀胱癌患者可有贫血、水肿、下腹部肿块等症状。盆腔淋巴结转移可引起腰骶部疼痛和下肢水肿。

● **为明确患者的诊断，最直接、重要的方法是什么？如何护理？**

答：（1）膀胱镜检查可直接看到肿瘤的大小、数目、部位以及形态，并可在镜下取活检明确诊断。

（2）护理措施

① 检查前：了解患者的病史和检查目的，根据不同的目的准备不同类型和不同管径的内镜及附件。嘱患者排空膀胱，做好患者的心理护理，消除其恐惧心理，使其主动配合检查。

② 检查后：在病情允许的情况下，嘱患者多饮水，使尿液得到稀释，可减轻血尿及尿痛症状。注意患者体温的变化，谨防"尿道热"；一旦发生，给予输液、抗感染等对症、支持治疗。因检查时有可能损伤尿道黏膜，致尿道口充血、水肿，应密切观察患者有无排尿困难。若患者出现腰痛，应告知患者是由于造影剂的推注所致，一般可自行缓解。

● **膀胱癌患者的主要治疗方法有哪些？**

答：（1）手术治疗　根据肿瘤分期采取保留膀胱的手术或膀胱全切除术，分为经尿道膀胱肿瘤电切术、膀胱部分切除术、根治性膀胱切除术。

（2）化学治疗　有全身化疗及膀胱灌注化疗等方式。

（3）放射治疗　包括根治性放射治疗、辅助性放射治疗、姑息性放射治疗，适用于膀胱癌各期病变。

● **患者术前首优的护理问题是什么？如何护理？**

答：（1）患者术前首优的护理问题　间歇性血尿。

（2）护理措施　监测患者的生命体征，嘱患者卧床休息，观察尿液的颜色、量及性状，同时嘱患者多饮水，每日饮水量大于2000ml，达到内冲洗的目的，必要时予以膀胱冲洗，做好患者心理护理，告知患者通过手术等治疗后血尿症状可缓解或消失，必要时可请病室中其他膀胱癌术后患者现身说法，以消除其紧张、恐惧、绝望的心理，增加患者战胜疾病的信心。

● **对该患者为何选择膀胱肿瘤电切除术？**

答：患者膀胱镜检结果显示，患者膀胱内左输尿管口处可见多发乳突样肿瘤，大的约 2cm×3cm，肿瘤基底宽，适合采用膀胱肿瘤电切除术。

● **患者术后进行膀胱冲洗的目的是什么？护理要点有哪些？**

答：（1）膀胱冲洗的目的　患者术后行持续膀胱冲洗是为了清除术后膀胱内的异物（血液、脓液、黏液），从而减轻刺激和疼痛，保持导尿管引流通畅，防止血凝块形成，预防感染。

（2）护理措施

① 严格执行无菌操作，避免感染。

② 滴注时液面距离床面 60cm，产生一定的压力，使药液顺利进入膀胱。

③ 室温较低时，可将冲洗液加温至 37℃左右，以减少对机体的刺激。

④ 严密观察冲洗液的颜色、性状和量，根据冲洗液的颜色调节冲洗的速度。冲洗时，冲洗液的速度必须大于滴入的速度。如膀胱有鲜血流出，应加快冲洗速度；导尿管堵塞、引流液速度减慢或患者感觉剧痛等不适时，应立即停止冲洗，并报告医师给予及时处理。

⑤ 患者出现膀胱痉挛症状时可给予双氯芬酸钠栓肛门塞入以镇痛。

● **患者术后进行膀胱冲洗的时间为多久?**

答:患者术后进行膀胱冲洗的时间根据病情决定,一般冲洗时间为 3~5 天,尿液转清、无新鲜出血后可停止冲洗。患者术后第 2 天冲洗液为淡黄色、清亮,关闭冲洗管路 2h,观察引流液颜色未发生明显变化,遵医嘱停止膀胱冲洗。

● **双氯芬酸钠栓肛门塞入的方法及注意事项有哪些?**

答:直肠栓剂插入法(图 2-15)是药物使用途径之一,泌尿外科最常用的栓剂是双氯芬酸钠栓,其目的是缓解膀胱痉挛。

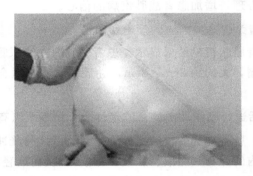

图 2-15 直肠栓剂插入法

(1)使用方法 嘱患者侧卧位,屈髋、屈膝;或平卧位,双下肢外展,屈髋、屈膝。操作者一手戴手套,另一手用卫生纸固定臀部,手指拨开肛门附近皮肤,戴手套的手用拇指及示指捏住栓剂插入肛门,并用示指将栓剂沿直肠壁朝脐部方向送入。

(2)护理注意事项 操作前向患者解释本操作的目的,取得患者配合。操作时嘱患者尽量放松,避免过度暴露患者,使用隔帘遮挡。操作后嘱患者侧卧或平卧 15min,以防栓剂滑脱或融化后渗出肛门外。观察药物的疗效,若栓剂滑脱出肛门外,应予重新插入。对痔疮患者应缓慢插入,以免痔疮出血。

● **患者术后予以呋塞米 20mg 静脉注射的目的是什么?**

答:术后使用呋塞米的目的是促使术后短时间内尿量增加,达到内冲洗作用，防止尿路被血块阻塞。

什么是膀胱灌注？

答：膀胱癌容易复发，为预防复发，术后应坚持膀胱灌注治疗。膀胱灌注是膀胱癌患者进行化疗的一种方式，其目的就是预防浅表膀胱癌术后复发或延缓肿瘤复发以及肿瘤进展的时间，消除残余肿瘤或原位癌。

膀胱灌注化疗的方案是什么？护理注意事项有哪些？

答：（1）膀胱灌注化疗方案　根据病情确定：初发、单个浅表膀胱癌，行膀胱肿瘤电切除术（TUR）后 6～24h 内药物灌注；初发、多发性浅表膀胱癌，行 TUR 术 24h 内药物灌注 1 次＋术后延续药物灌注，每个月 1 次，共 4～8 次；复发性浅表膀胱癌和浅肌层浸润膀胱癌，行 TUR 术后 6～24h 药物灌注 1 次＋术后长疗程灌注，从每周 1 次、共 2 次起，逐渐延长给药间隔，每 2 周 1次、共 7 次，至每月 1 次，总的给药时间为 2 年。

（2）护理注意事项

① 操作前向患者及家属讲解膀胱灌注的目的和方法、药物的作用及副作用，使患者能够主动配合。为避免人为尿路感染，如有尿频、尿急、尿痛时应暂停灌药。

② 严格按照无菌原则进行导尿。

③ 灌注前 4h 禁饮水，排空膀胱，药物在膀胱内保留 1～2h，每隔 15～30min 变换一次体位，分别取左侧卧位、右侧卧位、仰卧位、俯卧位，使药物与膀胱壁充分附着。灌注后嘱患者多饮水，当天饮水量应不少于 2500ml，以促进排尿，从而达到生理性膀胱冲洗的作用，减少药物对尿道黏膜的刺激。

④ 注意观察患者有无膀胱炎、血尿、发热、膀胱挛缩等并发症的发生，如有化学性膀胱炎、血尿等症状，遵医嘱延长灌注时间间隔，减少灌注药物剂量，使用抗生素等，特别严重者暂停膀胱灌注。

● 吡柔比星的药物不良反应有哪些?

答:患者使用吡柔比星进行膀胱灌注化疗,该药物使用过程中可能发生的不良反应有以下几种。

(1)骨髓抑制 为剂量限制性毒性,主要为粒细胞减少,平均最低值在第 14 天,第 21 天恢复,贫血及血小板减少少见。

(2)心脏毒性 低于多柔比星(阿霉素,ADM)。急性心脏毒性主要为可逆性心电图变化,如心律失常或非特异性 ST-T 异常,慢性心脏毒性呈剂量累积性。

(3)胃肠道反应 如恶心、呕吐、食欲缺乏、口腔黏膜炎,有时出现腹泻。

(4)其他 肝肾功能异常、脱发、皮肤色素沉着等,偶有皮疹。膀胱内注入可出现尿频、排尿痛、血尿等膀胱刺激症状,甚至膀胱萎缩。

● 如何对患者进行出院指导?

答:(1)术后适当锻炼,加强营养,增强体质,禁止吸烟。

(2)多饮水,注意尿颜色的变化,出现血尿及时就诊。

(3)定期复查泌尿系 B 超(肾脏、输尿管、膀胱)。每 3 个月复查膀胱镜,2 年无复发改为半年 1 次。遵医嘱接受膀胱灌注化疗,定期检查血常规,如白细胞<3.0×10^9/L,血小板<100×10^9/L,则应停止化疗,同时给予升白细胞和血小板的药物。

(4)使患者对康复建立信心,保持精神愉快,生活有规律,减少不良刺激。

❀【护理查房总结】

通过本次护理查房,护理人员需要掌握膀胱癌的相关知识、治疗原则,做好患者围手术期的护理。因膀胱癌易复发,应向患者强调术后定期复查、坚持膀胱灌注化疗的重要性。特别强调以下几点。

① 做好患者术前血尿的观察与护理，多与患者沟通，使其保持乐观积极的态度。

② 术后持续膀胱冲洗，清除膀胱内异物，保持导尿管引流通畅，防止血凝块形成。

③ 患者术后胃肠功能恢复后给予营养丰富、易消化食物，鼓励患者多饮水。

④ 定期复查，遵医嘱行膀胱灌注化疗，预防复发。

（张 红 耿春密）

查房笔记

病例 16 · 原发性醛固酮增多症

🍀【病历汇报】

病情 患者女性，47 岁，因下肢乏力近 1 个月入院。患者近 1 个月前无明显诱因出现下肢乏力，自觉头部热辣感，不伴有头晕、恶心、呕吐，于当地医院就诊查体示血压高 (150/100mmHg)，化验示血钾 2.6mmol/L，予以降压、补钾治疗后电解质恢复正常，乏力症状好转。患高血压病 2 年，最高 180/115mmHg，口服抗高血压药控制好，无糖尿病病史，无肝炎病史，无结核病史，无外伤史、输血史，无手术史，无药物过敏史，预防接种史不详。

护理体查 体温 36.5℃，脉搏 85 次/分，呼吸 20 次/分，血压 151/103mmHg。神志清楚，查体合作。腹部无压痛。肾区未扪及肿块，双肾区无叩击痛，双下肢无凹陷性水肿，外生殖器未查。

入院诊断 原发性醛固酮增多症：左侧肾上腺腺瘤？

手术情况 完善术前准备，在全麻腹腔镜下行左肾上腺肿物切除术，术后诊断：原发性醛固酮增多症，左侧肾上腺腺瘤。留置左肾周引流管及导尿管。术后体温 37℃，脉搏 92 次/分，呼吸 20 次/分，血压 126/85mmHg，SpO_2 97%。

辅助检查 腹部 CT 示左侧肾上腺占位病变，考虑肾上腺腺瘤；腹部彩超示左侧肾上腺区实质性结节，大小为 11mm×8mm；术后病理结果示左肾上腺皮脂腺瘤，瘤细胞增生活跃。心电图示 ST-T 改变。24h 尿 17-羟皮质类固醇 14.4μmol/24h，17-酮类固醇 35.9μmol/24h，尿儿茶酚胺 (VMA) 23.7μmol/24h。白蛋白 33.2g/L，钾离子 3.11mmol/L。

主要的护理问题 高血压的可能；有跌倒的危险；焦虑；缺乏术后自我护理知识。

目前主要的治疗及护理措施　休息、吸氧、心电监护、抗感染、保护胃黏膜、补钾、保护肝脏、降压、镇痛等对症、支持疗法。

护士长提问

● **什么是原发性醛固酮增多症？**

答：原发性醛固酮增多症简称原醛症，又称为 Conn 综合征，是肾上腺皮质分泌过量的醛固酮激素，从而引起以高血压、低血钾、高血钠、低血浆肾素活性和碱中毒为主要表现的临床综合征。

● **原发性醛固酮增多症的病理分型有哪些？**

答：临床上可分为 6 种类型，包括特发性醛固酮增多症、肾上腺皮质腺瘤、肾上腺皮质腺癌、单侧肾上腺增生、糖皮质激素可抑制性醛固酮增多症、异位分泌醛固酮的肿瘤，后三者少见。

● **高血压是原发性醛固酮增多症最早表现的症状之一，患者可有哪些表现？**

答：醛固酮的生理作用是通过远曲肾小管和集合管促进 Na^+-K^+ 交换，当醛固酮分泌过多时，导致潴钠排钾，机体水钠潴留和细胞外液容量增加，从而导致高血压。早期通常是轻度增高，随着病情的发展，血压可逐渐增高，一般在中度或稍严重的水平；病程长者舒张压升高更明显。血压一般在 $(150\sim240)/(90\sim145)$ mmHg。呈良性进展，恶性高血压少见。患者可表现为头痛、头晕、耳鸣、乏力等症状，眼底检查发生高血压眼底病变，一般抗高血压药无明显疗效。病程长者可导致心、脑、肾等器官并发症。

● **低血钾是原发性醛固酮增多症的中晚期表现，患者的临床表现有哪些？**

答：当血钾低于 3.5mmol/L 则为低血钾。疾病早期，由于细胞内 K^+ 外移，血钾可维持在正常值的低限。随着病程发展，血钾逐渐下降，甚至低于 3.0mmol/L。患者可表现为乏力、倦怠、虚弱、肌肉无力，或典型的周围性瘫痪，以四肢受累为主。常因劳累、久坐、呕吐、服用利尿药等诱因而发作。严重者可发生吞咽困难和呼吸困难，累及心脏时出现心律失常，U 波、T 波明显低平、倒置等缺钾性心电图改变。低钾合并代谢性碱中毒时可引起肢体麻木、手足抽搐、肌肉痉挛等低钙血症症状。

● 留 24h 尿可做哪些检查？各加入哪种防腐剂？

答：临床上留取 24h 尿液进行检查的项目及使用的防腐剂如下。

（1）24h 尿蛋白定量、肾病全套　甲苯。

（2）17-羟皮质类固醇、17-酮类固醇、尿儿茶酚胺　浓盐酸。

● 如何留 24h 尿标本做 17-羟皮质类固醇、17-酮类固醇、尿儿茶酚胺检查？

答：（1）准备清洁干燥带盖的广口容器，容量为 3000～5000ml。

（2）嘱患者于晨 7 时将尿全部排尽弃去，然后开始留尿，将 24h 内历次所排尿液均留于容器中，包括次日晨 7 时所排最后一次尿。

（3）防腐剂在第一次小便后加入。

（4）测量尿液总量（ml）并记录在化验单上，将全部尿液充分混匀后，取出适量，置于清洁干燥有盖容器内立即送检。

● 17-羟皮质类固醇（17-OHCS）、17-酮类固醇（17-KS）、尿儿茶酚胺的正常值是多少？有何意义？

答：（1）17-羟皮质类固醇的正常值为 $8.3～33.2\mu mol/24h$，17-酮类固醇的正常范围为 $20.8～76.3\mu mol/24h$，尿儿茶酚胺的正常范围为 $<68\mu mol/24h$。

（2）17-羟皮质类固醇、17-酮类固醇的测定可间接反映肾上腺皮质功能，主要用于诊断原发性或继发性肾上腺皮质功能亢进症或减退症。17-羟皮质类固醇、17-酮类固醇升高多见于库欣综合征

（皮质醇增多症）、先天性肾上腺增生症、皮质腺瘤和皮质腺癌、甲状腺功能亢进症、单纯性肥胖、应激状态等；17-羟皮质类固醇、17-酮类固醇降低见于原发性肾上腺皮质功能减退症（艾迪生病）、垂体前叶功能减退症、甲状腺功能减退症、肝硬化、全身消耗性疾病、皮质类固醇治疗停止时等。原发性醛固酮增多症患者的尿 17-酮类固醇及 17-羟皮质类固醇基本正常。尿儿茶酚胺的测定可反映交感神经和肾上腺髓质的功能，且有昼夜规律性变化，其增高见于嗜铬细胞瘤。

● 原发性醛固酮增多症的治疗原则是什么？

答：（1）原发性醛固酮增多症绝大多数病例为肾上腺皮质球状带腺瘤所致，以外科手术为主，切除肾上腺瘤或增生的肾上腺。

（2）手术后疗效不满意或患者全身情况差，不能耐受手术时，可采用药物治疗。常用药物有螺内酯、氨苯蝶啶、卡托普利等。

● 螺内酯的药理作用是什么？用药注意事项有哪些？

答：（1）药理作用　螺内酯与醛固酮受体有很强的亲和力，能与受体结合，但无内在活性，是醛固酮的竞争性抑制剂，使远曲小管后部和集合管的 Na^+-K^+ 反向交换减少，尿中 Na^+、Cl^- 排出增加，而 K^+ 重吸收，故又称保钾利尿药。适用于伴有醛固酮增多的顽固性水肿。并可与其他利尿药合用，防止低血钾。

（2）用药注意事项　服药后可引起头痛、嗜睡、精神紊乱、运动失调、皮疹等不良反应；还可引起低钠血症、高钾血症。由于螺内酯作用慢、弱和持久，氢氯噻嗪作用较快、较强，因此可与氢氯噻嗪合用，取长补短，使氢氯噻嗪的排钾作用为螺内酯所抵消，两者合用后不仅疗效增加，而且不良反应减轻。

● 补钾降低血压的机制是什么？

答：（1）钾可以增加尿中钠的排泄，使血容量降低。

（2）可以降低外周血管阻力。

（3）减少肾素分泌，使血管紧张素的形成受阻。

（4）抑制肾素活性，拮抗血管紧张素的缩血管作用。

（5）降低交感神经活性，减少血去甲肾上腺素水平。

● **补钾有哪些方法？有何注意事项？**

答：补钾有口服补钾和静脉补钾两种方法。

（1）口服补钾　能口服者尽量口服，不能口服者需静脉补钾。常用的口服补钾药有：氯化钾缓释片、10％氯化钾溶液，一般每日补充 3～6g，严重病例可补充至 8g 以上。一般服药后 1～2 周内血钾可恢复正常。因氯化钾溶液易产生胃肠道反应，以枸橼酸钾为佳。补钾过程中注意监测电解质，防止补钾过度发生高钾血症。

（2）静脉补钾　遵循"四不宜"原则，即不宜过浓（＜0.3％），不宜过快（成人 30～40 滴/分，儿童酌减），不宜过多（每日补钾 3～6g，连用 3～4 天），不宜过早（见尿补钾）。禁忌静脉推注，避免出现高钾血症。

● **原发性醛固酮增多症的患者应用螺内酯 1 周后，血压无变化，可使用抗高血压药吗？**

答：一般来说，术前在纠正电解质的过程中，血压开始下降，应用螺内酯 1 周后，血压无变化，应使用抗高血压药。常用的抗高血压药有依那普利、卡托普利等血管紧张素转化酶抑制药，硝苯地平等钙通道阻滞药。

● **作为责任护士，如何对患者进行术前护理？**

答：（1）心理护理　观察患者情绪、心理变化，多与患者沟通交流，减轻患者紧张、焦虑的心理，避免因过度激动诱发或加重病情。

（2）饮食护理　指导患者进食低热量、低糖、低钠、高蛋白、含钾丰富的食物，以改善营养失调，维持身体良好状态，准备迎接手术。

（3）预防跌倒　密切观察患者病情，同时做好安全防护，保持病室环境宽敞、减少障碍物；告知家属多关心患者，患者洗澡期间严禁反锁门，预防患者跌倒。

（4）纠正水、电解质、酸碱平衡紊乱　遵医嘱补钾，定期监测血清钾水平，将血钾升至正常，适当降低血压。

● **患者术后为什么要适量应用糖皮质激素？**

答：由于术后切除肾上腺组织，体内激素水平下降，容易出现肾上腺皮质功能不全，故术后需适量应用糖皮质激素，并根据病情逐渐减量。

● **患者术后诉腹胀，引起患者术后腹胀的原因有哪些？**

答：（1）术后早期腹胀是由于胃肠道蠕动受抑制所致，随着胃肠道蠕动恢复即可自行缓解。

（2）低钾血症　缺钾可引起肠蠕动减弱，轻者出现食欲缺乏、恶心、便秘，严重者可引起腹胀、麻痹性肠梗阻。

（3）低蛋白血症　血浆白蛋白减少时，有效渗透压减低，使组织间潴留过多的水分，而出现水肿，水肿严重时可出现胸腔积液及腹水。

（4）镇痛药的使用　麻醉药物可抑制肠蠕动，引起不同程度的肠胀气，因而发生腹胀。

● **作为责任护士，如何对患进行术后护理？**

答：（1）饮食护理　术后6h开始进食易消化、营养丰富的食物。

（2）体位　去枕平卧6～8h，应将头偏向一侧。

（3）病情观察　密切观察患者的血压、心率、呼吸变化情况，尤其是血压的变化，及时使用抗高血压药，降压效果不明显时，应进一步明确原因，给予对症处理。遵医嘱进行电解质监测，防止发生高钾血症。准确记录出入液量，维持水、电解质平衡。

（4）引流管护理　妥善固定各引流管，观察引流液的颜色、量及性状，发现异常及时报告。

（5）并发症护理　观察患者是否有恶心、呕吐、周身乏力、软弱、疲惫、头晕、腓肠肌疼痛、脉搏增快、血压下降等肾上腺皮质功能不全症状，如有这些症状应立即给予对症处理。

● **如何对患者进行出院指导?**

答:(1)自我护理 指导患者注意个人卫生,适当锻炼,保持平稳心态。

(2)服药护理 少数患者术后血压仍很高,主要是高血压继发血管病变所致。指导患者遵医嘱按时按量服用抗高血压药,并观察药物的不良反应。

(3)鼓励患者摄取高蛋白、低热量、低钠、含钾丰富的食物,保持标准体重。

(4)定期复查 B 超、血钾,了解醛固酮及其代谢产物水平,以判断疾病的治疗效果及康复情况。

🍀【护理查房总结】

本患者是典型的原发性醛固酮增多症病例。通过此次护理查房,护理人员需要掌握原发性醛固酮增多症的相关知识、临床表现及治疗方法,做好患者围手术期的护理。特别强调以下几点。

① 纠正水、电解质、酸碱平衡,补钾,控制血压,防止患者跌倒是术前护理的关键。

② 术后适量应用糖皮质激素,防止发生肾上腺皮质功能不全。

③ 定期复查,了解患者的康复情况。

(张 红 耿春密)

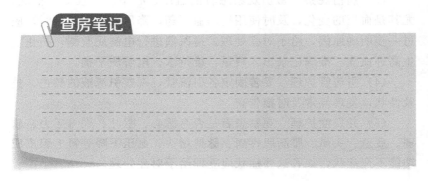

查房笔记

病例 17 • 皮质醇症

【病历汇报】

病情 患者女性，40 岁，因肾脏彩超发现左肾上腺肿物半个月余入院。患者半个月余前因"糖尿病"于外院住院期间查体发现血压升高，伴多汗、食量增加、易饥饿、体重增加、情绪波动大，经过降压、控制血糖等治疗后好转。患者发现糖尿病 2 年余，经服药及胰岛素治疗，目前已出现周围神经病变。无肝炎病史，无结核病史，无手术史、外伤史，无输血史，无药物过敏史，预防接种史不详。

护理体查 体温 36.5℃，脉搏 84 次/分，呼吸 20 次/分，血压 165/96mmHg。发育正常，满月脸，面红润，神志清楚，查体合作。双肾区未扪及明显异常肿块，双肾区无明显压痛及叩击痛，双下肢无水肿。

入院诊断 皮质醇症、左肾上腺腺瘤、继发性高血压、2 型糖尿病。

手术情况 完善术前准备，在全麻下行左肾上腺占位病变探查＋左肾上腺肿物切除术。留置左肾周引流管及导尿管。术后体温 36.5℃，脉搏 82 次/分，呼吸 20 次/分，血压 185/121mmHg，SpO_2 100%。

辅助检查 肾脏 CT 示左侧肾上腺小结节。肾脏彩超示左侧肾上腺区似可见大小约为 13mm×18mm 的低回声区，形态欠规则，边界欠清楚，内光点粗，分布不均匀。病理结果示肾上腺皮质腺瘤。皮质醇节律（血浆皮质醇）：16:00，404.31nmol/L；8:00，452.97nmol/L；0:00，851.31nmol/L。促肾上腺皮质激素（ACTH）：8:00，0.62pmol/L；12:00，0.22pmol/L；16:00，0.7pmol/L。24h 尿 17-酮类固醇 87μmol/24h，17-羟皮质类固醇 42.3μmol/24h，尿儿茶酚胺 25.3μmol/24h。术前空腹血糖 4.0～7.4mmol/L，餐后血糖 8.3～15.3mmol/L；

术后空腹血糖 5.3~8.3mmol/L，餐后血糖 8.3~10.9mmol/L。

主要的护理问题 继发出血、肾上腺危象、感染的危险；有受伤的可能；自我形象紊乱；焦虑；缺乏术后自我护理知识。

目前主要的治疗及护理措施 休息、吸氧、心电监护、抗感染、保护胃黏膜、补液、补充激素等对症、支持疗法。控制血压，定期监测血糖。

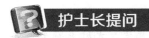

护士长提问

● 什么是皮质醇症？

答：皮质醇症即皮质醇增多症，为机体组织长期暴露于异常增高的糖皮质激素下引起的一系列临床症状和体征，也称为库欣综合征，多见于 20~40 岁青壮年。分为内源性和外源性皮质醇增多症，其中内源性皮质醇增多症可分为 ACTH 依赖性和非 ACTH 依赖性两大类。ACTH 依赖性包括库欣综合征和异位 ACTH 综合征，非 ACTH 依赖性包括肾上腺皮质腺瘤或腺癌，有人把血浆 ACTH 水平很低的肾上腺及皮质结节样增生也纳入这一类。外源性皮质醇增多症即医源性皮质醇增多症，如长期大剂量使用糖皮质激素，患者垂体-肾上腺皮质轴受抑制可致肾上腺萎缩。

● 皮质醇症的临床表现有哪些？

答：（1）向心性肥胖　满月脸、水牛背、悬垂腹等，而四肢相对消瘦。

（2）皮肤菲薄，下腹壁、大腿内侧、腋下皮肤可见紫纹，可见多毛和痤疮。

（3）高血压和低钾血症。

（4）糖代谢异常　糖尿病和糖耐量减低。

（5）性腺功能紊乱　女性表现为月经失调、不育，成年男性表现为阳痿或性功能减退，儿童出现腋毛和阴毛。

（6）精神神经异常 如失眠、注意力不集中、记忆力减退，甚至出现精神分裂症等。

（7）其他 如骨质疏松和肌萎缩，儿童患者出现生长发育障碍、免疫反应延迟等。

● 皮质醇症引起血压增高的机制是什么？

答：皮质醇症是一种能够引起继发性高血压的重要疾病，其中80％以上的成人库欣综合征患者伴发高血压，而儿童和青少年为50％左右，药物性库欣综合征高血压发病率为20％，且呈剂量依赖性。皮质醇增多可能通过多种作用途径直接或间接导致机体发生一系列异常，包括心肌收缩力增强、血容量增加、外周血管阻力增加、心排血量增加等，导致血压升高。

● 皮质醇症的诊断标准是什么？

答：根据患者的临床表现、实验室检查可作出诊断，其诊断标准如下。

（1）患者临床表现符合库欣综合征，24h尿游离皮质醇（24h-UFC）＞正常上限的5倍即可确诊；若24h-UFC≤828nmol/24h或300μg/24h，则需进行48h小剂量地塞米松抑制试验（LDDST）来确诊。

（2）深夜唾液皮质醇＞4nmol/L。

（3）深夜血浆皮质醇＞50nmol/L（1.8μg/dl），如≤1.8μg/dl，可排除库欣综合征。

（4）过夜1mg-LDDST血皮质醇＞1.8μg/dl。

● 什么是皮质醇节律？其正常值是多少？

答：正常的皮质醇分泌有明显的昼夜节律，在早晨8:00分泌水平最高，最低水平在凌晨0:00。通常在上午8:00～12:00间皮质醇分泌水平骤然下跌，之后全天呈持续缓慢下降趋势，直至凌晨0:00开始再次由最低点回升。正常情况下，机体能很好地控制皮质醇分泌和调节血液中皮质醇的含量。血浆皮质醇正常值：放射免疫分析法（RIA法），8:00为166.5～441.4nmol/L，16:00为

55.18~248.3nmol/L，0:00 为 63.4~129.6nmol/L。

皮质醇症的治疗方案是什么？

答：（1）手术治疗　垂体性皮质醇症首选显微镜下经鼻经蝶窦切除垂体瘤；肾上腺肿瘤行肾上腺摘除术；异位 ACTH 综合征需手术切除异位 ACTH 瘤。

（2）药物治疗　可作为皮质醇增多症术后复发及无法切除的肾上腺肿瘤等的辅助治疗。主要包括皮质醇合成抑制药和直接作用于丘脑-垂体的药物。

患者术后给予氢化可的松琥珀酸钠的目的是什么？治疗方案是什么？

答：（1）肾上腺腺瘤摘除术后，残留的肾上腺常萎缩；下丘脑-垂体-肾上腺轴的功能由于腺瘤长期分泌大量皮质醇而受抑制，其功能的恢复至少需要 9 个月或 1 年以上，如不补充激素或在应激状况下不相应增加激素剂量，可引起急性肾上腺皮质功能减退，出现肾上腺危象。

（2）治疗方案

① 术前静脉滴注氢化可的松琥珀酸钠 100~200mg，术中持续静脉滴注，当日用量为 200~300mg。

② 术后静脉滴注氢化可的松琥珀酸钠 50mg，术后当日至术后 1 日，每 6h 1 次；术后 2~3 日，每 8h 1 次；术后 4~5 日，每 12h 1 次。

使用氢化可的松琥珀酸钠对血糖有何影响？

答：（1）氢化可的松琥珀酸钠为糖皮质激素，属于胰岛素拮抗激素，可以增强肝脏中的糖原异生，促进肝糖原分解，抑制外周组织对葡萄糖的摄取和利用，从而导致血糖升高。

（2）一般说来，糖皮质激素对血糖的影响是短暂且可逆的，并且随着激素用量的增加或减少，血糖也相应地升高或降低。

（3）在患者开始激素治疗之前和激素治疗期间要注意检测血糖，由于激素所致的高血糖常会随着激素的减量而下降，因此需要根据血糖及时调整降糖药的用量，以防止低血糖的发生。

● **氢化可的松琥珀酸钠的不良反应有哪些？如何避免？**

答：氢化可的松用于替代治疗，适用于皮质醇增多症术后。

（1）不良反应　主要是长期大量应用而引起的，包括以下几种。

① 类肾上腺皮质功能亢进综合征：表现为满月脸、水牛背、向心性肥胖、多毛、水肿、低钾血症、高血糖、高血压等，停药后可消失。

② 诱发或加重感染。

③ 加剧或诱发胃溃疡，导致胃出血或穿孔。

④ 可以引起骨质疏松，影响伤口的愈合等。

⑤ 此外，由于长期连续给药，在减药过快或突然停药时，导致激素分泌反馈系统抑制，引起肾上腺皮质萎缩或功能不全，此种现象为反跳现象。

（2）为了避免上述情况的出现，应指导患者在病情改善后，将用药剂量减小，一般先停用晚间药物，然后停用下午药物，最后停用上午药物。亦可改用隔日疗法，逐渐减量，直至停用。

● **患者有 2 型糖尿病，如何指导患者的饮食？**

答：（1）合理控制全日总热量，达到和维持标准体重。

（2）合理安排餐次，一日至少三餐，在活动量稳定的情况下，要求饮食定时定量。

（3）宜食食物　豆腐及豆制品（合并肾病者除外）；各种粗杂粮，如莜麦面、荞麦面、燕麦面、玉米面以及杂豆等；蔬菜如黄瓜、冬瓜、番茄、小白菜等，可作为充饥食物；含水量较多的水果，如西瓜、梨、橙等，建议在两餐之间或睡前食用。

（4）不宜食食物　各种纯糖类及糖制甜食，如白糖、红糖、葡萄糖、糖果、糕点、果酱、蜜饯、冰激凌、甜饮料等；富含饱和脂肪酸的猪油、牛油、羊油、奶油、黄油、花生、核桃、瓜子、油条、油煎蛋等；富含胆固醇的食物如蛋黄、心、肝、肾、脑、鱼子等；含糖量较高的蔬菜，如土豆、芋头、藕、蒜苗、胡萝卜等。

（5）不宜吃煮得太烂的食物，吃饭速度不宜太快。

如何做好患者的术前护理？

答：（1）心理护理　因患者大多出现外形改变，指导患者家属多关心、鼓励患者，帮助其适应并接受身体改变，树立战胜疾病的信心。

（2）饮食指导　指导患者进食高热量、低糖、低钠、高蛋白、含钾丰富的食物，改善机体营养情况，准备手术。

（3）病情观察　询问患者有无头晕、头痛、口渴、多尿等现象，定期监测血压、血糖；询问患者有无乏力、恶心、呕吐等低钾症状，根据病情予以补钾。

（4）活动与休息　嘱患者卧床休息，减少活动，做好安全防护，外出有人陪同，防止患者跌倒，鼓励患者早睡，提高睡眠质量。

作为责任护士，如何对患者进行术后护理？

答：（1）一般护理　术后患者全麻未醒时应采取去枕平卧位6h，予以吸氧2L/min，行心电监测、血氧饱和度监测。

（2）饮食护理　术后6h逐步由流质饮食过渡到普食，饮食以营养丰富、易消化、低糖、富含纤维素的食物为主。

（3）病情观察　观察患者有无呕吐、腹痛、腹泻、心率加快、血压下降等，防止发生肾上腺危象。保持引流管通畅，观察伤口敷料是否干燥，引流液的颜色、量及性状。监测患者血糖水平，随时调整胰岛素剂量，预防发生低血糖。定期监测电解质及肾功能，补充液体，维持水、电解质平衡。

（4）预防感染　鼓励患者深呼吸，有效咳嗽，定时为患者翻身拍背，协助患者排痰；观察患者伤口敷料有无渗湿，及时更换敷料，注意伤口有无红肿、体温是否增高等感染迹象。

（5）用药护理　糖皮质激素剂量应合适、准确，减量时遵循逐渐减量的原则。

● **患者病情平稳，如何对患者进行出院指导？**

答：（1）自我护理　注意安全，避免情绪激动；做好个人卫生，预防感染。

（2）饮食指导　合理饮食（参照术后饮食），控制体重，戒烟酒。

（3）用药指导　遵医嘱按时按量服用糖皮质激素，不可自行减药或停药。

（4）定期复查　复查 B 超，监测皮质醇水平，以判断有无复发。

【护理查房总结】

皮质醇症是由于下丘脑-垂体功能紊乱或垂体腺瘤引起肾上腺皮质增生或肾上腺肿瘤使皮质醇分泌过量所致。以库欣综合征、高血压、低钾血症和糖尿病为主要表现。通过此次护理查房，需要了解皮质醇症的相关知识，根据患者的临床表现和心理特点做好个性化的护理，特别强调以下几点。

① 密切观察病情，遵医嘱使用氢化可的松琥珀酸钠，防止发生肾上腺危象。

② 控制血糖，给予糖尿病饮食。

③ 定期复查，了解疾病恢复情况。

（张　红　耿春密）

查房笔记

第三章　心胸外科疾病

病例 1 • 胸外伤

🍀【病历汇报】

病情　患者男性，45 岁，因车祸致右侧胸部疼痛及呼吸困难 2h 而急诊入院。无昏迷史，稍感头晕，无恶心、呕吐。胸部 X 线检查提示右侧第 4～6 肋骨骨折，血气胸。患者既往体健，睡眠可，大小便正常，有吸烟史 20 年，每日 20 支左右，无饮酒嗜好。

护理体查　体温 37℃，脉搏 92 次/分，呼吸 24 次/分，血压 110/70mmHg。神志清楚，查体合作，右上肢及右胸部有多处皮肤擦伤，右前胸部触压痛明显，无反常呼吸，无皮下气肿，听诊左肺呼吸音清，右肺呼吸音低，右下肺叩诊呈浊音，双肺未闻及干湿啰音。心率 92 次/分，律齐，无杂音。全身浅表淋巴结无肿大。腹软，肝脾未触及，双肾区无叩击痛，神经系统（—）。

入院诊断　闭合性胸部损伤、右侧第 4～6 肋骨骨折、血气胸。

手术情况　患者入院后给予双鼻导管吸氧，在局麻下行胸腔闭式引流术，胸带固定胸壁。

辅助检查　血气分析检查正常；实验室检查未见异常；腹部 B 超检查示肝、胆、胰、脾、肾及腹膜后未见异常。

主要的护理问题　有肺部感染的可能；恐惧；疼痛；气体交换障碍。

目前主要的治疗及护理措施　吸氧、心电监护，观察生命体征；留置胸腔闭式引流管并观察；给予抗感染、镇痛等对症、支持治疗；氧气雾化吸入稀释痰液帮助祛痰。

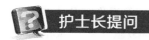 **护士长提问**

● **如何评估胸部损伤的患者？**

答：（1）健康史 注意询问患者受伤的经过与时间、受伤部位，了解胸部是直接撞击受伤还是间接挤压而受伤，了解有无恶心、呕吐、昏迷史。

（2）身体状况

① 局部：评估受伤部位性质；有无开放性伤口，有无活动性出血；有无肋骨骨折、反常呼吸运动或呼吸时空气进出伤口的吸吮样音，气管位置是否偏移；有无颈静脉怒张或皮下气肿，以及肢体活动情况等。

② 全身：评估患者生命体征是否平稳，有无呼吸困难或发绀，有无休克或意识障碍；有无咳嗽、咳痰，以及痰量和性质；有无咯血，以及咯血次数和量等。

（3）辅助检查 根据 X 线等检查结果，了解有无肋骨骨折、血胸、气胸及胸腔内器官损伤等。

（4）心理-社会状况 了解患者有无焦虑或恐惧心理，患者及家属对损伤及其预后的认知、心理承受能力及对本次损伤相关知识的了解程度如何。

● **闭合性胸部损伤与开放性胸部损伤有什么区别？**

答：胸部损伤根据是否造成胸膜腔与外界沟通，分为闭合性损伤和开放性损伤。

（1）闭合性损伤 是指胸部损伤未造成胸膜腔与外界沟通，多因暴力挤压、冲撞或钝器碰击等钝性伤所致。

（2）开放性损伤 是指胸部损伤造成胸膜腔与外界沟通，多因利器（刀、锥）或战时的火器、弹片穿破胸壁所致。

● **胸部损伤的临床表现有哪些？**

答：（1）胸痛 是胸部损伤的主要症状，多位于受伤部位且呼吸时加重。

（2）呼吸困难　引起呼吸困难的原因有：①受伤部位疼痛使胸廓活动受限；②分泌物或血液堵塞呼吸道；③血气胸所致的肺萎陷；④肺实质损伤，如肺挫伤或肺爆震伤；⑤创伤后的急性呼吸功能不全；⑥浮动胸壁引起的反常呼吸运动；⑦急性失血所致的贫血。

上述原因可单一发生，亦可多个发生，必须迅速查明原因，及时处理。

（3）咯血　肺或支气管损伤时可引起痰中带血或咯血。邻近肺门的肺实质或较大的支气管有损伤，在伤后早期即可出现咯血。而肺周边的损伤出现咯血的时间较晚，也可无咯血。肺爆震伤的咯血为血性泡沫样。严重胸部损伤时可出现休克症状。

哪些常见的胸部损伤需急救处理？

答：（1）开放性气胸　迅速封闭伤口，变开放性气胸为闭合性气胸。用大块多层凡士林纱布外加厚棉垫或干净的衣物遮盖伤口，并包扎固定牢靠，避免漏气。

（2）张力性气胸　在伤侧锁骨中线第2肋间插入粗针头，以排出胸腔积气。

（3）连枷胸　尽快消除或减轻反常呼吸，以纠正低氧血症。初期处理是立即用手压迫或用厚敷料局部加压包扎，随后再进行确定性处理，如牵引固定法、手术复位内固定或呼吸机治疗。

（4）大量血胸　先行胸腔闭式引流术，如为进行性血胸则立即剖胸探查，同时补充血容量。

（5）心脏压塞　在剑突下进针穿刺减压，为手术赢得时间，行积极抗休克处理。

胸部损伤时肋骨骨折最易发生于第几肋？为什么？

答：肋骨骨折最易发生于第4～7肋，因为它们前有胸骨后有胸椎连接，长而薄，且固定，受外力作用时易发生骨折。第1～3肋骨粗短，且有锁骨、肩胛骨及肩带肌群的保护而不易骨折。第8～10肋渐次变短且连接于软骨肋弓上，有弹性缓冲，骨折机会减少；第 11 和第 12 肋前端游离为浮肋，活动度较大，很少骨折。

● **患者右侧胸部无反常呼吸运动，什么是反常呼吸？**

答：患者出现"浮动胸壁"即连枷胸后，吸气时，软化区的胸壁内陷；呼气时，该区胸壁向外鼓出，与正常胸壁运动相反，称为反常呼吸（图 3-1）。

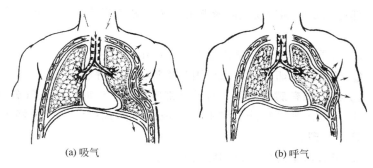

(a) 吸气 　　　　　　　　　　　(b) 呼气

图 3-1　胸壁软化区的反常呼吸运动

● **肋骨骨折的治疗原则有哪些？**

答：不同性质的肋骨骨折处理不尽相同。

（1）闭合性单处肋骨骨折

① 单处肋骨骨折错位不明显可不作外固定，口服镇痛药对症治疗。

② 单处肋骨骨折有明显移位或单根多处肋骨骨折可用胸带固定。

（2）闭合性多根多处肋骨骨折

① 若一侧胸壁软化范围较小，对呼吸影响不大，可用棉垫压迫包扎，用胸带固定。

② 若出现"浮动胸壁"，应采取紧急措施，清除呼吸道分泌物，以保证呼吸道通畅，固定"浮动胸壁"，纠正呼吸和循环障碍，预防和治疗肺部并发症。固定"浮动胸壁"可用牵引固定法和手术内固定法。

（3）开放性肋骨骨折　开放性肋骨骨折时伤口应彻底清创，对好骨折断端或用不锈钢丝固定，有胸膜穿破者行胸腔闭式引流术，给予抗生素治疗。

● **患者目前首优的护理问题及相关因素是什么？该采取哪些护理措施？**

答：患者目前首优的护理问题是气体交换障碍。其相关因素是与胸部疼痛致胸廓运动受限及胸腔积液、积气等有关。其护理措施如下。

① 给予氧气吸入，氧流量 2～4L/min。

② 给予镇痛药，以免患者因为疼痛而不敢呼吸。

③ 密切观察病情变化，听诊肺部呼吸音，定时监测血气分析。

④ 协助医师进行胸腔穿刺排气或胸腔闭式引流术，做好闭式引流管的护理。

⑤ 患者取半卧位，以利呼吸和引流。

⑥ 鼓励患者进行深呼吸和有效咳嗽，排除积液和积气，促使肺复张。

● **如何做好胸腔闭式引流术后的护理？**

答：（1）一般采取半卧位，以利胸腔引流。

（2）引流管各连接处应保持密封，引流瓶内盛无菌生理盐水，长管浸入液面下 3～4cm，并做好标记。引流瓶应低于胸部引流平面 60cm，绝不能高于引流平面，以免引流液逆流入胸腔，导致感染（图 3-2）。

（3）保持引流通畅　术后当日需 1～2h 挤压引流管 1 次，如引流液多者应每 15～30min 挤压 1 次；观察长管中水柱波动幅度和水柱高度；经常检查引流管是否受压、扭曲、滑脱和堵塞。如挤压引流管和嘱患者用力咳嗽后无水柱波动和液体、气体引流出，则应怀疑堵塞。如有堵塞，首先应反复挤压引流管，其次报告医师是否调整引流管插入的位置，必要时可行负压吸引。

（4）观察引流量及性质，有无溢气现象　每班交班时在引流瓶上做好标记，并记录引流量，如引流物呈鲜红色，且超过 4～5

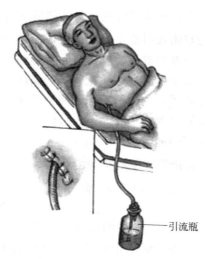
——引流瓶

图 3-2　胸腔闭式引流术示意

ml/(kg・h)，持续 3h 以上者，则说明胸腔内有活动性出血，应立即报告医师处理；若引流物为脓性分泌物多为胸内感染；若为乳糜样液则可能为淋巴导管受损后的乳糜胸。

（5）预防气胸　在搬动患者或更换引流瓶时，应先夹住引流管，以免引起气胸；若引流管不慎与引流瓶松脱，应立即连接紧密，嘱患者用力咳嗽和做深呼吸，以排出进入的空气。

（6）了解拔管指征并协助拔管

① 无气体溢出，引流液明显减少且颜色变浅，24h 引流量少于 200ml。

② 水柱波动微小。

③ 患者无呼吸困难且呼吸音听诊正常。

④ 必要时行 X 线检查后（X 线片显示肺膨胀良好，无明显积液和积气）再行拔管。拔管时间一般可在术后 48～72h，特殊患者需延长拔管时间，如脓胸患者。

（7）拔管后应观察患者有无胸闷、呼吸困难、切口漏气、伤口渗液等，发现异常应及时报告医师。

胸腔闭式引流术后出现进行性血胸的临床表现有哪些?

答：患者行胸腔闭式引流术引流出血性液体 400ml，若出现进行性血胸征象时，应考虑有活动性出血，需尽快做好剖胸探查术的术前准备。下列征象提示有进行性血胸：①血压持续下降，心率逐渐增快；②输血补液后，血压不回升或回升后又迅速下降；③血红蛋白、红细胞计数和血细胞比容呈持续降低；④胸腔闭式引流术后，引流血量连续 3h 且超过 4～5ml/(kg·h)。

如何做好肋骨骨折后疼痛的护理?

答：肋骨骨折表现有明显的胸部疼痛，深呼吸及咳嗽时疼痛加剧，护理措施如下。

① 正确评估疼痛，给予药物镇痛。一般以口服镇痛药为宜，外伤后早期，应按常规定时给予镇痛药，如曲马多片 50mg，每日 3 次。

② 给予心理护理，分散患者注意力，如让患者听音乐、看书、看电视等。

③ 讲解疼痛发生的原因和将要持续的期限，增强患者战胜疼痛的信心。

④ 协助患者取舒适卧位，并定时调整，协助患者进行深呼吸锻炼和咳嗽排痰，用双手按压患侧胸壁，以减轻震动引起的疼痛。

⑤ 定时检查胸带固定情况，妥善固定胸腔闭式引流管，防止牵拉引起疼痛。

为预防患者并发肺部感染，该采取哪些护理措施?

答：(1) 观察患者体温变化，如有发热则报告医师。

(2) 保持胸腔闭式引流管通畅，及时引流出积液积气。

(3) 鼓励患者进行有效的咳嗽排痰，患者咳痰时，可用双手固定肋骨骨折部位，以减轻疼痛。适度拍背，避免引起剧烈震动而加剧疼痛和肋骨骨折断端的摩擦。

(4) 痰多且黏稠者应给予雾化吸入，每日 2～3 次。

(5) 必要时给予负压吸痰，注意无菌操作。如需在支气管纤维镜下吸痰时，应做好配合工作。

（6）遵医嘱合理应用抗生素。

● **如何对患者进行出院指导？**

答：（1）指导患者及家属掌握正确固定胸带的方法。

（2）合理饮食，进食清淡且富含营养的食物，多食水果、蔬菜，保持大便通畅；忌食辛辣、生冷、油腻食物，以防助湿生痰。

（3）注意休息，注意安全，避免伤侧用力过度，待骨折完全愈合后，可逐渐加大活动量。

（4）定期到医院复查胸部 X 线片，以了解骨折愈合情况。

🍀【护理查房总结】

胸部损伤患者常为急诊入院，由于胸腔内有心脏、肺、大血管、气管等重要脏器，严重的胸部损伤常引起呼吸、循环功能障碍，因此我们应全面正确地评估胸部损伤，掌握胸部损伤中需急救处理的情况，严密观察患者的病情变化。此患者诊断为肋骨骨折并血气胸，是胸部损伤中最常见的病例，为促进患者早日康复，特别强调以下几点。

① 严密观察患者生命体征，以便及时发现病情变化。

② 保持胸腔闭式引流管通畅，观察引流物的量和性状。

③ 鼓励患者进行有效的咳嗽排痰和深呼吸锻炼，预防肺部感染。

④ 进行胸带固定和镇痛。

⑤ 做好出院指导，定期复查，以了解骨折愈合情况。

（黄伦芳）

病例 2 • 自发性气胸

🍀【病历汇报】

病情　患者男性，20 岁，因打篮球时突感右胸疼痛，伴胸闷、气促，休息后症状无缓解而入院，胸部 X 线检查提示右侧气胸，右肺压缩约 70％。患者为第二次发作，半年前第一次发作时行胸腔闭式引流术后痊愈，此次要求手术治疗。患者既往体健，无吸烟史，无家族史。

护理体查　体温 37℃，脉搏 92 次/分，呼吸 26 次/分，血压 120/75mmHg。体重 55kg，身高 178cm。神志清楚，查体合作，全身浅表淋巴结无肿大。气管位置居中，胸廓无畸形，右侧胸部呼吸运动减弱，叩诊呈鼓音，语颤及呼吸音减弱，左肺呼吸音清，双肺未闻及干湿啰音。腹软，肝脾未触及，双肾区无叩击痛，神经系统（一）。

入院诊断　右侧自发性气胸。

手术情况　入院后给予双鼻导管吸氧，氧流量 3L/min，于右侧锁骨中线第 2 肋间放置 1 根胸腔闭式引流管，有气泡溢出。放置引流管后，患者胸闷、气促症状缓解，呼吸 18 次/分。完善术前准备后，次日在全麻胸腔镜下行右侧肺大泡切除术，术中左侧卧位，切开第 7 肋间皮肤 1cm，置入胸腔镜光源和镜头，经第 3、第 8 肋间做操作口，切除右上叶多个肺大泡，置胸腔引流管，手术顺利，术中出血约 50ml。

辅助检查　胸部 X 线检查：右侧可见薄壁透亮空腔，形态大小不一，右侧气胸，右肺压缩约 70％；腹部 B 超检查示肝、胆、胰、脾、肾及腹膜后未见异常。

主要的护理问题　有出血、漏气、肺部感染的可能；恐惧；低效性呼吸形态；知识缺乏。

目前主要的治疗及护理措施　吸氧、心电监护，观察生命体征；静脉补液、抗感染、镇痛等对症、支持治疗；氧气雾化吸入稀释痰液帮助祛痰；留置胸腔闭式引流管保持通畅并观察；留置导尿管保持通畅。

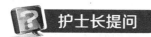

● **什么是自发性气胸？**

答：自发性气胸是指在没有外伤或人为因素作用的情况下，肺组织的脏层胸膜自发破裂，空气进入胸膜腔造成胸膜腔积气和肺萎陷。

自发性气胸根据造成气体进入胸膜腔的原因分为原发性气胸和继发性气胸。原发性气胸又称特发性气胸，是指胸部 X 线片未发现病变的健康者发生的气胸，多见于瘦高体型的男性青壮年。继发性气胸是在肺部疾病基础上发生的气胸，以慢性阻塞性肺气肿最为常见，其次是肺结核、肺尘埃沉着病、肺癌等。

● **患者是肺大泡破裂合并自发性气胸，什么是肺大泡？其病因是什么？**

答：肺大泡是因为肺泡内压升高，使肺泡壁破裂互相融合，最后形成巨大的囊泡状改变。临床上肺大泡常与肺气肿并存，其病因很多，如反复发作的肺、支气管感染、支气管哮喘、吸烟、长期吸入粉尘或有害气体、大气污染以及遗传性疾病、α_1-抗胰蛋白酶缺乏症等。

● **患者入院时首优的护理问题是什么？该采取哪些护理措施？**

答：（1）患者的首优护理问题　低效性呼吸形态。

（2）护理措施

① 给予氧气吸入，氧流量 $2\sim4L/min$。

② 密切观察病情变化，听诊肺部呼吸音，定时监测血气分析。

③ 协助医师进行胸腔穿刺排气或胸腔闭式引流术，做好闭式引流管的护理。

④ 嘱患者取半卧位，以利呼吸和引流。

⑤ 鼓励患者进行深呼吸和有效咳嗽，排除积气，促使肺复张。

● **如何根据胸部 X 线片肺压缩情况对自发性气胸进行处理？**

答：患者胸部 X 线检查示右肺压缩约 70％，属于大量气胸，根据胸部 X 线片肺压缩情况进行如下处理。

① 肺压缩＜30％为少量气胸，无明显呼吸困难者，不需要抽气，可以观察，一般在 1～2 周内可自行吸收。

② 肺压缩在 30％～50％为中等量气胸，应行胸穿抽气减压，促使肺复张。

③ 肺压缩＞50％为大量气胸，当反复胸穿抽气后无缓解时，应行胸腔闭式引流术，排除积气，促使肺复张（图 3-3）。

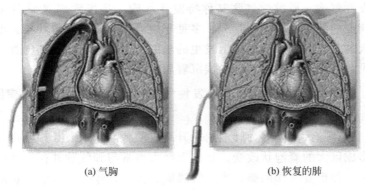

(a) 气胸　　　　　　　　　　　　(b) 恢复的肺

图 3-3　气胸恢复前后

● **肺大泡的手术治疗原则是什么？常用的手术方法有哪些？**

答：（1）治疗原则　既要解除大泡的压力，又要尽可能保存有功能的肺组织。

（2）肺大泡常用的手术方法

① 大泡切除术：若肺组织无其他病变，应采用单纯大泡切除术。如同时有小泡存在，可于其基底部用丝线加以结扎或缝合。

② 肺叶切除术：若大泡所在的肺叶肺组织已明显萎缩或有炎性病变，则应做肺叶切除术。

● **什么是电视胸腔镜手术？其优点有哪些？**

答：电视胸腔镜（VATS）手术（图 3-4）是将腔镜器械经胸壁的 2～4 个戳孔进入胸腔内，在电视屏幕下完成胸腔内的手术操作。其优点是胸壁切口小，不撑开肋骨，不影响胸廓完整性，手术操作更加精细准确，术后疼痛轻，呼吸影响小，术后恢复快等。

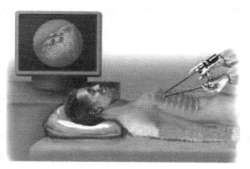

图 3-4　电视胸腔镜手术

● **胸腔镜一般适用于哪些胸部疾病的手术治疗？**

答：胸腔镜既用于胸部疾病的诊断，但更多地用于手术治疗。

（1）胸膜疾病　胸膜病变是最适合经胸腔镜进行诊断和治疗的胸外科疾病，包括外伤、自发性血气胸、脓胸、胸膜间皮瘤、其他胸膜肿瘤、恶性胸腔积液等。

（2）肺部疾病　肺良性肿块切除、肺癌。

（3）食管疾病　包括食管平滑肌瘤、食管憩室、贲门失弛缓症、食管癌等。

（4）纵隔疾病　基本所有纵隔良性肿瘤或囊肿都可考虑胸腔镜手术。

（5）心脏疾病　如动脉导管未闭结扎、房室间隔缺损修补、二尖瓣置换等。

（6）其他　如乳糜胸的胸导管结扎等。

● **患者缺乏对电视胸腔镜手术的相关认识，应如何进行宣教？**

答：（1）讲解什么是电视胸腔镜手术，与普通开胸手术比较，其优点有哪些。

（2）患者所患的自发性气胸疾病是胸腔镜手术最适合的适应证。

（3）介绍同类手术患者的恢复情况。

（4）关心体贴患者，消除其紧张、焦虑情绪。

● **电视胸腔镜手术后出现漏气和术后出血时应如何护理？**

答：漏气和术后出血是电视胸腔镜手术后最常见的并发症，护理措施如下。

① 漏气可能与肺组织基础质量薄弱、术中切割闭合器钉眼或缝针针眼处漏气有关。护理中应注意：术后麻醉清醒后尽早拔除气管插管，减少机械通气时间；观察胸腔闭式引流瓶中有无气体溢出；观察患者的呼吸情况，听诊肺部呼吸音，如出现胸闷、气促、呼吸困难则报告医师；鼓励患者进行有效咳嗽，促使肺复张，复张后的肺与壁层胸膜粘连，漏口自然愈合。

② 出血的原因是切口下肋间血管损伤，以及病变周围的小血管止血不彻底、不牢固或操作技术不熟练。护理中应注意：观察生命体征；遵医嘱应用止血药；观察胸腔闭式引流瓶中引流液的量及性质，若出血量超过 $4\sim5ml/(kg\cdot h)$ 且连续 3h，应立即报告医师积极补充血容量并尽早探查止血。

● **患者术后留置胸腔闭式引流管 1 根，此引流管与术前的引流管有何区别？**

答：术前的胸腔闭式引流管放置位置在右锁骨中线第 2 肋间，目的是引流气体。术后的胸腔闭式引流管放置位置在右腋中线第 5 肋间，以引流液体为主。

❀ **【护理查房总结】**

此病例是应用胸腔镜实施的手术。患者已在胸腔镜下行肺大泡结扎术，护理人员需要掌握自发性气胸的相关知识，还需掌握目前已广泛应用的胸腔镜的有关知识。针对此患者情况，特别强调以下几点。

① 术前需严密观察患者病情，保持胸腔闭式引流管通畅，观察有无气体排出。

② 胸腔镜手术后需密切观察胸腔闭式引流液情况，并观察有无气泡溢出，以便及时发现并发症出血和漏气的产生。

③ 鼓励患者咳嗽排痰和深呼吸锻炼，防止发生肺部并发症。

④ 加强出院指导，嘱其注意休息，避免剧烈运动，定期复查胸部 X 线片。

（黄伦芳）

查房笔记

病例 3 · 脓胸

🍀【病历汇报】

病情　患者男性，55 岁，因咳嗽、咳痰、发热、活动后气促 2 个月入院。患者 3 个月前因高热、呼吸困难在当地医院住院，诊断为结核性胸膜炎，胸部 X 线片示右侧胸腔内大量积液，穿刺抽出脓液，经胸腔抽脓及全身抗生素治疗 7 天后体温恢复正常出院。近 2 个月来患者出现发热，体温 37.5～38℃，咳嗽咳痰，为白色黏稠痰，每天约 50ml，经当地医院消炎治疗后症状无明显改善。胸部 X 线片显示胸膜增厚，肋间隙变窄，呈一片密度增强的毛玻璃状模糊阴影，右侧膈肌升高，纵隔向左侧移位。患者发病以来精神欠佳，食欲减退，睡眠可，大小便正常，体重减轻 2.5kg。患者既往有结核病史，无家族史，有吸烟史 10 年，每日 20 支左右，已戒烟 3 个月，无饮酒嗜好。

护理体查　体温 37.8℃，脉搏 92 次/分，呼吸 20 次/分，血压 120/80mmHg。神志清楚，查体合作，体形消瘦，贫血貌，全身浅表淋巴结无肿大。右侧胸廓内陷，肋间隙变窄，呼吸运动减弱，叩诊呈实音，听诊右肺呼吸音低，左肺呼吸音清。腹软，肝脾未触及，双肾区无击叩击痛，神经系统（一）。

入院诊断　慢性脓胸。

手术情况　入院后给予输血以纠正贫血，完善各项术前检查，在全麻下行胸膜纤维板剥脱术。麻醉满意，手术顺利，留置胸腔闭式引流管和导尿管。术后体温 37.5℃，脉搏 88 次/分，呼吸 20 次/分，血压 120/80mmHg，SpO₂ 96％。

辅助检查　胸部 CT 检查可见右侧胸膜增厚，纤维板形成，肺被压缩，纵隔向左侧移位，左侧胸腔呈代偿性肺气肿表现。血常规检查：白细胞 $18×10^9$/L，中性粒细胞 81％，红细胞 $3.4×10^{12}$/L，血红蛋白 7g/L。肝功能：总蛋白 58.7g/L、白蛋白 32g/L。腹部 B

超检查示肝、胆、胰、脾、肾及腹膜后未见异常。

主要的护理问题　焦虑、恐惧；体温过高；营养失调；清理呼吸道低效。

目前主要的治疗及护理措施　吸氧、心电监护，观察生命体征；静脉补液、抗感染、镇痛等对症、支持治疗；氧气雾化吸入稀释痰液帮助祛痰；留置胸腔闭式引流管并观察；留置导尿管并保持通畅。

护士长提问

● **什么是脓胸？脓胸的分类与治疗原则如何？**

答：脓胸是指脓性渗出液积聚于胸膜腔内的化脓性感染。按致病菌不同分为化脓性脓胸、结核性脓胸和特异病原性脓胸；按病变范围不同分为全脓胸和局限性脓胸，后者也称为包裹性脓胸；按病理发展过程分为急性脓胸和慢性脓胸。脓胸发生于任何年龄，以幼儿及年老体弱者多见。

（1）急性脓胸的治疗原则

① 控制感染：主要是全身大剂量应用抗生素，尽可能根据脓液细菌学培养药敏试验应用抗生素，必要时联合用药。

② 排除脓液：一般有两种方法，即胸腔穿刺抽脓和胸腔闭式引流术。

③ 全身治疗：补充营养，纠正电解质紊乱，必要时输血，鼓励患者咳嗽排痰，给予化痰祛痰药物。

（2）慢性脓胸的治疗原则

① 病因治疗：积极治疗病因，消灭脓腔。

② 手术治疗：目的是消灭脓腔，恢复肺功能。常用的手术方法有胸膜纤维板剥脱术、胸廓成形术、胸膜肺切除术。

③ 全身治疗：改善患者全身状况，加强营养，及时纠正贫血或低蛋白血症，提高抗病能力。

慢性脓胸的原因有哪些?

答:(1)急性脓胸引流不及时,引流部位不合适,引流管太细,纤维素沉积和凝血块堵塞造成引流不畅,引流管插入深度不恰当,或过早拔出引流管,使脓液未能排尽。

(2)异物存留于胸膜腔内,如弹片、布屑及死骨碎片等,使感染难以控制。多见于枪伤及爆炸伤,尤其是非贯通伤。

(3)合并支气管胸膜瘘或食管瘘而未及时处理。

(4)邻近组织有慢性感染,如肋骨骨髓炎、膈下脓肿、肝脓肿等感染的反复传入。

(5)特发性感染,如结核、真菌及寄生虫等慢性炎症,导致纤维层增厚、肺膨胀不全,使脓腔长期不愈。

脓胸是胸膜腔内的化脓性感染,致病菌进入胸膜腔内的途径有哪些?

答:(1)肺部化脓感染,特别是靠近胸膜的病变,直接扩散到胸膜腔。

(2)胸部开放伤、肺损伤、气管及食管损伤。

(3)邻近感染灶扩散,如纵隔感染、膈下脓肿、化脓性心包炎等。

(4)败血症或脓毒血症患者,细菌经血液循环到达胸膜腔。

(5)胸腔手术污染,术后发生血胸感染、支气管胸膜瘘、食管吻合口瘘等。

(6)其他,如自发性气胸闭式引流或反复穿刺,纵隔畸胎瘤继发感染、破裂等。

慢性脓胸的病理生理变化过程如何?

答:患者检查显示为慢性脓胸的病理生理改变,慢性脓胸是在急性脓胸的病理基础上发展而来的。在急性脓胸时期,感染侵犯胸膜后,引起大量炎性胸腔积液渗出。早期渗出液稀薄,呈浆液性。在此期内若能排出渗液,肺易复张。随着病程进展,脓细胞及纤维蛋白增多,渗出液逐渐由浆液性转为脓性,此时胸膜仍未明显被破坏，清除脓液后肺仍可复张。当急性脓胸未及时治疗或处理不当时，毛细血管及炎性细胞形成肉芽组织，纤维蛋白沉着机化并在脏胸膜、壁胸膜上形成韧厚致密的纤维板，构成脓腔壁。纤维板日益增厚，机化形成瘢痕而固定紧束肺组织，牵拉胸廓使之内陷，纵隔向患侧移位，并限制胸廓的活动，从而降低呼吸功能。由于壁胸膜变厚，使肋间肌萎缩、肋间隙变窄，可出现肋骨畸形及脊椎侧凸。

● 脓胸患者常有发热的症状，应采取哪些护理措施？

答：（1）定时测量体温，观察体温的变化，如有高热则给予降温处理，如采用冰敷、醇浴等物理降温措施，必要时给予药物降温。

（2）鼓励患者多饮水，注意口腔卫生。

（3）及时擦洗患者身体并更换衣被，预防压力性损伤的发生。

（4）关心体贴患者，给予心理支持。

● 患者有营养失调的可能，该采取哪些护理措施？

答：患者发病以来精神欠佳，食欲减退，出现贫血貌，有营养失调的可能，护理措施如下。

① 护士应说明饮食与疾病康复的关系，鼓励患者进食，以保证各营养元素的摄入。

② 给予高热量、高蛋白、高维生素、易消化的食物，如米饭、面条、瘦肉、鱼、蛋、牛奶、豆类、新鲜蔬菜和水果等。

③ 根据患者的喜好制作食物，调节食物的色、香、味，以增进患者的食欲。

④ 配合医师进行治疗。患者有贫血和低蛋白血症，可少量多次输入新鲜血或血浆，这不仅可以矫正贫血和低蛋白血症，还可增加机体抵抗力，促进康复。

⑤ 手术后次日可进流质食物或半流质食物，再逐渐过渡到普食。

● 什么是胸膜纤维板剥脱术？治疗慢性脓胸的手术方法还有哪些？

答：胸膜纤维板剥脱术是剥离壁层及脏层增厚的纤维板，消除脓腔,恢复胸壁呼吸运动,并使肺重新膨胀。这是慢性脓胸理想的治疗方法。治疗慢性脓胸的手术方法还有胸廓成形术、胸膜肺切除术、肌瓣填塞脓腔术及大网膜移植术。目前,慢性脓胸常通过胸腔镜手术来进行诊断治疗。

● 出院前如何对患者进行健康指导?

答:(1)注意休息,保证充足的睡眠,避免劳累。

(2)进行呼吸功能锻炼和有氧运动,如深呼吸、吹气球、太极拳等。

(3)加强营养,进食高蛋白、高热量、高维生素、易消化食物。

(4)注意防寒保暖,防止肺部感染。及时发现感染症状并积极治疗。

(5)继续抗结核治疗3~6个月,定期复查肝功能。

(6)定期复查胸部 X 线片,不适时随诊。

🌸【护理查房总结】

此病例为慢性脓胸,患者已实施胸膜纤维板剥脱术,这是慢性脓胸理想的治疗方法。护理人员需要掌握慢性脓胸的相关知识,掌握手术方式和目标,做好患者围手术期的护理,为促进患者早日康复,特别强调以下几点。

① 密切观察生命体征变化,高热者给予及时处理。

② 行胸膜纤维板剥脱术后易发生大量渗血,应保持胸腔闭式引流管通畅,观察引流液的量和性状,如引流液呈鲜红色,且超过4~5ml/(kg·h),持续 3h 以上者,应立即报告医师,做好再次开胸止血的准备。

③ 鼓励患者进行有效的咳嗽排痰和深呼吸锻炼,以促进肺膨胀。

④ 进食高蛋白、高热量、高维生素、易消化食物,以保证患者营养。

⑤ 患者采取半卧位，以利呼吸和胸腔引流，定时翻身，注意预防压力性损伤的发生。

⑥ 做好出院指导。继续口服抗结核药物等，并定期进行复查，不适时随诊。

（黄伦芳）

查房笔记

病例 4 · 肺癌

🍀【病历汇报】

病情 患者男性，58 岁，因咳嗽、咳痰、痰中带血 1 个月，经抗感染治疗后症状未见好转而入院。胸部 X 线检查提示右上肺占位病变伴肺不张，胸部 CT 提示右上肺癌。发病以来，食欲尚可，睡眠可，大小便正常。患者既往体健，无家族史，有吸烟史 30 年，每日 20 支左右。

护理体查 体温 36.5℃，脉搏 80 次/分，呼吸 20 次/分，血压 120/80mmHg。神志清楚，查体合作，皮肤、黏膜正常，全身浅表淋巴结无肿大。胸廓未见异常，胸骨无压痛，呼吸运动未见异常，呼吸规律，听诊左肺呼吸音清，右上肺呼吸音低，双肺未闻及干湿啰音。腹软，肝脾未触及，双肾区无叩击痛，神经系统（—）。

入院诊断 右上肺癌。

手术情况 完善术前准备，在全麻下行右全肺切除术。麻醉满意，手术顺利，留置胸腔闭式引流管呈夹闭状态，留置导尿管。术后体温 37℃，脉搏 84 次/分，呼吸 20 次/分，血压 120/80mmHg，SpO$_2$ 97%。

辅助检查 支气管纤维镜检查示右上肺癌，病理学检查为低分化鳞癌；全身骨扫描检查未见异常；腹部 B 超检查示肝、胆、胰、脾、肾及腹膜后未见异常；肺功能检查示肺通气功能正常。

主要的护理问题 有出血、肺不张、肺部感染的可能；焦虑、恐惧；疼痛；清理呼吸道低效；知识缺乏。

目前主要的治疗及护理措施 吸氧、心电监护，观察生命体征；静脉补液、抗感染、镇痛等对症、支持治疗；氧气雾化吸入稀释痰液帮助祛痰；留置胸腔闭式引流管呈夹闭状态并观察；留置导尿管并保持通畅。

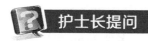 护士长提问

● **肺癌的发病原因有哪些？**

答：肺癌的发病原因尚不完全明确，现认为与下列因素有关。

① 长期大量吸烟是肺癌的重要致病因素。纸烟燃烧时释放致癌物质，文献资料表明，多年每日吸烟 40 支以上者，肺鳞状细胞癌和小细胞肺癌的发病率比不吸烟者高 4～10 倍。

② 某些化学和放射性物质的致癌作用。有些工业部门和矿区职工，肺癌的发病率较高，可能与长期接触石棉、铬、镍、铜、锡、砷、放射性物质等致癌物质有关。

③ 空气污染。城市居民肺癌的发病率比农村高，可能与工业废气、煤和汽油燃烧造成的空气污染有关。

④ 人体内在因素。如免疫状态、代谢活动、遗传因素、肺部慢性感染等，也可能对肺癌的发病有影响。

⑤ 基因因素。如癌基因的活化或肿瘤抑制基因的丢失与肺癌的发病也有密切联系。

● **肺癌有什么分布特点？**

答：右肺肺癌多于左肺，上叶多于下叶，从主支气管到细支气管均可发生癌肿。起源于主支气管、肺叶支气管的肺癌，位置靠近肺门者称为中心型肺癌；起源于肺段支气管以下的肺癌，位于肺周围部分者称为周围型肺癌。

● **肺癌根据细胞类型分为哪几类？**

答：（1）1998 年 7 月，国际肺癌研究协会（IASLC）与世界卫生组织（WHO）对肺癌的病理分类进行了修订，按细胞类型将肺癌分为鳞状细胞癌、小细胞癌、腺癌、大细胞癌、腺鳞癌、多型性肉瘤样或含肉瘤成分癌、类癌、唾液腺型及未分类癌。

（2）临床上最常见的肺癌可分为两类：非小细胞癌和小细胞癌（小细胞未分化癌）。非小细胞癌主要包括 3 种组织类型：鳞状细胞癌（鳞癌）、腺癌、大细胞癌（大细胞未分化癌）。

● 患者病理分型为低分化鳞癌，鳞癌有哪些特点？

答：鳞癌在肺癌中最为常见，约占 50％，多见于 50 岁以上的男性吸烟者。多起源于较大支气管，分化程度高低不一，但生长速度较为缓慢，病程较长，早期手术切除效果好，通常先经淋巴转移，到晚期才发生血行转移。

● 肺癌的转移途径有哪几种？

答：（1）直接扩散　癌肿沿支气管壁并向支气管管腔内生长，可造成支气管管腔部分或全部阻塞；也可直接扩散侵入邻近肺组织，并穿越肺叶间裂而侵入相邻的其他肺叶；随着癌肿不断长大，还可侵犯胸壁、胸腔及其他组织和器官。

（2）淋巴转移　是常见的扩散途径。小细胞癌经淋巴转移扩散较早，鳞癌和腺癌也常经淋巴转移。

（3）血行转移　多发生于肺癌晚期，小细胞癌和腺癌的血行转移较鳞癌更为常见。癌细胞随肺静脉回流到左心后，可转移到全身各器官和组织，常见的有肝、骨骼、脑、肾上腺等。

● 早期肺癌的临床表现有哪些？

答：早期肺癌多无明显表现，大多在拍摄胸部 X 线片时发现。在支气管内癌肿增大后可出现以下表现。

① 咳嗽：最常见，为刺激性干咳或少量黏液痰，极易误认为伤风感冒，但抗感染治疗无效。若继发肺部感染，可有脓性痰，痰量增多。

② 血痰：以中心型肺癌多见，多为痰中带血点、血丝或断续的少量咯血，大咯血则少见。

③ 胸痛、胸闷、发热：早期表现为胸部不规则隐痛或钝痛。当癌症引起较大支气管不同程度的阻塞，发生阻塞性肺炎和肺不张，临床上可出现胸闷、局限性哮鸣、气促和发热等症状。

● 晚期肺癌的临床表现有哪些？

答：晚期肺癌除发热、体重减轻、食欲减退、倦怠及乏力等全身症状外，还可出现癌肿压迫、侵犯邻近器官、组织或发生远处转移时的征象。

①　压迫或侵犯膈神经：引起同侧膈肌麻痹，在透视下显示膈肌明显升高和呼吸时有反常运动。

②　压迫或侵犯喉返神经：引起声带麻痹、声音嘶哑。

③　压迫上腔静脉：引起面部、颈部、上肢和上胸部静脉怒张，皮下组织水肿，上肢静脉压升高。可出现头痛、头昏或晕厥。

④　侵犯胸膜及胸壁：可引起剧烈持续的胸痛和胸腔积液。胸腔积液常为血性，大量积液可引起气促。

⑤　侵入纵隔、压迫食管：可引起吞咽困难。

⑥　上叶顶部肺癌：又称肺上沟癌。可侵入纵隔和压迫位于胸廓上口的器官或组织，如第 1 肋间、锁骨下动静脉、臂丛神经等而产生剧烈胸肩痛、上肢静脉怒张、上肢水肿、臂痛和运动障碍等；若压迫颈交感神经则会引起同侧上眼睑下垂、瞳孔缩小、眼球内陷、面部无汗等颈交感神经综合征（Horner 征）表现。

⑦　肿瘤远处转移征象：肺癌可向淋巴结、肝、肾上腺、肾、骨和脑转移，因侵入的器官不同而产生不同的表现。

● 肺癌患者手术前一般常规进行哪些检查？

答：胸部 X 线检查（胸部正侧位 X 线片）、胸部 CT 检查、纤维支气管镜检查、全身骨扫描（ECT）检查、上腹部 B 超检查、头部 CT 检查，还需根据病情进行痰细胞学检查、经胸壁穿刺活检等。另外，肺功能检查、心功能检查等可作为患者能否耐受手术的评价指标。

● 纤维支气管镜检查的目的和意义是什么？检查前后应做好哪些指导工作？

答：纤维支气管镜检查是术前的常规检查，可以窥见肺段以下支气管病变，对肺癌尤其中心型肺癌可直接观察肿瘤的部位、大小、解剖变异，且可以采取组织标本做病理学检查，对周围型肺癌可用毛刷或肺段支气管灌洗的方法做脱落细胞检查。对于判定手术适应证及制订治疗方案有指导意义，因为肺癌的一些病理解剖学特点可以影响手术切除的范围。例如，位于右肺中间段支气管的癌肿向上侵犯到主支气管开口处时，则只能施行全肺切除或气管隆嵴及全肺（肺叶）切除术；如果癌肿位于右肺中间段支气管的末端，则可采用右肺中、下叶切除术。患者行纤维支气管镜检查前后护士应做好以下指导工作。

（1）检查前指导

① 向患者说明检查的目的、简要操作程序及注意事项，消除患者顾虑，主动配合。

② 检查前禁食 6h，禁水 2h，以防检查过程中发生呕吐。

③ 检查前 30min 肌注阿托品 0.5mg，以减少气管分泌物，对精神紧张者可给予苯巴比妥（鲁米那）0.1g 肌注。

④ 有高血压病、冠心病等心血管疾病患者，可用少量水口服治疗药物（高血压病患者检查前必须服抗高血压药）。

（2）检查后指导

① 检查后 2h 内不宜进食，2h 后没有呛咳方可进食流质或半流质食物，以防食物吸入气管引起吸入性肺炎。

② 鼓励患者轻轻咳出痰液，不可用力过大，防止出血。

③ 检查后可有暂时性少量血性痰，无需特殊处理，若出现呼吸困难、咯血量多、发热及不适等症状，应及时报告医师。

肺癌分期的依据是什么？如何分期？

答：采用国际肺癌研究学会第八版国际肺癌 TNM 分期标准。

（1）T 分期　①T_x 期：未发现原发肿瘤，或者通过痰液细胞学检查或支气管灌洗发现癌细胞，但影像学及支气管镜无法发现。②T_0 期：无原发肿瘤的证据。③Tis 期：原位癌。④T_1 期：肿瘤最大径≤3cm，周围包绕肺组织及脏层胸膜，支气管镜见肿瘤侵及叶支气管，未侵及主支气管。⑤T_2 期：肿瘤最大径＞3cm，≤5cm；侵犯主支气管（不常见的表浅扩散型肿瘤，不论体积大小，侵犯限于支气管壁时，虽可能侵犯主支气管，仍为 T_1 期），但未侵及隆突；侵及脏层胸膜，有阻塞性肺炎或者部分或全肺肺不张。符合以上任何一个条件即归为 T_2 期。⑥T_3 期：肿瘤最大径＞5cm，

≤7cm，直接侵犯以下任何一个器官，包括胸壁（包含肺上沟瘤）、膈神经、心包；同一肺叶出现孤立性癌结节。符合以上任何一个条件即归为 T_3 期。⑦T_4 期：肿瘤最大径＞7cm；无论大小，侵及以下任何一个器官，包括纵隔、心脏、大血管、隆突、喉返神经、主气管、食管、椎体、膈肌；同侧不同肺叶内孤立癌结节。

（2）N 分期 ①N_x 期：区域淋巴结无法评估。②N_0 期：无区域淋巴结转移。③N_1 期：同侧支气管周围及（或）同侧肺门淋巴结以及肺内淋巴结有转移，包括直接侵犯而累及的。④N_2 期：同侧纵隔内及（或）隆突下淋巴结转移。⑤N_3 期：对侧纵隔、对侧肺门、同侧或对侧前斜角肌及锁骨上淋巴结转移。

（3）M 分期 ①M_0 期：无远处转移。②M_1 期：远处转移。

● 肺癌的治疗原则是什么？

答：肺癌的治疗原则是以手术或争取手术为主，彻底切除癌肿和胸腔内有可能转移的淋巴结，尽可能保留有功能的正常组织，并且依据肺癌的不同期别、组织类型采用术前或术后放射治疗、化学治疗和免疫治疗的综合治疗。未分化癌对放射治疗最为敏感，鳞癌次之，因此小细胞未分化癌可先行放射治疗，再行手术切除；非小细胞肺癌则应先行手术治疗，术后辅以放射治疗、化学治疗或免疫治疗等。

● 患者术前的护理措施有哪些？

答：（1）心理护理

① 护士应多与患者进行沟通，关心和体贴患者，深入了解患者及亲属对疾病的认识程度，耐心地做好解释工作，以减轻患者焦虑不安或恐惧的情绪。

② 讲解术前各种检查、治疗、护理的方法及意义，讲解麻醉和手术方式，强调手术治疗的效果，以取得患者的积极配合。

③ 介绍同病种术后成功的病例，以增强患者的信心。

（2）饮食护理

① 给予高蛋白、高热量、高维生素、易消化的饮食。

② 术前 2 周禁烟酒，以减少呼吸道分泌物，有利于术后康复。

（3）症状护理　咳嗽、咳痰患者要观察痰量及性质，若痰液黏稠不易咳出者可行雾化吸入。出现咯血时要及时报告医师，记录咯血的量及性质，安慰患者，消除紧张心理。

（4）术前指导

① 指导患者进行有效的咳嗽排痰和深呼吸训练，以促进肺膨胀，预防术后发生肺不张等并发症。

② 指导患者练习床上大小便，以免术后不习惯在床上大小便而发生尿潴留。

（5）术前准备

① 皮肤准备：剃除患侧腋毛，前后胸壁皮肤准备范围均应超过中线 5cm 以上。术前晚沐浴一次。预防伤口感染。

② 胃肠道准备：术前 6h 禁食、2h 禁饮。

③ 其他准备：做好交叉配血；准备手术患者转科交接卡；备好胸部 X 线片、药物、胸腔闭式引流瓶（肺上叶切除者备 2 个引流瓶）；手术前夜如入睡困难则遵医嘱给予镇静安眠药；术晨取下活动义齿和贵重物品并妥善保管；术晨如患者发热及女患者月经来潮均应及时报告医师，必要时延期手术。

患者手术后护理评估要点包括哪些方面？

答：（1）手术情况　了解手术名称、术中出血、输血、补液情况，了解手术过程是否顺利。

（2）生命体征　生命体征是否平稳，麻醉是否苏醒，听诊双肺呼吸是否对称、是否清晰或减弱等，有无肺部痰鸣音，有无发绀、呼吸困难等。

（3）伤口及引流管情况　伤口敷料是否干燥，有无渗液渗血，各引流管是否通畅，引流量、性质与颜色等。

（4）心理和认知状况　患者情绪是否稳定、有无紧张，能否进行有效的咳嗽排痰，有无伤口疼痛，早期活动是否配合。

全肺切除术后为什么胸腔闭式引流管呈夹闭状态？其开放的依据是什么？

答：患者因肿瘤已累及肺动脉干并侵犯到相邻肺叶，故实施了全肺切除术。全肺切除术后患侧胸腔内为空腔，纵隔会因两侧压力差发生摆动，致心排血量减少，影响呼吸及循环功能，故术后胸腔闭式引流管呈夹闭状态，称为"压力调节管"，目的是为了调节患侧胸腔内压力，以保持两侧胸腔内压力平衡，防止纵隔摆动导致的循环衰竭。

夹闭的胸腔闭式引流管可依据患者的气管位置来调整开放的时间和次数，如发现气管偏向健侧时，应报告医师适当开放引流管，待气管居中或稍偏向患侧时，再夹闭引流管。

● **患者目前首优的护理问题及相关因素是什么？该采取哪些护理措施？**

答：（1）患者目前首优的护理问题　清理呼吸道低效。其相关因素是与手术后伤口疼痛使患者惧怕咳嗽、全麻后呼吸道分泌物增多、纤毛运动减弱以及全麻使膈肌受到抑制、术后患者疲乏无力、排痰困难有关。

（2）护理措施

① 向患者解释咳嗽排痰的重要性，以取得患者的积极配合；遵医嘱给予镇痛药；患者咳嗽时，可用双手固定胸部伤口（图3-5），

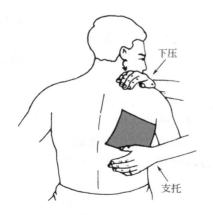
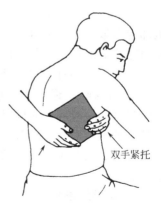

(a)护士站在患者术侧，一手放在术侧肩膀上并向下压，另一手置于伤口下协助支托胸部

(b)护士站在患者健侧，双手紧托伤口部位以固定胸部伤口

图3-5　双手固定胸部伤口方法

305

以减轻震动引起的疼痛。

② 教会患者咳嗽排痰的方法：患者一般取坐位或半卧位，头颈部放松，头稍向前倾，略含胸，然后进行咳嗽。有以下三种咳嗽方法。

a. 暴发性咳嗽：即先深吸一口气而后紧闭声门，随着胸腹肌突然有力的收缩，声门瞬间开放，将气体冲出。

b. 分段咳嗽：即一连串的小声咳嗽，将痰运到喉部，再用力咳出。

c. 喷气式咳嗽：即在深吸气后张口并使声门开放，用力向外喷射气体，同时发出"呵"的声音。

对于咳嗽无力或不会咳嗽者多采用指压胸骨切迹上方气管的方法，手指可横向滑动。在应用吸痰管吸痰时，当吸痰管插至咽喉部时也可引起患者咳嗽。

③ 痰多且黏稠者应常规给予雾化吸入：每日 2～3 次。雾化的微细颗粒可达细支气管及肺泡，有消炎解痉、稀释痰液、活跃纤毛运动的作用，使痰容易咳出。平时还应注意病房的湿度及温度范围，鼓励患者饮水或用温水漱口。

④ 做好拍背咳痰的护理：患者一般取坐位，护士手掌呈杯状，以腕部的力量，在认为有分泌物的部位或患者背部，由下向上、由外向内有节奏地拍击。其目的是使黏附在气道内的分泌物松动和脱落，以利排出。拍背时应避开伤口和脊柱等骨隆突处。

⑤ 进行深呼吸锻炼：嘱患者用力吸气，在吸气末约憋气 2s，再缓慢呼气。一般呼气时间是吸气时间的 2 倍。还可以指导患者使用深呼吸训练器和吹气球等。进行周期性的深呼吸锻炼，可防止呼吸道闭塞和吸入分泌物致气管远端阻塞，还可充分扩张肺泡防止肺泡萎陷。

⑥ 必要时给予负压吸痰：注意无菌操作和吸痰技巧。如需在支气管纤维镜下吸痰时，应做好配合工作。

● 急性肺水肿的临床表现有哪些？应如何急救处理？

答：（1）临床表现　全肺切除术后应严格控制输液速度和输液

量，一般输液速度不超过 40 滴/分，24h 输液量不超过 2000ml，以防发生急性肺水肿。其临床表现为患者突然出现呼吸困难，胸闷，咳嗽，咳泡沫痰或泡沫样血性痰，端坐呼吸或不能平卧，严重者发绀，听诊肺部布满湿啰音，心率快。

（2）急救处理

① 立即减慢或停止输液并报告医师。采取端坐位或半卧位，双腿下垂，以减少下肢静脉回流，减轻心脏负担。

② 给予吸入高浓度经过 20%～30%乙醇湿化处理的氧气，降低肺泡表面张力，减轻缺氧症状。

③ 遵医嘱给予镇静、平喘、强心、利尿和扩血管药物。

④ 观察病情变化，监测生命体征，稳定患者及家属情绪，及时完善各项记录。

● 全肺切除术后最终的病理生理改变是什么？远期效果如何？

答：全肺切除术后最终的病理生理改变是纵隔稍向患侧移位、同侧膈肌上抬和肋间隙变窄、壁层胸膜增生、少量液体机化及成纤维组织填充空腔。

全肺切除术的远期疗效明显低于肺叶切除术的疗效，因为需要一侧全肺切除的患者，其病变比较广泛或病期较晚，因此 5 年生存率较低。全肺切除术的远期疗效同样与肿瘤的细胞类型有密切关系，鳞癌的生存率明显高于腺癌。另外，一侧全肺切除对患者的心、肺功能损害较大，资料表明，左全肺切除患者的生存率高于右全肺切除患者。

● 出院前如何对患者进行健康指导？

答：（1）病情允许，出院后半个月可根据情况开始化学治疗和放射治疗等综合治疗。

（2）出院 3 个月后复查胸部 X 线片，并与旧片进行对照。

（3）若出现伤口红肿、剧烈咳嗽、胸痛、咯血等情况应随时就诊。

（4）预防呼吸道感染，戒烟、酒。

（5）加强身体锻炼并遵循循序渐进的原则，以不出现心悸、气短、乏力等症状为宜。

（6）保持乐观、稳定的情绪，避免精神紧张。

🍀【护理查房总结】

此病例是肺癌手术中对患者创伤较大的病例，患者已实施右全肺切除术。护理人员需要掌握肺癌的相关知识和肺癌手术的围手术期护理，还需要掌握全肺切除手术后护理的特殊性，以促进患者早日康复，特别强调以下几点。

① 全肺切除术后一般取半卧位或 1/4 侧卧位，避免完全侧卧位，以防止纵隔移位压迫健侧肺。

② 全肺切除术后胸腔闭式引流管呈夹闭状态，护士应勤听健侧呼吸音并观察气管位置是否居中，以便及时报告医师处理。

③ 全肺切除术后保持呼吸道通畅尤为重要，应落实各项护理措施，维护患者呼吸功能。

④ 遵医嘱进行补液、抗感染治疗，输液速度不宜过快，加强巡视，观察镇痛药应用后的效果。

⑤ 加强饮食指导，给予高蛋白、高热量、高维生素、易消化食物。

⑥ 加强康复指导，根据患者情况鼓励早期下床活动，指导患者做患侧上肢功能锻炼，如做肩臂的主动运动。

（蒋　英　黄伦芳）

病例 5 • 食管癌

【病历汇报】

病情　患者男性，62 岁，因进行性吞咽困难 3 个月就诊入院。患者 3 个月前无明显诱因出现吞咽时有哽噎感，以进食干硬食物时明显，可自行消失和复发，患者未给予重视。2 周前患者出现哽噎感进行性加重，伴有胸骨后疼痛。胃镜检查提示食管癌？活检病理诊断为中分化鳞癌。发病以来，食欲尚可，无呕吐现象，体重减轻 3kg。睡眠可，大小便正常。患者既往体健，无家族史，有吸烟史 40 年，每日 20 支左右，已戒烟 2 周，有饮酒史，每日约 200g。

护理体查　体温 37℃，脉搏 88 次/分，呼吸 20 次/分，血压 130/84mmHg。患者消瘦，神志清楚，查体合作，皮肤、黏膜正常，全身浅表淋巴结无肿大。胸廓未见异常，胸骨无压痛，呼吸运动未见异常，呼吸规律，听诊双肺呼吸音清晰，未闻及干湿啰音。腹软，肝脾未触及，双肾区无叩击痛。神经系统（－）。

入院诊断　食管中段癌。

手术情况　完善术前准备，在全麻下行食管癌根治术。麻醉满意，手术顺利，留置胸腔闭式引流管、胃管、空肠营养管、导尿管。术后体温 37℃，脉搏 84 次/分，呼吸 20 次/分，血压 130/80mmHg，SpO_2 97％。

辅助检查　胃镜检查示距门齿 29cm 处食管前壁、侧壁可见菜花状肿块，表面有假膜，食管管腔狭窄；活检病理诊断为中分化鳞癌；胸部 CT 检查示右下肺背段纤维化灶，食管中段可见局部软组织隆起，边界尚清；全身骨扫描检查未见异常；腹部 B 超检查示肝、胆、胰、脾、肾及腹膜后未见异常；肺功能检查示肺通气功能正常；心电图检查示正常心电图。

主要的护理问题　有吻合口瘘、乳糜胸的可能；吞咽障碍；

营养失调；知识缺乏；焦虑、恐惧；清理呼吸道低效。

目前主要的治疗及护理措施 吸氧、心电监护，观察生命体征；胃管持续胃肠减压；静脉补液、抗感染、镇痛等对症、支持治疗；氧气雾化吸入稀释痰液帮助祛痰；留置胸腔闭式引流管并观察；留置导尿管并保持通畅；留置营养管给予肠营养。

 护士长提问

● **食管癌病变的分段标准如何？**

答：食管是输送饮食的肌性管道，成人食管长 25～30cm，上方起于咽食管括约肌，入口处距门齿约 15cm，前在环状软骨下缘水平，后相当于第 6 颈椎平面，在气管后面向下进入后纵隔，在相当于第 11 胸椎水平穿过膈肌的食管裂孔，下连胃贲门部。临床上食管癌病变分为以下 4 段（图 3-6）。

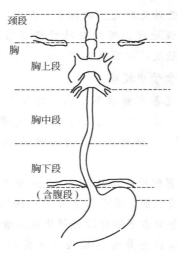

颈段

胸

胸上段

胸中段

胸下段

（含腹段）

图 3-6 食管癌病变分段

① 颈段：自食管入口或环状软骨下缘至胸骨柄上缘平面，距门齿约 18cm。

② 胸上段：自胸骨柄上缘平面至气管分叉平面，其下界距门齿约 24cm。

③ 胸中段：自气管分叉平面至食管胃交接部（贲门口）全长度的上一半，其下界距门齿约 32cm。

④ 胸下段：自气管分叉平面至食管胃交接部（贲门口）全长的下一半，其下界距门齿约 40cm。胸下段也包括食管腹段。

跨段病变应以中点归段，如上下长度相等，则归上面一段。

● **食管癌的发病原因有哪些？**

答：食管癌是常见的消化道恶性肿瘤，在我国，食管癌的发病率仅次于胃癌，居消化道恶性肿瘤的第 2 位。男性多于女性，发病年龄多在 40 岁以上。病因至今尚未明确，可能与下列因素有关。

① 化学物质：亚硝胺是公认的化学致癌物质，在食管癌高发区的粮食和饮水中，亚硝胺含量显著增高。

② 生物因素：各种霉变食物能产生致癌物质，一些真菌能将硝酸盐还原成亚硝酸盐，促进二级胺的形成，使二级胺比发霉前增高 50～100 倍。少数真菌还能合成亚硝胺。

③ 遗传因素：食管癌的发病常表现家族聚集现象，在食管癌的高发家族中，染色体数目及结构异常者显著增多。

④ 营养不良及微量元素缺乏：饮食中缺乏动物蛋白、新鲜蔬菜和水果，维生素 A、维生素 B_1、维生素 B_2、维生素 C 缺乏，是食管癌的危险因素。微量元素如钼、铁、锌、氟、硒等缺乏，也与食管癌发病有关。

⑤ 饮食习惯：嗜好吸烟、长期饮烈性酒者食管癌的发病率明显升高。进食粗糙食物、热食热饮和口腔不洁等因素易致上皮损伤，增加了对致癌物质的敏感性。

⑥ 其他因素：食管慢性炎症、黏膜损伤等也与食管癌发病有关。

● **食管癌的转移途径有哪几种？**

答：（1）直接扩散　癌肿最先向黏膜下层扩散，继而向上、下及全层浸润，很容易穿过疏松的外膜侵入邻近器官。

（2）淋巴转移　首先进入黏膜下淋巴管，通过肌层到达与肿瘤部位相应的区域淋巴管。上段食管癌常转移至锁骨上淋巴结及颈淋巴结，中下段食管癌则多转移至气管旁淋巴结、贲门淋巴结及胃左动脉旁淋巴结。但各段均可向上端或下端转移。

（3）血行转移　发生较晚，主要向肺、肝、肾、肋骨、脊柱等转移。

● **食管癌的临床表现有哪些？**

答：（1）早期症状　常无明显症状，仅在吞咽时有哽噎感，胸骨后隐痛不适等。

（2）中晚期症状　进行性吞咽困难，直到仅能进流质饮食。体重减轻，营养不良。肿瘤形成梗阻时可引起呕吐；压迫喉返神经可发生声音嘶哑；压迫气管可出现咳嗽甚至呼吸困难；持续胸痛或背痛为晚期症状，表示肿瘤已侵犯食管外组织；最后出现恶病质。

● **如何判断患者是否营养不良？**

答：食管癌中晚期患者一般会出现营养不良，判断患者是否发生营养不良的指标很多，比较实用的方法有以下两种。

① 近 3 个月内体重下降 10% 以上或 6 个月内体重下降 15% 以上。

② 血清白蛋白在 35g/L 以下。

● **胃镜检查前后护士应做好哪些指导工作？**

答：（1）检查前指导

① 向患者说明检查的目的、简要操作程序及注意事项，消除患者顾虑，主动配合。

② 检查前禁食、禁饮 8h。

③ 检查前 5～10min 喷服复方达克罗宁以麻醉咽喉部。对过度紧张者可肌注地西泮 5～10mg。

④ 行无痛胃镜者需建立静脉通路。

（2）检查后指导

① 检查后 2h 内不宜进食，2h 后可先喝一口水，没有呛咳方可进食温凉流质食物，行组织活检者需观察 4h，如无出血方可进食。

② 检查后注意观察患者，若出现出血、胸腹部疼痛及不适等症状，应及时报告医师。

● **食管癌的治疗措施有哪些？**

答：（1）手术治疗 是治疗食管癌的首选方式。若患者全身情况和心肺功能良好、无明显远处转移征象，可考虑手术治疗。对较大的鳞癌估计切除可能性不大而患者全身情况良好者，可先做术前放疗，待瘤体缩小后再行手术治疗。食管癌切除后常用胃、结肠做食管重建术，以胃最为常见（图 3-7）。晚期食管癌不能根治切除可做姑息性减状手术，主要方式有食管胃转流术、食管腔内支架术、胃造瘘术或空肠造瘘术。

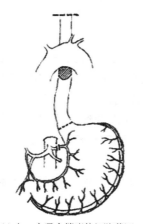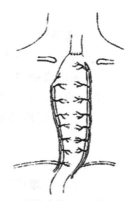

(a) 上、中段食管癌的切除范围　　(b) 胃代食管，颈部吻合术

图 3-7　食管癌切除后胃代食管术

（2）放射治疗

① 用于术前、术后辅助治疗：术前放疗后，间隔 2～3 周再做手术较合适。术后放疗一般在术后 3～6 周开始进行。因食管癌多

为鳞状细胞癌，对放射治疗敏感。

② 单纯放疗：多用于颈段、胸上段食管癌，也可用于有手术禁忌证而病变不长、尚可耐受放疗的患者。

（3）化学治疗 用于治疗局部进展及转移的晚期食管癌。单纯化疗效果欠佳，与其他方法联合应用，有时可提高疗效。

（4）免疫治疗及中药治疗 近年多采用综合治疗，免疫治疗及中药治疗亦有一定疗效。

（5）内镜治疗 如内镜下黏膜切除术，适用于食管原位癌的早期病变，需严格掌握适应证。

（6）食管支架治疗 适用于食管癌伴严重狭窄，同时伴心、肺、脑等重要脏器功能障碍而不宜手术治疗者，或肿瘤转移失去手术价值者，还可治疗手术后并发症吻合口瘘及手术后复发的患者。

● **入院后护士应如何做好患者的饮食护理？**

答：患者进食干硬食物时哽噎感明显，且伴有胸骨后疼痛，护理措施如下。

① 原则上应选择容易吞咽的易消化、高蛋白、高维生素软食。如软米饭、面条、馄饨、蒸蛋、豆腐、切碎煮烂的肉类和蔬菜、香蕉、苹果等，忌油炸食物及含纤维多的蔬菜，如芹菜、韭菜等。

② 根据患者的喜好制作食物，嘱患者细嚼慢咽，可少量多餐。

③ 观察进食时有无疼痛感及进食后有无呕吐现象，嘱患者餐后漱口。

④ 关心体贴患者，鼓励患者进食，以保证各营养元素的摄入。

● **如何做好患者的心理护理？**

答：（1）患者已知道自己诊断为食管癌，从与患者及家属的交谈中发现患者情绪比较焦虑并对住院手术有恐惧感，护士应多与患者及家属进行沟通。了解患者及家属对疾病的认知程度，了解患者的心理状况，耐心细致地给予心理疏导，使患者有良好的心态接受治疗和护理。

（2）加强疾病相关知识宣教 利用口头和书面等多种形式讲解

疾病知识，讲解手术和各种治疗护理的目的、方法、大致过程、配合及注意事项，以提高患者及家属对疾病的认知程度并主动配合治疗和护理。

（3）强调手术治疗的效果　举例或请同病种康复患者做现身说法教育，尽可能地消除患者的焦虑和恐惧感，以增强其战胜疾病的信心。

（4）提供安静整洁、安全舒适的病房环境。必要时晚上遵医嘱给予镇静药物，以保证充足的睡眠。

（5）可采取放松疗法如听音乐等，以分散患者的注意力。

● **如何做好患者术前消化道的准备？**

答：（1）保持口腔清洁　口腔是消化管的起始部分，是食管的门户，口腔内细菌可随食物或唾液进入食管，在梗阻或狭窄部位停留、繁殖，易造成局部感染，影响术后吻合口愈合，因此，进食后应及时漱口，如禁食也应注意口腔卫生并定时漱口，如有口腔疾病应积极治疗。

（2）食管癌可导致不同程度的梗阻和炎症，术前 3～5 日应遵医嘱口服抗生素溶液，一般为庆大霉素 16 万单位加入 500ml 生理盐水或葡萄糖中分次口服，具有局部消炎和抗感染作用，以降低术后感染和吻合口瘘的发生率。

（3）术前 3 日改流质食物，术前 1 日禁食。

（4）术前晚清洁灌肠，手术日晨常规留置胃管。胃管插入不通畅时应考虑是否遇到梗阻部位，不能强行进入，以免穿破食管，可置于梗阻部位上端，待手术中直视下再置于胃中。

● **患者术后护理评估要点包括哪些方面？**

答：（1）手术情况　了解手术方式，术中出血、输血、补液情况。

（2）生命体征　生命体征是否平稳，麻醉是否苏醒，听诊双肺呼吸音是否对称、是否清晰。

（3）伤口和各管道　伤口敷料有无渗血，胃肠减压管、胸腔闭式引流管及导尿管是否通畅，各管道引流液的颜色、性状、量。

（4）心理和认知状况　患者有无紧张，能否配合各种治疗护理操作。对术后数天的禁食是否理解，有何不适感，是否掌握饮食调理的原则。能否进行有效咳嗽排痰，有无伤口疼痛。

● **食管癌术后常规留置胃管持续胃肠减压的目的是什么？如何护理？**

答：（1）目的　食管癌手术后持续胃肠减压的目的是充分引流胃内容物，降低吻合口张力，促进愈合，避免吻合口瘘的发生。同时，通过对胃液的量和性状的观察，可判断患者有无术后出血的情况。

（2）留置胃管的护理措施

① 妥善固定胃管，做好标记，防止脱出，如不慎脱出应及时报告医师并严密观察病情，不应盲目再插入，以免穿破吻合口而造成吻合口瘘。

② 持续胃肠减压，保持胃管持续有效的负压吸引状态，使用一次性负压引流器时要及时排除引流器内的气体以维持负压状态，并根据引流液情况定时更换；如出现引流不畅时，可用少量生理盐水缓慢冲洗胃管。

③ 严密观察胃液量和性状并做好记录。术后 6～12h 内可从胃管内抽吸出少量血性液体或咖啡色液体，以后胃液颜色将逐渐变浅。当抽吸大量血性胃液或鲜血时，应及时报告医师，考虑有无吻合口出血等。

④ 做好口腔护理，每日 2～4 次。

⑤ 待肛门排气胃液量减少以后按医嘱拔除胃管。

⑥ 加强患者及家属的宣教，告知留置胃管的目的和重要性，交代注意事项，防止意外脱管。

● **患者术后留置鼻十二指肠营养管并行肠内营养，应采取哪些护理措施？**

答：（1）妥善固定营养管并做好留置深度标记，嘱患者勿自行拔除管道，防止脱落，每次行肠内营养前需确认营养管深度。

（2）行肠内营养过程中，应抬高床头 30°～45°，防止营养液反流入食管或气管，影响吻合口愈合或发生误吸。

（3）定时冲洗营养管，用 20～50ml 无菌生理盐水或温开水进行冲洗，以防管道堵塞。

（4）营养液的滴注速度应由慢到快。开始每小时 40～60ml，如患者无不适，则可增加滴注速度和每日总量。最大滴注速度可为每小时 100～125ml，每 12～24h 可增加 250ml 营养液总量。

（5）滴注营养液时应挂标识牌，以免和静脉输液通路混淆。

（6）营养液应现配现用，避免污染，输入体内的营养液温度应保持在 37℃左右，温度过低易刺激肠道引起腹痛、腹泻，温度过高易导致肠道黏膜损伤。

（7）严密观察患者有无恶心、呕吐、腹痛、腹泻等症状，及时查找原因并处理。

患者术后的饮食计划和注意事项如何？

答：（1）术后 3～4 日吻合口处于充血水肿期，患者应严格禁食禁饮并持续胃肠减压。

（2）待肛门排气并拔除胃管后，可先试饮少量水，如无不适感再进食少量流质食物。一般术后第 5 日开始进食清淡流质食物 50ml，每 2h 1 次，以后逐渐增量。

（3）术后第 10 日左右可进食半流质食物。

（4）术后 3 周后可进食普食。

（5）进食时注意少食多餐，不暴饮暴食，进食后不立即平卧，以免反流至食管引起反酸、呕吐等。

（6）进食期间应注意观察患者有无胸痛、呛咳、呼吸困难等，发现异常及时报告医师。

吻合口瘘是食管癌术后极为严重的并发症，发生的原因有哪些？

答：吻合口瘘是食管癌手术后极为严重的并发症，多发生在术后 5～10 日，病死率达 50％左右。发生吻合口瘘的原因有以下几方面。

① 食管无浆膜层覆盖且肌纤维呈纵形走向，易发生撕裂。

② 食管血液供应呈节段性，来自不同的动脉，尽管这些动脉间有交通支，但不丰富，易造成吻合口缺血。

③ 吻合口张力太大。

④ 营养不良、贫血、低蛋白血症、感染等。

食管癌术后并发吻合口瘘有何临床表现？如何护理？

答：（1）临床表现　胸痛、呼吸困难、胸腔积液及全身中毒症状，包括高热、白细胞增多，休克，甚至脓毒血症。胸内吻合口瘘时，如患者口服亚甲蓝（美蓝）溶液后胸腔闭式引流管中则出现蓝色引流物。

（2）护理措施

① 嘱患者禁食禁饮。

② 行胸腔闭式引流并常规护理。

③ 严密观察生命体征变化。如有高热，应给予降温处理。若出现休克症状，应积极抗休克治疗。

④ 遵医嘱给予抗生素和静脉营养支持。

⑤ 需再次手术或支架封堵者，应积极配合医师完善术前准备。

乳糜胸发生的原因是什么？有何临床表现？

答：（1）原因　乳糜胸是食管癌术后较严重的并发症，主要与术中损伤胸导管有关。因胸导管与食管有密切的解剖关系，胸导管起始后经主动脉裂孔入胸腔，沿食管的后方上升，在施行食管手术，尤其是施行食管中、上段癌切除术时，最容易损伤胸导管，如术中未发现胸导管已被损伤并未予以正确处理，则术后便发生乳糜胸。

（2）临床表现　食管癌术后并发乳糜胸多发生在术后 2～10 日，由于胸腔内大量积液，患者表现为胸闷、气促及心悸症状。查体可见纵隔向健侧移位，血压降低，脉率增快，重者发生休克症状，胸腔闭式引流及胸穿可见大量乳糜液体。因胸导管的主要功能是将消化道的脂肪输注到静脉，在禁食时，胸导管中的淋巴液清亮透明，在进脂肪餐后呈"牛乳状"。因此，术后早期由于禁食乳糜液含脂肪甚少，胸腔闭式引流可为淡血性或淡黄色液体，但量较多；恢复进食后，特别是进食蛋白质和脂肪含量较高的食物时，则呈白色乳状液体，一般 24h 引流量在 500ml 以上。

● 患者术后若并发乳糜胸，应采取哪些护理措施？

答：（1）加强观察病情变化。注意患者有无胸闷、气促、心悸，甚至血压下降、脉率增快等。

（2）保持胸腔闭式引流管通畅，注意引流液量。必要时给予负压持续吸引，以利胸膜形成粘连。

（3）可进食者给予高蛋白、高热量、低脂肪食物。

（4）给予患者营养支持，保持水、电解质平衡。

（5）配合医师，给予处理。如胸膜腔内注射高渗葡萄糖溶液等，使胸膜形成粘连和消灭胸膜腔，以便达到封闭胸导管或其分支瘘口，控制乳糜胸的目的；如果非手术治疗无效，可进行手术结扎或缝合胸导管破损处，护士应积极做好术前准备。

● 食管癌晚期伴严重狭窄行食管支架安置术后的护理措施有哪些？

答：（1）食管支架安置后 24h 内严密观察生命体征，注意有无大出血、剧烈胸痛、发热等，高位支架要观察患者呼吸情况。

（2）术后遵医嘱适当应用止血药、抗生素，有不适感影响睡眠者可应用镇静药。

（3）术后 6h 后可进食少量流质食物，48h 后进食少量半流质食物，然后逐渐过渡到普食，注意细嚼慢咽，避免食用粗糙及刺激性强的食物。

（4）为了预防食物嵌顿，每餐后要饮清水或含碳酸氢钠水（苏打水），以冲净支架管道。

（5）高位支架安置者，术后进食流质食物至少1周，以免吞咽时对支架的挤压力大而导致支架下移。

● **如何对患者进行出院指导？**

答：（1）指导患者少食多餐，不暴饮暴食，从流质食物逐渐过渡到普食，注意观察进食后的反应，避免刺激性食物，如烈性酒、过热的食物等，加强营养。

（2）根据情况近期内行化疗或放疗。

（3）出院后定期复查，如有进食不适感随诊。

（4）如为食管支架安置者应定期行食管造影，检查支架通畅情况，尤其是上、下口有无阻塞或肉芽增生。

（5）保持乐观、稳定的情绪，增强战胜疾病的信心。

🌸【护理查房总结】

此病例是食管中段鳞癌，已行食管癌切除胸内食管胃吻合术，此手术方式是食管癌病例中最多的一种。护理人员需要掌握食管癌的相关知识和食管癌手术的围手术期护理，特别需要掌握食管癌手术后的营养护理和并发症的护理，以促进患者早日康复，特别强调以下几点。

① 心理护理：患者有焦虑、恐惧情绪，应及时给予护理干预，加强与患者及家属的沟通，有针对性地进行知识宣教和耐心的指导，使患者积极主动地配合治疗和护理。

② 营养护理：除做好术前、术后的饮食护理外还需加强鼻十二指肠营养管行肠内营养的护理，另外，遵医嘱给予静脉营养。

③ 管道护理：食管癌根治术后留置管道较多，有胃管、鼻十二指肠营养管、胸腔闭式引流管、导尿管等，需妥善固定并做好标识，保持各管道通畅，做好各管道的护理。

④ 并发症的观察及护理：食管癌根治术后并发吻合口瘘是最

严重的并发症，应观察患者有无胸痛、呼吸困难、高热等症状，勤听呼吸音，以便及时发现并发症并给予积极的处理。

⑤ 做好健康知识宣教，特别是饮食宣教，患者必须掌握。

（黄伦芳）

查房笔记

病例 6 • 慢性缩窄性心包炎

【病历汇报】

病情　患者男性，50岁，因劳累后反复心悸、气促5年入院。患者5年前劳累后出现心悸、气促，呈阵发性发作，休息约10min后症状可缓解，偶伴左侧胸痛，无发绀，当地医院就诊，考虑为结核性心包炎，给予对症治疗后症状缓解。患者发病以来精神欠佳，食欲尚可，失眠，大小便正常。既往有结核病史，无肝炎病史，无手术及外伤史，无家族史，无过敏史，无烟酒嗜好。

护理体查　体温36.5℃，脉搏80次/分，呼吸20次/分，血压104/60mmHg。神志清楚，查体合作，皮肤、黏膜正常，全身浅表淋巴结无肿大。胸廓未见异常，胸骨无压痛，呼吸运动未见异常，呼吸规律，听诊双肺呼吸音清，未闻及干湿啰音。心尖搏动正常，无心包摩擦音，无异常血管征，无双下肢水肿。腹软，肝脾未触及，双肾区无叩击痛。神经系统（一）。

入院诊断　缩窄性心包炎。

手术情况　完善术前准备，在全麻下行心包剥离术。麻醉满意，手术顺利，留置颈内静脉置管，留置胸腔闭式引流管，留置导尿管。术后体温37℃，脉搏84次/分，呼吸20次/分，血压110/65mmHg，SpO_2 98%。

辅助检查　胸部X线检查示心影偏小，呈三角烧瓶形，可见心包钙化影；超声心动图检查示心包增厚，心室舒张受限，左心房、右心房大，下腔静脉增宽，各瓣膜轻度反流，考虑缩窄性心包炎。胸部CT检查示心包部分钙化，心包炎，心脏明显增大；心电图示QRS波低电压，下波平坦。

主要的护理问题　有低心排综合征的可能；活动无耐力；焦虑或恐惧；营养失调；清理呼吸道低效。

目前主要的治疗及护理措施　吸氧、心电监护，观察生命体征；留置中心静脉导管，定时测量中心静脉压并予静脉补液、抗感染等对症、支持治疗；氧气雾化吸入稀释痰液帮助祛痰；留置胸腔闭式引流管，保持通畅并观察；留置导尿管，保持通畅并观察尿量。

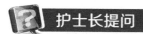 护士长提问

● 心包的解剖结构如何？

答：心包是包裹心及大血管根部的锥形囊，分为纤维性心包和浆膜性心包两部分。纤维性心包在外层，由坚韧的纤维结缔组织构成，上面与出入心脏的大血管的外膜相融合，向下则附着于膈肌中心腱上。浆膜性心包分壁、脏两层，壁层紧贴在纤维心包的内面，脏层覆于心肌层表面，又称心外膜。脏、壁两层在出入心脏的大血管根部互相移行，脏、壁层之间的腔隙称为心包腔，腔内有淡黄色液体 20ml 左右，起润滑作用，以减少心脏搏动时的摩擦。心包腔隙小，外有坚韧的纤维性心包。如有心包积液，则可限制心脏的舒张，影响静脉血回流。脏、壁层如有炎症而互相粘连，也可影响心的功能。

● 什么是慢性缩窄性心包炎？常见病因是什么？

答：慢性缩窄性心包炎是慢性炎症性病变引起心包粘连、增厚，甚至钙化，使心脏舒张和收缩受限，导致血液循环障碍的病症。在发展中国家其最常见的病因是结核性或化脓性感染，发达国家多为心脏手术、放射治疗、病毒感染所致。

● 慢性缩窄性心包炎有何病理生理改变？

答：心包缩窄使心脏舒张期充盈受限，与心脏压塞不同的是，心包缩窄在心脏舒张早期对心室充盈影响较小。舒张中晚期心室容量已接近缩窄心包的限量而难以充盈，导致收缩期每搏输出量减少，静脉搏回心脏的血流受阻，出现腔静脉系统淤血和重要器官动脉供血不足等系列临床表现。

● **慢性缩窄性心包炎的诊断要点是什么？**

答：一旦确诊慢性缩窄性心包炎，应尽早行心包剥离手术治疗，以免心肌受到损害而导致术后发生心力衰竭，诊断要点如下。

① 颈静脉怒张、肝大、腹水。

② 脉压小而静脉压高。

③ X 线片检查发现大小正常而心缘僵直的心脏。

④ UCG（超声心动图）、CT 或 MRI 发现心包增厚、缩窄或钙化。

● **测量周围静脉压的简易方法和注意事项有哪些？**

答：（1）测量方法　一般测定周围静脉压的穿刺部位为肘静脉。备生理盐水，连接输血器，患者取仰卧位，将患者手臂伸直向外展，与躯干成 $45°\sim60°$，此时恰与右心房在同一水平（腋中线第 4 肋间）。常规消毒局部皮肤，将输血器针头做肘静脉穿刺，穿刺成功确保通畅后，将输血器管道剪断并与肘静脉处水平垂直，观察液平面沿输血器管道下降的高度，待停止下降时，此处即为患者的静脉压并做标记。拔出针头，按压止血。测量标记以下输血器管道的长度即为周围静脉压数值。

（2）注意事项

① 测量前患者需安静休息 15min，全身放松，使呼吸均匀自如，消除影响因素。

② 患者衣袖不应过紧，穿刺时不宜扎止血带，只需用手指轻压静脉上端，并于穿刺成功后立即松开压迫，以免影响测压结果。

③ 测压时必须保持管道通畅，以免造成所测数值不准确。

④ 测压管道必须保持垂直位，零点与右心房中心（相当于平卧时腋中线第 4 肋间）在同一水平。若有体位改变则应调整。

⑤ 严格无菌操作，防止感染。

● **如何指导患者的体位和活动？**

答：（1）手术前应嘱患者多休息，避免劳累。有腹水、呼吸困难者可取半卧位并给予间断低流量氧气吸入。

（2）手术后取半卧位或斜坡卧位，有利于胸腔闭式引流和咳嗽排痰。注意定时翻身或改变体位，术后 3 天开始床旁活动，以利心功能的恢复。

（3）出院后根据情况适当增加活动量，1 年内避免剧烈活动和重体力劳动。

患者术前病情观察的内容包括哪些？

答：（1）测量生命体征，测量静脉压，并做好护理记录。

（2）利尿治疗的患者应观察尿量及水肿是否消退、体重是否减轻等。病情较重者遵医嘱记录 24h 出入量。

（3）抽血观察贫血和低蛋白血症是否改善。纠正低蛋白血症及贫血，除给予高蛋白食物外，还应遵医嘱进行输血或输血浆，注意输血速度宜慢。

（4）由结核或化脓感染引起者，遵医嘱抗结核或抗炎治疗，并观察用药后的反应。

（5）有大量胸水和腹水者，术前 1～2 天应协助医师适量抽除，以改善呼吸和循环功能。如穿刺抽水时出现呼吸困难或大汗淋漓，应扶患者卧床休息，给予氧气吸入，进行心理安慰。

患者是结核性心包炎，需抗结核治疗，怎样做好抗结核药物的用药指导？

答：（1）大多数抗结核药物对肝脏有一定的毒性作用，用药后应定期进行肝功能监测。

（2）异烟肼可引起指、趾末端疼痛和麻木等周围神经炎症状，可应用维生素 B_6 防治。

（3）链霉素、卡那霉素可损害听神经，出现耳鸣、耳聋、眩晕症状，应及时停药。

（4）利福平服用后，患者的尿液、痰、大便等可呈红色或橘黄色，应告知患者勿紧张。

（5）有耐药性的患者，应遵医嘱应用新的抗结核药物做术前准备，必要时静脉滴注。

● **心包剥离手术术后护理评估要点包括哪些？**

答：（1）术中情况　了解手术名称、术中出血、输血、补液情况，了解手术过程是否顺利。

（2）生命体征　生命体征是否平稳，麻醉是否苏醒，双肺呼吸音是否清晰、有无痰鸣音，有无发绀、呼吸困难等。

（3）中心静脉压　了解手术开始前和手术结束后中心静脉压的数值。

（4）伤口及引流管情况　伤口敷料是否干燥，有无渗液、渗血，各引流管是否通畅，引流量、性质与颜色等。

（5）心理和认知状况　患者情绪是否稳定、有无紧张，能否进行有效咳嗽排痰，有无伤口疼痛，能否适应监护室环境，能否配合治疗护理操作。

● **人工测定中心静脉压（CVP）的操作步骤有哪些？**

答：（1）连接管路　用三通接头连接好测压装置。三通的前端与中心静脉插管相连，侧孔接测压管，并将测压管垂直固定于有刻

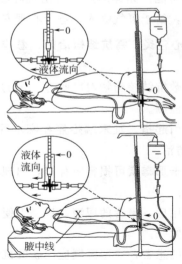

图 3-8　人工测定 CVP 装置示意

度的标尺上，三通接头的尾端与输液器相连，不测压时可作输液用。

（2）调节零点　将测压管刻度上的"0"调到与右心房相平行（相当于平卧时腋中线与第 4 肋交叉处）处，或者用水平仪标定右心房水平在测压管上的读数，该读数就是零点。

（3）确定管路通畅　即回血好，液面随呼吸上下波动。

（4）测压　先将输液管与测压管相通，使测压管内水柱调至高于预计 CVP 水平约 25cm，然后将测压管与中心静脉相通，测压管内的液面开始下降，当液面下降至稳定时，看标尺刻度读数再减去零点读数，即为中心静脉压（图 3-8）。

● 心包剥离手术术后为何要限制输液量？

答：缩窄性心包炎心包剥离术术后应严格限制输液量，防止心脏负荷过重。术前因心脏长期受压，心功能较差，术后患者束缚的心包纤维被切除松解后，心脏活动不再受限制，收缩和舒张功能立即改善，使动脉压升高，脉压增大，中心静脉压下降，静脉回流增加，使淤滞在组织内的体液回纳入血液循环，因此静脉补液量成人每日不应超过 1500ml（有关报道每日应控制在 500～700ml），护士应严格遵医嘱进行补液和输血，输液速度不能超过每分钟 40 滴，防止心力衰竭及肺水肿。定时测量中心静脉压，记录 24h 出入量。

● 什么是低心排血量综合征？其护理措施有哪些？

答：（1）低心排血量综合征是心包剥离手术术后严重的并发症，是由组织灌注不足所引起的临床症候群，主要表现为血压低、心率快、中心静脉压增高、呼吸急促、面色苍白、四肢湿冷、发绀、尿少等。发生此并发症可能与心功能差、心肌长期受增厚的心包束缚而致心肌萎缩有关。

（2）护理措施

① 严密观察病情变化，监测生命体征、中心静脉压、尿量等，发现异常及时向医师报告。

② 遵医嘱应用强心利尿药物并观察用药后反应。

③ 遵医嘱进行抽血化验，观察血气分析、电解质的变化，维持水、电解质及酸碱平衡。

如何对患者进行出院指导？

答：（1）注意休息，根据情况适当增加活动量，1 年内避免剧烈活动和重体力劳动。

（2）注意防寒保暖，避免上呼吸道感染。

（3）遵医嘱服药，继续应用强心利尿药物并观察用药后反应，抗结核药物至少服用半年且中途不能停止，并定期复查肝功能等。

（4）定期复查，如有不适随诊。

【护理查房总结】

慢性缩窄性心包炎患者一般病程较长，劳累后即出现心悸、气促，药物治疗效果差，只有通过手术剥离切除束缚的心包纤维，才能使心脏活动不再受限制。我们需要掌握慢性缩窄性心包炎的生理病理改变，掌握手术方式和目标，做好患者围手术期的护理，促进患者顺利康复，特强调以下几点。

① 密切观察生命体征变化，定时测量静脉压、尿量等，并做好护理记录。

② 术后严格控制静脉输液的量，以免发生心力衰竭及肺水肿。

③ 鼓励患者进食高蛋白、高热量、高维生素、易消化食物，以保证患者营养。

④ 卧床休息，以免加重心脏负担，术后 3 日开始床旁活动，2 周内仍需限制活动量。

⑤ 做好出院指导。继续口服强心利尿、抗结核药物等，并定期进行复查，不适随诊。

（黄伦芳）

病例 7 · 动脉导管未闭

🍀【病历汇报】

病情　患者男性，23 岁，因活动后心悸、气促 1 年，门诊检查诊断为先天性心脏病、动脉导管未闭而入院。患者自幼发现心脏杂音，经当地医院检查诊断为先天性心脏病。但因症状不明显和家庭经济等原因，患者及家属未予以重视，未行手术治疗。近 1 年来活动后出现心悸、气促，休息后即缓解，无头晕、头痛，无抽搐及晕厥。患者精神可，饮食、睡眠、大小便正常。无药物过敏史，无家族史，生活规律。

护理体查　体温 36.2℃，脉搏 92 次/分，呼吸 20 次/分，血压 124/65mmHg，体重 58kg。发育正常，营养一般，神志清楚，查体合作，皮肤、黏膜正常，全身浅表淋巴结无肿大。腹软，肝脾未触及，双肾区无叩击痛。胸廓无畸形，胸壁静脉无曲张，肋间隙正常。口唇无发绀，双肺呼吸音清，无啰音。胸骨左缘第 2 肋间可闻及连续性机械样杂音，可触及细微震颤，肺动脉瓣区第二心音（P2）正常，无额外心音。

入院诊断　先天性心脏病、动脉导管未闭。

手术情况　完善各项术前准备，在全麻体外循环下行动脉导管缝闭术。麻醉满意，手术顺利，留置心包、纵隔引流管、尿管、经颈静脉置入中心静脉（CVC）管。术后转入心外 ICU 治疗，于次日转入病房，患者无声嘶，硝普钠 4μg/（kg·min）泵入，体温 36.6℃，脉搏 96 次/分，呼吸 22 次/分，血压 130/80mmHg，SpO_2 98%。

辅助检查　心电图检查示窦性心律，律齐，电轴左偏。X线片示肺血增多，心影增大以左心房、左心室增大为主，符合左向右分流型先天性心脏病。超声心动图：动脉导管未闭（管型），左心房、左心室大，二尖瓣、三尖瓣及肺动脉瓣可见轻、中度反流。

主要的护理问题 有高血压、喉返神经损伤的可能；焦虑、恐惧；低效性呼吸形态。

目前主要的治疗及护理措施 吸氧、心电监护，观察生命体征；给予补液、抗感染、保护心脏等对症、支持治疗；留置心包、纵隔引流管，保持通畅并观察；雾化吸入、拍背体疗等，保持呼吸道通畅，预防肺部感染；微量泵泵入硝普钠，控制血压；口服强心、利尿、补钾药物。

 护士长提问

● **什么是动脉导管未闭？**

答：动脉导管未闭（Patent Ductus Arteriosus，PDA）是主动脉与肺动脉之间存在的异常通道，位于主动脉峡部和左肺动脉根部间。是常见的先天性心脏病，占12%～15%。

● **正常情况下动脉导管应何时闭合？**

答：胎儿期动脉导管开放使血流经肺动脉至主动脉，是血液循环的重要通道。婴儿出生后，大约15h即发生功能性关闭，85%在出生后12个月解剖性关闭，成为动脉韧带。未闭的细小动脉导管仍有可能自行闭合，6个月后动脉导管自行闭合的可能性很小。若持续开放，产生一系列病理生理改变，即为动脉导管未闭。

● **动脉导管未闭有哪些分型？**

答：动脉导管的粗细、长短不一，且变化较大，长度一般为2～10mm，直径4～12mm，最粗可达到20mm，平均7mm。按其形态可分为以下几型。

① 管型（图3-9）：最为常见，两端管径均等，如圆筒状，患者属于此型。

② 漏斗型：较多见，主动脉端粗大，向肺动脉端逐渐变窄，形同漏斗。

③ 窗型：较少见，主动脉和肺动脉紧连，导管甚短，管径大，

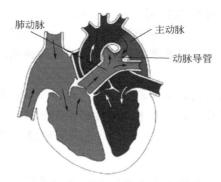

肺动脉

主动脉

动脉导管

图 3-9　管型动脉导管未闭

呈窗样结构。

④ 哑铃型：很少见，两端粗，中间窄。

⑤ 动脉瘤型：极少见，导管中部呈瘤样膨大，壁薄而脆。

动脉导管未闭导致的血流动力学改变如何？

答：未闭的动脉导管存在的异常通道，会使主动脉向肺动脉产生连续性的左向右分流，肺循环血量增加。为维持全身血液循环，左心室排血量增加、容量负荷加重，导致左心室肥大、肺充血，甚至左心衰竭。血量分流至肺动脉使肺循环血量增多，使肺动脉压力增高，右心负荷加重，导致右心室肥大，甚至右心衰竭。

责任护士对患者要做好哪些术前护理？

答：（1）指导患者合理调配饮食，进食高热量、高蛋白及富含维生素食物，以提高机体对手术的耐受力。

（2）心功能较差，活动后心悸、气促者，交代患者注意休息，并遵医嘱给予氧气吸入。

（3）详细向患者及家属介绍所患疾病的相关知识以及手术取得的效果，解释术后可能发生的并发症，让患者及家属有充分的思想准备，消除思想顾虑，以积极的态度配合手术。

（4）加强呼吸道管理，预防及控制呼吸道感染。口腔黏膜、皮肤以及呼吸道感染是导致感染性心内膜炎的潜在因素，同时呼吸道感染可导致术后呼吸道分泌物增多。故嘱患者注意口腔、皮肤卫生，积极治疗感染病灶。冬季加强保暖，防止感冒和呼吸道感染。

（5）指导和训练患者掌握腹式呼吸及咳嗽排痰的方法，以便术后很好地配合。

（6）协助患者做好术前检查，并完善各项术前准备，如交叉配血、药物过敏试验、备皮、术前禁食禁饮指导等，告知气管插管后手势语的表达方式。介绍心外 ICU 的病室环境，减少患者对陌生环境的恐惧感。

患者采用的是哪种手术方式？此手术方式有哪些适应证？动脉导管未闭还有哪些手术方式？

答：（1）该成年患者采取的手术方式是在全麻体外循环下行动脉导管缝闭术。

（2）动脉导管缝闭术的适应证

① 左侧胸腔胸膜粘连严重，动脉导管显露困难。

② 动脉导管结扎后再通。

③ 导管太粗或呈窗型。

④ 合并其他心内畸形需一并矫正。

（3）其他手术方式　有动脉导管封堵术、动脉导管结扎术、体外循环下动脉导管缝闭术等。

患者术后微量泵泵入硝普钠的目的是什么？其药理作用及用药注意事项有哪些？

答：（1）目的　因为手术阻断了分流到肺循环的血流，致使体循环血容量较手术前增加，动脉压力及容量感受器对血流动力学变化的神经反射、术后疼痛刺激及术后输液、输血偏多等，致使术后血压均有不同程度升高。为防止术后血压升高，导致动脉导管断端破裂和脑血管意外包括高血压危象的发生，术后使用微量泵泵入硝普钠。

（2）硝普钠的药理作用　硝普钠是一种强效速效的血管扩张药物，可直接扩张动脉和静脉，降低外周阻力，使血压下降。作用机制是在药物与血管内皮细胞和红细胞接触时，其分子分解释放出一氧化氮，激活血小板及血管平滑肌的鸟苷酸环化酶，使细胞内cGMP水平增加，血管平滑肌舒张。口服不吸收，静脉用药起效快，1～2min达最大效应，停药后5min内血压回升，$t\frac{1}{2}$仅为数分钟。

（3）硝普钠的使用注意事项　见腹主动脉瘤的相关内容。

● 动脉导管未闭手术并发喉返神经损伤的原因是什么？

答：左喉返神经从迷走神经分出后，紧紧绕过动脉导管下缘，向后沿食管、气管沟向上走形，支配左侧声带，手术时若不慎极易损伤左喉返神经，导致左侧声带麻痹，出现声音嘶哑。

● 患者术后若出现声音嘶哑，应采取哪些护理措施？

答：（1）术后要注意观察并记录患者声音有无变化。

（2）如患者术后虽有声音嘶哑，但无失声，喝水无呛咳，则可能是术中喉返神经受到牵拉、挤压或气管插管引起喉头水肿所致，为单纯性声音嘶哑。术后嘱患者注意噤声休息，向患者解释原因，并告知患者注意休息后可逐步恢复。

（3）如术后发音低微、失声且有喝水呛咳，则考虑术中将喉返神经误扎或切断造成声带麻痹，声门关闭不全，一般3～6个月可以代偿性减轻，对于代偿不良的患者，应尽量做好患者的心理疏导工作，嘱其少饮水，多进食糊状食物，以免进食时呛咳，食物误入气管。

● 如何做好患者的出院指导？

答：（1）注意休息，根据心功能情况逐渐增加活动量和活动强度，术后1年内避免重体力劳动，不劳累。

（2）平稳心情，保持乐观情绪。

（3）合理安排饮食，不可过饱，不吃刺激性食物。

（4）注意防寒保暖，预防呼吸道感染。

（5）遵医嘱服药，教会患者及家属观察用药后不良反应及疾病的康复情况，如脉搏、呼吸、尿量等。

（6）出院后定期复查，不适随诊。

🍀【护理查房总结】

动脉导管未闭是常见的先天性心脏病之一，一般在学龄前实施手术治疗为宜。此病例为成年患者，临床较少见，我们需要掌握动脉导管未闭的相关知识和手术的方式，做好患者围手术期的护理，促进其早日康复，特别强调以下几点。

① 做好患者的心理护理，克服焦虑和恐惧的情绪，树立战胜疾病的信心。

② 严密观察患者生命体征，特别是血压的变化情况，应用血管扩张药，使血压维持在正常范围。

③ 观察患者有无声音嘶哑等，以便及早发现有无喉返神经损伤等并发症。

④ 鼓励患者咳嗽排痰和深呼吸锻炼，预防肺部并发症。

⑤ 做好出院指导，嘱其定期复查，不适随诊。

（蒋　英　苏艳红）

查房笔记

病例 8 • 房间隔缺损

【病历汇报】

病情　患者女性，7 岁，因体检时发现心脏杂音，经心脏彩超检查诊断为先天性心脏病、房间隔缺损而入院。患者精神可，饮食、睡眠、大小便正常。无药物过敏史，无家族史。

护理体查　体温 36.5℃，脉搏 92 次/分，呼吸 20 次/分，血压 96/62mmHg，体重 20kg。发育正常，营养良好，神志清楚，查体合作，皮肤、黏膜正常，全身浅表淋巴结无肿大，腹软，肝脾未触及，双肾区无叩击痛。胸廓无畸形，胸壁静脉无曲张，肋间隙正常。双肺呼吸音清，无啰音，心律整齐，胸骨左缘第 2～3 肋间可闻及Ⅲ级收缩期吹风样杂音，无额外心音。

入院诊断　先天性心脏病、房间隔缺损（中央型）。

手术情况　完善各项术前准备，在全麻下行房间隔缺损微创封堵术。麻醉满意，手术顺利，留置胸腔引流管，留置导尿管。术后测体温 36.1℃，脉搏 96 次/分，呼吸 20 次/分，血压 90/60mmHg，SpO_2 98%。

辅助检查　心电图示电轴右偏。X 线片示肺血增多，右心房、右心室心影增大。超声心电图示房间隔缺损（中央型），右心房、右心室稍大，三尖瓣轻度反流。

主要的护理问题　有感染的可能；低效性呼吸形态。

目前主要的治疗及护理措施　吸氧、心电监护，观察生命体征；给予抗炎等对症、支持治疗；留置胸腔引流管，保持通畅并观察；留置导尿管，保持通畅并观察尿量；雾化吸入、拍背体疗等，保持呼吸道通畅，预防肺部感染；口服强心、利尿、补钾药物，口服阿司匹林肠溶片进行抗凝治疗。

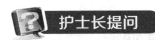

● **什么是房间隔缺损？**

答：房间隔缺损（Atrial Septal Defect，ASD）（图 3-10）是指在胚胎发育过程中由于房间隔发育异常，左、右心房残余未闭的房间孔，造成心房之间左向右分流的先天性畸形，为常见的先天性心脏病。可分为原发孔型房间隔缺损和继发孔型房间隔缺损，以后者居多，占先天性心脏病的 10％左右。

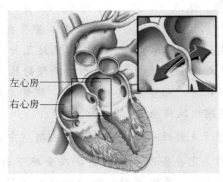

左心房
右心房

图 3-10　房间隔缺损

● **原发孔型房间隔缺损和继发孔型房间隔缺损如何鉴别？**

答：（1）原发孔型房间隔缺损　又称部分心内膜垫缺损或部分房室管畸形，是由于原发房间隔和心内膜垫都发育不良所致。患者除原发孔型房间隔缺损外，同时存在房室瓣裂导致二尖瓣和三尖瓣关闭不全，此种患者病情一般较单纯房间隔缺损重，心尖部常伴有Ⅲ级以上收缩期吹风样杂音，超声心动图和彩色多普勒检查可依据两者病变特征做出鉴别诊断。

（2）继发孔型房间隔缺损　超声心动图检查可依据原发孔型或继发孔型房间隔缺损的病理解剖特征来区别。另外，心电图检查的不同表现亦成为区分两者的一个佐证，继发孔型房间隔缺损示电轴右偏呈不完全性或完全性右束支传导阻滞、右心室肥大、P 波高大。原发孔型房间隔缺损则表现为电轴左偏、P-R 间期延长，AVF 主波向下，可有左心室高电压。

● **继发孔型房间隔缺损可分为哪几种类型？**

答：继发孔型房间隔缺损位于冠状静脉窦后上方，根据其缺损的解剖部位可分为四种类型。

① 中央型（卵圆孔型）：是最为常见的房间隔缺损，占 75％～80％，呈卵圆状，可伴有右肺静脉回流异常。

② 下腔型：约占 10％，缺损一般较大，房间隔下缘完全缺损或仅残留很少的薄膜样组织。

③ 上腔型：缺损位于右心房和上腔静脉的连接处，常伴右肺静脉回流异常。

④ 混合型：缺损巨大，临床上较少见。

● **心脏有哪些听诊区？听诊位置和听诊顺序如何？**

答：心脏听诊音即各瓣膜开闭时产生的声音沿血流方向传至胸壁不同部位，于体表听诊最清楚处为该瓣膜的听诊区。瓣膜听诊区与其解剖位置不完全一致，分为五个听诊区。

① 二尖瓣区（M）：位于心尖部（心尖搏动最强点），即左侧锁骨中线第 5 肋间稍内侧。

② 肺动脉瓣区（P）：胸骨左缘第 2 肋间。

③ 主动脉瓣区（A）：胸骨右缘第 2 肋间。

④ 主动脉瓣第二听诊区（E）：胸骨左缘第 3、第 4 肋间。

⑤ 三尖瓣区（T）：胸骨左缘第 4、第 5 肋间。

听诊顺序为二尖瓣区→肺动脉瓣区→主动脉瓣区→主动脉瓣第二听诊区→三尖瓣区。

● **房间隔缺损有没有可能自然闭合？其治疗原则有哪些？**

答：（1）患儿较小的房间隔缺损，在 1 岁内有自然闭合的可能，1 岁以上的患儿闭合的可能性极小。

（2）治疗原则　缺损直径如<4mm，且为中央型或超声心动图直接指为卵圆孔未闭，无明显症状者，可进行观察或择期手

术。如早产儿、婴幼儿反复发生肺炎、呼吸窘迫、心力衰竭或喂养困难者应及时选择手术治疗。其治疗方式有手术治疗和介入治疗。手术治疗又分为微创封堵手术和体外循环下心内直视修补手术。介入治疗指经导管介入堵塞治疗，为小到中等房间隔缺损年长儿患者的主要治疗选择，与手术治疗相比，结果无差别，且住院时间较短和病死率低，目前适用于部分中央型继发孔型房间隔缺损。诊断明确，不宜介入治疗者，即使无明显症状，也应实施手术治疗。合并肺动脉高压者应尽早手术，如出现艾森曼格综合征则禁忌手术。

如患者因症状不明显选择观察或择期再进行手术，其家庭护理应注意什么？

答：（1）保持居室内空气流通，尽量避免患者到人多拥挤的公共场所逗留，以减少呼吸道感染的机会。气温变化时要及时增减衣服，预防感冒。

（2）保持情绪稳定，避免过分哭闹，保证充足的睡眠。年龄大些的孩子生活要有规律，动静结合，既不能进行跑、跳等剧烈运动，也不应整天躺在床上，以减轻心脏负担。

（3）食物应营养易消化，保持大便通畅，如大便干结、排便困难时，过分用力会增加腹压，加重心脏负担，甚至产生严重后果。

（4）定期去医院心脏科门诊随访，严格遵医嘱服药，尤其是强心药、利尿药要按时、按疗程服用，以确保疗效。每次服用强心药前（如地高辛）需测量心率，若心率过慢，应立即停服，并咨询医师，以防发生药物毒性作用。

什么是小切口经心表封堵术？有何优点？

答：小切口经心表封堵术是在右胸壁或胸部正中做一个 2～3cm 的切口，顺着一根特制的输送管送入堵闭器，从而闭合房间隔缺损、室间隔缺损、动脉导管未闭的微创手术。在右胸壁第 4 肋间（ASD）或胸部正中下段（VSD）做一个 2～3cm 的小切口，暴露心脏，剪破心包，食管心脏彩超定位，在右心房或右心室做一心表荷包，然后通过输送装置将封堵器堵住缺损，行牵拉实验，彩超评估有无分流，最后取出输送装置。

外科微创封堵手术的优点有以下几点。

① 切口小且隐蔽，无需传统的大切口，只需 2～3cm 的小切口，在超声的引导下经胸送入封堵器，将 ASD 或 VSD 堵住即可。

② 不需要体外循环，最大限度地避免了相关并发症，尤其是脑部并发症的发生。

③ 安全性高。全操作过程是在食管彩色多普勒超声引导下完成，不仅有利于外科医师和超声医师对手术效果作出实时评估，而且避免了内科介入治疗的 X 线辐射。

④ 一站式治疗。一旦患儿病变条件不适合或遇突发情况，可在同一手术时间转为心内直视手术，避免了患儿转运所致的不便和危险。

⑤ 一般情况下无需输血，避免了输血并发症。

⑥ 术后恢复快，住院时间短（3～5 天）。

先天性心脏病外科微创封堵术后有哪些护理措施？

答：（1）气管插管拔管后 4～6h，饮水无呛咳、无呕吐即可进食，先予流质食物，逐渐过渡到正常饮食。

（2）术后早期要限制活动，术后 1 个月内避免剧烈活动，防止封堵器脱落。

（3）严密监测患者生命体征和观察患者病情变化，发现异常，及时报告并协助处理，防止术后并发症的发生。

（4）做好胸腔引流管的护理，妥善固定，保持引流通畅，并注意观察和记录引流液的颜色、性状及量。防止引流管脱出，或引流液逆流入胸腔引起感染。

（5）定时给患者拍背，协助其咳嗽咳痰，遵医嘱予以雾化吸入，保持呼吸道通畅，预防肺部感染的发生。

（6）指导患者口服抗凝药物，并注意观察有无出血倾向。

（7）遵医嘱用药，予以对症、支持治疗。

● **先天性心脏病对患儿的智力发育有何影响？患儿心理发育不良是如何形成的？**

答：（1）绝大部分先天性心脏病的患儿智力发育是正常的，学习成绩与正常同龄儿童不相上下。但有些先天性心脏病患儿在语言、社交、精细动作等方面较正常同龄儿童要差，入学后的成绩也明显低于同龄健康儿童，这可能与脑部相对缺氧或脑发育畸形有关。对于智力明显落后的患儿，家长要培养其生活自理能力，如自己穿衣服、进食等，着手进行智能训练。对于智力轻度落后的患儿，应及早送其上学，使患儿有机会与正常儿童接触，这样对提高其智能有益处，并争取尽早手术治疗。

（2）先天性心脏病患儿心理发育不良的原因　由于患儿体弱多病，家长往往在饮食、衣着、日常生活等方面给予百般照料与呵护，从而忽视培养其独立生活的能力。久而久之，患儿就容易产生特殊感、优越感而变得骄傲、固执；也有极个别家长将患儿看成是家庭的"包袱"，甚至虐待患儿，使患儿产生自卑心理，表现为孤僻、畏缩、"不合群"等。即使以后手术根治了疾病，心理发育上的缺陷仍会持续存在。所以家长应多关心患儿的生活、饮食和身体健康等，同时还要注意培养其生活自理能力，在体力负荷不超过医师提出的限量外，做力所能及的事情，在其他方面也应像对待健康儿童样。

● **预防先天性心脏病的发生应采取哪些措施？**

答：应加强科普知识的宣传与教育，尤其是适龄人群要进行重点监测，充分发挥医务人员、孕妇及其家属的作用。应采取以下措施。

① 计划怀孕前，夫妻双方应戒除不良生活习惯，如抽烟、酗酒等。

② 孕前积极治疗影响胎儿发育的疾病，如系统性红斑狼疮、糖尿病、贫血等。

③ 积极做好产前的检查工作，预防感冒与感染，避免接触有

毒、有害物质，对于已经证实有致畸胎作用的药物要尽量避免使用。

④ 高龄产妇、有先天性心脏病家族史的夫妻一方、有严重疾病或缺陷者，应重点监测。

如何对患者进行出院指导？

答：（1）进食营养丰富的饮食，少量多餐，勿暴饮暴食或进食刺激性食物。

（2）出院后早期活动应适量，3个月内要避免剧烈活动，预防感冒。

（3）遵医嘱服药，服用阿司匹林肠溶片期间，要注意观察有无出血倾向，如鼻出血、牙龈出血、皮下紫癜等，如有出血征象，应立即到医院进行抽血化验检查，遵医嘱予以减量或停止用药。

（4）出院后1～3个月内进行复查，不适随访。

【护理查房总结】

此病例是中央型房间隔缺损，是先天性心脏病中较为简单的一种，已行外科微创封堵手术。护理此类患者需要我们掌握房间隔缺损的相关知识和围手术期的护理，特别需要做好术后抗凝药物使用指导以及用药后的观察。为促进患者尽早康复，特别强调以下几点。

① 严密监测生命体征的变化，做好呼吸道的管理，预防感冒。

② 术后早期应限制剧烈活动，防止封堵器脱落。

③ 服用抗凝药物期间要注意观察有无出血倾向。

④ 做好出院指导，定期复查，不适随诊。

（蒋　英　苏艳红）

病例 9 · 室间隔缺损

🌸【病历汇报】

病情　患儿男性，1岁2个月，因自幼发现心脏杂音，经心脏彩超检查诊断为先天性心脏病、室间隔缺损而入院。患儿自出生后经常感冒，出现咳嗽、发热、呼吸急促，有鼻翼扇动等症状，哭闹时口唇发绀。患儿精神一般，饮食、睡眠、大小便可，会叫"妈妈"，不能行走。无药物过敏史，无家族史，预防接种按计划进行。

护理体查　体温37.2℃，脉搏126次/分，呼吸26次/分，血压90/55mmHg，体重9kg。营养一般，神志清楚，皮肤黏膜正常，全身浅表淋巴结无肿大，腹软，肝脾未触及。胸廓无畸形，胸壁静脉无曲张，肋间隙正常。双肺呼吸音稍粗，无啰音。心尖搏动位于左侧第5肋间锁骨中线外侧0.5cm处，触诊有震颤。胸骨左缘第3~4肋间可闻及Ⅲ~Ⅳ级收缩期杂音，肺动脉瓣区第二音（P2）亢进。

入院诊断　先天性心脏病、室间隔缺损、肺动脉高压。

手术情况　完善术前准备，在全麻体外循环下行室间隔缺损修补术。麻醉满意，手术顺利，术中留置气管插管、心包纵隔引流管、导尿管、经颈内静脉置入中心静脉（CVC）管。术后转入心外ICU治疗，呼吸机辅助呼吸18h后拔除气管插管，持续心电监护、体温监测，严密观察生命体征、24h出入液量，定时监测血气分析、血电解质等，遵医嘱使用抗生素和微量泵泵入强心药物米力农等。患儿病情稳定，术后第3天转入病房，米力农0.5μg/(kg·min)泵入，体温37.8℃，脉搏130次/分，呼吸26次/分，血压95/55mmHg，SpO_2 98%。

辅助检查　心电图示电轴右偏；X线片示双肺充血，肺动脉高压，心影改变，以右心室、左心室为主，符合左向右分流型先天性心脏病；超声心动图示室间隔缺损（膜周部），肺动脉高压，估测肺动脉收缩压 50mmHg，二尖瓣、三尖瓣口见轻度反流。

主要的护理问题 有感染、肺动脉高压危象的可能；清理呼吸道低效；体温升高；知识缺乏。

目前主要的治疗及护理措施 吸氧、心电监护，严密监测生命体征；补液、抗感染、护心等对症、支持治疗；雾化吸入、拍背体疗、吸痰等，保持呼吸道通畅，预防肺部感染；微量泵泵入米力农，增强心功能；记录 24h 出入量，控制入量，减轻心脏负担；口服强心药、利尿药、补钾药物。

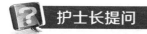 **护士长提问**

● **什么是室间隔缺损？**

答：室间隔缺损（Ventricular Septal Defect，VSD）（图 3-11）是指由于胚胎期原始室间隔发育障碍在左、右心室之间形成的异常通道。室间隔缺损可单独存在，也可与其他畸形并存。

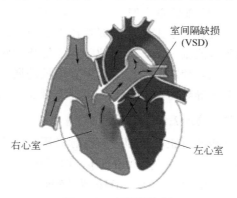

图 3-11 室间隔缺损

● **室间隔缺损分为哪几种类型？**

答：室间隔缺损分为膜周部缺损、漏斗部缺损和肌部缺损，其中以膜周部缺损最为常见，肌部缺损最少见。

(1) 膜周部缺损　室间隔膜部位于三尖瓣前瓣与隔瓣交界区，其面积较小，但因胚胎发育不全或融合不好导致缺损者最多见，其又可分为单纯膜部缺损、隔瓣下型膜部缺损和嵴下型膜部缺损。

(2) 漏斗部缺损　位于漏斗部或圆锥部，主要是由于漏斗部间隔各部融合不全所致，其又可分为干下型缺损和嵴内型缺损。

(3) 肌部缺损　位于肌部室间隔的光滑部或者小梁化部，位置较低，周围为肌性组织，可单发或多发，形态大小不一，临床比较少见。

● 室间隔缺损的病理生理变化过程如何？

答：室间隔缺损产生左向右分流，其分流量的多少取决于左、右心室压力阶差、缺损的大小及肺血管阻力。缺损直径小于主动脉根部直径的 1/4 为小缺损，左向右分流量小，虽会引起左心室负荷增加，但一般不致引起肺动脉压力升高。缺损直径为主动脉根部直径的 1/4~1/2 的缺损分流量较大，肺循环的血流可超过体循环的 2 倍，回流到左心的血量亦增加明显，左心负荷加重，左心房、左心室扩大。缺损直径大于主动脉根部直径 1/2 的大缺损，不仅左心扩大，因肺循环血流量过多，肺小动脉痉挛使肺动脉压力增高，右心室收缩负荷增加，使右心室肥大。随着病程进展，发展成器质性肺动脉高压，最后导致右向左分流，出现艾森曼格综合征。

● 什么是肺动脉高压？如何进行分度？

答：肺动脉压超过正常值即为肺动脉高压，一般肺动脉收缩压高于 30mmHg，平均压超过 20mmHg，即可认为是肺动脉高压。

肺动脉收缩压 30~40mmHg 为轻度肺动脉高压，40~70mmHg 为中度肺动脉高压，70mmHg 以上为重度肺动脉高压。除用肺动脉收缩压的高低划分外，还可根据肺动脉收缩压与体动脉收缩压的比值（P_p/P_s）来划分。$P_p/P_s<0.45$ 为轻度肺动脉高压，P_p/P_s 在 0.45~0.75 为中度肺动脉高压，$P_p/P_s>0.75$ 为重度肺动脉高压。

● 患儿术前为什么反复感冒？如何预防？

答：（1）原因　患儿肺血流多，抵抗力差，呼吸道和肺容易诱发感染，会反复出现感冒、发热，甚至肺炎，且不容易治愈。

（2）预防　保持居室内空气流通；尽量避免在人多拥挤的公共场所逗留，以减少呼吸道感染的机会；根据天气冷暖及时增减衣物，密切注意预防感冒。

● 如何做好婴幼儿心脏手术后呼吸道的管理？

答：（1）气管插管期间

① 术后呼吸机参数的基本设置原则为定压、恒流。回 ICU 后拍床旁胸部 X 线片，观察气管插管位置是否在第 3 胸椎的中下缘。

② 妥善固定气管插管，定时听诊呼吸音，确定气管插管的深度，气囊是否漏气，并标记及记录气管插管的深度。

③ 严防气管插管的脱出，特别是患儿躁动时，要加强气管插管的保护，给予患儿镇静药，发现气管插管移位要及时报告医师。

④ 保持呼吸道通畅，痰液黏稠者可予以氧气雾化吸入，并定时吸痰。合并肺动脉高压的患儿吸痰间隔时间应相对延长，吸痰时间每次<10s，并进行严密的观察，尽量减小对患儿的刺激。

⑤ 观察呼吸机的工作运行状态，出现呼吸机报警，及时查找原因并处理。

⑥ 定时进行血气分析，根据结果调整呼吸机参数，维持水、电解质平衡。

（2）气管拔管后

① 吸氧：鼻导管或面罩吸氧，合并肺动脉高压的患儿要充分给氧，尽量减少刺激因素，避免患儿吵闹，降低氧耗，防止缺氧发作。

② 雾化吸入，定时进行胸部体疗，必要时吸痰等。吸痰过程中应严格执行无菌操作，合并肺动脉高压的患儿吸痰前应遵医嘱给予镇静药，待患儿安静后再吸，以防躁动加重缺氧，使肺动脉压力进一步升高，加重心脏负担及引起肺高压危象。

③ 遵医嘱使用化痰药，合并肺动脉高压患儿遵医嘱给予降低肺动脉压力的药物。

④ 严密观察病情变化，观察呼吸是否平稳，有无喘鸣音，出现呼吸困难及时汇报医师并进行处理。

● **如何预防患儿拔管后出现喘鸣音？**

答：小儿拔管后易出现喘鸣音，尤其是带管超过24h或者拔管前较躁动的患儿。为防止拔管后出现喘鸣音，在拔管前1~2h内遵医嘱常规静脉注射地塞米松 0.25mg/kg 和呋塞米 0.5~1mg/kg，防止发生喉头水肿。如已出现喘鸣音，则遵医嘱静脉注射地塞米松 0.25mg/kg，加强雾化吸入，必要进行无创正压通气。如上述方法都无效，患儿呼吸困难加重，伴有缺氧、动脉血氧分压（PaO_2）降低、动脉血二氧化碳分压（$PaCO_2$）升高，经吸痰和增加吸氧浓度都不能缓解，或出现循环波动，如低心排血量、低血压、末梢循环较差、发绀、尿量减少并对利尿药反应不佳等表现时，应考虑再次插管，呼吸机辅助通气。

● **为了预防手术后肺动脉高压危象的发生，该采取哪些护理措施？**

答：肺动脉高压的患者肺阻力高，顺应性差，可导致广泛性肺泡性肺不张，使通气功能降低，引起呼吸功能不全或衰竭。加上伤口疼痛，痰液黏稠，可使病情加剧。防止肺动脉高压危象的发生是术后患者恢复的关键，手术后心外 ICU 护士应做到以下几点。

（1）辅助通气时间适当延长　因肺动脉高压患者手术后肺动脉压力仍较高，术后必须长时间辅助通气以充分供氧。早期持续镇静，既可减轻心脏负担，又能防止因头颈活动引起喉头水肿。常规拍胸部 X 线片，查明有无肺不张、气胸及胸腔积液，并注意气管插管的位置是否适当。

（2）维持适当的过度通气　在通气期间定时监测血气分析，保持 pH 在 7.50~7.55，$PaCO_2$ 在 25~35mmHg，PaO_2＞100mmHg。血气分析偏碱性有利于降低肺动脉压。

（3）仔细观察病情变化 当患者出现烦躁，呼吸增快，发绀，缺氧，颈静脉怒张，肺动脉压、右心室、右心房压骤升，心率增快，血压下降等，应立即予以紧急处理。采取积极有效的措施去除和预防肺动脉高压危象的诱因，如低氧血症、代谢性酸中毒、烦躁、不恰当的气管内吸引等。

（4）适时吸痰 肺动脉高压患者吸痰间隔的时间应相对延长，吸痰及体疗的次数应减少到最低限度，尽可能减少刺激。吸痰前给予镇静药，待患者安静后再吸，以防躁动加重缺氧，使肺动脉压进一步升高，加重心脏负担及引起肺高压危象。

（5）选择有效的血管扩张药包括硝普钠、硝酸甘油及前列地尔等。一氧化氮吸入是近年来开展的降低肺动脉压的有效措施之一。

（6）气管插管拔除后，保持充分给氧，密切观察患者呼吸情况并连续监测血氧饱和度。

● 患儿术后有发热，应采取哪些护理措施？

答：（1）病室环境要保持恒温（22～24℃），湿度保持在55%～65%，病室应定时通风透气。

（2）合理穿着衣物，告知患儿家属不可因怕患儿着凉，使其穿过多的衣服或用被子裹着，应以患儿不出汗、四肢温为宜。

（3）患儿如有出汗，应及时擦洗和更换衣服或放置隔汗巾。

（4）严密监测患儿体温的变化，测量体温一般每 2h 1 次。体温≥38℃时，采取温水擦浴，使用退热贴或退热栓剂；≥38.5℃，给予冰敷，并注意观察和保护患儿皮肤，防止冻伤；≥39℃，应报告医师，查找原因，采取相应的对症处理。

● 心脏手术后，责任护士应如何对家属进行婴幼儿喂养知识的指导？

答：（1）进食营养、易消化吸收、不油腻的食物。

（2）10kg 以下的婴幼儿术后应遵医嘱按时、按量喂养，注意控制总入液量，以免加重心脏负担。喂养前评估患儿胃肠蠕动情况，如出现腹胀、呕吐等症状，应暂停喂养。

（3）喂食速度宜慢，尽量取坐位或摇高床头 30°~45°，喂后需抱起或扶坐起轻拍背部，以便排除胃内空气，半小时内不宜进行刺激性大的护理操作，如更换衣服、雾化吸入、负压吸痰等，以免引起呕吐而导致误吸。

（4）记录 24h 出入量时应取得家属的配合，对患儿所进的食物准确称重并记录。

米力农有哪些药理作用和药理学特点？

答：（1）米力农的药理作用

① 正性肌力作用：激活膜钙离子通道，增加钙离子内流，产生正性肌力效应；改善肌浆网功能，增强钙离子的摄取能力，改善舒张功能，使心室舒张期顺应性提高。

② 血管扩张作用：米力农使 cGMP 升高，通过 cGMP-蛋白激酶（PKG）途径使血管舒张。

③ 利尿和抑制肾素-血管紧张素-醛固酮系统（RAAS）活性：通过增加肾小球滤过率和强心、增加肾血流量起到直接和间接的利尿作用。增加肾血流从而抑制肾素-血管紧张素-醛固酮系统活性。

（2）药理学特点

① 既能增强心脏收缩功能，又能加强心脏舒张功能。

② 不会增加心率和心肌耗氧量。

③ 降低肺循环和外周血管阻力。

④ 使肺循环选择性更好。

⑤ 改善心力衰竭患者的神经内分泌功能。

如何向家属进行出院指导？

答：（1）**饮食** 进食营养、易消化吸收的食物，宜少量多餐，注意营养搭配。

（2）**休息** 保证患儿的充足睡眠，避免患儿吵闹。

（3）**体位** 术后半年内取平卧位，避免侧卧，防止胸骨畸形。

（4）**预防呼吸道感染** 少带患儿去公共场所，根据气温变化，及时增减衣物。

（5）定期复查，不适随诊。

🍀【护理查房总结】

此病例是室间隔缺损合并肺动脉高压的患儿。术后护理难度较大，需要掌握疾病的相关知识和围手术期的护理，还需掌握婴幼儿的喂养知识，为促进患儿尽早康复，特别要强调以下护理要点。

① 严密监测生命体征和观察病情变化，预防术后肺动脉高压危象的发生。

② 勤测体温，如患儿发热应采取相应的对症处理。

③ 勤听呼吸音，定时予以拍背，必要时行负压吸痰，操作时动作应轻柔，并严密观察患儿病情。

④ 加强对家属进行婴幼儿喂养知识的指导，适当控制入量，以免加重心脏负担。

⑤ 加强对患儿家属的出院指导，做好定期复查。

（蒋 英 苏艳红）

查房笔记

病例 10 • 法洛四联症

🍀【病历汇报】

病情　患儿男性，11 岁，因自幼发现心脏杂音，伴口唇青紫，在当地医院诊断为先天性心脏病、法洛四联症，要求手术治疗而入院。平时无晕厥、抽搐，活动后喜蹲踞体位。口唇、甲床发绀，杵状指。患者精神可，饮食、睡眠、大小便正常。无药物过敏史，无家族史。

护理体查　体温 36.6℃，脉搏 88 次/分，呼吸 24 次/分，血压 105/64mmHg，体重 35kg。发育正常，营养一般，神志清楚，查体合作。口唇、指（趾）甲床发绀，双指（趾）杵状指，全身浅表淋巴结无肿大，腹软，肝脾未触及，双肾区无叩击痛。胸廓无畸形，胸壁静脉无曲张，肋间隙正常。双肺呼吸音清，无干湿啰音。心律整齐，胸骨左缘第 2～4 肋间闻及Ⅲ～Ⅳ级细收缩期杂音，有震颤，肺动脉瓣区第二音（P2）稍亢进。

入院诊断　先天性心脏病、法洛四联症。

手术情况　完善各项术前准备，在全麻体外循环下行法洛四联症根治手术。麻醉满意，手术顺利，术中留置心包纵隔引流管、导尿管、经颈内静脉置入中心静脉（CVC）管。术后转入心外 ICU 治疗，呼吸机辅助呼吸 16h 后拔除气管插管，持续心电监护、体温监测，严密观察生命体征、24h 出入量，定时监测血气分析、血电解质等，遵医嘱使用抗生素和微量泵泵入血管活性药物多巴胺、肾上腺素等。患儿病情稳定，术后第 2 天转入病房，多巴胺 5μg/(kg·min) 泵入，体温 36.3℃，脉搏 96 次/分，呼吸 22 次/分，血压 95/60mmHg，SpO₂ 98%。

辅助检查　血常规示红细胞 5.9×10^9/L，血红蛋白 175g/L，血小板 291×10^9/L。血氧饱和度（SpO₂）88%。心电图示右心室肥厚，右心房负荷过重。胸部 X 线片示靴形心，肺血减少，肺血管纤细，符合法洛四联症。超声心动图示符合法洛四联症。心血管造影示主动脉骑跨在高位室缺之上，主动脉骑跨率为 30% 以上，右心室增大，右心室流出道明显狭窄，肺动脉干及左右肺动脉未见明显狭窄及扩张征象，主动脉与肺动脉之间未见明显异常通道，以上大血管病变，符合法洛四联症的诊断。

主要的护理问题　活动无耐力；知识缺乏；低效性呼吸形态；有呼吸窘迫综合征、低心排血量综合征的可能。

目前主要的治疗及护理措施　鼻导管＋面罩吸氧、心电监护，观察生命体征；补液、抗感染、保护心脏等对症、支持治疗；留置心包、纵隔引流管，保持通畅并观察；雾化吸入、拍背、体疗等，保持呼吸道通畅，预防肺部感染；微量泵泵入多巴胺以增强心功能；口服强心、利尿、补钾药物。

？ 护士长提问

● 什么是法洛四联症？

答：法洛四联症（Congenital Tetralogy of Fallot，TOF，F4）是最常见的发绀型先天性心脏病，它包括 4 种畸形（图 3-12），即肺动脉狭窄（或右心室流出道狭窄）、室间隔缺损、主动脉骑跨及

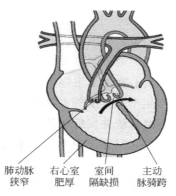

肺动脉　右心室　室间　主动
狭窄　　肥厚　隔缺损　脉骑跨

图 3-12　法洛四联症的四种畸形

右心室肥厚。1888 年，法洛（Fallot）首次对此症的病理解剖及临床表现进行了详细描述，故称为法洛四联症。

● **法洛四联症四种畸形中最为重要的病理改变及原因是什么？**

答：最为重要的病理改变是肺动脉狭窄和室间隔缺损。

因为主动脉骑跨与室间隔缺损的位置有关，右心室肥厚则是继发于肺动脉狭窄和室间隔缺损，而血液经室间隔缺损分流的方向和多少也取决于肺动脉狭窄的程度。由于肺动脉狭窄，右心室工作负荷加重，收缩期压力增高，右心室压力超过左心室，心室水平呈右向左分流，导致右心室的静脉血直接或经过室间隔缺损进入主动脉，使动脉血和静脉血在主动脉内混合并输送至全身，造成动脉血氧含量下降，发绀明显，为重度肺动脉狭窄；中等程度的肺动脉狭窄，心室水平的分流是双向的，多在开始活动时才有发绀；轻度肺动脉狭窄，心室水平主要是左向右分流，发绀不明显。

● **法洛四联症的临床表现有哪些？**

答：（1）患者主要表现为发绀和活动后心悸、气促，因长期缺氧多有杵状指（趾），严重发绀的稍大儿童或成人，常因缺氧而伴有红细胞增多症或因缺氧促使支气管侧支血管增生而反复大量咯血。

（2）缺氧发作　最常发生于早晨，亦可发生于受外界刺激之后。缺氧发作时，发绀加重，呼吸急促，同时伴有不同程度的意识改变，偶有抽搐，如不及时处理，可发展为呼吸窘迫，最终意识丧失。其机制可能是由于右心室流出道痉挛，肺血流减少的缘故。反复严重的缺氧发作可产生不同程度的大脑损害，轻则智力减退，重则发生偏瘫等严重的神经系统并发症，甚至死亡。因此，法洛四联症的患儿，不论有无发绀，只要出现哭闹、屏气或异常紧张等状态就应警惕缺氧的发作。

（3）蹲踞体位　为法洛四联症小儿劳累及缺氧时的习惯性特征姿势。小儿躯体下蹲，两腿尽量弯曲，臀部紧贴脚后跟，头部前倾使下颌抵于膝关节上，这种蹲踞体位，既可减少双下肢静脉血回流，又压迫动脉使体循环阻力增加，两者均可减少心室水平右向左分流，从而提高血氧饱和度，缓解缺氧症状。

● **患儿的杵状指（趾）是怎样形成的？**

答：法洛四联症患儿由于长期缺氧，四肢末端处于慢性缺氧状态，指端的毛细血管扩张与增生，使局部软组织及骨组织增生肥大，久而久之就形成了杵状指（趾）。

● **患儿术前一般需要做哪些辅助检查？**

答：（1）实验室检查　红细胞计数、血红蛋白和血细胞比容均升高，并与发绀程度成正比；血小板计数和血纤维蛋白原明显减少，有时凝血酶原时间延长；动脉血氧饱和度下降。

（2）心电图检查　特征表现为右心室肥厚，电轴右偏，部分伴有不完全性传导阻滞。

（3）胸部 X 线检查　心影正常或稍大，肥厚的右心室引起心尖上翘和肺动脉干狭窄引起的心左上缘凹陷形成的"靴状心"，为本症特征性的 X 线表现。肺血减少，肺血管纤细，有时可见网状的侧支血管影。

（4）超声心动图　可直接观察到右心室流出道狭窄部位和严重程度、VSD 的类型和大小、主动脉骑跨程度，并测量左心室容积和功能以及合并畸形。

● **患儿手术前进行了心血管造影检查，此项检查有何意义？**

答：对肺动脉分支发育较差，疑有周围肺动脉狭窄及体循环侧支存在的患者，特别是发绀不明显、血红蛋白增高不明显的患者，应做选择性侧支造影。做此检查除可了解右心室流出道狭窄部位、程度，VSD 的类型和大小，主动脉骑跨程度，肺动脉发育情况，冠状动脉畸形等，还可以测定肺动脉直径以及肺动脉分支的病变，比超声心动图更精确，为选择手术方案提供依据。

● **责任护士应做好哪些术前护理？**

答：（1）加强营养　进食高蛋白、高维生素、易消化食物。

（2）多饮水　法洛四联症的患儿血红蛋白较高，血液黏稠度大，如出现脱水则黏稠度增加，影响微循环的血容量，易发生栓塞。平时应嘱患儿多饮水，特别是重症发绀患儿，必要时遵医嘱静脉输葡萄糖氯化钠溶液或复方氯化钠溶液以稀释血液，以防脱水诱发缺氧发作。

（3）吸氧　采取低流量、低浓度鼻导管吸氧，每日2～3次，每次30min；心力衰竭患者给予持续低流量吸氧，以提高动脉血氧分压，改善心肌营养及组织器官缺氧状态，提高手术耐受性。但重症法洛四联症尤其依赖动脉导管开放维持肺循环血流者，忌高浓度给氧，因为高氧促使动脉导管收缩，减少肺血流量而无助于改善缺氧。

（4）适当限制患者活动量，重症患者应卧床休息，防止缺氧发作。当缺氧发作时，应立即吸氧，采取蹲踞姿势，必要时注射吗啡等制剂以防止缺氧性晕厥。

（5）病情观察

① 缺氧发作的处理：包括吸氧；采取膝胸卧位；解除流出道痉挛，肌内或皮下注射吗啡，幼儿静脉注射β受体阻滞药（美托洛尔、艾司洛尔）有缓解效应，但婴儿则不明显；其他措施如输液扩容、静脉输注碳酸氢钠、运用增加体循环阻力的药物如去甲肾上腺素等使血压上升后减少心内右向左分流。

② 贫血的处理：大多数患者的血红蛋白、红细胞计数和血细胞比容都升高，升高的程度与发绀的程度成正比。因此发绀明显的患者，如血红蛋白、红细胞计数和血细胞比容为正常值，就应视为贫血，术前应遵医嘱予以铁剂治疗。

③ 预防感染性心内膜炎：行体-肺转流的患者易出现此并发症，因此应重视牙齿的保健和积极治疗牙齿的相关病灶。

（6）预防感冒　避免去公共场合。3岁以上的患者做深呼吸和咳嗽训练，并向患儿及家属交代术前应做的准备。

法洛四联症手术治疗的适应证有哪些？

答：法洛四联症的唯一治疗方法是手术治疗，且无年龄限制。反复的缺氧发作、昏迷、抽搐者，需行急诊手术。肺发育好，多主张在 1 岁以内（包括新生儿）行一期矫治手术。临床实践证明该年龄段患儿的肺侧支循环少，心肌继发性改变轻，心室功能良好，手术效果最佳。伴有肺动脉闭锁的患儿，6 个月内病死率为 50％，1 岁内病死率为 90％，更应尽早手术。无症状或症状轻者，主张 1～2 岁时择期手术。而左心室发育不全和左、右肺动脉发育不良为一期矫治手术的禁忌证，应先行姑息性手术，术后严密随访，左心室或左、右肺动脉发育好后即行二期手术。

什么是中心静脉压？正常值是多少？有何临床意义？

答：中心静脉压（CVP）是指右心房或靠近右心房的上、下腔静脉的压力。其正常值为 5～12cmH_2O。CVP 是判断血容量、右心功能和外周血管阻力的重要指标。动态监测 CVP 并与血压一起进行综合分析，具有极为重要的临床意义（表 3-1）。

表 3-1　中心静脉压与血压关系的临床意义及其处理

CVP	血压	临床意义	处　理
低	低	血容量不足	补充血容量
高	正常	血容量过多或右心衰竭	控制补液量,强心利尿
进行性上升	进行性下降	心脏压塞或严重心功能不全	解除心脏压塞或改善心功能
正常	低	左心排血量低	加强左心功能,用升压药物
高	高	循环血量过多或外周血管阻力过高	加强利尿,减少输液量或用扩血管药物

中心静脉置管的护理要点有哪些？

答：（1）中心静脉导管与三通及输液通路连接紧密，防止松脱和气体进入。

（2）保持管道的通畅。用药后需用生理盐水或配制的小剂量肝素溶液进行封管。

（3）定时观察穿刺点有无红肿和液体渗出，敷贴有无松脱，并根据情况予以及时处理。

（4）中心静脉导管作为测 CVP 使用时，应避免输入血管活性药物。

（5）严格无菌操作，置管应根据情况尽早拔除，以防感染发生。

患儿术后出现恶心、呕吐的原因有哪些？应采取哪些护理措施？

答：（1）原因　对于全麻的患者来说，出现麻醉后恶心、呕吐是外科手术的常见并发症。其原因有：术前胃肠准备不充分，禁食时间不够，进食较多产气和刺激性食物；麻醉药和镇痛药本身产生的不良反应；患者精神过于紧张，呼吸增快，迷走神经兴奋，引起胃肠道膨胀等。

（2）护理措施

① 做好术前宣教，向患者及家属解释全麻后患者出现恶心和呕吐的原因，嘱患者放松心情，消除紧张感。

② 做好术前胃肠道准备：术前 1～2 天避免进食产气和刺激性食物，常规禁食 6h，禁饮 2h，手术前晚遵医嘱予以开塞露肛门塞入或清洁灌肠，清除宿便。

③ 患者呕吐时头应偏向一侧，或协助患者取坐位，及时清除口腔内呕吐物，防止发生吸入性肺炎或者误吸时发生窒息。

④ 呕吐完后要漱口，保持口腔卫生，清除病室环境内影响食欲的不良刺激，如病室内异味等。

⑤ 予以营养、促进食欲的饮食。

⑥ 遵医嘱给予止呕、保护胃黏膜药物。

低心排血量综合征（LOCS）是法洛四联症根治术后常见的并发症之一，如何预防？

答：（1）严密监测心率、动脉血压的变化，术后早期遵医嘱运用多巴胺、多巴酚丁胺、米力农、硝酸甘油及酚妥拉明等血管活性药，以增强心功能与末梢循环，预防 LOCS 的发生。

（2）术后早期应补足血容量，以补充胶体溶液为主，维持中心静脉压（CVP）15～16mmHg，严格限制液体入量和短时间内的快速补液，防止因容量负荷过重而导致的 LOCS。

（3）定时检测血电解质，及时纠正水、电解质失衡，特别是血钾浓度，维持血钾 3.5～4.5mmol/L。

（4）记录每小时出入量，保证尿量不少于 1ml/(kg·h)，并间歇运用小剂量呋塞米（速尿）排出体内多余的水分，保持循环功能稳定。

● **法洛四联症根治术后并发呼吸窘迫综合征的临床表现有哪些？有哪些处理措施？**

答：（1）临床表现　呼吸窘迫综合征是法洛四联症根治术后严重的并发症，其临床表现包括：急性进行性呼吸困难、发绀、血痰（喷射性血痰或血水样痰）和难以纠正的低氧血症；胸部 X 线片示两肺纹理增多，边缘模糊，呈毛玻璃状，透明度明显减低，肺野呈均匀一致的白色。主要是由于患者肺血管发育不良，术后肺血管过度灌注而致。此外，室缺残余分流、术中回血过多、左心引流不畅等也可导致呼吸窘迫综合征。为防止发生呼吸窘迫综合征，对于肺内侧支循环较多者术中采用深低温、低流量的方法，保证左心引流通畅。

（2）处理措施

① 充分给氧，及时纠正酸中毒。适当延长呼吸机辅助通气的时间，法洛四联症患者对缺氧耐受较强，尽量不要长时间用纯氧，以免加重肺损伤。定时监测动脉血气，根据血气分析结果调整呼吸机的参数。

② 严格控制出入液量，适当提高胶体渗透压。补液量以不超过 2～3ml/(kg·h) 为宜，或维持负平衡，输液速度采取微量泵控制。遵医嘱加强利尿，补充白蛋白和血浆，维持胶体渗透压在17～20mmHg，以减少肺渗出，促进肺间质液体回流到血液内。

③ 保持呼吸道通畅，及时清理呼吸道分泌物。吸痰次数不宜

过频，尽量使患者保持安静，防止躁动。同时采取一切措施预防因长时间机械通气而导致的呼吸机相关性肺炎。

● **患儿术后留置了心包、纵隔引流管，护理要点有哪些？**

答：（1）一般采取半卧位，以利引流。

（2）保持引流管各连接处密封，长管浸入液面下 3～4cm，并保持直立。

（3）严格无菌操作，防止逆行感染，引流瓶应低于胸部引流平面 60～100cm，一旦引流管口敷料渗湿应及时更换，防止发生感染。

（4）保持引流通畅，定时挤压引流管。

（5）观察引流液性状、量及颜色，并准确记录。

（6）了解拔管指征并协助拔管，注意拔管后的观察，发现异常应及时报告医师。

🍀【护理查房总结】

法洛四联症是常见的复杂先天性心脏病，手术复杂，术后并发症多，恢复时间较长。该患儿进行了法洛四联症根治手术，术前准备充分，手术过程顺利，术后恢复满意。护理此类疾病需要掌握其相关知识和手术方式，做好围手术期的护理，特别强调以下几点。

① 做好心理护理：正确的心理护理不仅能给予患者心理上的支持，减轻恐惧和焦虑感，还能增强患者战胜疾病的信心，促进术后康复。

② 严密观察病情变化：术前要观察患者有无缺氧发作，术后要监测心率、动脉血压的变化等，防治并发症的发生。

③ 保持呼吸道通畅：每日 2～3 次雾化吸入，鼓励并协助咳嗽排痰，预防肺部感染。

④ 鼓励患者进食高蛋白、高维生素、易消化食物，以加强营养，术前应多饮水，术后早期要控制液体的入量。

⑤ 注意卧床休息，活动量应循序渐进。

⑥ 做好出院指导，交代药物服用方法及注意事项，并告知定期复查，不适随诊。

（蒋 英 苏艳红）

查房笔记

病例 11 • 风湿性心脏病

【病历汇报】

病情　患者女性，46岁，因心悸、气促15年，加重1年入院，患者15年前开始无明显诱因反复出现劳累后胸前区憋闷感，伴心悸、气促、乏力，偶有头晕，无明显恶心、呕吐，每次持续数分钟至数小时不等，患病以来精神欠佳，饮食、睡眠尚可，大小便正常，无高血压病、糖尿病、肝炎等慢性疾病，无家族史，无结核病史及其密切接触史，无外伤手术史，无过敏史。

护理体查　体温36.5℃，脉搏81次/分，呼吸20次/分，血压120/700mmHg，体重59kg，发育正常，营养良好，神志清楚，查体合作，二尖瓣病容，口唇发绀，全身浅表淋巴结无肿大，双肺呼吸音清，未闻及干湿啰音。心率93次/分，心律不齐，有杂音，心尖区可闻及舒张期隆隆样杂音。

入院诊断　风湿性心脏病、二尖瓣狭窄、心房颤动（房颤）、心功能Ⅲ级。

手术情况　完善术前准备，在全麻体外循环下行二尖瓣置换术＋房颤迷宫手术。麻醉满意，手术顺利，术中留置心包纵隔引流管、尿管、中心静脉导管、桡动脉置管。术后入心外ICU治疗，持续心电监护，监测动脉压、中心静脉压、尿量等变化，定期检测血气分析、血电解质，遵医嘱使用血管活性药物多巴胺泵入。患者病情稳定，于次日转入病房，多巴胺以4μg/(kg·min)泵入，体温36℃，心率82次/分，呼吸20次/分，血压106/62mmHg，SpO_2 98%，术后心律为窦性。

辅助检查　心电图示左心室肥大，房颤。胸部X线片示左心房扩大，肺野有充血改变、肺间质水肿。超声心动图示左心房大，右心房、右心室稍大，主动脉瓣、肺动脉瓣轻度反流。

主要的护理问题　有出血、急性心脏压塞的可能；活动无耐力；疼痛；低效性呼吸形态。

目前主要的治疗及护理措施　吸氧、心电监护，严密观察心律、心率变化，密切观察生命体征；口服给予强心、利尿、补钾、抗凝等治疗；静脉补液、抗感染、强心治疗；氧气雾化吸入稀释痰液，帮助祛痰；留置心包纵隔引流管，保持引流通畅并观察。

护士长提问

● **心脏瓣膜的解剖与生理如何？**

答：正常人体的心脏有 4 个瓣膜（图 3-13），即主动脉瓣、肺动脉瓣、二尖瓣、三尖瓣。二尖瓣位于左心房与左心室之间，主动脉瓣和肺动脉瓣分别位于主动脉、肺动脉与左心室、右心室之间，三尖瓣位于右心房和右心室之间。每组瓣膜是由 2～3 个瓣叶组成，瓣叶菲薄而富有弹性，它们具有单向阀门的作用，二尖瓣和三尖瓣使血液由心房单向流向心室，主动脉瓣和肺动脉瓣使血液由心室单向流向动脉，维持人体的血液循环。

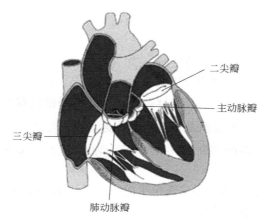

图 3-13　心脏瓣膜

什么是风湿性心脏瓣膜病？

答：风湿性心脏瓣膜病是由于风湿热所引起的单个或多个瓣膜（包括瓣叶、瓣环、腱索或乳头肌）的功能或结构异常，导致瓣口狭窄和（或）关闭不全。最常累及二尖瓣，主动脉瓣次之，三尖瓣少见，肺动脉瓣则极为罕见。风湿性病变可单独损害一个瓣膜区，也可同时累及几个瓣膜区，常见的是二尖瓣合并主动脉瓣病变。

什么是二尖瓣狭窄？临床表现有哪些？

答：二尖瓣狭窄是指二尖瓣叶增厚，交界粘连、融合，瓣下腱索挛缩导致二尖瓣口变小或梗阻，引起左心房受阻。正常成人的二尖瓣瓣口面积为 $4\sim5cm^2$。当瓣膜面积小于 $2.5cm^2$ 时可能出现心脏杂音，但无明显临床症状；当瓣口面积小于 $1.5cm^2$，即可产生血流障碍，在运动后血流量增大时更为明显；当瓣口面积小于 $1.0cm^2$ 时，血流障碍更加明显，左心房压力升高，呈现显著的左心房-左心室舒张压力阶差。二尖瓣狭窄的临床表现如下。

（1）症状

① 呼吸困难。

② 咯血、痰中带血、血栓栓塞，由于左心房扩大压迫喉返神经而出现声音嘶哑，压迫食管而引起吞咽困难。

③ 食欲缺乏、腹胀、恶心、呕吐、尿少、水肿等。

（2）体征

① 二尖瓣面容，口唇轻度发绀。

② 听诊心界向左侧扩大，心尖部第一心音亢进，可闻及局限部的舒张中晚期递增型隆隆样杂音，可伴有舒张期震颤。

心功能评定的依据是什么？共分为几级？

答：心功能的评定是依据患者活动能力进行划分的。可分为如下 4 级。

① Ⅰ级：患者有心脏病但平时一般活动不会引起疲乏、心悸、呼吸困难或心绞痛等症状。

② Ⅱ级：体力活动轻度受限，休息时无自觉症状，但平时活

动即可出现上述症状，休息后很快缓解。

③ Ⅲ级：体力活动明显受限，休息时无症状，低于平时一般活动即可出现上述症状，休息较长时间后症状可缓解。

④ Ⅳ级：不能从事任何体力活动，休息时也会出现心力衰竭的症状，体力活动后加重。

护士应做好哪些术前护理？

答：（1）改善心功能

① 严密监测患者生命体征的变化，观察有无心力衰竭等异常情况发生，如有异常，及时报告医师。

② 遵医嘱使用强心、利尿、扩血管药物，严密观察心率、心律变化，以及有无洋地黄中毒发生；观察24h尿量，监测血电解质水平，防止低血钾发生；使用扩血管药物时监测血压和中心静脉压，注意补充容量。

③ 遵医嘱输入心肌营养药，控制输液的总量和单位时间内液体的输入量，避免加重患者的心脏负担。

（2）改善呼吸功能

① 预防和控制上呼吸道感染。

② 加强呼吸道管理，分泌物多时应鼓励患者进行有效咳嗽，清除呼吸道分泌物。

③ 指导患者进行深呼吸锻炼和有效咳嗽，嘱患者预防感冒受凉。

（3）改善缺氧

① 嘱其多卧床休息，适当活动，减少心肌耗氧量。

② 遵医嘱给予吸氧（氧流量2～4L/min）。

③ 有晕厥史的患者，应限制其活动量，预防晕厥发作而引起意外发生。

（4）改善营养状况 鼓励患者多进食高热量、高维生素、高蛋白饮食。

（5）加强心理护理

① 帮助患者树立战胜疾病的信心，消除术前恐惧感。

② 耐心讲解术后注意事项，要求与护士合作和配合。

二尖瓣狭窄人工瓣膜替换术的手术适应证有哪些？

答：适应证有心功能在Ⅲ～Ⅳ级，伴有明显二尖瓣关闭不全和（或）主动脉瓣病变且左心室增大；瓣膜严重钙化以致不能分离修补；钙化粥样瘤引起狭窄的患者。

什么是体外循环？

答：心脏直视手术需阻断心脏循环，切开心脏提供无血手术野进行心内操作。阻断循环期间将人体静脉血引流到体外至替代心肺的人工心肺机内，进行氧合和排出二氧化碳，然后再由血泵输回体内，维持周身循环，这种绕道心肺辅助血循环的方法即为体外循环（图 3-14）。

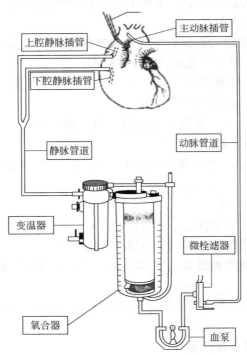

图 3-14　体外循环示意

什么是迷宫手术?

答:患者实施了二尖瓣置换术＋房颤迷宫手术,术后心电图已恢复窦性心律。迷宫手术是指在心脏直视手术中,沿着特定路径阻止所有电生理信号传导,唯一保留心脏原有的正常电生理传导,因而心脏彻底恢复节律性搏动,肌肉恢复有效收缩。患者使用了双极射频消融。

常用的人工瓣膜有哪几种? 各有哪些优缺点?

答:临床上常用的人工心脏瓣膜有两种:一种为机械瓣膜,由金属及高级负荷材料制作而成;另一种为生物瓣膜,它包括用牛心包、猪心包制作成的瓣膜及人类同种瓣膜。两种瓣膜各有其优缺点。

① 机械瓣膜:耐久性强,不致钙化或感染,理论上可以永久性使用,但需要进行终生抗凝治疗。一般适用于年轻患者,伴有溃疡病或出血性疾病者忌用。

② 生物瓣膜:不需要进行终生抗凝治疗,只需抗凝3～6个月,血栓栓塞发生率低,无噪声,但可因感染性心内膜炎或数年后瓣膜钙化或机械性损伤而失效,因此其使用寿命有局限,为15～20年。一般适用于年龄较大的患者。

患者行机械瓣膜置换术后需要进行终生抗凝治疗,目的是什么? 抗凝的标准是什么?

答:(1) 目的　人工瓣膜取代病变的瓣膜,能恢复心脏功能,但是它毕竟是一种异物,血液容易在人工瓣膜及其周围发生凝固形成血栓,从而会影响瓣叶的开放和关闭,使瓣膜功能发生障碍,如果血栓脱落又可造成新的栓塞,影响周围器官的功能,如脑血栓、下肢动脉栓塞。患者置换了机械瓣膜,需要进行终生抗凝治疗,防止血栓形成,保证人工瓣膜的功能正常,如果抗凝药物用量不足会形成血栓或栓塞,但抗凝过量则会导致出血危险,所以掌握好抗凝治疗非常重要。

(2) 抗凝的标准　有三个化验指标作为抗凝治疗的参考标准,

即凝血酶原活动度（PTA）35％左右、凝血酶原时间（PTT）18～22s、国际标准化比值（INR）1.5～2.5，定期采血化验，根据这三种指标的1～2种，调整抗凝药物的用量，目前国际上通用的是国际标准化比值。

机械瓣膜置换术后最常用的口服抗凝药有哪些？责任护士应如何进行抗凝药的指导？

答：常用的口服抗凝药有华法林、新抗凝片、阿司匹林等。机械瓣膜置换术后最常用的是华法林口服制剂。责任护士应做好以下药物指导。

① 机械瓣膜置换术后的患者需长期或终生进行抗凝，定时定量服用抗凝药，不可漏服或补服。定期测定 INR，根据检测结果调整药物剂量，指导患者及其家属自我观察病情，注意观察有无皮肤紫斑、咯血、黑粪及血尿，有无头晕、晕厥或突发性胸闷、偏瘫或失语等，如有异常情况，立即就诊。

② 购买抗凝药时注意是否与以前所服用药物属同一厂家、批号、剂型，否则需重新调整服药量。一次购买不要太多，服药时注意药物的失效日期、剂量，有无潮解、发霉、变质。

③ 如有腹泻、呕吐，及时检测 INR。因其他疾病就诊时告知医师病史及所服用抗凝血药的剂量，避免使用对抗凝血药药效有影响的药物。若需做其他外科手术，应暂停抗凝血药。术前、术中及术后均应使用抗生素，防止感染。

④ 月经期指导：月经期如出血量不多，可不变抗凝血药用量。如出血量过多，按检验结果，可考虑注射维生素 K。出血量大或出血不止者在调整抗凝血药剂量的同时，应就诊于妇产科。

如果患者以后需进行其他手术时，应该如何进行抗凝治疗？

答：（1）术前停口服抗凝血药。

（2）监测凝血酶原、活动度、INR 等恢复到正常范围才可接受手术。

（3）如患者情况特殊，可在停用口服药期间用肝素替代治疗。

（4）如急症手术而凝血酶原和 INR 处于抗凝状态，可以静脉注射维生素 K_1 10～20mg。

（5）术后如无出血危险即可开始口服抗凝治疗，连续监测抗凝指标几日，直达抗凝要求（对于特殊情况的患者，术后早期可先给予肝素，同时口服抗凝血药，以保证及时抗凝）。

瓣膜置换术后早期常见的并发症有哪些？

答：瓣膜置换术后常见的并发症有出血、心律失常、人工瓣膜心内膜炎、瓣周漏、肾功能不全或衰竭、低心排血量综合征等。

出血导致急性心脏压塞的护理措施有哪些？

答：因出血导致急性心脏压塞是瓣膜置换术后最常见的并发症，护理措施如下。

① 严密观察动脉血压与中心静脉压的变化。

② 监测全血激活凝固时间（ACT），判断鱼精蛋白中和肝素是否完全，有无肝素"反跳"。根据测定结果补充鱼精蛋白或选用其他的止血药物。

③ 保持引流管通畅，每隔 15～30min 挤压一次；每小时记录引流量，并注意观察引流物的颜色和性状。

④ 如引流血量连续 3h 且超过 4～5ml/（kg·h），颜色鲜红，有较多血凝块，伴有血压下降、脉搏增快、躁动、出冷汗等低血容量的表现，考虑有活动性出血的可能，应立即通知医师进行处理。

⑤ 引流量偏多、突然减少或引流不畅，且伴有心率快、脉压差小、血压低、中心静脉压升高、尿量少、末梢凉等心脏压塞征象，报告医师行床旁超声检查以协助诊断。

⑥ 一旦确定有心脏压塞或活动性出血，均应立即做好进手术室行开胸探查术的准备。紧急时协助医师在监护室床旁开胸止血，清除血凝块，初步缝合止血后，再送手术室仔细处理。

心脏瓣膜置换术后发生瓣周漏的原因有哪些？其临床表现是什么？

答：（1）原因　发生瓣周漏的原因一般有：与外科手术操作有关，如缝针的针距过大、不均匀，缝合部位错误，缝线打结过紧或过松；瓣膜的病理变化，如退行性病理改变、瓣环钙化、瓣周脓肿、心肌梗死等；人工瓣膜置换术后感染，如瓣周组织水肿、坏死、脓肿形成。

（2）临床表现

① 心功能改变：食欲减退、胸闷气促、下肢水肿、肺部湿啰音等。

② 关闭不全症状：二尖瓣瓣周漏表现为心尖部全收缩期杂音。

③ 溶血性贫血。

责任护士如何对患者进行出院指导？

答：（1）饮食　进食高蛋白、高维生素、易消化的均衡饮食，注意营养的搭配。多吃水果，少吃太咸的食物。瓣膜置换术后患者避免长期单独食用维生素 K 含量高的食品如菠菜、土豆等。禁服含参类的中药。

（2）活动与休息　根据心功能恢复情况逐渐增加活动量。术后3 个月内以休养为主，1 年内避免重体力活动。保持精神愉快，适当参加娱乐活动。康复运动要量力而行，循序渐进。半年后如日常活动无疲劳或气促等感觉，一般可恢复工作。

（3）定期复查　出院后 1 个月应进行第一次复查，根据检查结果决定后续疗养方案。注意自我监测，出现下列情况时应及时就诊。

① 出现皮肤黏膜出血点甚至青紫、瘀斑、牙龈出血、血尿、月经量过多等抗凝血药过量导致的出血倾向。

② 出现突发昏厥、偏瘫或肢体疼痛、苍白、脉搏变弱甚至不能触及等抗凝血药不足而致的血栓形成或肢体栓塞症状。

③ 瓣膜音响异常或突发心悸、脉搏脱落或停搏等心律失常。

④ 出现心脏功能不全如呼吸困难、气促、下肢水肿等症状并加重。

⑤ 不明原因的发热。

⑥ 巩膜及全身皮肤出现黄疸。

（4）抗凝血药的指导　终生抗凝，要求患者遵医嘱每日按时服用同种抗凝血药，定时在复查凝血酶原时间及国际标准化比值。

（5）继续治疗指导　按医嘱服用强心利尿药，注意补钾，指导患者自我监测心率、尿量及药物的毒性作用和副作用。

（6）预防感染　预防感冒及上呼吸道感染。如发生皮肤疖肿、呼吸道感染、牙龈炎等感染应及时使用足量短程抗生素，同时注意所用药物不应影响抗凝血药的作用。尽量避免应用阿司匹林类解热镇痛药，以免与抗凝血药出现协同作用而诱发出血。

（7）风湿热的防治　加强抗感染、抗风湿治疗。

❀【护理查房总结】

患者是二尖瓣狭窄合并房颤的患者，已行二尖瓣置换＋房颤迷宫手术。护理时人员需要掌握心脏瓣膜置换手术的围手术期护理，了解房颤迷宫手术的相关知识。为了促进患者的康复，特别强调以下几点。

① 严密观察患者病情变化，监测心率、心律的变化，如有异常及时报告医师。

② 鼓励患者咳嗽排痰和深呼吸锻炼，促进肺膨胀，预防肺部并发症。

③ 指导患者服用抗凝血药，指导自我监测，定期复查。

④ 进食高蛋白、高热量、高维生素、易消化食物，避免长期单独食用维生素 K 含量高的食物，如菠菜、白菜、菜花、蛋、猪肝等，禁服含参类的中药。

⑤ 做好出院指导，继续口服强心、利尿、补钾、抗凝等药物，

指导用药注意事项，定期复查凝血酶原时间及国际标准化比值，如有不适，随时就诊。

（陈拿拉）

查房笔记

病例 12 • 冠状动脉粥样硬化性心脏病

【病历汇报】

病情　患者男性，69 岁，因劳累性活动后胸闷，伴心前区疼痛 10 年余，加重 1 个月入院，患者自诉每次在重体力劳动后发作，休息数分钟后可缓解，无明显气促及呼吸困难，不伴头痛、头晕、心悸、大汗等症状。近 1 个月来开始出现活动后胸闷、胸痛等症状加重，发作时伴大汗，心前区压榨感，双侧肩部放射痛，发作较前频繁。心律整齐，患者食欲、睡眠尚可，大小便正常。既往有 20 年高血压病史，最高血压达 170/90mmHg，糖尿病 2 年余，有高血压病、冠心病家族史。

护理体查　体温 36℃，脉搏 76 次/分，呼吸 20 次/分，血压 150/90mmHg，体重 78kg，身高 166cm。发育正常，营养中等，神志清楚，自主体位，查体合作。皮肤、黏膜色泽、温度、弹性正常。全身浅表淋巴结无肿大，双肺呼吸音清，无干湿啰音。

入院诊断　冠状动脉粥样硬化性心脏病、心功能Ⅲ级、糖尿病、高血压病。

手术情况　完善术前准备，在全麻体外循环下行冠状动脉旁路移植术。麻醉满意，手术顺利，术中留置气管插管、心包引流管、纵隔引流管、导尿管、漂浮导管、桡动脉置管。术后入心外 ICU 治疗，呼吸机辅助呼吸，持续心电监护，持续动脉压监测，严密监测生命体征、心排血量、中心静脉压、肺毛细血管楔压、尿量等变化，定期检测血气分析、血电解质，遵医嘱使用血管活性药物、硝酸甘油泵入等。患者病情稳定后，于术后第 4 天转入病房，体温 36.9℃，脉搏 72 次/分，呼吸 20 次/分，血压 149/90mmHg，SpO_2 94%。

辅助检查 心电图示 $V_{4\sim6}$ST 段压低。超声心动图检查示左心房、左心室稍大，室间隔基底部增厚。冠状动脉造影示冠状动脉多支多处严重狭窄，右冠脉中段狭窄 90%，前降支中段狭窄 60%，第二钝缘支狭窄 80%。实验室检查：空腹血糖 7.8mmol/L，总胆固醇 6.4mmol/L。

主要的护理问题 有出血、低心排血量综合征、心律失常的可能；活动无耐力；恐惧；知识缺乏；呼吸形态改变。

目前主要的治疗及护理措施 心电监护，密切观察患者生命体征的变化；给予吸氧，鼻导管氧流量 4L/min＋面罩给氧；留置心包纵隔引流管，保持通畅并观察；给予雾化吸入，每日 3 次，预防肺部感染；给予抗感染、扩血管、保护心脏药物等对症治疗；口服给予降血糖、抗高血压、降血脂药物，监测血压、血糖变化。

❓ 护士长提问

● 什么是冠状动脉粥样硬化性心脏病？

答：冠状动脉粥样硬化性心脏病简称冠心病，主要是冠状动脉内膜脂质沉着、局部结缔组织增生、纤维化或钙化，形成粥样硬化斑块，造成管壁增厚、管腔狭窄或阻塞，使冠状动脉血液不同程度地减少，心肌血氧供应与需求失去平衡而导致的心脏病，主要侵犯冠状动脉主干及其近段的分支。

● 冠状动脉主要有哪些分支？

答：冠状动脉有左、右两支，起始于主动脉窦。左冠状动脉起源于左冠状窦，分为两支，即前降支（前室间支）和回旋支；右冠状动脉起源于右冠状窦，分为右缘支、后降支。冠状动脉的分支及行走路线见表 3-2。

表 3-2　冠状动脉的分支及行走路线

冠状动脉	主要分支	行走路线	其余主要分支
左冠状动脉	前降支(前室间支)	沿心脏前壁向心尖部行走	左心室前支(对角支)、右心室前支、室间隔支等
	回旋支	沿左心室侧壁向心尖部行走	左心房支、左缘支、左心室后支等
右冠状动脉	右缘支、后降支(后室间支)	通过右房室沟向右心室尖部行走	右心房支、右旋支、房室结支

● 引起冠心病的高危因素有哪些？

答：与冠心病相关的高危因素包括高脂血症、吸烟、高血压病、糖尿病，其他危险因素还有年龄、冠心病家族史、体力活动过少、肥胖等。

● 冠心病有何病理生理改变？

答：冠状动脉血流量是影响心肌供氧最主要的因素。当冠状动脉粥样硬化使管腔狭窄时，冠状动脉血流量减少，心肌供氧和需氧失去平衡，此时心肌需氧量增加，但冠状动脉供血量不能相应增加，因此加重心肌缺血、缺氧。

● 冠心病有哪些临床类型？患者属于哪种？主要临床表现是什么？

答：冠心病分为隐匿性冠心病、心绞痛型冠心病、心肌梗死型冠心病、心力衰竭和心律失常型冠心病、猝死型冠心病。患者属于心绞痛型冠心病，主要临床表现为发作性胸痛。

● 什么是心绞痛？其典型特点有哪些？

答：心绞痛是由于冠状动脉供血不足，致使心肌急剧、暂时的缺血缺氧而引发的临床综合征。典型心绞痛的特点有以下几方面。

① 部位：胸骨后、心前区、前胸疼痛，可放射至左肩及左上肢。

② 性质：压迫感、紧缩感、烧灼感等。

③ 时间：持续数分钟，少数可 30s，一般最长不超过 30min。

④ 缓解方法：休息或含服硝酸甘油。

⑤ 诱发因素：体力活动或情绪激动等。

⑥ 伴随症状：心悸、出汗、乏力等。

患者术前为什么要做冠状动脉造影？什么是冠状动脉造影术？

答：（1）冠状动脉造影可准确了解冠心病患者粥样硬化的病变部位、血管狭窄程度和狭窄远端冠状动脉血流通畅情况。

（2）冠状动脉造影术是指从周围动脉（通常选用桡动脉或股动脉）插入造影导管，逆行送到主动脉的根部，在 X 线的指引下插入左、右冠状动脉的开口，随后在造影导管的尾端推注不透 X 线的造影剂，使左、右冠状动脉及其分支在 X 线下显影。能较明确地揭示冠状动脉的解剖畸形及其阻塞性病变的位置、程度与范围。冠状动脉造影是目前唯一能直接观察冠状动脉形态的诊断方法，医学界称其为"金标准"。

冠状动脉造影检查前后的护理措施有哪些？

答：（1）冠状动脉造影检查前的护理措施

① 有效心理疏导：向患者及家属讲解冠状动脉造影检查的目的、操作过程和注意事项，消除患者及家属顾虑和恐惧的心理。

② 必要时备皮，训练床上大小便。

③ 检查当日可正常进食，但不宜过饱。

（2）冠状动脉造影检查后的护理措施

① 经股动脉穿刺者，平卧位休息，床上大小便，术肢平伸 24h，穿刺处沙袋压迫 6～12h，24h 后方可下床活动。经桡动脉穿刺者，活动不受限制，术侧肢体抬高、腕关节避免过度弯曲便可。

② 多饮水，促进造影剂的排泄。

③ 密切观察穿刺部位有无渗血、肿胀，以及肢体的温度、颜色等，经股动脉穿刺者还需观察足背动脉的搏动，如术侧足背动脉

搏动消失、皮肤苍白、肢体发冷，则有并发栓塞的可能，应立即报告医师并协助处理。

● 责任护士术前应指导患者进行哪些康复训练？

答：指导患者学会手术后必须施行的活动，如练习有效咳嗽、深呼吸、翻身及肢体的运动等以减少术后并发症。

（1）深呼吸训练　手术后正确的呼吸方式是横膈-腹部的呼吸。指导患者取坐位或仰卧位，屈膝以放松腹部肌肉，双手放于腹部的外侧，经鼻吸气使上腹部向外膨胀，用嘴呼气并收缩腹肌将气体排出。

（2）咳嗽训练　患者取坐位或半卧位，上身稍向前倾，双手手指交叉按在胸壁伤口部位，咳嗽时以手支托伤口，令患者做一个深呼吸，张嘴将气呼出。然后，连续做 3 次短呼吸，干咳一声，嘴保持微张，快速深呼吸后用力咳嗽 1～2 次。

（3）腿部运动　下肢肌肉运动包括以下两种。

① 肌肉压缩运动：收缩小腿（腓肠肌）和大腿的肌肉运动持续几秒钟再放松，如此重复至少做 10 次。

② 股四头肌训练：膝关节弯曲 90°至足掌平踏在床面上，再将小腿伸直置于床上。至少重复 5 次。

（4）翻身和起床　在床上移动和翻身以预防肺部并发症和压力性损伤，并能刺激肠蠕动减少腹胀。指导患者利用床栏翻身和由床上坐起，以减轻伤口牵拉。翻身时，先转向一侧，上面的腿弯曲并在两腿间垫以枕头支托。

● 什么是冠状动脉旁路移植术？

答：冠状动脉旁路移植术是指取一段位于自体腿部的大隐静脉或其他的血管如乳内动脉等，在升主动脉和冠状动脉堵塞的远端之间做一主动脉与冠状动脉的搭桥，从而使主动脉的血液通过移植血管供应到冠状动脉的远端，以恢复相应心肌的血液供应，改善心肌缺血、缺氧状态，解除心绞痛等症状。

● **冠状动脉旁路移植术的手术适应证有哪些?**

答：(1) 慢性稳定型心绞痛　充分药物治疗不能控制心绞痛或造影资料显示病变特征经血管重建后可改善预后。

(2) 左冠状动脉主干或类似主干，即左前降支和左回旋支起端明显狭窄 (≥70%) 以及易于发生大面积心肌梗死的病变。

(3) 不稳定型心绞痛。

(4) ST 段抬高 (有 Q 波) 的急性心肌梗死。

(5) 冠状动脉病变引起的致命性室性心律失常。

(6) 经皮冠状动脉腔内成形术 (PTCA) 可引起冠状动脉血管破裂、急性血管壁夹层、血肿和急性血管闭塞等并发症。

(7) 曾经冠状动脉旁路移植术的患者再次发生明显的心肌缺血现象。

(8) 合并糖尿病多支病变患者，PTCA 无法治疗者。

● **冠状动脉旁路移植术的材料取自哪里?**

答：冠状动脉旁路移植术材料主要有以下几种来源 (图 3-15)。

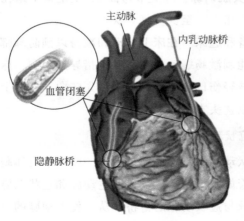

图 3-15　搭桥材料的来源

（1）静脉 双下肢大隐静脉或双上肢前臂静脉，大隐静脉是最常见的血管材料，它的优点是长度长、易于获取与缝合，但是术后阻塞率偏高，术后 1 年闭塞率 10％～26％，此后 5 年内，阻塞率每年增加 2％，10 年后仍通畅的血管中，50％以上有明显粥样硬化，术后 15 年有 50％以上血管发生闭塞。

（2）动脉 最常用的是乳内动脉，其次是桡动脉、胃网膜右动脉以及腹壁下动脉。乳内动脉是搭桥的首选材料，它的优点是远期通畅率高，且手术方便，只需做远端一个吻合口，但是它长度有限，数量也有限。

（3）人工血管代替用品 临床上一般不采用。

● **患者已取右下肢大隐静脉做冠脉搭桥，术后如何护理？**

答：（1）术后用弹力绷带加压包扎 24h，注意观察患肢循环、温度及颜色等情况，观察有无肿胀、渗血、疼痛等，抬高患肢15°～30°。

（2）间断被动或主动活动患肢，防止血栓形成。

● **如何护理冠脉搭桥术后并发肺功能衰竭？**

答：肺功能衰竭是冠脉搭桥术后早期死亡的原因之一，因该类手术患者术前就有不同程度的老年慢性支气管炎或通气障碍，因此应特别注意对呼吸功能的监测和支持，护理措施如下。

① 术后常规辅助呼吸 6～8h，以减轻心脏做功和提高氧供。循环稳定、血气正常、肌力恢复正常后可脱离呼吸机，如拔气管插管后氧分压（PO_2）低，可采用鼻导管＋面罩给氧。

② 加强呼吸系统管理，教会患者做深呼吸锻炼和正确的咳嗽方法，协助其翻身、叩背，保持呼吸道通畅，预防肺不张。

③ 定时给予雾化吸入。

④ 必要时行负压吸痰及支气管纤维镜吸痰。

⑤ 观察患者胸部 X 线片影像，听诊两肺呼吸音，及早发现异常，及时报告医师处理。

● **漂浮导管有哪些护理注意事项？**

答：（1）将导管各处连接紧密，妥善固定，防止松脱引起出血。

（2）保持管道通畅　由于管腔细长，易发生管内栓塞，持续用肝素液冲洗（0.9％氯化钠注射液 250ml＋肝素 1250U），3～5ml/h。并准确记录输入的液体量。固定好管道，防止导管移位、打折。

（3）每次测压前调整零点，换能器头与心脏置于同一水平，床位与体位改变时，及时校正零点，当压力波形改变时，检查导管是否移位或管腔部分堵塞。

（4）测量肺毛细血管楔压（PCWP）时，应将气囊缓慢充气（充气量＜1.5ml），待出现楔压图形后，记录数字并放掉气囊内气体。如气囊充气后不出现楔压图形，多因导管退出肺动脉或气囊破裂。将气囊充气后放松注射器，如无弹性回缩说明气囊已破裂，不可再将气囊充气，应将注入的气体抽出，同时拔除导管。

（5）严格执行无菌操作技术，预防感染，穿刺部位每日用络合碘消毒 2 次，并用无菌敷料覆盖。导管及三通管均一次性使用。导管使用时间不宜超过 72h。测压、测心排血量和抽血标本时应特别注意防止污染。

（6）在测压、取血标本或调试零点等操作过程中，严防血管内进入空气而造成空气栓塞。

（7）在拔除导管时，应在监测心率、心律的条件下进行。拔管后，穿刺的局部应压迫止血。拔除后 24h 内注意观察局部有无渗血、血肿及肢体有无肿胀。

● **低心排血量综合征的表现有哪些？发生的原因是什么？如何处理？**

答：（1）低心排血量综合征的主要表现　左房压和中心静脉压升高，血压低，心率快，末梢凉，尿量＜0.5ml/(kg·h)，混合静脉血氧饱和度＜60％。

（2）发生的原因　如术前严重的左心室功能不全、缺血性心肌病、巨大室壁瘤、合并严重的瓣膜病、伴有心源性休克的急症手术；术中心肌保护欠佳以及围手术期发生心肌梗死。

（3）处理　病因处理；积极补充血容量，纠正水、电解质及酸碱平衡紊乱和低氧血症；及时、合理、有效地应用正性肌力药物；经皮主动脉内球囊反搏（IABP）。

● **体外循环术后引起心律失常的原因有哪些？如何护理？**

答：（1）原因　禁食、大量输液、利尿等引起水、电解质、酸碱平衡紊乱；低氧血症；心肌缺血；心功能不全；高热或低体温；血容量不足；疼痛；情绪紧张等。

（2）护理措施

① 持续心电监护，密切观察患者的心率、心律变化，如有异常及时报告医师。

② 监测24h出入液量，维持水、电解质、酸碱平衡，定时进行血气分析。

③ 监测体温，体温过高时给予物理降温、冰敷、必要时遵医嘱给予药物治疗；体温过低时，给予保暖措施。

④ 维持循环血容量，如发生低血容量时，及时遵医嘱输血补液。

⑤ 遵医嘱使用血管活性药物，促进心功能恢复。

⑥ 做好疼痛护理。

⑦ 备好抢救药物和设备，做好心肺复苏的准备。

● **患者术后为何要常规检测血糖？**

答：由于患者合并糖尿病，手术本身可导致应激性血糖升高，血糖过高可致酮症昏迷及一系列代谢紊乱；血糖过低可致脑细胞能量代谢障碍，出现脑死亡和昏迷，因此，术后需常规检测血糖，以保持血糖稳定。

如何指导患者的饮食？

答：（1）嘱患者少食多餐，避免饱餐后腹压上升，横膈抬高，心脏被推向上方可影响心率和冠状动脉血流量。饱餐后胃肠道血管扩张，血流量增多，使机体血液重新分布，导致冠状动脉反射性收缩，心肌供血减少。

（2）低脂、富含维生素食物　避免高脂食物使血液黏稠度增加，血流缓慢而使冠状动脉血供减少。

（3）患者有高血压病史，饮食中注意控制钠盐的摄入，每日摄盐量应少于2g。

（4）要控制食物总热量的摄入，指导糖尿病饮食的注意事项。

（5）戒烟酒　吸烟可使心肌耗氧量增加，是心肌梗死和冠心病猝死的重要危险因素。

如何做好患者的出院指导？

答：（1）糖尿病饮食，控制体重　少食多餐，以低脂肪、高蛋白、低盐食物为宜，不吃或少吃咸菜及腌制品，限制膳食中的高热量食物如脂肪、甜食等，增加水果、蔬菜的摄入。适当增加体育活动，如行走、慢跑、体操等，一般应每日坚持，以达到热量收支平衡而控制肥胖的目的。

（2）保健　术后一般恢复大约需要6周；胸骨愈合约需3个月。在恢复期内，要避免胸骨受到较大的牵张，如举重物、抱小孩、拉重物等。并应注意以下几方面。

① 保持正确姿势：当身体直立或坐位时，胸部应尽可能挺起，将两肩稍向后展，保持这种姿势在术后早期可能感觉有点不适。但如不这样，以后挺胸站立时，胸部会有被勒紧的感觉。

② 两上肢水平上抬：可使上肢肌肉保持一定的张力，避免肩部僵硬。出院后的1个月内，每日坚持2次是很重要的。

③ 护袜：在恢复期内，穿弹力护袜能改善下肢血液供应，并减少体液在下肢聚集。在手术后 4～6 周内，离床活动时穿上，回到床上休息时再脱掉。

（3）生活 大约在术后 2 周，如自我感觉恢复良好，可以开始做家务劳动，如清理桌面灰尘、管理花木、帮助准备食物等。回家后的前几周，应注意安静，避免与伤风、感冒或患感染性疾病的人接触，避免被动吸烟。

（4）服药指导 患者应完全遵照医师指导服用药物，注意以下几点。

① 要知道服用每种药物的名称和外观。

② 遵照医师的指导，按时服用药物。

③ 未经医师准许，勿擅自停用或加用药物。

（5）复诊 术后 1 个月复查。如出现心绞痛或心功能不全等应及时到医院就诊。

🍀【护理查房总结】

该患者年龄偏大，又有糖尿病、冠心病，已实施冠状动脉旁路移植术。护理人员需要掌握冠心病的相关知识，掌握术后护理重点，做好患者围手术期的护理，为促进患者早日康复，特别强调以下几点。

① 密切观察患者生命体征，特别注意血压的变化。

② 鼓励患者进食高蛋白、高热量、低盐、低脂、富含维生素、易消化食物，少食多餐，避免暴饮暴食。

③ 鼓励患者多咳嗽排痰，防止肺部感染。

④ 术后多采取半卧位，定时翻身，预防压力性损伤。

⑤ 术后抬高患肢，注意观察患肢循环、温度及颜色等情况，如有异常，及时报告医师。

⑥ 加强患者对糖尿病的认识，定时监测血糖。

⑦ 做好出院指导，继续口服抗凝、降糖、降脂药物等，并定期复查，不适随诊。

（陈拿拉）

查房笔记

病例 13 · 左房黏液瘤

【病历汇报】

病情　患者女性，47 岁，因无明显诱因出现心悸、胸闷、胸痛 1 年，加重 15 天入院。患者 15 天前觉症状加重，疼痛剧烈，胸前区疼痛放射至左侧肩胛区，伴四肢关节酸痛，不伴低热、盗汗、四肢无力、头痛、晕厥等症状。

护理体查　体温 37℃，脉搏 77 次/分，呼吸 20 次/分，血压 120/65mmHg。神志清楚，查体合作，贫血貌，皮肤、黏膜色泽正常，全身浅表淋巴结无肿大，双肺呼吸音稍粗，心前区无隆起，心尖搏动正常，无震颤，无心包摩擦音，心律齐，于心尖区闻及舒张期隆隆样杂音，杂音随体位变化明显，无心包摩擦音，无异常血管征。患者精神可，饮食、睡眠尚可，大小便正常，无高血压病、糖尿病、肝炎等慢性疾病，无家族史，无结核病史及其密切接触史，无外伤手术史，无过敏史。

入院诊断　左房黏液瘤。

手术情况　完善术前准备，在全麻下体外循环下行左房黏液瘤切除术。麻醉满意，手术顺利，术中留置气管插管、心包纵隔引流管、导尿管、经颈静脉置入中心静脉（CVC）管、手臂静脉置留置针。术后入心外 ICU 治疗，呼吸机辅助呼吸 5h 后拔除气管插管，持续心电监护、体温监测，严密观察生命体征，定期监测血气分析、血电解质等，微量泵泵入血管活性药物多巴胺。病情稳定，术后第 2 天转入病房。多巴胺 4μg/(kg·min) 泵入。体温 37.5℃，脉搏 86 次/分，呼吸 20 次/分，血压 115/72mmHg，SpO_2 98%。

辅助检查　心电图示左心房肥大。胸部 X 线片示心影轻度扩大，左心房和右心室扩大，肺淤血。超声心动图示左心房内有异常云雾状强回声光团，边界轮廓清楚，有蒂且多附着于房间隔，左心房大，二尖瓣、三尖瓣及肺动脉瓣轻度反流，心室顺应性减退。实验室检查：红细胞计数 $3.0 \times 10^{12}/L$、血红蛋白 $7g/L$，血沉快，血清蛋白电泳 α_2 球蛋白及 β 球蛋白增高。

主要的护理问题　有肿瘤堵塞房室瓣口、动脉栓塞的可能；舒适度的改变；呼吸形态的改变。

目前主要的治疗及护理措施　吸氧、心电监护，观察患者生命体征变化；补液、抗感染等对症、支持治疗；留置心包纵隔引流管，保持通畅并观察；雾化吸入、拍背体疗等以保持呼吸道通畅，预防肺部感染；口服强心、利尿、补钾药物，观察用药后反应。

 护士长提问

● **什么是心脏黏液瘤？**

答：心脏黏液瘤是最常见的心脏原发良性肿瘤，约占所有心脏肿瘤的半数以上。肿瘤起源于心内膜下多向分化潜能的间质细胞，可发生于各个心腔，最常见于左心房，约占 75% 女性好发。男女之比为 $1:3$，是一种团块状或息肉样葡萄串状的半透明胶冻状物，质脆易碎，瘤蒂大小、长短不等，多数附着于卵圆窝附近。

● **心脏黏液瘤可分为哪几种类型？**

答：分为两类。①单纯的心脏黏液瘤，占绝大多数；②非良性心脏黏液瘤，比较少见。

● **非良性心脏黏液瘤包含哪三方面？有什么特点？**

答：非良性心脏黏液瘤包括黏液瘤综合征、家族性黏液瘤、多中心发生的心脏黏液瘤。这三方面交叉重叠，患者多较年轻，多不在典型部位生长，临床表现复杂、危重。

● **如何对患者进行护理评估？**

答：（1）症状评估

①　全身状况：评估患者是否有发热、消瘦、贫血、食欲缺乏、关节痛、荨麻疹、无力、血沉增快、血清蛋白的电泳改变等因黏液瘤出血、变性、坏死引起全身免疫反应的表现。

②　血流阻塞现象：评估患者是否有心悸、气促、端坐呼吸、晕厥、咯血、非典型性胸痛等因房室瓣血流受阻而出血的与风湿性二尖瓣病变相类似的表现；评估患者是否出现晕厥、抽搐，甚至导致猝死等因移动度较大的黏液瘤突然堵塞房室瓣口引起的症状。

③　动脉栓塞：评估患者是否有昏迷、偏瘫、失语；急性腹痛（肠系膜动脉栓塞）；肢体疼痛、缺血（肢体动脉栓塞）等栓塞现象。

（2）体征评估　评估患者心脏杂音是否有随体位改变，杂音性质和强弱也随之改变的特点。

（3）健康史　评估患者既往健康状况；家庭其他成员有无类似疾病，因为黏液瘤有家族史。

左房黏液瘤的临床表现有哪些？

答：（1）动脉栓塞　是其主要特征，栓塞脑动脉可引起昏迷、偏瘫、失语等。

（2）血流动力学紊乱　阻塞静脉回流或者房室瓣口，影响心功能，表现为进行性心悸、气短、咳嗽咯血、胸闷或胸痛、晕厥，心脏杂音可随体位不同而改变等。

（3）全身症状　发热、消瘦、食欲减退、乏力、关节或肌肉疼痛、贫血等。

左房黏液瘤与二尖瓣狭窄如何鉴别？

答：（1）通过听诊，左心房黏液瘤心尖区隆隆样舒张期杂音可随体位改变而改变。

（2）通过超声心动图可以清晰地显示肿瘤在心腔的位置，可以清楚地看到瘤组织随着心脏的舒缩在瓣口和心房之间来回飘动和变形，并可看到正常的瓣膜结构、运动及黏液瘤的附着点。

● **患者手术前严格卧床休息的原因是什么？若患者突然昏倒，该如何处理？**

答：（1）要求患者严格卧床休息是为了防止因瘤体破碎引起栓塞，或因突然移位而堵塞二尖瓣口或三尖瓣口发生猝死，应该平卧位与右侧卧位交替，尽量避免左侧卧位。

（2）当患者突然昏倒时应高度怀疑瘤体阻塞房室瓣口，形成嵌顿，应迅速改变患者体位，最好处于头低位，并进行拍背等紧急处理。

● **患者手术前有哪些护理措施？**

答：（1）心理护理　术前要向患者介绍心脏黏液瘤的相关知识，鼓励其保持积极的心态，增强战胜疾病的信心。

（2）饮食　给予高热量、高蛋白、富含维生素、易消化食物。

（3）患者术前贫血，遵医嘱输血、血浆、人血白蛋白、复方氨基酸等，增强患者抵抗力，纠正贫血，维持正氮平衡。

（4）体位、活动　告知患者严格卧床休息，减少活动，协助患者完成必要的检查，避免突然改变体位。

（5）严密观察病情，如有异常及时报告医师。

● **患者辅助呼吸期间，责任护士如何做好呼吸道的管理？**

答：（1）调节好呼吸参数　根据体重设定好各项呼吸参数，严密观察患者情况及呼吸机工作情况。

（2）妥善固定气管插管　患者入心外 ICU 后应与麻醉师核对、记录气管插管的深度并妥善固定，若患者躁动、欠合作时加强心理护理，遵医嘱应用适量肌肉松弛药、镇痛药、镇静药，使患者保持安静，防止气管插管脱出移位。

（3）气管插管的快速评估　患者回 ICU 后，快速对患者进行详细的体格检查，观察有无氧合不足的临床表现，如有无发绀、鼻翼扇动、点头；听诊双肺呼吸音，注意有无干湿啰音、哮鸣音，呼吸音是否清晰、对称；观察呼吸频率、节律是否与呼吸机同步。发现异常及时处理。每 2～4h 查动脉血气分析，据其调节呼吸参数。

（4）保持呼吸道通畅　及时清除呼吸道分泌物，吸痰时注意无菌操作，观察痰液的性状与数量，且吸痰前后各吸纯氧 3min，每次吸痰时间不超过 10s。

（5）加强呼吸道加温湿化　温度以 32～35℃为宜，相对湿度＜70％，湿化器保持在 2/3 容量液体，过少增加无效腔，过多则液体进入管道而导致通气受阻。

（6）预防呼吸道感染　加强肺部体疗，注意无菌吸痰，每日清洗消毒呼吸机管道、湿化器和接水杯，重视口腔护理，加强医护人员洗手和房间的消毒隔离。

● **左房黏液瘤术后最常见的并发症有哪些？如何护理？**

答：（1）动脉栓塞　观察意识状况及肢体活动情况。患者清醒前，每小时检查并记录意识恢复程度及四肢活动能力，以及瞳孔对光反应。患者苏醒后，检查患者对指令所做出的反应。如术后超过 6h 还没有苏醒，或瞳孔大小、对光反应、肢体活动异常，说明有瘤栓栓塞的可能，应及时向医师报告，确诊后按神经系统并发症进行处置：包括及时予以头部降温、利尿脱水、使用甘露醇降低颅内压等。

（2）心力衰竭

① 严密监测心率和心律、血压、中心静脉压、末梢循环、尿量、血气分析等，遵医嘱常规使用洋地黄制剂，利尿脱水，减轻心脏容量负荷；并给予多巴胺、多巴酚丁胺等以增强心肌收缩力；应用硝普钠等扩血管药物，降低压力负荷。呼吸机治疗采用呼气末正压通气，减少肺泡间质水肿，增强弥散功能，避免缺氧加重心力衰竭。

② 控制液体入量和速度，防止短时间内过快输入过多的液体，以免引起急性肺水肿和左心衰竭及急性右心衰竭。

（3）心律失常　遵医嘱给予抗心律失常的药物：室上性心动过速遵医嘱用维拉帕米（异搏定）缓慢静脉注射，将心率控制在 100～120 次/分；心动过缓可静脉注射异丙肾上腺素，将心率提高到 70～80 次/分。应注意给药的途径、剂量、给药速度，并观察药物的作用和不良反应，严密监测心电图、血压，及时发现因用药而引起的新的心律失常。同时给予鼻导管吸氧，改善因心律失常造成血流动力学改变而引起的机体缺氧。

● **患者舒适度改变的原因是什么？如何护理？**

答：（1）原因　患者舒适度改变主要与手术创伤大、术后留置引流管、伤口疼痛、活动受限有关。

（2）护理措施

① 妥善固定引流管。

② 保持伤口干燥无渗出，如有渗出，及时报告医师换药。

③ 协助患者取舒适体位。

④ 保持床单位的清洁、干燥、平整。

⑤ 疼痛剧烈时，遵医嘱给予镇痛药。

⑥ 在病情允许下，尽早拔出引流管。

● **黏液瘤切除术后复发的原因有哪些？**

答：有文献报道，黏液瘤切除术后复发率为 $5\% \sim 14\%$，术后平均复发时间为 2 年左右。复发原因包括：手术切除不彻底，术中肿瘤种植，心内膜下肿瘤前身细胞存留，多灶性肿瘤起源。

● **如何做好出院宣教以提高患者自我判断病情的能力？**

答：（1）出院后要特别注意有无瘤栓栓塞症状，如有肢体栓塞，要积极取栓；如有脑栓塞要积极进行对症、支持治疗，若为心脏转移性肿瘤，应积极治疗原发肿瘤，避免病情恶化。

（2）长期随诊，确保随诊要求，力争及早发现再发或复发。

（3）随诊内容，除自我感觉（症状）和体征外，一般主要为超声心动图检查，一般要求术后 4 年内每半年 1 次，4 年后每年1 次。

（4）按医嘱服用强心、利尿及对症、支持和抗肿瘤的药物治疗。

🍀【护理查房总结】

心脏黏液瘤的临床表现酷似各种各样的病症，甚至有的被长期误认为癌症。因此护理人员要全面评估黏液瘤患者，一经确诊，必须积极对待，尽早安排手术，避免动脉栓塞及猝死，应掌握相关知识和黏液瘤的围手术期护理，为促进患者早日康复，应特别注意以下几点。

① 加强心理护理，向患者介绍心脏黏液瘤的有关知识，解除顾虑，鼓励其保持积极、良好的心态，增强战胜疾病的信心。

② 加强饮食指导，给予高蛋白、高热量、富含维生素、易消化食物。

③ 加强健康指导，术前时应避免剧烈运动，严格卧床休息，术后应鼓励其早期下床活动。

④ 鼓励患者进行有效咳嗽排痰和深呼吸锻炼，预防肺部感染。

⑤ 做好出院宣教，提高患者自我判断病情的能力，长期随诊。

（陈拿拉）

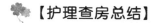

查房笔记

病例 14 ● 胸主动脉夹层

【病历汇报】

病情　　患者男性，51 岁，因无明显诱因出现胸部剧痛 2 天急诊入院，疼痛剧烈，为持续性，无咳嗽、咳痰、呼吸困难，患者精神欠佳，食欲尚可，睡眠可，大小便正常，无药物过敏史，无家族史，生活规律。

护理体查　　体温 37.3℃，脉搏 80 次/分，呼吸 24 次/分，血压 156/90mmHg，体重 80kg，身高 169cm。患者神志清楚，烦躁，急性病容，表情痛苦，主诉胸部疼痛剧烈，呈撕裂样。皮肤、黏膜色泽正常，全身浅表淋巴结无肿大，口唇无发绀，双肺呼吸音稍粗，无啰音。心率 80 次/分，律齐，心音可，无杂音，无异常血管征。既往有高血压史，最高血压达 180/100mmHg，有口服抗高血压药，但经常漏服，血压控制不理想，吸烟 10 年，每天 10 支，有饮酒史，饮酒 10 年，相当于酒精每天 200g。

入院诊断　　胸主动脉夹层。

辅助检查　　胸部 CT 检查示升主动脉、头臂干、右锁骨下动脉及颈总动脉、左锁骨下动脉起始部可显现假腔的血肿和假腔压迫真腔不透光的分界线；胸部 X 线检查示纵隔增宽。

手术情况　　完善各项术前准备，在全麻体外循环下行升主动脉置换术。麻醉满意，手术顺利，术中留置气管插管、心包纵隔引流管、导尿管、经颈静脉置入中心静脉（CVC）管。术后入心外 ICU 治疗，持续心电监护，严密观察生命体征，定期监测血气分析、血电解质等，微量泵入血管活性药物。病情稳定，术后第 2 天转入病房，硝普钠 $4\mu g/(kg \cdot min)$ 泵入，术后体温 36.7℃，脉搏 88 次/分，呼吸 20 次/分，血压 140/88mmHg，SpO_2 97%。

主要的护理问题　有出血、感染的可能；疼痛；恐惧；低效性呼吸形态。

目前主要的治疗及护理措施　心电监护，密切监测生命体征；给予吸氧，氧流量3L/min；补液、抗感染、保护心脏等对症、支持治疗，给予镇静、镇痛药，如地佐辛5mg肌注，给予硝普钠泵入降压，并观察用药反应，控制血压使其达到目标值；留置心包纵隔引流管，保持通畅并观察；雾化吸入、拍背体疗等以保持呼吸道通畅，预防肺部感染。

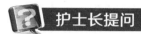

护士长提问

● 什么是胸主动脉夹层？

答：胸主动脉夹层是指任何原因使主动脉壁中层裂开，裂开的部位在中层的内1/3和外2/3的交界面。由动脉壁的内膜和中层的内1/3形成夹层内壁，而中层的外2/3与动脉外膜组成夹层的外壁，夹层内、外壁之间的间隙称为假腔，血液沿破口进入假腔，形成流动的血流或血肿，并可向近端或远端剥离、扩大，这种病变称为胸主动脉夹层。

● 主动脉夹层分为慢性和急性两种，如何区分？患者属于哪种？

答：发病在2周内的称为急性主动脉夹层，无急性病史或发病超过2周的属于慢性主动脉夹层。从病历汇报知道患者因胸部剧烈疼痛2天入院，所以患者属于急性胸主动脉夹层。

● 主动脉夹层的主要病因有哪些？

答：遗传性疾病，如马方综合征；先天性心血管畸形，如主动脉瓣二瓣化、狭窄；高血压病；主动脉中层退行性变；妊娠；主动脉粥样硬化；损伤；其他，如主动脉炎、感染等。

如何依据 DeBakey 分型和 Stanford 分型对主动脉夹层进行分型?

答：(1) DeBakey 分型［图 3-16(a)］ 根据夹层累及的主动脉范围分类，分为以下三型。

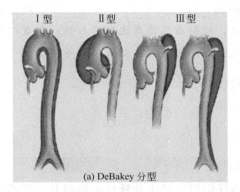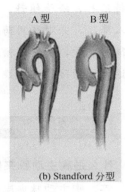

图 3-16 主动脉夹层的分型

① Ⅰ型：夹层从近端主动脉［升主动脉或（和）升主动脉弓］开始，累及大部分或整个主动脉。

② Ⅱ型：夹层仅累及升主动脉。

③ Ⅲ型：夹层仅累及降主动脉［降胸主动脉或（和）降腹主动脉］。又分为Ⅲa型（夹层局限于膈肌以上的胸降主动脉）、Ⅲb型（夹层发展至膈肌以下，累及大部分胸腹降主动脉）。

(2) Stanford 分型［图 3-16(b)］

① A型：夹层累及升主动脉，无论远端范围如何。

② B型：夹层累及左锁骨下动脉开口远端的降主动脉。

主动脉夹层的病理生理改变有哪些?

答：主动脉一旦形成夹层，最主要的有三大病理改变。

(1) 主动脉破裂 主动脉破裂是主动脉夹层致死的首要原因，有报道约 80％ 的急性主动脉夹层患者死于主动脉破裂，且多发于起病的 48h 以内。主动脉夹层破裂的部位多位于内膜原发破口处，即血流剪切力最大的部位。

（2）重要脏器供血障碍　主动脉夹层可累及主动脉分支血管的开口，造成相应脏器的供血障碍，其原因有假腔阻塞分支开口、分支血管夹层形成、夹层内壁套入真腔、假腔阻塞真腔，以及夹层内壁活瓣阻塞真腔。

（3）主动脉瓣关闭不全　有两个原因：①夹层累及主动脉瓣交界，使其从原有位置剥离引起主动脉瓣脱离；②夹层逆行剥离，累及无冠窦及右冠窦形成盲袋并产生附壁血栓，压迫、推挤瓣环及窦管交界，造成主动脉瓣关闭不全。

胸主动脉夹层患者疼痛的特点是什么？如何护理？

答：（1）特点　急性主动脉夹层发病非常突然，临床表现为胸、背部或腹部刀割样或撕裂样锐痛，患者难以忍受，可表现为烦躁不安、焦虑、恐惧。

（2）护理措施

① 进行疼痛评估，观察患者疼痛的部位、持续时间、性质以及疼痛伴随的症状。

② 给予镇痛药物治疗，一般强效镇痛药可酌情使用哌替啶（杜冷丁）50～100mg 肌内注射，或吗啡 5～10mg 静脉注射或静滴，可达到镇静作用。

③ 加强心理护理，及时评估患者的应激反应和情绪状态，给患者提供情感支持。

④ 限制患者的活动量，要求绝对卧床休息，加强巡视，满足患者生活需求。

患者术前要求绝对卧床休息，如何做好生活护理？

答：（1）严格绝对卧床休息，生活护理如进食、洗漱等由他人协助完成。

（2）合理饮食　少食多餐，避免暴饮暴食，进食清淡、易消化食物并多食新鲜水果，增加蔬菜等富含粗纤维食物的摄入，保持大便通畅。

（3）排泄护理　由于限制患者活动，大小便需在床上进行，指导患者避免排便时用力屏气，以防血压骤升导致夹层破裂，切忌用力排便，遵医嘱使用缓泻药如开塞露，保持大便通畅。

（4）皮肤护理　定时给予翻身、按摩，整理床单位，但注意动作勿过于剧烈。

● 患者血压高，术前及术后控制血压的目的有何区别？

答：降低血压的目的有 2 点。①术前防止血压过高造成动脉瘤破裂或主动脉夹层急性剥离。②术后降低吻合口张力，以免吻合口出血。

● 主动脉夹层术后主要的并发症有哪些？

答：出血、感染、肺部并发症、神经系统并发症、急性肾衰竭、心律失常等。

● 如何护理主动脉夹层术后并发出血？

答：出血是术后危及患者生命的重要原因，护理措施如下。

① 保持静脉通路通畅，遵医嘱快速输入全血，以增加凝血因子。

② 遵医嘱给予止血药。

③ 保持胸腔引流管通畅，反复挤压引流管。

④ 密切观察引流液，每小时记录引流液的量，若引流液持续增多且大于 $4\sim5ml/(kg \cdot h)$，持续 3h，应立即报告医师。

⑤ 配合做好开胸止血术的准备。

● 患者有感染的危险，引起感染的相关因素有哪些？

答：（1）术前感染灶的存在，包括呼吸道感染、皮肤化脓性病灶、牙根脓肿、泌尿系统感染等。

（2）升主动脉人工血管置换手术时间长，创伤大，又有人工移植物的置入。

（3）术中手术、器械、麻醉及体外循环过程中血液受污染。

（4）术后低心排血量、组织缺氧、酸中毒，以及机体防御能力下降。

（5）术后留置管道多。

（6）长时间呼吸机辅助呼吸并发肺部感染。

（7）营养不良，机体抵抗力下降。

● **如何预防患者肺部并发症的发生？**

答：（1）术后早期呼吸机辅助呼吸时，应根据血气分析结果来调整呼吸参数。

（2）呼吸机辅助呼吸期间，应加强呼吸道管理。拔除气管插管后，要定时更换体位，指导患者进行深呼吸锻炼和有效咳嗽。

（3）拍床旁胸部X线片，了解有无肺不张、感染发生，以便及时处理。

（4）定时体疗，协助拍背排痰，给予雾化吸入，必要时给予吸痰。

● **当患者术后并发肾功能损害时，有何早期临床表现？护理要点是什么？**

答：（1）临床表示　患者术后肾功能损害的早期临床表现有少尿或无尿、尿比重降低、高钾血症、代谢性酸中毒、水中毒以及氮质血症等。

（2）护理要点

① 密切监测尿的颜色、量，如出现尿少、血尿等，应立即进行尿及血的化验检查，及时找出原因，对症处理。

② 术后应用血管活性药物预防低血压，根据血压补充容量，及时补充体液，如血液、血浆。使用小剂量多巴胺微电脑持续泵入。

③ 每小时记录出入量，采用补液或利尿方法维持出入量平衡。

④ 一旦出现肾功能不全时，及时予以利尿或透析治疗。

为了预防患者术后发生心律失常，应该采取哪些护理措施？

答：（1）持续心电监护，观察心率、心律变化，如有异常，及时报告医师，遵医嘱给予药物治疗。

（2）定时血气分析，根据结果补充钾、镁制剂，维持电解质平衡。

（3）遵医嘱给予氧气吸入，调整氧流量，防止缺氧。

（4）保证抢救仪器、抢救药品处于完好的备用状态，积极配合抢救。

如何做好患者的出院指导？

答：（1）饮食　进食清淡、易消化的高蛋白、低脂、低胆固醇食物，少食多餐。多吃水果、蔬菜，保持大便通畅。

（2）活动与休息　适当活动，避免剧烈运动，保持情绪稳定。

（3）服药指导　遵医嘱按时服药，不得随意更改剂量或突然停药。服用抗高血压药时，应监测血压水平。

（4）严格戒烟，预防呼吸道感染。

（5）定期复查，若有胸背部疼痛等不适则及时就诊。

【护理查房总结】

胸主动脉夹层是发病极为凶险的心血管疾病之一，发病急，进展快，临床表现复杂，极易造成误诊，护理人员应该掌握胸主动脉夹层的相关知识，为了促进患者的康复，应该做好以下几点。

① 术前绝对卧床休息，保持安静，避免情绪激动。

② 做好疼痛评估，观察疼痛的位置、性质、持续时间等，集中护理操作，减少对患者的刺激，指导患者放松的技巧，必要时遵医嘱使用镇痛药物。

③ 严密观察病情变化，监测生命体征变化，特别是血压的变化，遵医嘱用药，维持血压稳定。

④ 嘱患者多食高蛋白、丰富维生素、易消化食物，保持大小

便通畅。

　　⑤ 主动脉夹层手术风险较高，应向患者及家属介绍疾病和手术的相关知识，耐心解答患者及家属的问题，以缓解对手术治疗的恐惧和焦虑。

（陈拿拉）

查房笔记

第四章　器官移植

病例 1 • 肾移植

🍀【病历汇报】

病情　　患者男性，57 岁，因间断颜面部水肿、伴血压升高 10 年要求行同种异体肾移植术入院。患者 10 年前出现全身乏力、颜面部水肿，伴有尿量较多，于当地医院诊断为轻度系膜增生型肾小球肾炎，予以保护肾功能治疗后好转出院，出院后继续口服保护肾功能药物，定期复查肾功能。3 年前患者复查肌酐 $1300\mu mol/L$，当地医院行血液透析治疗，每周 2 次。患者 22 年前因输尿管结石行体外碎石术，无肝炎病史，无结核病史，无外伤、输血史，无药物过敏史，有吸烟史、饮酒史 10 年。

护理体查　　体温 36.2℃，脉搏 80 次/分，呼吸 20 次/分，血压 155/98mmHg。发育正常，神志清楚，贫血病容，查体合作。皮肤、黏膜色泽正常，全身浅表淋巴结无肿大。双肺呼吸音清，心律齐，腹部无压痛，双肾区未扪及异常肿物，双肾区无压痛、叩击痛，双下肢无水肿，外生殖器未查。

入院诊断　　慢性肾功能不全（尿毒症期）、肾性贫血、肾性高血压。

手术情况　　完善术前准备，在全麻下行同种异体肾移植术，麻醉满意，手术顺利。置入双 J 管，留置移植肾周引流管及导尿管。术后体温 36.7℃，脉搏 74 次/分，呼吸 20 次/分，血压 184/97mmHg，SpO_2 97%。

辅助检查　　术前：供受体血型相同，均为 O 型。人类白细胞抗原（HLA）示 A 位点相容，B、DR 位点相配。群体反应性抗体（PRA）示（－）。淋巴细胞毒试验（－）。双肾 B 超示双肾实质病变（C 级）、双肾萎缩，右肾结石、右肾囊肿，腹主动脉、下腔静脉及髂总动静脉未见明显异常。红细胞 3.52×10^{12}/L，血红蛋白 103g/L，白蛋白 33.9g/L，肌酐 $1100.2\mu mol$/L，尿素氮 37.7mmol/L，尿酸 $478.4\mu mol$/L。凝血常规示纤维蛋白原 5.89g/L。术后：移植肾彩超示移植肾阻力指数 1.0。移植肾穿刺活检示急性排斥反应。空腹血糖 6.7～8.7mmol/L，餐后血糖 6.3～11.3mmol/L。肾功能、白蛋白及钾离子结果见表 4-1。他克莫司（FK506）血药浓度见表 4-2。

表 4-1　肾功能、白蛋白及钾离子

项目	术后第 1 天	第 3 天	第 7 天	第 8 天	第 12 天	第 16 天
白蛋白/(g/L)	32.3	33.8	31.2	31.3	34.3	35.2
尿素氮/(mmol/L)	15.5	19.78	21.79	22	17.29	10.13
肌酐/(μmol/L)	522.5	217	422	585.9	331.5	121.5
尿酸/(μmol/L)	345	326	539	540	489	369
钾离子/(mmol/L)	4.15	3.89	5.8	4.27	4.03	4.75

表 4-2　FK506 血药浓度

项目	术后第 7 天	第 17 天	第 20 天	第 25 天	第 30 天
FK506/(ng/ml)	8.9	5.8	8.8	9.5	9.2

主要的护理问题　排斥反应、继发尿瘘的可能；缺乏肾移植术后自我护理知识。

目前主要的治疗及护理措施　绝对卧床休息、吸氧、心电监护；补液、抗感染、抗病毒、抗真菌、降压、保护肝脏、保护胃黏膜、补血、利尿等对症、支持疗法；解除疼痛。甲泼尼龙连续冲击 3 天，他克莫司、霉酚酸酯、泼尼松三联免疫抑制药治疗，预防术后排斥反应。皮下注射低分子肝素钙进行抗凝治疗，预防肾动、静脉血栓形成。

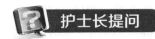

● **肾脏的解剖与生理如何？**

答：（1）**肾脏的解剖** 肾脏是具有泌尿功能的一对实质性脏器，平均长 9～12cm，宽 4～6cm，重量 120～150g。正常肾脏外形如扁豆，呈红褐色，位于腹腔后上部，腰部脊柱两旁。右肾因受肝右叶的影响，比左肾低 1～2cm。肾脏内侧缘中部凹陷称为肾门，是输尿管、肾动脉、肾静脉、神经和淋巴管出入的门户，出入肾门的这些结构总称为肾蒂，由前而后排列顺序依次为肾静脉、肾动脉及输尿管，自上而下排列顺序依次为肾动脉、肾静脉及输尿管。右肾蒂较左肾蒂短，故活体肾移植一般选择切取左肾。肾的被膜由内向外依次为肾纤维膜、肾脂肪囊和肾筋膜囊，其中肾脂肪囊起着固定肾脏和保护血管的作用。

（2）**肾脏的生理功能**

① 排泄功能：肾脏是结构复杂的代谢处理器，每日要过滤18L 的血液，分离出 1.8L 的代谢废物和过量的水，废物和水变成尿，进入膀胱后排出体外。血液中的废物来自肌肉的运动以及食物的消化，人体吸取养分后把代谢废物排到血液里，如果肾脏不能执行过滤血液的功能，有毒的废物就会积存在血液里对人体造成危害。

② 调节水、电解质及酸碱平衡功能：正常人体组织细胞必须在内环境相对稳定的状态下才能进行正常的生命活动。所谓内环境相对稳定状态，肾脏通过肾小球的滤过、肾小管的重吸收及分泌功能，排出体内多余水分，调节酸碱平衡，维持内环境稳定，若肾脏的这种功能被严重破坏，可能会危及患者的生命。

③ 内分泌功能：肾脏可以分泌肾素、前列腺素来调节血管的收缩、舒张状态及血容量的多少，从而调节血压；肾脏还可以产生促红细胞生成素，对维持正常的红细胞生成起着重要作用；肾脏分泌 1,25-二羟维生素 D_3，这是调节钙、磷代谢的重要维生素，与骨骼组织的正常化密切相关，肾脏是产生此种物质的唯一器官。

什么是慢性肾功能衰竭？

答：慢性肾功能衰竭是各种原因引起的缓慢进行性肾功能损害，最后导致尿毒症和肾功能完全丧失，引起临床的一系列症状和生化、内分泌等的多种改变。目前国际通用的慢性肾脏病（CKD）分期，依据肾脏病预后质量倡仪（K/DOQI）制定的指南分为 1～5 期：1 期，GFR 正常或升高≥90ml/(1.73m² · min)，已有肾病；2 期，GFR 轻度降低，为 60～89ml/(1.73m² · min)；3a 期，GFR 轻到中度降低，为 45～59ml/(1.73m² · min)；3b 期，GFR 中到重度降低，为 30～44ml/(1.73m² · min)；4 期，GFR 重度降低，为 15～29ml/(1.73m² · min)；5 期，ESRD（终末期肾脏病），GFR＜15ml/(1.73m² · min)。

什么是同种异体肾移植术？

答：同种异体肾移植术是用手术的方法，将整个保持活力的肾脏器官移植到另外一个个体的某一部位，维持正常的肾脏功能，以达到挽救患者生命、提高生活质量的目的。肾移植按供肾的来源可分为活体肾移植和尸体肾移植。活体肾移植又分为亲属肾移植和非亲属肾移植。

肾移植的适应证和禁忌证是什么？

答（1）适应证

① 慢性肾小球肾炎：在我国接受肾移植的患者中，慢性肾小球肾炎患者占 50％～70％。

② 慢性肾盂肾炎：在接受肾移植的患者中，由慢性肾盂肾炎引起的终末期肾病约占 13％。

③ 慢性间质性肾炎：药物或肾脏毒性物质是常见病因，活检病理学检查可帮助诊断。

④ 成人多囊肾病（APKD）：为常染色体显性遗传病，有资料表明，此类患者接受肾移植术后一般不会复发。

⑤ 高血压性肾硬化。

⑥ 2 型糖尿病性肾病的终末期。

⑦ 急性肾功能衰竭经抢救肾功能不能恢复。

⑧ 先天性肾发育不全。

(2) 禁忌证 有明显的转移癌、尚未治愈的恶性肿瘤；活动性结核、活动性肝炎；顽固性心力衰竭；溃疡病；精神病；慢性呼吸衰竭；严重心脑血管病；严重泌尿系先天畸形，全身或局部感染。

● 患者目前的情况适合肾移植吗？有无手术禁忌？

答：(1) 患者因间断颜面部水肿、伴血压升高 10 年，诊断为慢性肾小球肾炎；血肌酐 1100.2μmol/L，尿素氮 37.7mmol/L，尿酸 478.4μmol/L，已行血液透析治疗 3 年；贫血面容，血红蛋白 103g/L；双肾 B 超示双肾实质病变（C 级）、双肾萎缩，符合肾移植的适应证。

(2) 患者神志清楚，合作，除肾脏外，其他器官功能均正常，无恶性肿瘤，全身无感染灶，无人类免疫缺陷病毒（HIV）感染，生活习惯良好，无酗酒、吸毒，确认无手术禁忌，可以行肾移植。

● 患者术后移植肾放在右侧髂窝，有何优点？

答：(1) 减轻移植手术的难度，手术在腹膜外进行，并发症少。

(2) 术后有利于进行观察、B 超等检查，便于再次手术治疗，如移植肾探查。

(3) 右髂窝动静脉位置较浅，左髂窝的动静脉位置深，且左髂外静脉大多位于髂外动脉的深处，左乙状结肠系膜过长，压迫该部位，局部暴露不理想。

● 肾移植术前需严格配型，配型检查包括哪些？

答：(1) ABO 血型 一般原则是供受体血型相同或符合 ABO 输血原则，即 O 型血供体的器官可供给任何血型的受体，AB 血型受体可接受任何血型供体的器官，但要严格限制，以免 O 型受体的供体短缺。

(2) 人类白细胞抗原（HLA） 采用血清学或 DNA 分型方法，先后对移植供受体进行 HLA 分型。一般程序是先对等待移植的受体群进行 HLA 分型，将其资料制成数据库，当有合适的供体时，再对供体进行 HLA 分型。然后将供体与受体群的 HLA 分型结果进行对比，按照 HLA 六抗原配型原则或氨基酸残基配型原则，采用人工方法或配型软件，筛选出相匹配的供受体。包括 HLA-Ⅰ类抗原和 HLA-Ⅱ类抗原。

（3）群体反应抗体（PRA 检测）　通过检测受者体内同种异体抗体对随机细胞群体反应的细胞筛查试验来测定其被致敏的程度，用百分率来表示。未致敏，PRA 为 0～10%；轻度致敏，PRA 为 11%～49%；中度致敏，PRA 为 50%～80%；高度致敏，PRA >80%。

（4）淋巴细胞毒试验（CDC）　采用供体活淋巴细胞（外周血或脾脏来源）作为抗原，与等待移植受体的血清共同孵育，如存在相应抗体，在补体的作用下，发生抗原抗体反应导致淋巴细胞死亡。根据淋巴细胞死亡数量百分比判断交叉配型结果。死细胞 0～10% 为阴性，11%～20% 为弱阳性，21%～40% 为阳性，超过 40% 为强阳性。阴性对照的细胞活性应在 90% 以上，阳性对照的死细胞应超过 80%。若淋巴细胞毒交叉配合试验阳性（>10%），提示移植后有发生超急性排斥反应或加速性急性排斥反应的风险。

（5）供者特异性抗体 DSA 检测　DSA 是指受者接受器官/组织移植后体内产生的针对供者组织抗原的特异性抗体，主要包括 HLA 抗体和非 HLA 抗体，是引起同种移植排斥反应的重要原因。若受者体内有预存的 DSA，为避免受者发生超急性排斥反应，不使用 CDC>10% 的供者，PRA 阳性受者术前进行 DSA 检测。DSA 阳性受者应尽早使用血浆置换或免疫吸附等，以清除循环中的抗体、免疫复合物，或行持续性肾脏替代治疗，清除炎性因子，减轻对移植肾的损害。

患者术前 24h 尿量为 300ml，饮食注意事项有哪些？

答：给予低蛋白、高碳水化合物、高维生素、低盐低脂饮食。蛋白质入量：无糖尿病的患者，0.55～0.60g/(kg·d)，糖尿病患者 0.6～0.8g/(kg·d)。

● **患者术前需要使用哪些药物？**

答：手术当日口服霉酚酸酯 0.75g，以预防术后排斥反应。遵医嘱使用哌唑嗪降压，维持血压在正常范围。

● **如何做好患者术前透析治疗的护理？**

答：（1）患者术前规律性透析，每周 3 次，术前 24h 内做一次充分透析，以降低血肌酐，确保患者干体重以及血电解质在正常范围。脱水量视血压、心功能、水肿和残余肾功能等情况而定，以患者体重的 3%～5% 为宜。

（2）透析时应用促红细胞生成素（EPO）改善贫血，以达到不输血或少量输血的目的。在使用 EPO 期间，若发现患者有荨麻疹、头痛、关节痛、恶心等症状或动-静脉瘘管阻塞，考虑为 EPO 的副作用，应引起警惕。

（3）透析完毕正确按压穿刺点，按压力度以不出血又能扪及震颤或闻及血流杂音为宜，时间 20～40min。按压过程中随时观察有无皮下血肿形成，透析结束 1h 内穿刺侧的肢体不能用力，防止穿刺点受血流冲击而引起针口出血或难以止血。

（4）每日 2～3 次触摸内瘘血管有无震颤，观察震颤的强弱或听诊有无杂音，告知患者睡觉时内瘘侧肢体不要放在枕下或身体下，如震颤变弱、杂音变小或消失，应立即报告医师及时处理。

（5）严禁在内瘘侧肢体输液、抽血、测血压等，以防造成瘘管堵塞或破裂。

（6）避免内瘘侧肢体提重物、戴手表等，平时加强手臂锻炼使血管扩张充盈。

● **患者术后保护性隔离的目的是什么？**

答：患者术后应用大量激素和免疫抑制药物，机体免疫力低下，容易感染，所以术后需入住隔离病房，实行保护性隔离 3～5 日。

● **患者术后饮食要求有哪些？**

答：术后 6h 可进食流质，起始以易消化的鸡蛋羹等为宜，逐渐过渡到普食，以低糖、适量的优质蛋白（动物蛋白）、低脂肪、低碳水化合物、富含多种维生素食物为原则，具体要求如下。

① 饮食要干（清）净、新鲜，不食未煮熟的食物，不食隔餐剩食，不食腐烂变质的水果，不食切开后放置几小时的水果。

② 严格控制糖分的摄入，因术后服用免疫抑制药可增加糖尿病发病率，糖分摄入过多，可导致血糖增高，影响肾功能。

③ 术后早期应进食低盐食物，每日需食盐 3～4g。

④ 蛋白质的供给：肾移植术后即使肾功能恢复正常，蛋白质的摄入仍不宜过高，以免加重肾脏负担，一般成人每日摄入 1～1.2g/kg 即可。

⑤ 宜食食品：可长期使用具有脱水利尿功能的食物，如冬瓜、鲫鱼、薏苡仁等。

⑥ 忌用提高免疫功能的食物及保健品，如木耳、香菇、大枣、蜂蜜、蜂王浆及参类等，以免降低免疫抑制药的作用。

● 患者术后体位需要注意什么？

答：禁右侧卧位，每 2h 翻身拍背 1 次，采取平卧位与左侧卧位交替；右侧下肢制动 24～48h，避免过度屈曲，以保持肾血流量和预防移植肾破裂，同时观察右侧下肢足背动脉搏动及血运情况。

● 如何做好肾移植术后早期尿量的监测？

答：术后早期尿量维持在 200～500ml/h 为宜，肾移植术后 1～3 日内，每小时尿量可达 1000ml/h 以上，或每日尿量达到 5000～10000ml，称为多尿期。护理过程中需要保持导尿管通畅，测每小时尿量，观察尿液的颜色、性状和量；每 8h 总结出入水量，定时监测电解质，防止水电解质及酸碱失衡。若尿量＜50～100ml/h，应及时向医师报告，警惕移植肾发生急性肾小管坏死或急性排斥反应。

● 肾移植术后输液原则有哪些？该患者输液情况如何？

答：肾移植术后输液应遵循量出为入、多出多入、少出少入、保持出入量平衡的原则。术后早期可按照术前干湿体重来指导输

液；使用微电脑输液泵控制输液，使液体均匀输入患者体内。根据
尿量和中心静脉压（CVP）及时调整补液速度与量，后 1h 的补液
量与速度依照前 1h 排出的尿量而定。一般当尿量＜200ml/h、
200～500ml/h、500～1000ml/h 和＞1000ml/h 时，补液量分别为
等于尿量及尿量的 4/5、2/3 和 1/2，防止发生心力衰竭或影响移
植肾的血流灌注；24h 出入水量差额一般不能超过 1500～2000ml，
当血容量不足时需加速扩容；该患者术后 48h 内处于多尿期，每小
时尿量 500～1000ml，输液速度 350～700ml/h，以防止急性肺水肿
发生。术后第 3 天尿量明显减少，2000ml/24h，应适当控制输液
速度。

患者术后留置移植肾周引流管，如何护理？

答：（1）保持引流通畅，防止引流管受压、扭曲、阻塞，下床
活动时可将引流袋固定于小腿处。

（2）每日更换引流袋，观察引流液的颜色、性状、量并记录。
血性引流液是观察术后并发出血最直接的指标。若引流血液不止，
且出现局部血肿，并有扩大趋势，同时脉搏增快、血压下降，可能
发生了肾血管吻合口漏血或破裂出血，应立即紧急手术处理。引流
液呈尿性为漏尿的佐证，应进行必要的检查和相应的处理。

肾移植术后的排斥反应分为哪几种？有哪些临床表现？

答：（1）超急性排斥反应　多发生在移植肾血液循环恢复后几
分钟至数小时内，表现为大量血尿或少尿后突然无尿，移植肾区剧
烈疼痛，血压升高，血肌酐持续升高，伴有高热、寒战等全身
反应。

（2）加速性排斥反应　术后 2～5 日内发生的剧烈排斥反应，
表现为在出现多尿的基础上，突然少尿或无尿，同时伴有发热、血
压升高及移植肾区压痛等，病情呈进行性发展，血肌酐及尿素氮迅
速上升，患者需行血液透析治疗。多见于反复输血、多次妊娠和再
次移植。

（3）急性排斥反应　可发生于术后任何时间，多数发生在移植

术后前 3 个月内，是排斥反应中最常见的类型，其发生率占肾移植患者的 40%～50%。主要表现为发热（体温在 38℃左右）、尿量突然减少、移植肾肿大变硬或压痛、血压升高、血肌酐及尿素氮上升，B 超显示移植肾横径及长径增加，肾动脉血流阻力上升。

（4）慢性排斥反应　发生于移植术后 3 个月后，持续 6 个月以上，表现为逐渐出现的移植肾功能减退、蛋白尿、高血压和肾体积缩小。

● **他克莫司的血药浓度治疗窗范围是什么？**

答：患者术后需遵医嘱按时按量服用免疫抑制药，通过对免疫抑制药进行药动学的监测，可以有效地监控排斥反应的发生和减少免疫抑制药肾中毒的危险，患者的药物剂量随着移植术后时间的延长而不同，FK506 血药浓度的治疗窗范围见表 4-3。

表 4-3　FK506 血药浓度的治疗窗范围

术后天数	0～30	31～181	182～364	365～
剂量/（mg/kg）	0.10～0.15	0.05～0.10	0.05～0.10	0.05～0.10
CO/（ng/ml）	8～10	8～10	5～8	4～6

● **患者术后首优的护理问题是什么？如何护理？**

答：（1）患者术后首优的护理问题　急性排斥反应，与受者体内对移植物抗原发生的细胞和体液免疫反应有关。

（2）护理过程中应注意以下几个问题。

① 抗人 T 细胞兔免疫球蛋白（ATG）治疗的护理　患者术后第 3 天血肌酐恢复正常，术后第 7 天出现血肌酐进行性升高，最高达 585.9μmol/L，B 超示移植肾阻力指数高，尿量由 4710ml/d 减少至 1620ml/d。遵医嘱给予生理盐水 100ml＋ATG 50mg 抗排斥治疗，每日 1 次，连续 3 日；治疗期间配合血液透析。用药前应详细询问患者的用药史及过敏史。微电脑输液泵控制输液速度，首次使用时间不得少于 10h，第 2 次 6～8h。用药过程中注意观察患者有无体温升高、寒战、低血压、心率增快等不良反应。一旦发生，

给予对症处理。

② 病情观察　密切观察患者尿量、食欲等的改善情况，及时倾听患者的主诉，观察患者移植肾局部有无胀痛等不适。

③ 高钾血症的护理　患者术后第 7 天血钾高达 5.8mmol/L，遵医嘱予以 10％葡萄糖注射液 250ml＋胰岛素 6U 静脉滴注，加速 K^+ 排出，降低血钾浓度，禁食含钾高的食物。

④ 遵医嘱定期检测肾功能，尤其注意血肌酐的变化，患者术后第 12 天肌酐下降至 331.5μmol/L，术后第 16 天下降至 121.5μmol/L。

> **患者术后第 3 天尿量明显减少、血肌酐明显升高，行移植肾穿刺活检确诊为急性排斥反应，移植肾穿刺活检的目的是什么？术后护理要点有哪些？**

答：（1）目的　术后第 3 天尿量明显减少，2000ml/24h；血肌酐明显升高，217μmol/L。行移植肾穿刺活检的目的是确诊有无急性排斥反应。

（2）护理措施

① 术前准备

a. 术前向患者解释移植肾穿刺活检的必要性及安全性，并简要说明操作过程以消除其顾虑，争取患者的配合。

b. 术前指导患者练习深吸气后或平静呼吸时做屏气动作，指导练习卧床排尿。

c. 术前检查血型、血小板、出血时间、凝血时间、凝血酶原时间、血肌酐、尿素氮，B超检测肾脏大小及活动度。检查有无肾周积液或肾积水，以明确是否适宜穿刺。

d. 评估患者全身皮肤黏膜是否有皮肤瘀斑等出血倾向，并纠正出血、凝血异常。评估患者是否有剧烈性咳嗽、腹痛、腹泻等症状，遵医嘱使用抗高血压药，将血压控制在理想范围。评估患者的精神状态，对焦虑及不合作者可酌情应用镇静药。

e. 术前 12～24h 内排便，24h 停止透析。

② 术后护理

a. 术后卧床休息 24h，严格腰部制动。24h 后若无肉眼血尿，可下床活动。1周内应避免做较大的腰部扭动动作，如骤然下床等；否则容易发生迟发性出血。

b. 术后敷料包扎伤口，观察伤口敷料有无渗血、渗液。

c. 术后6h内常规监测血压、脉搏、尿色、面色、出汗情况、腰腹部症状及体征，如有异常，通知医师给予及时对症处理。

d. 观察患者有无肉眼血尿，嘱患者多饮水，以冲洗尿路。

e. 保持大便通畅，避免便秘、腹泻及剧烈咳嗽。

f. 遵医嘱给予抗生素，预防感染和出血。

● 移植肾自发破裂发生的原因是什么？如何处理和预防？

答：（1）原因　移植肾自发破裂是肾移植术后早期的严重并发症之一，可发生在术后4周内，最常见的原因为急性排斥反应，也与供肾摘取和灌洗时损伤、肾穿刺活检、尿路梗阻、剧烈咳嗽、用力大便时突然增加腹压、不慎跌倒、翻身时压迫肾脏、移植肾侧下肢过度屈曲、过早下床活动等有关。裂口小或出血量较少时可能仅为移植肾区压痛；裂口大、出血量多时患者自觉移植肾局部剧烈疼痛、肿胀，触诊时压痛明显，并可能在很短的时间内出现休克征象。

（2）处理和预防

① 处理：及时加快补液速度，给予止血药、升压药或输血；对裂口表浅、范围局限、肾功能尚好者可考虑保留肾脏，行血肿清除术；若移植肾裂口深、多部位破裂、出血不止、肾功能丧失或经移植肾穿刺活检证实为不可逆损害者，应及时切除移植肾，以挽救患者的生命。

② 预防

a. 密切观察患者的生命体征、面色、伤口敷料、引流液的颜色、量，移植肾区有无肿胀、疼痛等现象。积极防治术后急性排斥反应，控制血压。

b. 严格卧床休息，移植肾侧下肢不宜屈曲，帮助患者翻身时尽量向健侧翻，动作宜缓慢，忌突然改变体位，移植肾功能恢复良好者，一般3日后逐渐开始下床，适度逐渐增大活动量。

c. 血液透析期间，每日监测肾功能、电解质等指标，准确记录 24h 出入量，防止水、电解质及酸碱失衡，遵循"量出而入"的补液原则，防止水分过多，以免引起心力衰竭及肺水肿。

d. 给予易消化、富含纤维素食物，保持大便通畅，避免用力排便。对便秘者，可给予开塞露肛塞或口服缓泻药。

e. 对于突发性移植肾区剧烈疼痛、肿胀及肌紧张，考虑移植肾自发性破裂的可能，同时要做好抢救准备，一旦局部疼痛加重、血压下降、心率增快，立即做好紧急手术探查的准备。

患者术后第 10 天出现伤口敷料反复渗湿，移植肾周引流管引流出淡黄色清亮液体 1620ml，导尿管未见明显引流液，最可能的并发症是什么？如何护理？

答：（1）最可能的并发症是尿漏。

（2）护理措施

① 保持导尿管引流通畅，防止受压、扭曲，如果尿液引流不畅时，可快速注入少量生理盐水，直至尿液引流通畅，每小时观察并记录尿液的颜色、量及性状，发现尿量减少应及时报告医师。

② 保持伤口敷料干燥，必要时予以持续负压吸引。负压吸引时注意压力不宜过大，应调节吸引器负压至 0.01～0.02MPa，询问患者有无疼痛等不适，防止因压力过大导致移植肾损伤。每周更换吸引管路，每班倾倒引流液。

③ 引流液及时送检，测定肌酐水平，当引流液中的肌酐浓度明显高于血浆中的肌酐浓度时，表明引流液是尿液。

④ 观察患者会阴部有无水肿，必要时予以 50％硫酸镁湿敷，并做好皮肤护理。

⑤ 遵医嘱使用抗生素，防止感染。

⑥ 心理护理。向患者解释疾病相关知识，告知尿漏是可以治愈的，解除患者的紧张情绪，积极配合治疗。

作为责任护士，如何对患者进行出院指导？

答：（1）自我护理　家庭备好血压计、听诊器、体温计、体重计、药盒、记录本、量筒、血糖仪等，监测内容包括体温、血压、体重、尿量、血糖。若出现发热，尿量减少，体重异常增加，血压升高，移植肾区肿胀、疼痛，自我感觉乏力，头痛，食欲减退等现象时，应及时就诊。

（2）保护移植肾　出院后注意休息，避免剧烈运动，防止移植肾区受撞击，避免移植肾区损伤，穿宽松衣裤，避免压迫移植肾。

（3）饮食指导　饮食以适量优质动物蛋白、高维生素、低盐、低糖、低脂为宜，食物应新鲜、多样化，少量多餐，维持体重稳定，禁食参类、菌类、蜂王浆等增强免疫力的食品及药品。

（4）生活指导　出院后半年内避免进入公共场所，出门戴口罩，防止感染。戒烟酒，及时添加衣服，防止感冒。术后 1 年左右就可参加工作，一般从半日工作量开始，逐步增加。术后 6 个月即可行性生活，但必须节制，注意移植肾的位置，避免压迫。女性患者因术后长期服用免疫抑制药，对胎儿有影响，因此术后 1 年必须在医师指导下怀孕。适当进行户外活动，如散步、慢跑等。室内禁忌种植盆栽植物，严禁养宠物。

（5）服药指导　告知患者应按时按量服用免疫抑制药，不可自行减药、停药或改药，如由于经费或其他原因不能坚持用药者，应及时告知医师。必须在医师指导下合理用药，避免与影响免疫抑制药药物浓度的其他药品同时服用，防止因药物浓度不稳定而导致排斥反应或发生药物中毒。

（6）定期复诊　定期复查血尿常规、肝肾功能、他克莫司血药浓度及移植肾 B 超检查。术后 2 个月内每周一次，术后 2～6 个月内每两周一次，术后 6～12 个月内每 3～4 周一次，术后 1 年以上每月一次。术后 3 个月内拔除双 J 管。

【护理查房总结】

肾移植是各种器官移植中开展最多、成功率最高的大器官移植，术后 1 年存活率达 95% 以上，最长存活时间为 41 年。肾移植已成为终末期肾功能衰竭的主要治疗手段，术后大多数患者可恢复正常生活方式和工作能力。通过本次查房，护理人员需掌握肾移植相关知识、手术方式，做好围手术期的护理，提高患者生活质量，特别强调以下几点。

① 术前严格组织配型，降低术后排斥反应的发生率。

② 术后保护性隔离，做好病房的空气消毒，防止感染。

③ 术后绝对卧床休息 3～5 日，患侧下肢制动 24～48h，避免过度屈曲，以保持肾血流量和预防移植肾破裂。

④ 饮食护理：给予优质动物蛋白、低脂、低糖、富含维生素的食物。终生禁食参类、菌类等增强免疫力的食品及药品。

⑤ 密切观察病情，保持引流通畅，及时发现排斥反应、尿漏等并发症。

⑥ 积极治疗急性排斥反应，配合医师做好移植肾穿刺活检的护理，控制血压，预防移植肾破裂的发生。

⑦ 按时按量给予免疫抑制药，并定期检测血药浓度，防止诱发排斥反应或药物中毒。

⑧ 做好患者的健康教育，定期门诊复查。

（张　红）

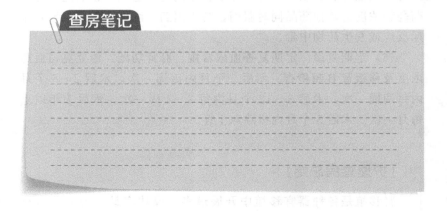

查房笔记

病例 2 • 肝移植

【病历汇报】

病情　患者男性，56 岁，因乏力、食欲下降、皮肤和巩膜黄染、腹胀 1 年入院。患者曾反复出现呕血、便血，出血量 500～1000ml，给予护肝、抗感染、止血、保护胃黏膜等对症、支持治疗后稍好转。患者二十余年前患乙型病毒性肝炎。10 个月前因结核性胸腔积液在呼吸内科治疗，一直服用抗结核药物，有车祸手术史。既往无高血压病、心脏病、糖尿病等慢性疾病，无饮酒史、吸烟史及家族史。

护理体查　体温 37℃，脉搏 80 次/分，呼吸 30 次/分，血压 134/74mmHg。神志清楚，查体合作，慢性肝病病容，皮肤黏膜、巩膜重度黄染。颈前可见蜘蛛痣，未见肝掌，无出血点，无瘀斑，无皮疹，全身浅表淋巴结无肿大。双肺呼吸音清，未闻及干湿啰音。腹平，未见胃肠型及蠕动波，无腹壁静脉曲张，腹肌软，肝脾肋下未扪及，腹部未扪及肿块；移动性浊音阳性，腹胀，无明显压痛、反跳痛，肠鸣音正常。双下肢中度水肿，神经系统（一）。

入院诊断　慢性重型乙型病毒性肝炎、肝硬化失代偿期。

手术情况　完善术前准备，在全麻下行同种异体原位肝移植术。留置腹腔引流管及导尿管。术后体温 36℃，脉搏 82 次/分，呼吸 20 次/分，血压 120/70mmHg，SpO_2 98%。

辅助检查　术前：供受体血型相同，均为 A 型。肝脏彩超示肝硬化；肝脏 CT 示脾大；肝动脉分支、肝静脉、门静脉系统未见异常。白蛋白 24g/L，总胆红素 552μmol/L，谷丙转氨酶 569.5U/L，血小板 81×10^9/L；血浆凝血酶原时间（PT）31.9s，活化部分凝血活酶时间测定（APTT）74.3s，纤维蛋白原（FIB）1.23g/L，国际标准化比值（INR）3.24；HbsAg（＋），抗-HBc（＋）。术后：胸部 X 线片示肺实质弥漫性病变，术后胸腹部 B 超示右侧胸腔积液，肝隐窝内异常回声区性质特定：血肿；痰培养示白色念珠菌、肺炎克雷伯杆菌；腹腔引流液及血培养可见屎肠球菌；大便可见霉菌孢子；真菌 D-葡聚糖＋真菌 D-肽聚糖试验阳性。

术后实验室检查：见表 4-4～表 4-6。

表 4-4 肝功能及血小板

项目	术后第 1 天	第 5 天	第 9 天	第 14 天	第 20 天
白蛋白/(g/L)	32.3	39.8	34.8	40.3	35.2
总胆红素/(μmol/L)	182.4	132.4	245.1	104.5	13.4
谷丙转氨酶/(U/L)	569.5	91	52.7	53.5	37.9
血小板/($\times 10^9$/L)	59	26	49	139	249

表 4-5 凝血功能

项目	术后第 1 天	第 5 天	第 9 天	第 14 天	第 20 天
PT/s	21.1	14.3	14.3	12	12.6
APTT/s	70.2	32.2	34.8	34.8	44.8
FIB/(g/L)	2.06	3.83	3.36	2.94	5.86
INR	1.72	1.12	0.93	0.90	0.95

表 4-6 血糖　　　　　　单位：mmol/L

项目	术后第 1 天	第 7 天	第 14 天
空腹	16.7	7.4	14.7
早餐后	8.3	18.7	13.1
中餐后	25.3	7.5	12.8
晚餐后	21.7	7.8	14.4

（**主要的护理问题**）　感染、排斥反应、继发出血的危险，有排斥反应、气体交换受损的可能；缺乏移植术后自我护理知识。

（**目前主要的治疗及护理措施**）　休息、吸氧、心电监护；补液、抗感染、保护肝脏、保护胃黏膜等对症、支持疗法；解除疼痛。他克莫司、霉酚酸酯、泼尼松免疫抑制药治疗，预防术后排斥反应。静脉滴注前列地尔、右旋糖酐-40，皮下注射低分子肝素钠，口服华法林进行抗凝治疗，预防肝移植术后血栓形成。肌内注射乙肝免疫球蛋白，口服恩替卡韦预防乙肝复发。

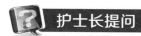

● **什么是肝移植？**

答：1963 年美国丹佛科罗拉多大学的 Starzl 等人为一先天性胆道闭锁患儿施行了首例临床原位肝移植。肝移植已是国际公认的治疗终末期肝病最为有效的手段，生存时间最长已逾 32 年。

（1）临床上因致命性肝病，经各种治疗无效，预计不久于人世或终生致残者，通过手术植入一个健康的肝脏，使肝功能得到良好的恢复，称为肝移植。按照供肝的来源、移植位置、手术方式将肝移植分为同种异体肝移植、自体肝移植和异种肝移植。其中同种异体肝移植又分为原位肝移植和辅助性肝移植；原位肝移植可分为典型全肝移植、减体积肝移植、霹雳式肝移植和活体部分肝移植。

（2）肝移植的适应证

① 慢性侵袭性肝炎、肝硬化引起的慢性肝功能衰竭。

② 急性肝功能衰竭。

③ 肝脏肿瘤：良性肿瘤如巨大肝血管瘤，中晚期原发性肝恶性肿瘤。

④ 先天性代谢缺陷病：如肝豆状核变性、络氨酸血症。

⑤ 终末期胆道疾病：先天性胆道闭锁、胆汁性肝硬化、肝内胆管闭锁等。

⑥ 肝静脉栓塞。

（3）肝移植的禁忌证

① 肝外存在难以根治的恶性肿瘤，或原发性肝癌全身广泛转移者。

② 存在难以控制的全身性感染（包括细菌、真菌、病毒感染等）患者。

③ 难以戒除的酗酒或吸毒者。

④ 患有严重的心、肺、脑、肾等重要脏器器质性病变者。

⑤ 艾滋病患者。

⑥ 有难以控制的心理变态或精神疾病者。

患者目前的情况符合肝移植的适应证吗？有无手术禁忌？

答：（1）患者患乙型病毒性肝炎二十余年，曾反复出现呕血、便血；腹部叩诊移动性浊音阳性，说明有腹水；术前白蛋白明显降低（24g/L）；血清总胆红素升高（552μmol/L）；有凝血功能障碍：PT 31.9s，APTT 74.3s，明显延长；肝脏彩超示肝硬化，确认患者是因慢性侵袭性肝炎、肝硬化引起的慢性肝功能衰竭，符合肝移植的适应证。

（2）患者目前神志清楚合作，除肝脏外，其他器官功能正常，未发现恶性肿瘤，全身无感染灶，无 HIV 感染，生活习惯良好，无酗酒、吸毒，无手术禁忌，可以行肝移植。

什么是同种异体移植？什么是原位移植？

答：（1）同种异体移植　即供受体属同一种属但遗传基因不相同的个体间的移植，如不同个体人与人、狗与狗之间的移植。同种异体移植是临床最常见的移植类型。因供受体抗原结构的不同，术后如不采用合适的免疫抑制措施，受体对同种移植物不可避免地会发生排斥反应。

（2）原位移植　移植物植入到该器官原来的正常解剖部位，如心脏移植、肝移植，移植前需将受体原来的器官切除。

肝脏是人体最大的实质性脏器，生理功能有哪些？

答：（1）分泌胆汁　每日持续不断地分泌胆汁 600～1000ml，经胆管流入十二指肠，帮助脂肪消化以及脂溶性的维生素 A、维生素 D、维生素 E、维生素 K 的吸收。

（2）代谢功能　食物消化后由肠道吸收的营养物质经门静脉系统进入肝。肝脏能将碳水化合物、蛋白质和脂肪转化为糖原，储存于肝内。当血糖降低时，又将糖原分解为葡萄糖，释放入血液。

（3）凝血功能　肝脏可合成纤维蛋白原、凝血酶原，产生凝血因子Ⅴ、凝血因子Ⅶ、凝血因子Ⅷ、凝血因子Ⅸ、凝血因子Ⅹ、凝血因子Ⅺ和凝血因子Ⅻ。另外，储存在肝内的维生素 K 对凝血酶原和凝血因子Ⅶ、凝血因子Ⅸ、凝血因子Ⅹ的合成是不可缺少的。

（4）解毒作用　肝脏通过单核-吞噬细胞系统对代谢过程中产生的毒物或外来的毒物进行吞噬和通过分解、氧化和结合等方式而成为无毒物质。

（5）吞噬或免疫作用　肝通过单核-吞噬细胞系统的库普弗（Kupffer）细胞的吞噬作用，将细菌、抗原抗体复合物、色素和其他碎屑从血液中除去。此外，肝内有铁、铜、维生素 B_{12}、叶酸等造血因素，故间接参与造血。肝又储存大量血液，当急性失血时，有一定调节血液循环的作用。

● **患者目前首优的护理问题是什么？目标是什么？该采取哪些护理措施？**

答：（1）患者首优的护理问题　肺部真菌感染，与服用免疫抑制药有关。

（2）护理目标　清除感染灶、调整免疫抑制药和抗真菌治疗。

（3）关键的护理措施　确保痰液和坏死组织顺利咳出。具体措施如下。

① 患者术后胸部 X 线片示肺实质弥漫性病变，痰培养示白色念珠菌、肺炎克雷伯杆菌；真菌 D-葡聚糖＋真菌 D-肽聚糖试验阳性，提示真菌感染。遵医嘱静脉滴注抗生素、氟康唑控制感染，定期做痰培养，根据药敏试验结果选择敏感的抗生素，足量、足疗程使用抗真菌药物。

② 减少免疫抑制药的用量，必要时停用免疫抑制药。

③ 持续低流量吸氧（2L/min），鼓励患者咳嗽排痰，每 2h 翻身拍背 1 次，氨溴索雾化吸入，每日 2 次。

④ 给予患者营养支持，输入白蛋白、氨基酸及补液治疗，补充水、电解质和维生素，鼓励患者进食高蛋白、低脂、富含维生素食物。

⑤ 加强口腔护理，饭前饭后漱口，注意饮食卫生，防止肠道

感染。

⑥ 保持伤口干燥，如有渗湿，及时更换，并注意无菌操作。

⑦ 加强消毒隔离，限制入室人数，房间每日用多功能杀菌机照射消毒 4 次，0.5％ 84 消毒液拖地 2 次，每日定时通风换气，保持室内空气新鲜，控制室温在 24～26℃，相对湿度在 50％～60％。

⑧ 加强手部卫生，各种操作前后均要洗手并消毒双手，防止交叉感染。

⑨ 注意保持全身皮肤的完整，保持床单位干燥、平整，防止体表皮肤破损。

患者术后留置了几根腹腔引流管？如何护理？

答：患者术后留置了文氏孔及膈下 2 根腹腔引流管，均引流出暗红色液体，术后第 3 天呈黄褐色液体，引流液量逐渐减少，术后第 7 天予以拔除。在护理过程中应注意以下两点。

① 妥善固定引流管，防止受压、扭曲、折叠，若引流液从引流管的腹壁出口处漏出，说明引流管堵塞。

② 每日更换引流袋并观察引流液的颜色、性状、量，定期送引流液做细菌培养。引流液颜色淡红，为正常引流液；若腹壁出口处有血液漏出或引流管短期内引流出大量鲜血，则提示活动性出血，应行紧急处理。

他克莫司的用药注意事项有哪些？

答：他克莫司是从链霉素中提取的大环内酯类物，是一种新型强力免疫抑制药，具有抑制 T 细胞调节的免疫反应作用，对肾脏的毒性较轻，对肝脏无明显损害。口服在小肠吸收，吸收快，服药 2h 后血药浓度达高峰。主要代谢部位在肝脏。用药注意事项如下。

① 密切观察患者有无肾毒性、高血压、头痛、震颤、高血糖、高血脂、恶心、呕吐、腹痛、恶性肿瘤等不良反应的发生。

② 药物的吸收依赖于胆汁的产生，所以要空腹服用。在进食前 1h 或进食后 2h 给药。

③ 抽取药物血浆浓度测定标本时，口服给药者，在给药前半

小时抽血标本。

④ 避免与保钾利尿药合用，也不宜与两性霉素 B 和布洛芬合用。

● **服用他克莫司需定期检测血药浓度，血药浓度标本采集应注意哪些问题？**

答：（1）严格遵守无菌操作及"三查七对"制度。

（2）空腹抽静脉血 1.5～2ml，置于抗凝管中充分混匀，抽血完毕后 15min 服药。

（3）准确记录患者服药和采血的具体时间。

（4）待他克莫司血药浓度达到稳态（一般连续 5～6 个半衰期）时采血。

（5）若患者出现可能由药物引起的中毒症状时，应在出现症状后即刻采血。

（6）患者的年龄、性别、体重、肠道疾病（吸收不良）、肝肾功能不全和循环功能障碍、饮食、药物的相互作用、术后的时间以及是否按医嘱正确服药等因素都会影响血药浓度检测的结果，因此在抽血前应尽量避免以上因素，以便给予正确的治疗剂量。

● **患者术后他克莫司的血药浓度是否正常？**

答：他克莫司血药浓度的治疗窗范围，术后 0～180 天其浓度为 8～10ng/ml，181 天后浓度为 3～5ng/ml。若患者因排斥反应出现肝功能异常时，应随时调整药物浓度。患者术后第 3～10 天他克莫司血药浓度在正常范围内（8～9.3ng/ml），第 14 天达到 20.6ng/ml，通过调整他克莫司剂量后第 20 天降至正常（9ng/ml）。

● **霉酚酸酯用药的护理注意事项有哪些？**

答：霉酚酸酯的药理作用是抑制 T 淋巴细胞和 B 淋巴细胞的增殖反应，抑制 B 细胞抗体形成和细胞毒 T 细胞的分化。护理注意事项如下。

① 不可与抑制肾功能的药物同用。

② 需空腹服药。

③ 注意观察药物不良反应：主要有厌食、腹泻、食管炎、胃炎、胃肠道出血。偶见血小板减少、贫血及中性粒细胞减少，可致皮肤疱疹病毒和巨细胞病毒感染；发热、皮疹、腿痛、骨痛及乏力、头痛等，可遵医嘱予对症处理。

● 患者术后发生了急性排斥反应，依据是什么？如何护理？

答：排斥新的肝脏是患者免疫系统的一种天然反应。超过70％的肝移植患者会出现至少1次的排斥反应。肝移植术后急性排斥反应常见于术后1个月内，但可以早在术后7～14日发生。早期表现为发热、突然精神不适、萎靡，皮肤、巩膜黄染，肝区和上腹胀痛，肝区触诊有压痛、肝质硬，胆汁量减少，颜色变淡，肝脏B超示肝体积迅速增大，血清胆红素、谷丙转氨酶升高，移植肝穿刺活检可确诊。

（1）患者急性排斥反应的诊断依据　术后第9天出现总胆红素从 $132.4\mu mol/L$ 上升至 $245.1\mu mol/L$，患者皮肤、巩膜黄染，小便颜色加深，诉肝区及上腹胀痛，医师考虑排斥反应，未做移植肝穿刺活检术。

（2）护理措施

① 遵医嘱使用甲泼尼龙进行冲击治疗。术后第9天：甲泼尼龙 40mg 静脉注射，每 6h 1 次。第 10 天：甲泼尼龙 40mg 静脉注射，每 8h 1 次。第 11 天：甲泼尼龙 40mg 静脉注射，每 12h 1 次。第 12 天以后改用泼尼松 8mg 口服，每日 1 次。

② 密切观察患者神志、精神状态、皮肤和巩膜黄染及小便颜色改善情况，及时倾听患者的主诉，观察有无肝区及上腹胀痛。

③ 遵医嘱定期检测肝功能，尤其注意总胆红素的变化。通过抗排斥治疗，患者第 14 天总胆红素降至 $104.5\mu mol/L$，第 20 天恢复正常至 $13.4\mu mol/L$。

④ 激素治疗期间，告知患者卧床休息，限制探视人员，避免接触呼吸道感染患者，室内空气消毒每日 4 次，以防止感染的发生。

● **为评估患者术后移植肝功能恢复的情况，需常规做哪些化验检查？其主要指标的正常值是多少？**

答：为评估患者术后移植肝功能恢复的情况，需常规抽血查血糖、凝血功能、肝功能、血常规，其主要指标的正常值如下。

① 血糖：空腹血糖＜7.8mmol/L，餐后血糖＜11.1mmol/L。

② 凝血功能：血浆凝血酶原时间（PT）11～13s；活化部分凝血活酶时间测定（APTT）32.8～40.3s；纤维蛋白原（FIB）2～4g/L；国际标准化比值（INR）0.82～1.15。

③ 肝功能：血清白蛋白 36～50g/L；谷丙转氨酶 0～40U/L；血清总胆红素 3.4～17.1μmol/L。

④ 血常规：血小板（100～300）×10^9/L。

● **患者术后凝血功能监测的目的是什么？如何护理？**

答：（1）目的 肝移植患者术前常有凝血功能异常，术后早期仍持续存在，加之术中血管吻合多、术后使用抗凝血药和免疫抑制药，容易发生渗血和出血，也可引起白细胞下降和消化道出血，因此术后必须监测凝血酶原时间、国际标准化比值、血常规等。

（2）护理 观察腹腔引流液的颜色、量和性状以及尿色的变化，防止腹腔内出血和膀胱出血。同时还要密切观察口腔、穿刺针眼及全身皮肤黏膜有无出血点、瘀斑等出血倾向，有无呕血、黑粪。护理操作应尽量集中，减少动静脉的穿刺，每次穿刺后，局部要给予确切止血，注射部位按压 2～3min，确保无出血后方可离开。

● **如何对患者进行出院指导？**

答：（1）饮食护理 饮食宜清淡，富含蛋白质，避免油腻食物，禁止饮用含酒精的饮料，忌用提高免疫功能的食物及保健品，如白木耳、黑木耳、香菇、大枣、蜂蜜、蜂王浆及参类等，以免降低免疫抑制药的作用。

（2）服药指导 严格按照医嘱服药，决不可轻信他人的劝告更改或加药、减药、停药、换药，掌握服药的剂量、时间、次数、方法，了解药物的性能和副作用，掌握药物浓度监测的重要性，不随意服用其他药物。

（3）自我护理

① 备齐家庭护理用具，如体温表、血压计、听诊器、体重计等。

② 每日常规测量体温、血压、脉搏、血糖、腹围并记录。

③ 如出现发热、疲乏、皮肤和巩膜黄染、大便颜色改变、移植肝区胀痛不适等应及时就医。

（4）预防感染

① 住所应通风良好，必要时紫外线消毒。

② 避免接触生病的人，避免出入人群集中的公共场所和通风不好的地方，外出时应佩戴口罩。

③ 养成良好的卫生习惯，经常用肥皂洗手，饭后漱口，身体各部位的侵入性治疗（包括补牙）需预防性使用抗生素。

（5）定期复查　出院后常规检查项目有肝肾功能、凝血功能、血常规、他克莫司血药浓度；并定期行血清病毒学检查、病毒全套、电解质、尿常规及粪常规等。复查频率参照肾移植。

🍀【护理查房总结】

通过本次查房，护理人员需要掌握肝移植的相关知识、肝移植的适应证及禁忌证，做好肝移植患者围手术期的护理，尤其是术后护理，提高患者的遵医行为，提高人/肝存活率。特别强调以下几点。

① 做好保护性隔离工作，注意手卫生、无菌操作，防止医院内感染。

② 给予高蛋白、低脂肪、低糖、富含维生素且易消化食物。终生禁食参类、蜂蜜、蜂王浆、菌类等补品及增强免疫力和各种不明成分的药品。

③ 合理使用免疫抑制药，定期检测他克莫司的血药浓度，防

止诱发排斥反应或药物中毒。

④ 遵医嘱使用抗凝血药，观察患者大便的颜色、性状、量，观察有无皮肤瘀斑、出血点等倾向，定期检测凝血功能、血常规，防止发生术后肝动脉血栓。

⑤ 及时发现排斥反应的早期征象，一旦发生排斥反应，给予及时对症处理。

⑥ 观察患者腹胀及腹水改善情况，定期检测肝功能以了解移植肝功能恢复情况。

⑦ 做好患者的健康教育，尤其是出院指导，督促患者做好自我监测与护理，定期门诊复诊。

（张　红）

查房笔记

病例 3 • 胰肾联合移植

🌸【病历汇报】

病情 患者男性，48 岁，因多饮多尿 4 年，发现血肌酐升高 3 年步行入院。患者 2015 年无明显诱因出现多饮，每日饮水量大约 2600ml，多尿，约 2～3h 小便一次，夜尿较多，约 3～4 次/晚，每天小便量 3000ml 左右，有泡沫尿，正常进食，无多食，无食欲下降。2016 年于当地医院体检时发现血糖高，具体不详，血压升高，约 204/100mmHg，同时发现血肌酐升高为 200μmol/L，于肾内科就诊，诊断为：2 型糖尿病、高血压病、慢性肾功能不全、糖尿病肾病；予保护肾脏、降糖、降压对症治疗，多次复查，血糖、血压控制可，肌酐持续升高约 560μmol/L；2018 年 3 月因视力减退于当地医院眼科就诊，诊断为：增殖性视网膜病变，未予特殊处理；2019 年 2 月起行结肠透析 2 次/日，诊断明确，为求行胰肾联合移植收入本科。患者起病以来一般情况可，睡眠食欲可，大便正常，近 3 年体重减轻约 5kg。既往体质一般，否认冠心病史，无药物过敏史，无肝炎、结核病及其密切接触史，否认外伤史、输血史，预防接种史不详。

护理体查 体温 36.4℃，脉搏 88 次/分，呼吸 20 次/分，血压 155/93mmHg。神志清楚，慢性病容，查体合作。双侧瞳孔等大等圆，对光反应灵敏，双肺呼吸音清，未闻及明显啰音，心律齐，未闻及心脏杂音。双肾区无叩击痛，双侧输尿管行程区无压痛，双下肢无凹陷性水肿，四肢活动正常，肌张力正常，双膝反射正常。肛门外生殖器未查。

入院诊断 2 型糖尿病、糖尿病肾病、慢性肾功能不全（CKD 5 期）、肾性高血压病、肾性贫血。

手术情况 完善术前准备，在全身麻醉下行胰肾联合移植术。留置移植肾周、胰周引流管及导尿管。术后体温 36.7℃，脉搏 82 次/分，呼吸 19 次/分，血压 126/72mmHg，SpO_2 98%。

术前辅助检查　（1）供受体血型相同，均为 A 型。HLA：A 位点相容，B、DR 位点相配。PRA：（－）。淋巴细胞毒试验：（－）。

（2）B 超示双肾实质病变（C 级）；右肾结石、腹主动脉、下腔静脉及髂总动静脉未见明显异常。

（3）头颅 MRI 平扫示深部脑白质高信号（可能血管源性）、脑室旁白质高信号（可能血管源性）。

（4）试验室检查　红细胞 3.33×10^{12}/L，血红蛋白 98g/L。白蛋白 36.4g/L，肌酐 540μmol/L，尿素氮 36.7mmol/L，尿酸 656.6μmol/L，空腹血糖 5.2～9.8mmol/L，餐后血糖 7.9～13.2mmol/L。糖化血红蛋白 6.5%，凝血常规示纤维蛋白原 2.59g/L，D-二聚体 0.15mg/L。口服葡萄糖耐量试验、胰岛素、C 肽释放试验结果（表 4-7）。

表 4-7　葡萄糖耐量试验、胰岛素和 C 肽释放试验结果

项目	空腹	30min	60min	120min	180min
胰岛素释放试验 /(μU/ml)	3.7	9.2	17.2	11.1	12.8
C 肽释放试验/(ng/ml)	3.04	3.81	4.9	6.71	6.8
血糖/(mmol/L)	7.4	12.8	16.37	12.9	7.87

（4）肾穿刺活检示晚期糖尿病肾小球硬化。

术后检查

（1）移植肾彩超示移植肾动脉主干流速偏高，腹腔少量积液。肝胆脾胰＋门静脉系彩超示移植胰腺未见明显异常。胸部 CT（肺及纵隔）平扫示"胰肾联合移植术后"改变，双下肺后基底段少许炎症，双侧胸腔少量积液，右膈下少量游离气体。

（2）血糖监测情况（表 4-8）。

表4-8　血糖监测情况　　　　单位：mmol/L

项目	术后第1天（随机）	第3天（随机）	第7天（随机）	第8天	第14天	第21天	第28天
空腹	12.3	7.5	12.2	7.5	4.8	5.3	5.0
早餐后	10.8	6.8	14.3	11.4	7.1	6.0	7.2
中餐后	9.3	10.5	12.3	13.2	12.2	7.7	5.9
晚餐后	12.2	11.6	13.8	10.3	6.1	7.8	6.6

（3）肾功能、白蛋白及钾离子及凝血常规结果（表4-9）。

（4）血淀粉酶、尿淀粉酶、引流液淀粉酶、脂肪酶结果（表4-10）。

（5）他克莫司血药浓度（表4-11）。

表4-9　肾功能、白蛋白、钾离子、凝血常规结果

项目	术后第1天	第3天	第7天	第8天	第14天	第21天	第28天
白蛋白/(g/L)	40.3	39.2	42.1	42.3	45.5	42.3	46.3
尿素氮/(mmol/L)	15.9	18.88	23.5	23.76	10.52	9.7	9.9
肌酐/(μmol/L)	480.3	254.9	386	232.3	112.4	122	108.3
尿酸/(μmol/L)	545	432	389	422	489	428.1	369
钾离子/(mmol/L)	5.2	3.66	5.3	4.34	4.68	5.24	4.88
D-二聚体/(mg/L)	0.45	0.56	1.38	1.25	0.87	0.63	0.45
凝血酶原时间/s	14.6	15.4	7.8	9.6	12.3	12.8	12.8

表4-10　血淀粉酶、尿淀粉酶、引流液淀粉酶、脂肪酶结果

单位：u/L

项目	术后第1天	第3天	第7天	第8天	第14天	第21天	第28天
尿淀粉酶	39.8	260.2	23.6	35.4	65.3	56.2	32.1
血淀粉酶	221.9	1808.4	31.7	77.34	112.4	100.3	98.3
引流液淀粉酶	255	678.2	1224.8	980	592.7	186.7	96.5
脂肪酶	67.8	58.9	65	50.9	57.4	50.5	48.9

表 4-11　他克莫司血药浓度　　单位：ng/ml

术后第 3 天	术后第 7 天	第 14 天	第 21 天	第 28 天
8.5	10.7	12.3	8.1	6.8

主要的护理问题　移植胰胰腺炎；移植胰血栓形成；继发出血、感染、胰瘘、排斥反应的危险；疾病相关知识缺乏、活动无耐力。

目前主要的治疗及护理措施

（1）卧床休息，监测生命体征，尤其注意体温、呼吸、脉搏的变化。

（2）严密监测血糖、肾功能及电解质的变化。

（3）免疫抑制药治疗：他克莫司、霉酚酸酯、泼尼松三联免疫抑制药治疗，预防术后排斥反应。遵医嘱按时按量服药。

（4）观察移植肾周、胰周引流管引流液的颜色、量及性状。

（5）准确记录 24h 出入水量。

（6）严密监测凝血功能，预防血栓。

（7）预防感染。

护士长提问

● **胰腺的解剖结构及生理功能如何？**

答：胰腺（图 4-1）是位于腹膜后的一个狭长的器官，从右向

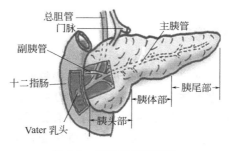

图 4-1　胰腺的解剖结构

左横跨第 1～2 腰椎的前方，胰腺长 10～20cm，宽 3～5cm，厚 1.5～2.5cm，重 75～125g。分为胰头、颈、体、尾 4 部分，各部无明显界限，临床上常将体尾部作为一个解剖单位。除胰尾可被浆膜包绕外，其余部分均位于腹膜后。胰头较为膨大，被 C 形十二指肠包绕，其下部经肠系膜上静脉后方向左突出至肠系膜上动脉右侧，称钩突。肠系膜上静脉前方的部分胰腺为胰颈。胰颈和胰尾之间为胰体，占胰腺的大部分，其后紧贴腰椎体，胰尾是胰左端的狭细部分，行向左上方抵达脾门，重要解剖标志是其后方也有腹膜包绕。

（1）外分泌功能　产生胰液，主要成分为水、碳酸氢钠和消化酶，每日分泌量为 750～1500ml，为无色透明碱性液体，pH 7.4～8.4。胰液中的消化酶以不具活性的酶原形式存在，主要包括胰蛋白酶、糜蛋白酶、弹性蛋白酶、胰淀粉酶、胶原酶、羧基肽酶、核糖核酸酶、脱氧核糖核酸酶、胰脂肪酶、胰磷脂酶等。胰液分泌受迷走神经和体液双重控制，以体液调节为主。胰腺分泌的胰液在食物消化过程中起着"主角"作用，特别是对脂肪的消化。

（2）内分泌功能　由胰岛内的多种细胞参与，以 B 细胞为主，分泌胰岛素；其次是 A 细胞分泌胰高糖素；D 细胞分泌生长素；G 细胞分泌促胃液素；还有少数 PP 细胞分泌胰多肽等。胰岛细胞分泌的多种激素也参与胰腺外分泌调节，如胰高糖素、生长抑素和胰多肽能抑制胰液分泌，而胰岛素、血管活性肠肽和胃泌素则刺激胰液分泌。

● **什么是糖尿病肾病？**

答：糖尿病肾病（diabetic kidney disease，DKD）是最主要的糖尿病微血管并发症之一，主要由糖尿病导致的肾脏结构及功能损害的病变，是 1 型糖尿病（T1DM）患者的主要死亡原因。主要表现为高血压、水肿、大量蛋白尿，常合并有糖尿病视网膜病变。病理改变有 3 种类型：①结节性肾小球硬化型，有高度的特异性；②弥漫性肾小球硬化型，最常见；③渗出性病变。

糖尿病肾病的分期如何？

答：由于 1 型糖尿病发病起始较明确，与 2 型糖尿病相比，高血压、动脉粥样硬化等的并发症较少，目前根据 1 型糖尿病的临床过程予以分期。

(1) Ⅰ期　临床无肾病表现，仅有血流动力学改变；肾体积增大，肾小球入球小动脉扩张，肾血浆流量增加，肾小球内压增加，肾小球滤过率（GFR）明显升高；运动、应急、血糖控制不良时可有一过性微量蛋白尿。

(2) Ⅱ期　持续性微量白蛋白尿，GFR 正常或升高，临床无症状。肾脏病理肾小球/肾小管基底膜增厚、系膜区增宽等。

(3) Ⅲ期　蛋白尿/白蛋白尿明显增加（尿白蛋白排泄率＞200mg/24h，蛋白尿＞0.5g/24h），可有轻度高血压，GFR 下降，但血肌酐正常。肾脏病理出现局灶/弥漫性硬化，K-W 结节，入/出球小动脉透明样变等。

(4) Ⅳ期　大量蛋白尿，可达肾病综合征程度。

(5) Ⅴ期　肾功能持续减退直至终末期肾脏病。

2 型糖尿病肾损害的过程与 1 型糖尿病基本相似，只是高血压出现早、发生率更高，其他并发症更多。

什么是胰肾联合移植？

答：胰肾联合移植是指将整个有活力的肾脏器官和带有血管并有活力的胰腺全部或节段体尾部移植给同一个体，使受者获得其所缺乏的肾脏和胰腺功能。胰肾联合移植是临床最常见的胰腺移植类型。胰肾联合移植分胰肾同期移植（simultaneous pancreas and kidney transplantation，SPK）和胰肾分期移植（pancreas-after-kidney transplantation，PAK）两类。胰肾同期移植是指同时植入胰腺和肾脏，约占胰腺移植总数的 78％，一般情况下移植物来自同一供者。胰肾分期移植即先行肾移植纠正尿毒症，待患者情况好转后，再行胰腺移植，肾移植后胰腺移植仅占 14％。胰肾同期移植的效果明显好于分期移植。目前，胰肾联合移植已成为国际公认的治疗 1 型糖尿病、部分 2 型糖尿病合并尿毒症最有效的方法。SPK 胰腺 1 年、5 年存活率分别为 89%、71%。

● 胰肾联合移植的适应证和禁忌证是什么？

答：（1）胰肾联合移植的适应证

① 1 型糖尿病伴终末期肾衰竭（尿毒症期）；单纯肾移植后移植肾功能衰竭。

② 2 型糖尿病并发终末期肾功能衰竭（尿毒症期），需大剂量胰岛素治疗。

③ 肾移植后糖尿病、移植肾功能衰竭。

④ 血肌酐达 $200\sim500\mu mol/L$ 的透析前期患者但出现下列情况之一者：a. 严重视网膜增殖病变或激光治疗无效；b. 胰岛治疗难以控制血糖；c. 需要超常规剂量才能控制血糖；d. 严重神经性疼痛。

（2）胰肾联合移植的禁忌证

① 绝对禁忌证

a. 难以控制的全身性感染（包括结核病、活动性肝炎）。

b. 未治愈的溃疡病。

c. 合并严重的心、肺、脑等重要器官的器质性病变。

d. 近期（<6 个月）心肌梗死史。

e. 恶性肿瘤未治疗或治愈后未满 1 年者。

f. 获得性免疫缺陷综合征（acquired immune deficiency syndrome，AIDS）。

g. 进行性周围肢端坏死、卧床不起。

h. 严重胃肠功能紊乱、不能服用免疫抑制药者。

i. 伴有精神病或心理异常。

j. 经多学科干预仍无法控制的高度不依从性。

k. 有嗜烟、酗酒、药物滥用史。

② 相对禁忌证

a. 年龄<18 岁或>59 岁。

b. 近期视网膜出血。

c. 有症状的脑血管或外周血管病变。

d. 体重指数（BMI）$<17.5kg/m^2$或$>30kg/m^2$。

e. 乙型肝炎表面抗原阳性或丙型肝炎抗体阳性而肝功能正常者。

f. 人类免疫缺陷病毒（human immunodeficiency virus，HIV）携带者。

患者术前行结肠透析，什么是结肠透析？结肠透析的护理要点有哪些？

答：（1）结肠透析是利用结肠黏膜作为半透膜，向结肠内注入透析液，借助于结肠黏膜分开的毛细血管内血液及透析液中的溶质浓度梯度和渗透压梯度，通过弥散和渗透的原理清除体内潴留的水分及代谢产物，并将这些物质随透析液排出体外，排出毒素。

（2）护理要点

① 透析前1天食少渣食物，不能吃太饱，以减轻腹部不适感。

② 结肠透析液应严格遵医嘱，新鲜配制，精确控制，温度和人体体温相仿。

③ 灌肠前，嘱患者将大便、小便排空；灌肠后，协助患者抬高臀部，尽量延长灌液在结肠内的时间，以提升透析效果。

④ 治疗过程中，严密观察患者病情及生命体征，观察患者排泄物的量以及颜色等；询问患者感受，患者如有腹痛，应检查是否损伤到肠黏膜；腹胀难忍应立即停止治疗并通知医生处理。

⑤ 插管、拔管动作要轻柔和缓慢；注意导管介入时的安全性，防止肠穿孔发生。

患者是否符合胰肾联合移植的适应证？有无手术禁忌？

答：（1）患者因多饮多尿4年，发现血肌酐升高3年，诊断为2型糖尿病、糖尿病肾病、慢性肾功能不全（CKD 5期）、肾性高血压病；空腹血糖 5.2～9.8mmol/L，餐后血糖 7.9～13.2mmol/L，血肌酐 540μmol/L，尿素氮 36.7mmol/L，尿酸 656.6μmol/L，已行结肠透析10个月余；贫血面容，血红蛋白98g/L；B超示双肾实质病变（C 级），符合胰肾联合移植的适应证。

（2）患者神志清楚，查体合作，有视力下降、视网膜增殖病变，心、脑、肺等器官功能均正常，无恶性肿瘤，全身无感染灶，无 HIV 感染，生活习惯良好，无酗酒、吸毒，确认无手术禁忌，可以行胰肾联合移植。

● 术前如何评估患者的胰腺功能？

答：（1）查询患者近期血糖记录，检查糖化血红蛋白水平，全面了解患者入院前血糖控制情况。

（2）口服糖耐量试验、胰岛素及 C 肽释放试验，必要时检查胰岛素抗体，了解胰腺内分泌功能，确定糖尿病类型（1 型或 2 型），以利围手术期选择不同治疗方法控制血糖。

（3）血清淀粉酶、脂肪酶、尿淀粉酶测定。

● 患者术前血压高、白蛋白低、肌酐高，术前护理应注意哪些事项？

答：（1）嘱患者进糖尿病饮食，每日监测空腹血糖及餐后 2h 血糖，严格控制血糖，目标值为空腹血糖＜7.1mmol/L，餐后 2h 血糖＜11.11mmol/L。

（2）积极给予支持疗法，每日摄入 25～30kcal/kg，及时纠正低蛋白血症，治疗贫血，尽可能避免输血。

（3）加强透析，严格控制水、盐摄入，消除水钠潴留，改善一般情况和心功能状态，遵医嘱使用降压药物，控制高血压。

● 血淀粉酶、尿淀粉酶、脂肪酶的正常值是多少？有何临床意义？

答：（1）正常值　血淀粉酶 40～180U/dl（Somogyi 法）；尿淀粉酶 80～300U/dl（Somogyi 法）；脂肪酶 23～300U/L。

（2）临床意义　血、尿淀粉酶测定是急性胰腺炎最常用的诊断方法。血清淀粉酶在发病数小时开始升高，24h 达高峰，4～5 天后逐渐降至正常；尿淀粉酶在 24h 才开始升高，48h 到高峰，下降缓慢，1～2 周后恢复正常。血清淀粉酶值超过 500/dl，尿淀粉酶也明显升高，有诊断价值。淀粉酶值愈高诊断正确率也越大。但升高的幅度和病变严重程度不呈正相关。血清脂肪酶明显升高具有特异性，也是比较客观的诊断指标。

葡萄糖耐量试验、胰岛素和 C 肽释放试验的正常值是多少？有何临床意义？

答：（1）正常值

① 葡萄糖耐量试验：空腹血糖 3.9～6.1mmol/L，血糖在口服葡萄糖 0.5～1h 达高峰，峰值＜8.99mmol/L，2h 内血糖＜7.8mmol/L，3h 后血糖恢复正常。

② 胰岛素释放试验：正常人空腹基础胰岛素 10～20mU/L，口服 75g 无水葡萄糖（或 100g 标准面粉制作的馒头）后，血浆胰岛素在 30～60min 上升至高峰，峰值为基础值的 5～10 倍，3～4h 恢复到基础水平。

③ C 肽释放试验：正常人空腹 C 肽值为 0.3～1.3nmol/L，高峰时间同上，峰值为基础值的 5～6 倍。[注：单位之间的计算，仪器会自动计算每个样本中的分析物浓度，单位是 nmol/L、ng/ml 或 pmol/L（可选择）。转换关系为 1ng/ml（μg/L）＝3nmol/L。]

（2）临床意义

① 葡萄糖耐量试验：血糖升高是诊断糖尿病的主要依据，也是判断糖尿病病情和控制情况的主要指标。血糖值反映的是瞬间血糖状态，常用葡萄糖氧化酶法测定。

② 胰岛素释放试验：本试验反映基础和葡萄糖介导的胰岛素释放功能。胰岛素测定受血清中胰岛素抗体和外源性胰岛素干扰。

③ C 肽释放试验：也反映基础和葡萄糖介导的胰岛素释放功能。但 C 肽测定不受血清中的胰岛素抗体和外源性胰岛素影响。

患者术后多久可以进食？饮食注意事项有哪些？

答：（1）患者术后禁食禁饮，一周后开始进少量流质 2～3d，少量半流饮食 2～3d，以后逐渐增加进食量，注意限制蛋白和脂肪摄入。

（2）饮食注意事项

① 在移植后恢复正常饮食前，应采用全胃肠外营养，可通过经外周静脉穿刺的中心静脉导管（peripherally inserted central venous catheters，PICC）或中心静脉导管（central venous catheter，CVC）输注，保证能量代谢正平衡状态。

② 开始进食时少食多餐，以易消化的鸡蛋羹等为宜，逐渐过渡到普食，予高碳水化合物、低盐、低脂、低糖、优质蛋白饮食。禁食生食，避免过冷、过热及刺激性食物，避免烧烤、腌制食物，以减少胃肠道感染机会。禁食提高免疫功能的食物及保健品，如木耳、香菇、大枣、蜂蜜、蜂王浆及参类等。

③ 注意饮食卫生，进食前洗手，条件允许情况下进行餐具消毒。

④ 严格控制糖分的摄入，因术后服用免疫抑制药可增加糖尿病发病率，糖分摄入过多，可导致血糖增高，影响肾功能。

⑤ 注意补钙：由于激素等免疫抑制药的使用，机体缺钙现象比较严重，需摄入牛奶、乳制品等高钙食物，必要时可口服钙剂。

胰肾联合移植术后为什么要严格监测血糖的变化？护理措施有哪些？

答：（1）术后监测血糖的原因

① 血葡萄糖水平直接反映移植胰腺胰岛素分泌功能，直接体现移植胰是否工作。

② 术后免疫抑制药的使用，严重影响血糖水平。

（2）护理措施

① 严密监测血糖水平，术后第一天每 2h 一次，待血糖稳定后，可根据血糖水平进行调整，进食后测空腹及三餐后 2h 血糖。

② 早期可持续泵入胰岛素，为移植胰减负。

③ 当血糖水平高于 14mmol/L 时要立即报告医生，遵医嘱处理，并于 1h 后复测血糖。

● **胰肾联合移植术后应该如何进行液体管理？**

答：（1）严密监测生命体征及生化指标，根据患者容量、循环、呼吸及器官功能等多方因素选择合适的体液种类和量。

（2）准确记录每小时尿量，总24h出入水量，每8h总结一次。遵医嘱根据患者实际情况决定补液量。

（3）严密监测电解质的情况，因胰肾联合移植术术式的原因，易引起代谢性酸中毒、脱水及电解质紊乱。

● **患者术后留置移植胰、肾周引流管，如何护理？**

答：（1）保持引流通畅，定时挤捏各引流管，防止受压、扭曲、阻塞；下床活动时可将引流袋固定于小腿处。

（2）保持引流管清洁，标识清楚。

（3）妥善固定引流管，落实管道滑脱风险评估及措施，防止非计划性拔管的发生。

（4）观察切口敷料有无渗血渗液，观察引流液的颜色、性状、量并记录。血性引流液是观察术后并发出血的最直接指标。若引流血液不止，且出现局部血肿，并有扩大趋势，同时脉搏增快、血压下降，可能发生了血管吻合口漏血或移植物破裂出血，应立即紧急处理。

（5）根据引流液的情况安排生化检查，移植肾周引流液查肾功能，排除尿瘘；移植胰周引流液查淀粉酶，排除胰瘘或胰漏。

● **患者术后第3天剧烈腹痛，胰周引流管引流出大量引流液，可能发生了什么？如何护理？**

答：（1）胰肾联合移植术后遵医嘱留引流液查淀粉酶。一般术后2～4天后胰周引流液量逐渐减少，引流液淀粉酶含量基本恢复正常。该患者术后第3天胰周引流液明显增多，达360ml/24h，淀粉酶含量突然增高，血淀粉酶1808.4U/L，尿淀粉酶260.2U/L，引流液淀粉酶678.2U/L，并伴有腹部压痛和反跳痛，提示发生急性移植胰胰腺炎。

（2）护理要点

① 禁食：以减少对胰腺的刺激。使胰腺处于"休息"状态，

胰液分泌量减少，还可以降低消化酶对胰腺的自溶作用，相对限制胰腺的"自我消化"。

② 胃肠减压：通过胃肠减压，减轻胃潴留和腹胀，使胃得以休息。

③ 镇痛解痉：患者腹痛剧烈，遵医嘱给予阿托品或盐酸哌替啶肌内注射。勿用吗啡，以免引起 Oddi 括约肌收缩，加重病情。

④ 抑制胰腺外分泌及胰酶抑制药：使用生长抑素如奥曲肽（善宁）、生长激素释放抑制激素（施他宁）等，以及胰蛋白酶抑制药如抑肽酶等。

⑤ 怀疑坏死性胰腺炎时，应及早手术，清除移植胰腺及周围坏死组织，并充分引流，积极治疗腹腔感染。

⑥ 协助患者取舒适体位，缓解疼痛，增加舒适感。

⑦ 做好患者及家属健康宣教，进食后需限制蛋白和脂肪饮食，切忌暴饮暴食。

> **患者术后第 7 天，血淀粉酶突然下降，血糖突然升高，应警惕什么问题？如何处理？**

答：（1）患者术后第 7 天，高水平的血淀粉酶突然下降、血糖突然升高，需警惕移植胰血栓形成的可能。移植胰腺发生血栓是术后早期移植胰腺功能丧失的主要原因之一，发生率为 $4\% \sim 8\%$，患者术后第 3 天发生移植胰胰腺炎是发生血栓的高危因素。

（2）处理措施

① 及时行移植胰影像学检查诊断，B 超显示移植胰血栓形成可确诊。

② 严密观察患者的精神情况，观察双下肢有无水肿，移植部位腹壁区有无疼痛、腹胀、压痛等情况。

③ 严密观察胰周引流管的颜色、量及性状。

④ 遵医嘱按时按量使用右旋糖酐-40 或低分子肝素钠等抗凝药物治疗，严密监测凝血功能、血尿淀粉酶的情况，观察患者有无胃肠道、腹腔出血等表现，如出现黑粪、引流液突然增多、血尿等；发现异常，立即通知医生处理。无出血情况禁用止血药。

⑤ 必要时手术取出血栓。

作为责任护士，如何对患者进行出院指导？

答：（1）进行自我监测　监测生命体征、尿量、体重、血糖等，严密注意排斥反应先兆，如出现体温上升、血压高、尿量少、体重上升、移植物肿大、不明原因的乏力、腹胀、头痛、食欲减退、情绪不稳定等，及时就诊。

（2）饮食指导　胰肾联合移植术后以高碳水化合物、优质蛋白、低热量、低脂、低盐为饮食结构。

（3）用药指导　遵医嘱终身服用免疫抑制药，避免自行停药、换药、减药。

（4）预防感染　出门戴口罩，避免去人多的场合。

（5）定期复查　一般出院后 3 月内，每周复查一次，3 个月后可改为 2 周一次或每月一次。术后半年、1 年各检查一次口服葡萄糖耐量试验；胰岛素、C 肽释放试验，之后每年检查一次。糖化血红蛋白 1 年后每次复查间隔时间不超过 3 个月。

（6）建议定期程序性活检。

【护理查房总结】

胰肾联合移植是治疗 1 型糖尿病和（部分 2 型糖尿病）合并尿毒症的有效方法。胰肾联合移植手术难度大，术后并发症较多，围术期的护理对于患者术后康复至关重要。通过本次查房，我们需掌握胰肾联合移植相关知识、手术方式，做好病情观察和并发症的预防，提高患者生活质量，特别强调以下几点：

（1）术后保护性隔离，做好病房的空气消毒，防止感染。

（2）术后绝对卧床休息 3～5 日，患侧下肢制动 24～48h，避免过度屈曲，以保持肾血流量和预防移植肾破裂。

（3）术后禁食禁饮 7 天，予全胃肠外营养。之后给予优质动物蛋白、低脂、低糖、富含维生素的食物。终身禁食参类、菌类等免疫增强食物或药品。

（4）密切观察病情，保持引流通畅，及时发现排斥反应、尿漏、胰漏、胰腺炎等并发症。

（5）积极防治急性排斥反应，配合医师做好术前配型，术后移植肾、移植胰穿刺活检的护理。

（6）遵医嘱定期检测肌酐，血、尿淀粉酶，脂肪酶、血糖值，以了解移植胰、肾功能的情况。

（7）按时按量服用免疫抑制药，并定期检测血药浓度，防止诱发排斥反应或药物中毒。

（8）做好患者的健康教育，定期门诊复查。

（张　红　卓　琳）

查房笔记

第五章 烧伤整形外科疾病

病例1 ● 热力烧伤

🌸【病历汇报】

病情 患者女性，43 岁，因炸鱼时油锅不慎起火，烧伤面颈部、前胸部、双上肢及双下肢，用冷水处理 4h 后，急送我院治疗，立即给予输液，询问患者有呼救史，伤后口干口渴明显，咳出痰液黏稠并带有黑色炭粒，考虑吸入性损伤，行气管切开术。患者无吸烟、饮酒史，家族中无特殊病史。

护理体查 体温 37℃，脉搏 80 次/分，呼吸 20 次/分，血压 112/72mmHg，体重 70kg。发育正常，营养中等，神志清楚，声音嘶哑，查体合作，体位被动。患者鼻毛烧焦，口咽部黏膜充血、水肿、剥脱并有烟垢残留；面颈部肿胀明显，可见多个大小不等的水疱，部分水疱破裂，渗出多，大部分创面基底红白相间，痛触感稍钝，皮温稍低，面积约 5%。前胸、双上肢皮肤创面红白相间，有多个出血性血疱，面积约 25%。双下肢大腿处创面发红，带有水疱，面积约 10%。

入院诊断 全身多处烧伤（40%总体表烧伤面积）深Ⅱ度。

手术情况 完善术前准备，急诊在全麻下行清创术，麻醉满意，手术顺利。留置导尿管。术后体温 36℃，脉搏 88 次/分，呼吸 20 次/分，血压 120/70mmHg，SpO$_2$ 98%。

患者住院期间共行 5 次手术治疗，先用异体皮覆盖、扩创，后行自体邮票皮移植术，现创面已基本愈合，残余创面予床旁伤口换药。

辅助检查 血常规、粪常规、凝血功能、输血前四项、肾功能、电解质正常；肝功能示白蛋白 34.4g/L；心电图、胸部 X

线片示无明显异常。

主要的护理问题 继发感染的危险；疼痛，体液不足，皮肤完整性受损，焦虑和恐惧，营养失调，自我形象紊乱。

目前主要的治疗及护理措施 休息、吸氧、心电监护、补液、抗感染、保护胃黏膜、扩容、镇痛等对症、支持疗法；保护性隔离，翻身床翻身，浸浴治疗，肢体功能锻炼，红外线烤灯照射创面及抗瘢痕治疗。

护士长提问

● **皮肤的功能有哪些？**

答：皮肤的生理功能主要有保护、感觉、调节体温和分泌、排泄、吸收、代谢及参与免疫反应等作用。

● **烧伤的常见原因有哪些？**

答：有热力烧伤、火焰烧伤、化学烧伤、电烧伤、放射性烧伤。

● **患者属哪类烧伤？什么是热力烧伤？**

答：患者的烧伤属于热力烧伤。热力烧伤是由热力（如火焰、热液体、热蒸汽、热金属等）所引起的组织损伤，统称烧伤。

● **热力烧伤后现场急救及紧急处理有哪些？**

答：（1）要使患者立即除去或脱离热源，脱去燃烧的衣服，就地打滚，靠身体压灭火苗，切忌烧伤时呼喊。

（2）冷水冲洗是处理热力烧伤最有效的方法，时间不少于30min。

（3）快速给患者的创面进行清洁与包扎。

（4）尽快将患者送医院救治。

● **如何判断烧伤的深度？患者属几度烧伤？**

答：（1）烧伤的深度分类 见表5-1、图5-1。

表 5-1　烧伤深度分类

类别	伤害深度	外观	肌理	体感	愈合时间	并发症
Ⅰ度	表皮层	发红（红斑）	干燥	疼痛	1 周或少于 1 周	无
浅Ⅱ度	到达真皮层的表面（乳头层）	发红，同时带有水疱。如压迫会发白	潮湿	疼痛	2～3 周	局部感染/蜂窝组织炎
深Ⅱ度	到达真皮层的深层（网状层）	又红又白，带有出血的水疱	潮湿	疼痛	几周。随时间推移有可能会转化成Ⅲ度烧伤	瘢痕增生、挛缩（可能需要外科清创和植皮）
Ⅲ度	穿透整个真皮层，到达皮下组织，甚至是肌肉组织和骨头	硬，发白或棕色，焦炭状，带有焦痂	干/坚韧	无痛感	需要外科清创	瘢痕增生、挛缩，明显的功能损伤，严重者甚至需要截肢

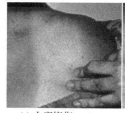
(a) Ⅰ度烧伤

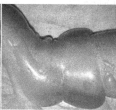
(b) 浅Ⅱ度烧伤

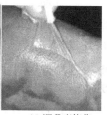
(c) 深Ⅱ度烧伤

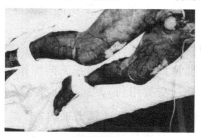
(d) Ⅲ度烧伤

图 5-1　烧伤深度

（2）患者大部分创面基底红白相间，并有出血性水疱，触痛感稍钝，属深Ⅱ度烧伤。

烧伤患者的临床分期有哪些？

答：（1）体液渗出期（休克期）　一般为伤后 48～72h，一方面由于烧伤热导致体液渗出而出现皮肤水肿，另一方面机体由于体液减少而影响内脏的正常功能，如不及时采取救治将会危及生命。

（2）感染期　烧伤一开始直到创面封闭的一段时间。由于烧伤破坏了皮肤的正常防御功能，大量创面坏死组织适于细菌繁殖发生感染。此时可能会有发热、寒战、头痛、乏力、食欲缺乏等自觉症状。

（3）创面修复期　Ⅱ度创面一般在 10～14 天内愈合，不留瘢痕，但有色素沉着数月至数年后可自行消失。较浅的深Ⅱ度无感染也可 2～3 周愈合，但有瘢痕遗留。深Ⅱ度及Ⅲ度均需植皮才可修复，且有瘢痕遗留。

（4）康复期　创面愈合后，可形成瘢痕，严重影响外观和功能，需要进行功能锻炼、物理及整形手术治疗等，心理康复也需要一个恢复过程。

患者目前首优的护理问题是什么？目标是什么？该采取哪些护理措施？

答：（1）目前患者首优的护理问题　有感染的危险。

（2）护理目标　患者在住院期间未发生感染，或感染能及时控制。

（3）护理措施　包括：严格消毒隔离；严密观察病情变化；做好口腔、会阴部护理；导管护理；无菌操作；合理使用抗生素（尽早、足量、联合、交替用药）；加强全身支持疗法。

患者的烧伤面积是如何计算出来的？

答：目前成人通用的是以烧伤皮肤面积占全身体表面积的百分数来计算的，即中国九分法：在 100% 的体表总面积中，头颈部占 9%（9×1）（头部、面部、颈部各占 3%）；双上肢占 18%（9×2）

（双上臂 7％，双前臂 6％，双手 5％）；躯干前后包括会阴占 27％（9×3）（前躯 13％，后躯 13％，会阴 1％）；双下肢（含臀部）占 46％（双臀 5％，双大腿 21％，双小腿 13％，双足 7％）（9×5＋1）（女性双足和臀各占 6％）（图 5-2）。

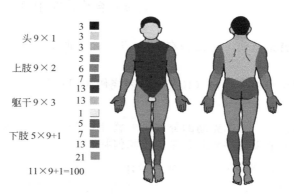

头 9×1

上肢 9×2

躯干 9×3

下肢 5×9+1

3
3
3
5
6
7
13
13
1
5
7
13
21

11×9+1=100

图 5-2　中国九分法

还有一种简便的计算方法是以患者本人手掌（包括手指掌面）面积为体表总面积的 1％，以此计算小面积烧伤；大面积烧伤时用 100 减去用患者手掌测量未伤皮肤，以此计算烧伤面积（图 5-3）。

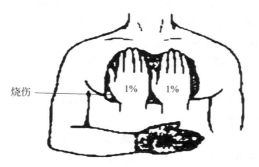

烧伤

1%　　1%

图 5-3　手掌测量法

● **如何判断患者的烧伤严重程度？患者属于何种烧伤程度？**

答：（1）轻度烧伤：面积在 9％以下的Ⅱ度烧伤。

（2）中度烧伤　总面积在 10%～29% 的 Ⅱ 度烧伤，或 Ⅲ 度烧伤面积不足 10%。

（3）重度烧伤　总面积在 30%～49%，或 Ⅲ 度烧伤面积在 10%～19%，或烧伤面积不足 30%，但有下列情况之一者：①全身情况较重或已有休克；②较重的复合伤；③中度、重度的复合伤。

（4）特重烧伤　总面积在 50% 以上；或 Ⅲ 度烧伤面积在 20% 以上。

患者全身多处烧伤（40%总体表烧伤面积）深 Ⅱ 度，属于重度烧伤。

● **如何计算烧伤休克期的补液量？常用的液体有哪些？患者伤后第 1 个 24h 补液量是多少？如何补？**

答：（1）烧伤休克期的补液量计算

① 成人烧伤后第 1 个 24h 补液总量为：成人每 1% 的烧伤面积（Ⅱ～Ⅲ度）每千克体重补充 1.5ml，其中晶体和胶体之比为 2：1，加成人的基础水分 2000～2500ml。伤后的第一个 8h 输入总量的 1/2，剩余 1/2 的量后 16h 均匀输入。

② 伤后第 2 个 24h 补液总量为：晶体和胶体为第一个 24h 的 1/2，基础水分为 2000～2500ml，24h 均匀输入。

③ 伤后第 3 个 24h 补液量视病情而定。

（2）烧伤休克期常用的液体

① 胶体：最理想的胶体为血浆，其次为全血、人血白蛋白和各种血浆代替品。

② 电解质溶液：常用的是复方氯化钠溶液，其次是生理盐水、5% 碳酸氢钠溶液。

③ 水分：常用 5% 葡萄糖溶液和 10% 葡萄糖溶液。

（3）患者伤后第 1 个 24h 补液量

总输入量：晶体 $= 40 \times 70 \times 1.0 = 2800$ml

胶体 $= 40 \times 70 \times 0.5 = 1400$ml

水分 2000ml

总量 6200ml

伤后 8h 内输入的晶体、胶体、水分均为第 1 个 24h 的一半，共 3100ml；以后 16h 输剩下的 3100ml。

烧伤休克期的监测指标有哪些？

答：（1）神志及精神状况　烦躁不安是烧伤休克最早出现的征兆之一，主要是由于组织灌注不足或脑缺血、缺氧所致，严重时可出现狂躁、谵妄、意识障碍、神志昏迷。

（2）心率、脉率　心率、脉率增快，常在 120 次/分以上，脉率细弱。

（3）尿量　是反映血容量是否不足的最敏感指标，患者休克时尿量往往＜30ml/h。

（4）末梢循环　主要表现为毛细血管充盈不良，皮肤发白，肢体发凉。

（5）口渴　反映血容量不足，还与细胞内外渗透压有关，不能作为调整输液速度的指征。

（6）血气分析　了解组织供氧是否足够等情况。

（7）血流动力学的改变　是休克诊断最客观的指标。肺毛细血管楔压（PWAP）＜5mmHg，心排血量（CO）＜4L/min。

（8）其他　如血尿常规、肝肾功能、电解质、心电图、胸部 X 线片等以了解全身情况。

患者最主要的补液观察指标是什么？

答：尿量是患者最主要的补液观察指标。烧伤后大量血浆渗出，造成血容量不足，这是烧伤休克的主要原因。成人尿量应维持在 30～50ml/h。尿量＜30ml/h 或无尿时，则提示血容量不足，应加快补液速度。

头面颈部烧伤有哪些特点？

答：（1）水肿严重　该区域血管、神经和淋巴丰富，急性体液渗出期渗出液较其他部位较多，伤后 6～8h 面部即出现肿胀变形，重者眼睑外翻、不能睁眼、口唇肿胀、张口困难。

（2）容易出现呼吸道梗阻　深度烧伤受痂皮限制，局部水肿向内扩展，易引起咽喉水肿，导致呼吸道梗阻，短时间内发生窒息。

（3）容易感染　伤后 36～48h，水肿开始逐渐消退，面部烧伤常伴有眼、耳、鼻、口唇烧伤，其分泌物可能使创面潮湿软化，颈部暴露可能不充分，易发生感染，特别是眼和耳的感染。

（4）愈合能力强　头面部血液循环丰富，汗腺、皮脂腺和毛囊较多，伤后愈合能力强。

● **什么是吸入性损伤？如何判断患者有无吸入性损伤？**

答：（1）吸入性损伤是指吸入有毒烟雾或化学物质对呼吸道所致的化学性损伤，严重者可直接损伤肺实质。其多发生于大面积，尤其是伴有头面部烧伤的患者。严重吸入性损伤患者，受损的气管、支气管黏膜坏死、脱落，由痰中咳出。

（2）判断患者有无吸入性损伤主要是根据患者的病史、体检和辅助检查（胸部 X 线片、纤维支气管镜检查等）综合分析。收集患者的病史包括受伤的环境（在密闭和通风不良环境中受伤的患者，有面颈部烧伤创面，尤其是有口鼻周围烧伤患者），体查有鼻毛烧焦，以及声嘶、喘鸣、刺激性咳嗽、咳痰、痰中带炭粒；检查结果示患者存在吸入性上呼吸道损伤。

● **患者有头面部烧伤，护理时应注意哪些？**

答：（1）保持患者眼部清洁，用蒸馏水或等渗盐水每日清洗眼部。

（2）保持口腔清洁，每日早、晚用生理盐水清洗口腔，每次进食后漱口，预防口腔溃疡和感染。做口腔护理时，动作应轻柔，避免损伤口腔黏膜及牙龈，操作前应清点棉球数量，擦洗时夹紧棉球，每次 1 个，操作后再次清点棉球数，防止棉球遗落口腔内。

● **为什么要给患者行气管切开术？护理时需要注意哪些？**

答：患者体查时有鼻毛烧焦、声音嘶哑、喘鸣、刺激性咳嗽、咳痰、痰中带炭粒，诊断患者有吸入性烧伤伴喉头水肿，需行气管切开术，保持呼吸道通畅。护理时注意事项如下。

①严格无菌操作，预防交叉感染。

②保持气管导管通畅，及时吸出口腔及气管内分泌物。吸痰管不宜超过气管导管内径的 1/2，以免堵塞气道。吸痰做到一次一管一手套，每次吸痰时间不超过 15s，吸痰前后可予患者高浓度给氧数分钟。

③保持气道内湿润，吸氧浓度不可过大，一般以 1～2L/min 为宜。痰液黏稠时，每 4h 雾化吸入一次，或向气管内滴入湿化液，每次 2～5ml，24h 不超过 250ml。

④经常检查固定带的松紧，一般以固定带与皮肤之间能伸进一个手指为宜。皮肤与套管之间的无菌敷料每 4～6h 更换 1 次，如被渗湿或痰液污染应及时更换。观察有无红肿、异味及分泌物，注意保持局部干燥。

⑤气囊松紧适宜，每 2h 放气 5～10min，防止气囊长时间压迫气管黏膜，引起黏膜缺血、坏死，放气前吸尽口咽部及气管内分泌物。

⑥严密观察患者有无皮下、纵隔气肿、气胸、肺部感染、术后切口出血等，发现异常及时报告医师处理。

● **患者为什么要使用烧伤红外线治疗仪（烤灯）？使用时我们应注意什么？**

答：(1) 患者使用红外线治疗仪的目的是利用红外线的热作用，使血管扩张充血，血流加快，加强组织的营养和代谢，加速组织再生，促进局部渗出物的吸收和消散，同时起到保温作用；利用温热作用降低神经末梢的兴奋性，具有镇痛、解痉作用；还可使创面干燥结痂，预防创面感染，保护肉芽及促进上皮再生。

(2) 使用烤灯过程中的注意事项

①每 15～20min 查看患者一次，不可将被褥或棉垫等覆盖于烤灯上，以免起火（图 5-4）。

②调节好烤灯与创面距离，保持 40cm 以上，以免引起烫伤。

③注意保护患者眼部，用湿纱布敷于眼睑上。

④嘱患者减少活动，以免触及灯管发生烫伤。

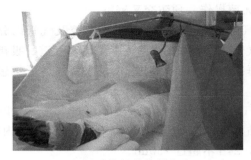

图 5-4　烤灯的使用方法

⑤ 间断或持续使用烤灯者，测量体温时应先停用烤灯半小时后再测量体温。

⑥ 使用烤灯时，多饮水，地面定时洒水保湿或使用加湿器。

⑦ 治疗结束时，先关闭烤灯电源，让患者适应 15min，并保温。

● **使用翻身床的目的、方法及注意事项有哪些？**

答：（1）目的　使创面充分暴露，促进创面干燥；经常更换体位，使患者感觉舒适；方便患者大小便的处理。

（2）使用方法　解释→铺棉垫→中单→放床片→拧紧螺帽→系安全带→移去杂物→安置好各种管道→取支撑架→拔活塞→向安全带的方向翻转 180°→先放上活塞→固定支撑架→松安全带→取螺帽→依次移去敷料→将患者的肢体摆放功能位→患者安全后再离开（图 5-5）。

（3）注意事项　遵医嘱上翻身床，向患者宣教，签署翻身床使用同意书；检查翻身床的部件，确保患者安全；重症患者翻身前后应呼叫患者姓名及密切观察患者的生命体征，必要时备抢救用物；初次翻身一般俯卧时间为 0.5～1h；有头面部烧伤、吸入性损伤、低蛋白水肿的患者，俯卧时间以 0.5h 为宜；注意骨突出部位的保护，防止压力性损伤；有气管切开者，翻身前应吸痰，还应防止海绵垫堵塞气管口；翻身前全面评估患者，有心血管疾病、休克、使用冬眠药物的患者不宜翻身。

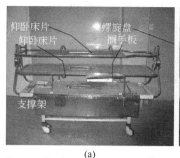
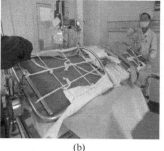

仰卧床片
仰卧床片
螺旋盘
搁手板

支撑架

(a) (b)

图 5-5 翻身床的使用

患者浸浴的时机、温度、目的及注意事项有哪些?

答:(1)浸浴的时机 伤后 2 周左右。

(2)浸浴的温度 室温 28～30℃,水温为 38～39℃,浸浴用水内加 1‰苯扎溴铵(新洁尔灭)。

(3)浸浴的目的 彻底清除创面脓汁及疏松的脓痂及坏死组织;减少创面细菌和毒素;使痂皮和焦痂软化促进分离,有利于引流痂下积脓;控制感染使残余创面愈合;利用水温软化瘢痕,还可利用水的浮力做主动和被动运动,每次 15～20min(图 5-6)。

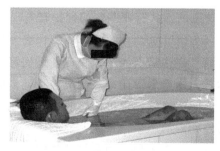

图 5-6 烧伤患者浸浴

(4)浸浴的注意事项 浸浴前后测生命体征,以便对比,浸浴前做好解释,嘱患者排空大小便,适量进食,切勿空腹浸浴,以防虚脱;浸浴中严密观察患者,若有心慌、出汗、脉搏快、面色苍白等应停止浸浴；初次浸浴不宜超过 0.5h，以后以 1～1.5h 为宜；浸浴后应保暖、休息，再处理创面。

● **如何维持患者的肢体功能？**

答：伤后 48h 内制动，摆功能位，抬高患肢，减轻水肿；48～72h 后逐渐活动四肢关节。浸浴是利用水的浮力做主动运动和被动运动，每次 15～20min；植皮术后 7～9 天可进行主动运动，运动量宜少量多次，9～10 天揭开包扎敷料后，可进行被动功能锻炼（图 5-7），每日 2 次，每次 30min，并逐步增加活动范围。每日须检查植皮区有无意外损伤。

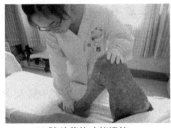 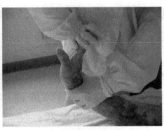

(a)膝关节的功能锻炼　　　　　　　(b)手部的功能锻炼

图 5-7　四肢的功能锻炼

● **烧伤后患者常见的症状有哪些？如何护理？**

答：烧伤后的患者常见的症状有疼痛、口渴、发热等。

（1）创面疼痛　烧伤早期的小面积浅度烧伤可采用冷疗，尤其是创面位于肢体者，伤后尽快用冷水冲洗或浸泡创面，可降低皮肤温度使之低于疼痛阈值温度，促进血管收缩，抑制一些对毛细血管有损害作用的活性物质的产生而发生明显的镇痛效果。大面积烧伤患者的创面疼痛可以根据医嘱使用适量镇静镇痛药。执行诊疗护理操作时，注意动作轻柔，避免操作过度引起患者疼痛。

（2）口渴　口渴是机体一种极为重要的保护性生理机制，当失液量超过体重 2％时，患者会逐渐感到口渴，机体通过代偿使尿量和汗液减少。失液量超过体重的 5％～10％，原有的口渴明显加重，尿量进一步减少，尿液颜色加深呈浓茶色，同时伴有神志淡漠、恶心，甚至直立性晕厥。轻度、部分中度烧伤（烧伤面积＜20％）可给口服补液盐（ORS）溶液或口服含盐饮料，不能饮用白开水或矿泉水；中度烧伤血容量丢失较多者，需结合静脉补液；大面积烧伤患者必须静脉快速补液，缓解患者的应急状态。补充血容量的同时，观察口渴改善情况及患者的全身情况，如患者的口渴感消失、尿量增加、呼吸平稳等。

（3）发热　发热是烧伤患者临床最常见的症状之一。发热常分为感染性和非感染性两大类。感染性发热体温常超过 39℃，选用敏感性抗生素治疗体温可下降。非感染性发热患者体温升幅不大，体温一般不超过 39℃，患者无明显不适，对抗生素不敏感。高热患者按高热护理常规护理，调节室温至 24～28℃，配合医师积极处理创面，加强全身营养支持，向患者做知识宣教。

患者创面愈合后最常见的并发症是什么？是怎样形成的？如何护理？

答：烧伤患者创面愈合后最常见的并发症是形成瘢痕。瘢痕是皮肤损伤达到一定程度后组织修复的必然结果，护理措施如下。

① 皮肤烧伤直接损伤上皮细胞、结缔组织细胞及基质，深Ⅱ度以上的烧伤区由上皮细胞分裂生长，再生上皮修复缺损。Ⅲ度烧伤区由结缔组织修复，胶原纤维的合成、肌成纤维细胞的增生，最终形成瘢痕。瘢痕形成分为增生期和成熟期。

② 患者创面愈合后就可进行抗瘢痕治疗。

③ 患者创面愈合后选择加压疗法（图 5-8）和外用药物进行综合治疗，获得较好的疗效。

a. 加压疗法：常用环形弹力套、弹力绷带直接加压，或用弹力材料根据加压部位量体剪裁，可通过弹性织物对创面愈合部位进行持续压迫而达到预防和治疗瘢痕的作用，坚持 24h 穿戴，持续6～12个月。

b. 外用抗瘢痕药物每日涂瘢痕处 3 次，抗瘢痕敷贴除洗澡及

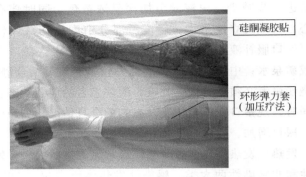

硅酮凝胶贴

环形弹力套
（加压疗法）

图 5-8　抗瘢痕加压疗法

涂药外，24h 使用。常见的抗瘢痕药物有硅酮凝胶、硅酮凝胶贴、硅酮气雾剂及瘢痕贴等，可改善不适症状、抑制瘢痕增生。

如何做好患者的心理护理？

答：烧伤患者面对频繁的创面换药、手术治疗的疼痛刺激，新生皮肤颜色的改变与瘙痒、日益突出的瘢痕及瘢痕增生挛缩所致的功能障碍、畸形和外貌的改变，患者表现出烦躁、压抑、拒绝治疗甚至轻生等问题。此时，护士要主动关心患者，向患者介绍整形美容的最新信息，鼓励患者面对现实，勇于挑战自我，超越自我，坚持不懈地进行功能锻炼，激发其主观能动性和改善功能的希望，积极配合治疗，促进功能的恢复。

作为责任护士，如何对患者进行出院指导？

答：（1）加强营养，给予高蛋白、高热量、维生素丰富食物，增强机体抵抗力，避免辛辣刺激性食物和色素含量高的食物。

（2）做好患者的功能锻炼　整个治疗过程中应保持各关节功能位，主动与被动运动相结合，循序渐进地进行康复治疗。初愈创面皮肤弹性差，静脉回流障碍，进行功能锻炼时，应注意运动强度，待无静脉回流障碍后，练习下床站立、行走，以逐步恢复肢体功能。

（3）保护新生皮肤　新生皮肤薄，缺乏韧性、弹性，摩擦后易发生小水疱或造成小水疱破溃，应避免碰撞、受压、摩擦、搔抓，每日清洁局部，预防感染，新生皮肤避免使用刺激性用品或化妆品。

（4）尽量避免日光照射，日光照射可促进皮肤黑色素合成而使皮肤色素沉着。

（5）减少瘢痕挛缩畸形 深Ⅱ度、Ⅲ度烧伤创面愈合后可形成瘢痕，除功能锻炼外，应坚持外涂抑制瘢痕增生的药物，使用弹力绷带持续加压包扎局部等辅助措施，以减少瘢痕增生。对机体功能障碍、严重挛缩或畸形的患者，鼓励其和家属做好整形手术和功能重建术的心理准备，以尽早恢复形体和功能，早日回归社会。

（6）做好防火、灭火和自救、冬季取暖安全及公共场合逃生等安全知识宣教。

🍀【护理查房总结】

该病例是烧伤治疗中住院较长、费用较高，且合并吸入性损伤。护理人员需要掌握烧伤的相关知识，烧伤后的应急处理、烧伤面积、补液量的计算、烧伤深度的判断、肢体功能康复及心理支持，做好烧伤患者全程护理，尤其是康复期的护理，提高患者的遵医行为，提升患者的生活质量。特别强调以下几点。

① 做好保护性隔离工作，注意手卫生、无菌操作，防止医院内感染。

② 禁食辛辣刺激性食物、酱油等含色素食物，多食富含维生素 C、维生素 E 的新鲜蔬菜和水果，淡化色素沉着。

③ 皮肤瘙痒时，避免抓挠，可遵医嘱口服止痒药或外涂止痒药。防止新愈合皮肤摩擦受压，以免弄破水疱。用清水清洗患者皮肤，忌用肥皂等碱性物质，以免刺激皮肤。

④ 伤口愈合后坚持使用抗瘢痕药物和弹力衣 1～2 年，以软化和抑制瘢痕增生。患者外出时应避免阳光直晒，防止色素沉着。

⑤ 穿柔软、透气性强的棉质衣裤。坚持功能锻炼，维持关节部位功能位置，3 个月后复查。

⑥ 加强患者的心理护理，取得家属的积极配合，帮助患者重树生活的信心。

（朱岭梅　皮曦晴）

查房笔记

病例 2 • 电击伤

🍀【病历汇报】

病情　患者女性，57 岁，不慎被高压电击伤双手后从 1m 高处墙上摔下，当即昏迷，无呕吐，左小趾烧焦，昏迷 2min 后清醒，病程 5h。急诊收入我院，拟诊断"全身多处电击伤"。平素体健，既往无高血压病、心脏病、糖尿病等慢性疾病，有吸烟、饮酒史。

护理体查　体温 36.2℃，脉搏 72 次/分，呼吸 20 次/分，血压 132/80mmHg。发育正常，营养中等，神志清楚，查体合作。胸部、双手、右大腿、左足可见烧伤创面，约 8% 总体表面积（TBSA）。双手、胸部、右大腿创面约 4% TBSA，可见小水疱，疱皮部分脱落，创底红白相间，触觉感迟钝。右大腿创面约 3% TBSA 为明显皮革样改变，触觉感消失。左小趾缺如，左足背外侧约 2cm×4cm 创面呈黑炭样改变，触痛消失。

入院诊断　电击伤 8% TBSA Ⅲ～Ⅳ度。

手术情况　完善各项术前准备后急诊在全麻下行清创减压术，麻醉满意，手术顺利。术后体温 36℃，脉搏 80 次/分，呼吸 20 次/分，血压 120/70mmHg，SpO$_2$ 97%。半个月后患者在"全麻下行左大腿取皮＋右大腿削痂＋胸部、双手、右大腿植皮术"，35 天后在全麻下行"左小趾截除术"，现所植皮片成活，创面已基本愈合。

辅助检查　尿常规、粪常规、凝血功能、输血前四项、肾功能正常；肝功能示白蛋白 20.4g/L；钾离子 2.5mmol/L，氯离子 92.3mmol/L，钙离子 1.87mmol/L，磷离子 0.55mmol/L；白细胞 12.4×10^9/L↑。

主要的护理问题　有继发性出血的危险，焦虑，自我形象紊乱；有感染、急性肾衰竭、白内障、脑出血的可能。

目前主要的治疗及护理措施 休息、吸氧、心电监护、补液、抗感染、保护胃黏膜、镇痛等对症、支持疗法；肢体功能锻炼。

护士长提问

● **什么是电击伤？**

答：当一定电流或电能量（静电）通过人体引起损伤、功能障碍，甚至死亡，称为电击伤。

● **电击伤的影响因素有哪些？**

答：影响电击伤的因素有电流强度、电压、电流的种类、电流作用的时间、电流在体内的途径、人体组织的电阻等。

● **电击伤的特点有哪些？**

答：（1）容易造成脏器损伤，电流对心脏和中枢神经系统都有影响，易导致呼吸、心搏骤停。

（2）电流有入口和出口。入口损伤：皮肤凝固且坏死，炭化脱落，形成口小底大的凹陷状创面，创面周围呈灰白或焦黄色，以后逐渐可变黑色。出口损伤：组织干枯、炭化及创面中心凹陷。入口损伤比出口损伤严重，且通过肢体时可产生肢体屈曲性痉挛，造成电流短路而形成多处出口（图 5-9）。

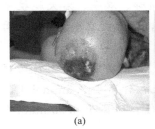
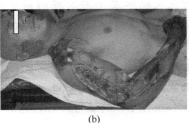

(a)　　　　　　　　　　(b)

图 5-9　电击伤

（3）电流易损伤血管壁，造成血管破裂引起大出血。

（4）并发症较一般烧伤多，损害性大，易造成功能障碍、肢体伤残，治疗上也比较复杂。

● 电击伤患者的急救措施有哪些？

答：如果发现有人触电，应充分利用当时当地的现有条件，使触电者迅速脱离电源。绝不可用手直接拉触电者，这样不仅使触电者再次充当导体增加了电流的损伤，而且使救助者自身的生命安全受到电击的威胁。正确的救护方法如下。

① 关闭电源：如触电发生在家中，可迅速采取拔去电源插座、关闭电源开关、拉开电源总闸刀的办法切断电流。

② 斩断电路：如果在野外郊游、施工时因碰触被刮断在地的电线而触电，可用木柄干燥的大刀、斧头、铁锹等斩断电线，中断电流。

③ 挑开电线：如果人的躯体因触及下垂的电线被击倒，电线与躯体连接很紧密，附近又无法找到电源开关，救助者可站在干燥的木板或塑料等绝缘物上，用干燥的木棒、扁担、竹竿、手杖等绝缘物将接触人身体的电线挑开。

④ 拉开触电者：触电者的手部如果与电线连接紧密，无法挑开，可用大的干燥木棒将触电者拨离触电处。

触电者脱离电源后往往神志不清，救助者应立即进行下一步的抢救。松解影响呼吸的上衣领口和腰带，使其呈仰卧位，头向后仰，清除口腔中的异物、取下假牙以保持呼吸道通畅。如发现呼吸停止、颈动脉处摸不到搏动，要立即进行口对口人工呼吸和胸外心脏按压，并要坚持不懈地进行，直至伤员清醒。在对伤员进行心肺复苏的过程中要设法与附近的医院取得联系，以便为伤员争取到更好的抢救条件。对于雷电击伤的伤员也要采取相同的急救措施。

● 电击伤患者的特殊治疗有哪些？

答：（1）同等面积的烧伤，电烧伤时受损组织量较一般热力性烧伤为多，且常伴有血红蛋白尿和肌红蛋白尿，一般输液量比体表烧伤计算公式高 4 倍以上，由于肌肉的大量损伤，大量肌红蛋白释出，为了及时将游离的肌红蛋白及血红蛋白排出体外以减轻对肾脏的刺激损伤，预防急性肾衰竭，开始时应使用甘露醇利尿，同时使用4%碳酸氢钠碱化尿液，防止肌红蛋白及血红蛋白排出时沉积于肾小管，并纠正酸中毒。

（2）抗感染　厌氧菌肌炎是电击伤后较常见的并发症，应早期使用大剂量青霉素、替硝唑等以预防厌氧菌感染，直到坏死组织完全清除，并常规应用破伤风抗毒素以预防破伤风。

（3）处理合并伤　肌肉在触电时的猛烈收缩或室外作业时电击伤使其从高处坠下，均可引起骨折、脱位、内脏及颅脑损伤，应及时处理。

（4）手术疗法

① 切开减张。

② 清创：一般伤后3~4天内均可清创。

③ 植皮：少数电击伤创面清创后残留有活力的软组织，仍有机会行游离植皮。大多数高压电击伤创口均较深，清创后需用各类皮瓣修复。

● 电击伤为什么会引起患者白蛋白降低？

答：强电场对细胞膜有一种"电致微孔"作用，即在强大电场作用下，细胞膜内、外液和膜内、外层面导电性悬殊，造成经膜的高电热，使细胞膜上产生许多小孔，以致细胞膜通透性增加，大量血浆样液体自血液循环渗入组织间隙形成水肿或自创面渗出，因而丧失了大量的水分、钠盐和蛋白质（主要为白蛋白），表现为低蛋白血症、低钠血症、低血浆容量、血浓缩、代谢性酸中毒等。

● 入院后需评估患者的哪些状况？

答：（1）评估局部的损伤面积、深度及程度。

（2）患者受伤时有昏迷史，伤后要注意观察神志、血压、脉搏、呼吸、瞳孔的变化，结膜有无水肿，有无定向障碍，有无痉挛性抽搐及癫痫发作。

（3）询问患者的病史及受伤时间和原因。

（4）查看有无合并伤及其他内脏损伤。

（5）了解尿常规检查结果，是否出现血红蛋白尿等。

（6）了解患者的心理状况、家庭情况及其社会关系。

● 患者目前首优的护理问题是什么？目标是什么？该采取哪些护理措施？

答：（1）目前患者首优的护理问题　继发性出血的危险。创面破裂出血，是最常见的继发性出血，也是电击伤的常见并发症，电流经血管或血管外露干燥都可使血管壁形成病灶，如果再加上创面感染则血管病灶处极易破裂出血。而动脉内压较静脉内压更高，所以出血更易发生。动脉出血是极易危及生命的。

（2）护理目标　患者在住院期间未发生继发性出血，或发生了继发性出血但出血量小，或出血能及时得到控制。

（3）关键的护理措施　在于预防继发性出血和及早发现、积极处理出血。护理措施如下。

① 密观察病情变化，及时发现、处理危急情况。对可能发生出血的创面加强观察，并向患者及家属交代创面可能出血及出血时的应对措施。

② 保护创面。搬动患者时动作轻柔，防止深度烧伤创面外露的血管破裂出血。

③ 床旁常规备止血带和缝线盒等抢救用物，并告知患者及家属备用这些用物的目的和意义。

④ 电烧伤后可造成大量肌肉组织和红细胞的破坏。早期液体复苏后，全血的补给总量不能少于胶体总量的 1/3，给予适量的右旋糖酐-40，并适当碱化尿液。这样不仅可维护肾功能，而且通过改善微循环，可防止肌肉中小血管内继发性血栓的形成。在清创过程中，应注意对已有损坏的血管结扎。清创后，仍应在患者床旁或患肢的近心端放置止血带，防止继发性出血，尤其要注意夜间巡视。

⑤ 一旦发生继发出血，需做以下紧急处理。

a. 立即请家属通知值班医师，护士不能离开患者。

b. 快速将患者平卧。

c. 紧急用止血带绑在出血部位的近心端或用手将纱布或烧伤敷料直接压迫出血点止血，直到值班医师赶到时仍然压迫无效者，马上准备缝线盒，配合医师结扎止血。对深部创面或截肢残端，医师可作预防性近心端血管结扎。

d. 输氧，建立快速静脉通路，给予补液和输血，根据医嘱使用止血药物。

e. 患者情绪紧张时，遵医嘱给予小剂量镇静药。

f. 如果经过紧急处理后患者血压、脉搏仍未恢复正常和稳定者或反复出血及出现休克症状、体征者，则应尽快完善术前准备，尽早进手术室行血管探查止血术。

● **给患者创面换药时，有哪些注意事项？**

答：坏死失活的肌肉组织尽量除尽，对肌肉要逐条进行追踪检查，尤其要注意深部及骨周围肌肉的情况，对于肌腱、神经等组织，除非已坏死，一般予以保留，尽量保持解剖结构的连续性，以便在有良好血液供应的皮瓣覆盖下，逐渐恢复活力和便于日后的修复手术。

● **如何做好患者的心理护理？**

答：早期患者一般会出现惊吓、恐惧、担忧、焦虑等心理反应，护士可以在与患者及家属的交流中了解患者的心理反应及需求，给予开导、同情，并鼓励患者将痛苦诉说出来，针对性地给予支持。介绍相关的专科知识，让患者了解病情、治疗方法及病情的进展，消除患者不必要的担心，树立战胜疾病的信心。对可能导致容貌破坏或功能障碍的患者，注意把握言辞分寸，加强亲人、朋友对患者的心理支持，激发起对家庭的责任感，将最新的整形美容知识、信息提供给患者，给患者希望。鼓励其自信、自强，渡过难关。

● **作为责任护士，如何对患者进行出院指导？**

答：参见"热力烧伤"相关内容。

【护理查房总结】

本病例在电击伤中比较常见。面对电击伤患者，护理人员需要熟练掌握电击伤的特点、伤后的紧急处理措施、电击伤患者的护理常规和特殊治疗，提高患者的治愈率，帮助患者重建生活信心。在病情观察方面我们需比其他烧伤患者更加注意以下几点。

① 观察患者有无肌红蛋白、血红蛋白尿，预防急性肾衰竭。

② 动态观察患者的肢体血运情况。

③ 预防创面血管破裂出血。

（朱岭梅　皮曦晴）

查房笔记

病例 3 · 化学烧伤

🍀【病历汇报】

病情 患者男性，40 岁，凌晨 4 时因夫妻不和被硫酸（具体浓度不明）烧伤全身多处，迅速用冷水冲洗 5min 后急送当地医院，诊断为"硫酸烧伤全身多处 35%，Ⅲ度"，予补液、抗休克、抗感染等治疗，病程 12h。因病情较重，由急诊收入我院进一步治疗。既往无高血压病、心脏病、糖尿病等慢性疾病，无饮酒史、吸烟史及家族史。

护理体查 体温 36.5℃，脉搏 78 次/分，呼吸 20 次/分，血压 120/76mmHg。发育正常，营养中等，神志清楚，查体合作。背部、腹部、会阴部、双下肢、臀部创面呈皮革样改变，无明显疼痛。

入院诊断 硫酸烧伤全身多处（35%TBSA，Ⅲ度）。

手术情况 完善术前准备，全麻下行清创术，麻醉满意，手术顺利。留置导尿管 1 根。术后体温 36.9℃，脉搏 70 次/分，呼吸 20 次/分，血压 110/68mmHg，SpO_2 98%。

辅助检查 粪常规、凝血功能、输血前四项、肾功能、电解质正常；肝功能示白蛋白 31.1g/L；血常规示红细胞 $3.09×10^9$/L，血红蛋白 92g/L。

主要的护理问题 继发中毒、感染的可能；体液不足，疼痛；皮肤完整性受损，自我形象紊乱，焦虑；缺乏化学烧伤相关知识。

目前主要的治疗及护理措施 休息、吸氧、心电监护、补液、抗感染、保护胃黏膜等对症、支持疗法；采用翻身床翻身。

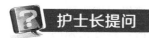 **护士长提问**

● **什么是化学烧伤？**

答：化学烧伤是由于人体接触化学物品，如强酸、强碱、糜烂性毒气引起局部皮肤、黏膜的损伤，有些还可产生中毒、吸入性损伤。

● **化学烧伤的特点有哪些？**

答：化学烧伤的特点是伤处界线分明，局部渗出少，水肿轻。

（1）酸烧伤　酸有使组织细胞脱水与凝固的作用，形成的痂壳可阻止氢离子向深部渗透，硫酸对皮肤作用最强，脱水最显著。吸入浓酸的酸雾可引起气管黏膜损伤，气态硝酸对黏膜的刺激作用最强。一般酸烧伤作用可持续 2h。

（2）碱烧伤　碱使细胞脱水，它与组织蛋白结合形成可溶性碱性蛋白，使未被除去或未被中和的碱继续向深层侵袭，皂化脂肪组织使脂肪被消化破坏，使碱具有渗透破坏作用，而致创面进行性加深。此外，碱对组织细胞有脱水作用，脱水和皂化都伴有产热，产热会加深组织损伤。一般碱烧伤持续作用可达 12h。

（3）磷烧伤　突出特点是热和酸的复合烧伤。磷在 34℃时可自燃，引起热烧伤，在空气中氧化成五氧化二磷（P_2O_5）和三氧化二磷（P_2O_3），遇水形成磷酸和次磷酸，因此同时合并酸烧伤。

● **常见的酸、碱烧伤有哪些？其创面特点有哪些？**

答：（1）强酸烧伤　多见于硫酸、硝酸和盐酸。创面有明显的烧灼样疼痛，硫酸呈棕黑色，硝酸呈黄褐色，盐酸呈黄蓝色，干燥、肿胀轻、边界清楚、愈合慢；深度创面愈合后瘢痕增生突出。

（2）氢氟酸烧伤　氢氟酸具有强烈腐蚀性和渗透性，可引起组织液化坏死、骨质脱钙和深部组织迟发性剧痛。

（3）苯酚烧伤　苯酚腐蚀性强，蒸汽可吸入肺，人体中毒则表现为反射亢进、震颤、抽搐和肌肉痉挛、周围神经感觉丧失等。

（4）强碱烧伤　强碱又称苛性碱，碱可使组织细胞脱水与皂化脂肪，碱离子与组织蛋白结合形成的碱性蛋白，具有很强的渗透和破坏作用，皂化脂肪的作用均可使创面加深。烧伤后创面疼痛剧烈，呈黏滑或肥皂样变化，创面较深，痂皮较软，易感染。

（5）石灰烧伤　常造成深度烧伤，创面较干燥，呈褐色，常残留有生石灰。

（6）氨水烧伤　氨是一种刺激性气体，极易挥发，吸入高浓度氨蒸气不仅可引起呼吸道烧伤，发生急性喉头水肿、痉挛，还可引起肺水肿。氨呈弱碱性，与皮肤、黏膜较长时间接触可造成浅度烧伤。

● 硫酸烧伤的紧急处理措施有哪些？

答：（1）立即将伤者搬离现场。

（2）用大量流动清水冲洗，水量一定要大，如水太少，酸遇水产热反而会加重烧伤，在冲洗时将沾有硫酸的衣鞋等迅速脱下，冲到硫酸痕迹消失为止。

（3）如若硫酸溅入眼内，应立即用大量无压力流水，将眼皮撑开冲洗15min以上，后立即送医。

（4）若喝下硫酸，即使是稀硫酸也会引起口、咽喉、食管和胃的烧伤。如果喝下的是稀硫酸，应设法使其吐出，吐出后再多喝水慢慢缓解；如果喝下的是浓硫酸，则不能吐出，应立即用大量水漱口后然后大量饮水，喝饱后再吐出，如此反复。也可口服牛奶、蛋清、豆浆、淀粉糊等，再给予液状石蜡油口服。

● 其他几种比较常见的化学物质烧伤后的处理措施有哪些？

答：（1）碱烧伤

① 生石灰烧伤后应立即将石灰清除后再用清水冲洗，其余碱烧伤立即冲洗后再用 $0.5\%\sim1.0\%$ 醋酸或 $1/6M$（$1M=10^{-6}\,mol/L$）氯化铵冲洗。

② 清创时去除水疱，以减少碱性继续向深层渗入。

③ 如果是经创面吸收可引起代谢性碱中毒，需查血 pH 值。

（2）磷烧伤

① 用大量清水冲洗后用湿布包扎，隔绝空气，防止磷微粒继续在创面燃伤。禁用油脂敷料包扎，以防增加磷的深吸收中毒。

② 然后用 2％硫酸铜与含 5％碳酸氢钠的 1％羟乙基纤维素液，两者等量混合制成混悬液湿敷创面，用来移除黑色磷化铜颗粒，然后冲洗残留于创面的硫酸铜。

③ 面积大或处理不及时者，磷可经创面吸收引起高血磷、低血钙，致肝、肾、心脏损害，故应急诊切削痂，预防磷中毒。抗休克输液量要大，维持较多的尿量，使磷从尿中排出。

如何从患者创面来判断酸烧伤的深度？

答：痂皮柔软者烧伤较浅，韧者如皮革样烧伤较深，色浅者较浅，色深者较深，脱水而明显内陷者多为Ⅲ度。患者的创面呈皮革样改变，无痛感，为Ⅲ度的重度烧伤。

如何做好患者的术前准备？

答：（1）清创术前须禁食 6～8h、禁饮 4h，以防麻醉后呕吐而误吸窒息。

（2）心理护理　术前应向患者及其家属介绍手术的必要性、重要性，麻醉及手术的方式、方法，消除患者及家属顾虑，使其理解、支持和配合治疗护理。

（3）术前建立中心静脉通路，术中进行血流动力学监测，在维持良好循环的情况下手术。

（4）术前剃除创面及其周围约 5cm 的毛发（如头发、胡须、胸毛、腋毛、阴毛等），修剪指甲。

患者会阴部有烧伤，护理时应注意哪些？

答：（1）入院后应立即剃除患者阴毛，清除褶皱和凹陷处污物，暴露创面。

（2）焦痂因潮湿或大、小便污染极易裂开、感染、溶痂，应用聚维碘酮等消毒液保持创面干燥。如焦痂开始溶解或污染，每日用

0.1%苯扎溴铵液冲洗会阴 3～4 次，一旦发生感染，用抗生素纱布换药，及时清除创面分泌物，予半暴露疗法，待创面有新鲜肉芽生长时植皮修复创面。

（3）留置导尿管，会阴护理每日 3 次，每次大便后用温开水冲洗，避免大小便污染创面。

● **输注冰冻血浆和白蛋白的注意事项有哪些?**

答：（1）输注冰冻血浆时的注意事项

① 输注前肉眼观察为淡黄色的半透明液体，如发现颜色异常或有凝块则不能输用。

② 融化后的新鲜冰冻血浆应尽快用输血器输入，以免血浆蛋白变性和不稳定的凝血因子丧失活性。

③ 因融化后未能及时输用的新鲜冰冻血浆，可在 4℃冰箱暂时保存，但不得超过 24h，更不可再冰冻保存。

④ 血浆输注时应用输血器，对血浆起滤过作用，以免纤维蛋白凝块阻塞针头。输注前后用生理盐水冲管，以防血浆与所输溶液中的药物发生反应，确保血浆的作用和输入量准确。

⑤ 输注过程要严密观察患者有无过敏反应，如荨麻疹、皮疹等，发现后应即刻静脉推注地塞米松，口服或肌内注射异丙嗪（非那根）。

（2）输注白蛋白时的注意事项

① 当白蛋白液体呈现浑浊、沉淀、异物或瓶子有裂纹、瓶盖松动、过期失效等情况则不可使用。

② 本品开启后，应一次输注完毕，不得分次或给第二人输用。

③ 输注过程中如发现患者有不适反应，应立即停止输用。

④ 有明显脱水者应同时补液。

⑤ 运输及贮存过程中严禁冻结。

● **患者目前首优的护理问题是什么? 目标是什么? 该采取哪些护理措施?**

答：（1）目前患者首优的护理问题　体液不足。

（2）护理目标 使患者体液量恢复平衡，无脱水症状和体征。

（3）护理措施

① 去除病因：采取有效的预防措施或遵医嘱积极处理原发病，以减少体液丢失。

② 实施体液疗法：对已发生脱水和缺钠的患者，依其生理状况和各项实验室检查结果，遵医嘱及时补充液体。补液时须严格遵循定量、定性和定时的原则。

③ 准确记录液体出入量：对水、钠代谢紊乱者应准确记录各种饮食、饮水量和静脉补液量、大小便量、呕吐和引流量等。准确记录 24h 出入量，可供临床医师参考并及时调整补液方案。

④ 疗效观察：患者补液过程中，护士必须严密观察治疗效果和注意不良反应，如患者精神状态、脱水征象、生命体征、辅助检查结果等。

● 患者最可能的并发症是什么？如何护理？

答：患者最可能发生的并发症是创面感染。应密切监测患者体温及血常规，加强营养支持，增强抵抗力；加强消毒隔离制度及创面护理，常规做创面细菌培养，局部及全身抗感染治疗。

● 如何对患者进行术后护理？

答：（1）饮食护理 全麻术后 6h，患者清醒后鼓励其进食新鲜的高蛋白、高热量、高维生素食物，促进创面愈合。

（2）病情观察 观察患者的神志、生命体征、患肢血运及尿量、颜色、性状等。动态监测肝肾功能，了解有无肝肾功能损伤以及电解质紊乱，并及时报告医师。

（3）创面护理 观察创面有无污染、渗出、异味，必要时进行创面培养。

（4）基础护理 做好口腔护理、会阴护理，定时翻身，做好患者的清洁工作。

（5）疼痛护理 治疗和护理动作轻柔，集中进行，减少刺激，向患者讲解化学烧伤引起疼痛的原因以及缓解疼痛的方法，必要时遵医嘱使用镇痛药。

（6）心理护理　解释化学烧伤的处理原则、注意事项，取得患者的配合和理解，鼓励患者表达自身感受，接受现实，勇于面对，鼓励患者家属和朋友给予患者关心和支持。

● **作为责任护士，如何对患者进行出院指导？**

答：（1）饮食　指导患者进食清淡易消化食物，少量多餐。口周烧伤者可用吸管吸入牛奶、菜汤、骨头汤等，由少到多，以后给予高蛋白、高热量、高维生素食物。

（2）心理指导　鼓励患者乐观对待疾病，增强生活信心，树立战胜疾病的信心。动员亲朋好友对其安慰和交谈，鼓励患者通过参与社交活动和工作减轻心理压力、放松精神和促进康复。

（3）指导患者制订出院后的康复计划　若患处疼痛，可在水浴中进行主动和被动训练，以减轻疼痛并逐渐恢复功能，避免对瘢痕性创面的机械性刺激，如搔抓和局部摩擦等，应尽量减少对患处皮肤的刺激，如避免使用刺激性用品或化妆品或日光照射等。

（4）鼓励患者在日常生活中尽量克服困难，做自己能做的事，增强参与家庭生活和社会活动的意识，恢复自信心，提高生活质量。

（5）嘱患者创面愈合6个月后做会阴部整形手术和双下肢功能重建术，以尽早恢复形体和功能，鼓励患者树立生活的信心，早日回归社会。

（6）教会患者化学烧伤后紧急自救等知识宣教，如创面的冲洗。

🍀【护理查房总结】

化学烧伤是由于人体接触化学物品，如强酸、强碱、糜烂性毒气引起局部皮肤、黏膜的损伤。在应急处理时，我们需要注意其独特性，普及各种化学物质烧伤时的应急措施，避免处理不当造成创面加深，入院后，我们应尽快进行补液、抗感染治疗，及时对烧伤创面做出处理，严密观察患者病情，积极配合医师完成各项操作。尽早督促帮助患者进行功能锻炼，为患者日后生活树立信心。

（朱岭梅　皮曦晴）

查房笔记

病例 4 ● 先天性小耳畸形

【病历汇报】

病情 患者男性，21 岁，出生时即发现左小耳缺损，左小耳发育异常，仅残留皮赘样耳垂，未见耳甲腔、耳轮、对耳轮及舟状窝等相关结构，听力较对侧差，右耳发育、听力均正常。未婚，既往体健，无饮酒史、吸烟史及家族史。

护理体查 体温 36.3℃，脉搏 70 次/分，呼吸 20 次/分，血压 110/68mmHg。发育正常，营养中等，神志清楚，查体合作。左小耳发育畸形，仅残留皮赘样耳垂，未见耳甲腔、耳轮、对耳轮及舟状窝等相关结构，听力较对侧差，右耳发育、听力均正常。

入院诊断 先天性左侧小耳畸形。

手术情况 完善术前准备，在全麻下行扩张器埋植术，麻醉满意，手术顺利。留置伤口负压引流管 1 根。术后体温 36.2℃，脉搏 72 次/分，呼吸 20 次/分，血压 105/68mmHg，SpO_2 98％。

辅助检查 血、尿常规，肝肾功能＋电解质，凝血功能，输血前四项，血型，心电图及胸部 X 线检查结果均正常。

主要的护理问题 有扩张器外漏的可能；继发出血、感染的危险；疼痛；焦虑，过敏反应，自我形象紊乱；缺乏小耳畸形的相关知识。

目前主要的治疗及护理措施 休息、吸氧、心电监护；补液、抗感染、镇痛等对症、支持治疗；保持负压引流管通畅；观察皮瓣血运，每 2h 1 次。

？ 护士长提问

● **小耳畸形的病因有哪些？**

答：小耳畸形的病因并不明确，一般认为是环境和遗传因素共同作用的结果。在母亲妊娠早期由于病毒性感冒、妊娠反应过重、家庭装修的有毒物质等都是可能导致小耳畸形。有小耳畸形家族史的患者遗传发病率为 $2.9\%\sim33.8\%$。

● 先天性小耳畸形的手术适宜时间是什么时候？

答：耳再造手术的时间选择很重要，是手术效果的主要决定因素之一。一般综合肋软骨发育、耳郭发育以及心理发育等因素来讲，9 岁、10 岁、11 岁是最好的耳再造年龄。年龄过小，因其自体肋软骨发育小、薄、软，给耳郭软骨支架的制作带来影响，从而影响最终的手术效果。过早手术需要切取更多的肋软骨，负重的肋软骨多取一根发生胸廓变形的概率和程度都比年龄大时少取一根软骨的要高和重，随着年龄的增大，肋软骨的质地也会发生改变，甚至变黄变脆，也会增加耳软骨支架的制作难度。最好在青春发育前完成外耳再造手术，对孩子心理发育影响会小得多。患者切勿错过最佳的手术时间（图 5-10）。

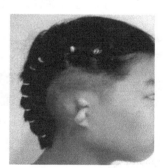

图 5-10　小耳畸形

● 目前常用的治疗小耳畸形的手术方式有哪几种？

答：（1）Brent 法治疗小耳畸形（图 5-11）　通常需要 2～3 次手术。一期手术先将雕刻好的耳支架埋置在耳后皮下。半年后进行二期手术，将耳郭掀起形成一个颅耳角。再用油纱卷固定塑形耳郭，耳后部分需从腹部取皮植皮覆盖。3～6 个月后再进行局部耳修整手术。

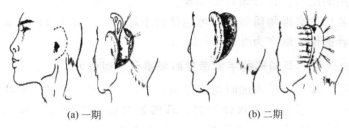

(a) 一期   (b) 二期

图 5-11   Brent 法治疗小耳畸形

　　(2) 扩张法治疗小耳畸形 (图 5-12)   一期手术是将扩张器植入，即通过手术在小耳残耳后乳突区埋置一个 50～80ml 肾形水囊（即皮肤软组织扩张器），拆线后约每周注水 1 次，每次注射量应为扩张囊容量的 10%～20%。如 50ml 的扩张囊，每次注入的盐水量应为 5～10ml。所需注水扩张的时间一般为 1～3 个月。注水完成后，最好能持续扩张 3～6 个月时间，再行二期手术时，皮瓣较薄，回缩较小，再造术后效果较好。也可在注水完成后即行二期手术。

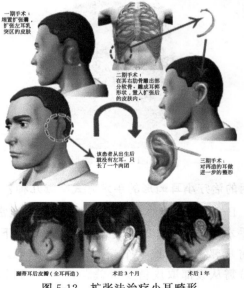

图 5-12   扩张法治疗小耳畸形

二期手术时将扩张器取出，取肋软骨或假体材料雕刻耳支架，再利用扩张后皮肤作为再造耳郭前、后面的皮肤。二期手术后休息6～12个月时间，待再造耳郭形状稳定，术后的瘢痕软化后再行三期手术，主要是进行耳垂转位、耳甲腔及耳屏再造，这样经过2～3次精细的手术，患者即可获得形态逼真的耳了。

● **耳再造手术中耳郭支架材料的来源有哪些？**

答：（1）自体材料——自体肋软骨（图5-13） 耳支架的制作在外耳再造术中占有重要地位，主要采用第6～8肋软骨雕刻而成。

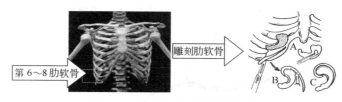

图5-13 自体肋软骨雕刻耳支架

（2）人工材料——Medpor假体（耳支架）（图5-14） 该材料是一种医用极高密度多孔聚乙烯生物材料。20世纪40年代起就已被置入人体，该材料无毒性，组织相容性好，内含许多互相贯通的孔隙。置入人体后血管和组织可以长入其中，并与长入组织共同形成稳定的复合物，具有成形好、外观逼真、耳郭各细微结构显现清晰、不易变形等优点。缺点是存在一定的组织排异率，质地较硬、弹性差，有因受压或创伤而外露的风险，不过可以利用局部皮瓣和带血管的筋膜瓣的覆盖来减少耳支架外露的风险。

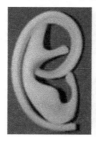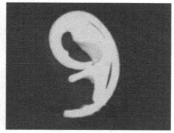

图5-14 Medpor假体（耳支架）

● **什么是皮肤扩张术？什么是皮肤软组织扩张器？扩张器的结构及类型有哪些？患者选用哪类扩张器？**

答：（1）皮肤扩张术是将皮肤软组织扩张器置入病变附近正常皮肤软组织下，通过间断地向扩张囊内注射液体来增加扩张器容量，从而让其表面皮肤软组织产生压力，是通过扩张机制对局部的作用使组织和表皮细胞的分裂增殖及细胞间隙拉大，增加皮肤面积，当取出扩张囊后，就可以用新增加的皮肤软组织进行组织修复和器官再造。

（2）皮肤软组织扩张器（图 5-15）是由硅橡胶薄膜制成的一种囊状物，主要由扩张囊、注射阀门（注射壶）和导管三部分组成。

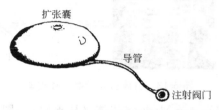

图 5-15　皮肤软组织扩张器的主要结构

（3）扩张囊是扩张器的主体部分，依其容量大小及形态不同可分为许多不同规格和型号。扩张囊的主要作用是接受充水，完成对皮肤软组织的扩张，要求扩张囊本身具有较好的伸缩性、良好的密闭性，以及较强的抗爆破、抗撕裂能力，可接受额定容量以上的充水扩张。常用扩张囊的形态规格及型号如下：肾形、圆柱形、半圆形、长方形等（图 5-16），其容量有 30ml、50ml、80ml、100ml、

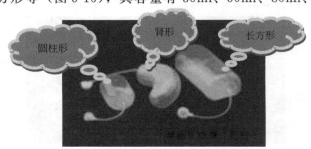

图 5-16　皮肤软组织扩张器的类型

150ml、200ml、300ml、500ml 等。

患者选择 50ml 的肾形扩张器。

● **患者术前、术后的护理注意事项有哪些？**

答：（1）术前 术前一天仔细检查扩张器外包装有无破损、漏气，扩张器的容量及类型。剃光头或剃除耳郭 6cm 以上的毛发。

（2）术后 严密观察扩张器埋置部位皮肤颜色、有无肿胀及血液循环障碍等。注水期间观察有无肿胀、疼痛、感染、扩张器外漏、注射壶漏液等。

● **患者术后需要扩张器注水扩张皮肤，注水过程中有哪些注意事项？**

答：（1）注水时间 注水开始的时间以不影响切口愈合为度，一般在拆线后 2～3 天开始，注水时应持续缓慢注射，一般每周注射 1 次，避免一次大量注液造成张力过大影响皮肤血运。

（2）注水量 每次注水量理论上不超过扩张器容量的 15％，在临床操作中，考虑局部组织张力、患者耐受情况等，一般一次注水量以充分扩张表面皮肤，尽量使其有一定张力又不影响扩张皮肤的血运为度（图 5-17）。注水时应边注射边观察扩张器表面皮肤的颜色和充血反应，以及患者的自我感觉，如表面皮肤颜色苍白，充血反应变慢或消失应停止注液，观察 15min，如颜色和充血反应恢复正常，可不予处理。如若不然须回抽一定量的液体，直至表面皮肤血运恢复正常。

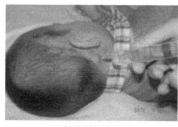
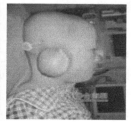

(a) 扩张器注水方法　　　　(b) 耳后皮肤扩张

图 5-17 扩张器注水法

（3）扩张后期由于重力作用扩张器移位下坠时，可用三角巾托起或嘱患者采取不易下垂的体位如平卧位来预防。

（4）严格无菌技术，防止感染。由于扩张器对人体而言是一种异物，如有细菌侵入极易感染，且感染不易控制，因此注水过程中要严格遵守无菌操作原则。

● **患者目前首优的护理问题是什么？目标是什么？该采取哪些护理措施？**

答：（1）目前患者首优的护理问题　疼痛。

（2）护理目标　使患者疼痛得到缓解或控制，自述疼痛减轻。

（3）护理措施

① 尊重并接受患者的疼痛反应，建立良好的护患关系。

② 解释疼痛的原因、机制，介绍减轻疼痛的措施，有助于减轻患者焦虑、恐惧等负性情绪，从而减轻疼痛压力。

③ 采取听音乐、与家人交谈、深呼吸、放松按摩等方法分散患者对疼痛的注意力，以减轻疼痛。

④ 尽可能地满足患者对舒适的需求，如帮助其更换体位（避免患耳受压），减少局部长时间压迫；做好各项清洁卫生工作；保持室内环境舒适等。

⑤ 必要时，遵医嘱按疼痛药物使用原则予以镇痛药物缓解疼痛。

● **患者术后可能会造成扩张器外漏的原因是什么？预防护理措施有哪些？**

答：（1）原因

① 切口选择不当。如位于不稳定瘢痕表面，扩张器离切口太近或扩张器移位到切口下，可造成切口愈合不良。

② 剥离层次过浅或损伤表面主要血管引起皮肤坏死。

③ 扩张器未展开，折叠成角。

④ 注水过程中一次注水注过多，阻断皮肤表面血液循环，这是导致扩张器外露最常见的原因。

⑤ 注射壶太厚或早期包扎过紧，压迫表面皮肤使之坏死。

⑥ 感染和血肿，影响切口愈合或继发表面皮肤坏死。

（2）预防护理措施

① 切口应距扩张器边缘最少 1cm，切开时须垂直切入并达拟埋植的层次后再剥离，剥离过程中应避免用锐利的器械对切口边缘组织反复牵拉。

② 关闭切口时须分层缝合，且在距切口 1cm 左右处将皮瓣与深部组织缝合固定几针，以防止扩张器移位到切口下。

③ 剥离层次需清楚，结扎或电凝止血时离表面皮肤有一定距离。

④ 分享的腔隙周边要比扩张器大 1cm，扩张器要展开，且在注液过程中发现扩张器有折叠成角现象时，应轻轻按摩使其尽快展开。

● 患者接有伤口负压引流管，如何护理？

答：（1）保持负压引流管通畅，妥善固定，防止受压、扭曲、折叠，经常挤压管道，观察有无阻塞。翻身时注意防止管道脱出。

（2）每日更换引流袋并观察引流液的颜色、性状、量；引流液颜色暗红，为正常引流液；若伤口引流管每日引流量≥200ml 或短期内引流出大量鲜血，则提示活动性出血，应行紧急处理。

● 患者植入扩张器后，什么情况下可进行第二期手术？

答：一般扩张器植入术后 2～3 个月或扩张器注入的水量是扩张器本身容量的 2～3 倍时，可进行第二期手术。注水后的扩张器具体表现如下。

① 扩张器体积大：一般扩张器顺利地注水 2～3 个月后，能起到良好的扩张效果，注水后的扩张器的体积为原来的 2～3 倍，有"硕果累累"的感觉。

② 皮肤薄：皮肤光滑，透光度比较高，血管清晰可见。扩张器的膨胀就像吹气球，球体扩大后，球壁要变薄，实践证明较薄的皮肤回缩率低，利用效率高。

③ 皮肤无缺损：扩张器的皮肤上没有任何外伤和疖子，皮肤平整光滑。

● **如何做好患者的出院指导？**

答：（1）小耳畸形矫正术后要严格遵守医嘱复诊。

（2）指导使用耳罩保护再造耳 3～6 个月，避免再造耳受压、受冻、暴晒、牵拉及损伤。

（3）采用扩张器注水扩张皮肤的患者，定期注水，注水期间注意保护扩张器。指导患者及家属学会观察皮瓣血液循环的方法。

（4）拆线回家后坚持使用弹力套和抗瘢痕药物 6～12 个月。

（5）健侧卧位，避免患耳碰撞、受压。

❀ 【护理查房总结】

本病例是先天性小耳畸形。患者手术过程比较顺利，护理人员需要做到的是熟练掌握小耳再造的相关知识，告知患者进食高蛋白、高热量、清淡、易消化食物、手术的相关知识及流程、术后平卧位或健侧卧位，做好心理沟通获得患者的配合。在整个治疗过程中我们需要强调以下几点。

① 患者术后 6h 进食半流质食物，避免用力咀嚼影响再造耳成活。

② 患者术后 6h 抬高床头，禁止患侧卧位，尤其是熟睡后应加强巡视，以防患耳受压。

③ 定期注水，保护扩张器。观察皮瓣血液情况，保持伤口负压引流通畅。

④ 做好心理护理，帮患者重树信心。

（朱岭梅　皮曦晴）

病例 5 • 先天性唇腭裂畸形

🍀【病历汇报】

病情 患儿男性，2岁，患儿自出生起唇腭部裂开，自悬雍垂到切牙孔全部裂开，影响进食说话2年，哺乳时乳汁、进食时食物从鼻孔溢出，口鼻腔卫生较差，易发生上呼吸道感染。半岁时在外院行双侧唇裂修复术，术后伤口愈合良好出院。否认乙肝、结核、艾滋病接触史。

护理体查 体温36.4℃。患儿发育欠佳，体重低于同龄人，头颅无畸形，巩膜无黄染。双侧瞳孔等大等圆，双侧对光反应灵敏。口唇及甲床红润，扁桃体无肿大。面部基本对称，唇腭部裂开，影响进食和说话，咬合正常，颌骨发育基本正常，上唇有手术瘢痕，张口度及张口口型正常，上腭自悬雍垂向前有裂隙，裂隙长达切牙孔，最宽15cm，切牙孔处有软组织覆盖，双侧乳切牙不见，心肺未发现明显异常。

入院诊断 先天性唇腭裂畸形。

手术情况 完善术前准备，在全麻下行双侧完全性唇腭裂畸形整复术。麻醉满意，手术顺利。术后体温36.2℃，SpO_2 100%。

辅助检查 血常规、肝肾功能、电解质、凝血功能、尿常规、粪常规、胸部X线、心电图检查基本正常。

主要的护理问题 有继发出血、感染的危险；有伤口愈合不全的可能；营养失调；焦虑、恐惧。

目前主要的治疗及护理措施 抗感染、补液、保护胃黏膜等对症、支持疗法。

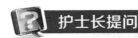

什么是完全性唇腭裂?

答:完全性唇腭裂就是发生在唇、腭部的畸形。人的上唇正中,有一浅沟,称为水沟(人中);人中的两侧各有一条皮肤嵴,即略高于皮肤的梁,称为"人中嵴"。唇的畸形就发生于此。腭有软腭与硬腭之分,位于口腔的顶部,以分隔口腔与鼻腔,有利于发音、吞咽及呼吸等,腭的畸形就发生于此。唇裂有些与兔子的唇结构相似,故俗称为"兔唇",有的又称为"缺嘴""豁豁嘴"。腭裂旧称为"狼咽",实际上这种称法有着定位错误,因为畸形并非发生于咽部,而是发生在咽前部口腔的顶盖处,即软腭与硬腭处。

唇裂的分类有哪些?

答:(1)按裂隙部位分类(图5-18)

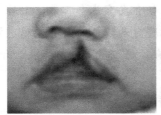 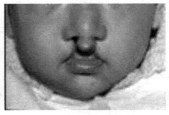

(a) 单侧唇裂   (b) 双侧唇裂

图 5-18 唇裂

① 单侧唇裂:分为不完全型和完全型。

② 双侧唇裂:分为不完全型、完全型和混合型(一侧完全型一则不完全型)。

(2)按裂隙程度分类

① Ⅰ度唇裂:只限于红唇裂开。

② Ⅱ度唇裂:为上唇部分裂,未裂至鼻底。浅Ⅱ度为裂隙未超过唇高的1/2;深Ⅱ度为裂隙超过唇高的1/2。

③ Ⅲ度唇裂:为上唇、鼻底完全裂开。

④ 隐裂：指皮肤、黏膜虽然未裂开，但缺少肌层。

腭裂的临床分类有哪些？

答：至今国内外未见统一的腭裂分类方法，但根据硬腭和软腭的骨质、黏膜、肌层的裂开程度和部位可分为以下四种（图 5-19）。

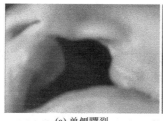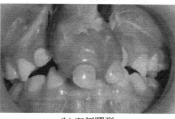

(a) 单侧腭裂　　　　　　　　　(b) 双侧腭裂

图 5-19　腭裂

（1）软腭裂　为软腭裂开，但有时只限腭垂。

（2）不完全性腭裂　亦称部分腭裂。

（3）单侧完全性腭裂。

（4）双侧完全性腭裂。

引起唇腭裂畸形的因素有哪些？

答：大量的研究表明，引起唇腭裂畸形的可能因素有以下几种。

（1）遗传因素　遗传学研究认为颅面裂属于多基因遗传性疾病，有些颅面裂患者，在其直系或旁系亲属中可发现类似的畸形发生。

（2）营养因素　如孕期维生素缺乏。动物实验发现小鼠缺乏维生素 A、维生素 B_2、泛酸、叶酸等时，可发生包括唇腭裂在内的各种畸形，但人类是否导致唇腭裂尚不十分明确。

（3）感染和损伤　临床发现母体在妊娠初期如遇到某些损伤，特别是引起子宫和邻近部位的损伤，如不全人工流产或不科学的药物堕胎等均能引起唇腭裂。母体在妊娠初期罹患病毒性疾病如风疹等，可能是其诱因。

（4）内分泌的影响　在妊娠期给小鼠注射一定量的激素，如糖皮质激素，其所生产的幼鼠可出现唇腭裂。

（5）药物因素　多数药物进入母体后都能通过胎盘进入胚胎。有些药物可能导致畸形的发生，如环磷酰胺、氨甲蝶呤、苯妥英钠等均可能致胎儿畸形。

（6）物理因素　胎儿发育期间，如孕妇频繁接触放射性物质或微波等可致唇腭裂畸形。

（7）烟酒因素　流行病学研究，妇女妊娠早期大量吸烟及酗酒，其子女唇腭裂的发生率比无烟酒嗜好的妇女要高。

腭裂的临床表现有哪些？

答：腭裂的临床表现有腭部解剖形态异常；吸吮功能障碍；腭裂语音；口鼻腔自洁环境的改变；牙列错列；听力下降；颌骨发育障碍。

如何预防唇腭裂畸形患儿？

答：为避免出现畸形儿，应做到避免近亲婚配；受孕前后双方戒烟戒酒；尽量避免高龄初产，应选择最佳的孕育年龄，25～30岁为好；孕期远离病毒感染；慎用药物，加强营养，适当运动；孕期定期做产前检查，一旦发现异常应及早终止妊娠等。

唇腭裂患儿的最佳手术时期是什么时候？

答：（1）单侧唇裂以出生后 3 个月为最佳手术年龄；双侧唇裂以出生后 6～12 个月为最佳手术年龄；第二次手术一般安排在学龄前，第三次手术安排在成年后。

（2）腭裂的整复在 2～3 岁时修复最好，7 岁以前完成，术后尚需进行语言训练约 1 年。

如何做好患儿的术前护理？

答：（1）全面询问病史，要特别注意近期内有无上呼吸道感染和传染病史，检查是否伴有其他畸形，注意面部有无湿疹和疮疖等。病房室应定期通风，保持空气新鲜，预防呼吸道感染，如有呼吸道感染则不宜进行手术。

（2）由于患儿做吸吮动作，会增加上唇张力和过度活动，使伤口愈合受到影响，故小儿在手术前应改变饮食习惯，不用母乳哺乳，练习汤匙或滴管喂饲流质食物，以便患儿术后能适应这种喂养方法。

（3）术前 2 天常规给予复方硼砂溶液（朵贝液）行口腔护理，每日 3 次，保持口腔清洁。

（4）氯霉素滴眼液滴鼻，减少鼻、口腔黏膜充血、水肿，防止并发症的出现。

（5）术前 4h 进流质食物 1 次（一般喂 200ml 糖水）。

（6）常规备皮、药物过敏试验及术前常规检查。

● 作为责任护士，如何对患儿进行术后护理？

答：（1）严密观察病情变化 术毕回病房后予心电监护监测生命体征，常规吸氧，体位宜平卧，头偏向一侧或头低位，以便口内血液、唾液流出，防止呕吐物逆行性吸入；备负压吸引设备于床旁，及时吸取过多的口鼻分泌物；如发现患儿哭声嘶哑，说明有水肿，应及时用激素治疗并严密观察呼吸，发现呼吸困难时尽早行气管切开，防止窒息。

（2）全麻患儿清醒 4h 后，可给予少量流质食物，应用滴管或小汤匙喂饲，观察 0.5h 后，无呕吐再进食流质食物，应少量多餐，不宜过热。流质食物应维持至术后1～2 周，2～3 周后可进普食。

（3）患儿术后安静休息，以减少腭部活动，术后用护臂夹板约束患儿双手，避免患儿用手抓出纱布或将手指、玩具等物放入口中，以防伤口裂开、出血。术后第 1 天即可去除唇部伤口包扎敷料，用生理盐水清洗伤口，涂抗生素油膏。保持创口清洁但切忌用力擦拭创口。如创口表面已形成血痂，可用过氧化氢溶液、生理盐水清洗，以防痂下感染。

（4）加强口腔护理，每日应清洗口腔 3 次，动作应轻柔、敏捷。鼓励患儿食后多饮水，有利于保持口腔卫生及伤口清洁。术后应给予适量抗生素预防感染。

● 患儿术后最可能发生的并发症是什么？如何护理？

答：出血是患儿术后最常见的并发症，术后大量出血并不多见。患儿术后应安静休息，以减少腭部活动，3 岁以内的患儿术后用护臂夹板，避免患儿用手抓出纱布，患儿哭闹时可遵医嘱使用镇静药，严防患儿将手指、玩具等物放入口中，以防伤口裂开、出血。如发现血时应先查明准确部位和出血原因。如为渗血可用明胶海绵或止血纱布或浸有肾上腺素的小纱布行局部填塞和压迫止血。如出血在鼻腔侧创面，可滴入 1% 麻黄碱溶液数滴，或以浸有麻黄碱液的纱布填塞和压迫止血。发现明显的出血点时，应及时缝扎止血。

● 语音治疗的最佳时机是什么时候？适应证有哪些？

答：（1）由于患儿发音异常，需要进行语音治疗，25%～45% 患儿在矫治异常语音期间，由于腭咽括约肌群做训练能更有力地协同收缩，腭咽闭合逐渐改善，即使摘除发音辅助器后还可达到腭咽闭合，从而不再需要手术。术后 1 个月可开始语音训练。

（2）适应证

① 手术后已获得良好的腭咽闭合功能者，否则语音治疗一般是无效的。

② 即使咽成形术获得成功，但由于患儿不良发音习惯已经养成，各种代偿发音造成语音不清者均应通过语音治疗给予纠正。

③ 患儿能与语音治疗医师配合，年龄一般在 4 周岁以上，不合作者不宜训练。

④ 治疗前要排除中等听力障碍、舌系带过短等影响训练的因素。

⑤ 患儿智商要正常，弱智者、难以接受治疗，疗效也差。

● 什么情况下不宜进行语音治疗？

答：手术后仍存在腭咽闭合不全，再次手术有困难者，或由于全身其他原因不宜行咽成形术者，发音时鼻漏气或过度鼻音，则不宜进行语音治疗。可采用暂时性或永久性发音辅助器人为地缩小腭咽腔，使发音时达到腭咽闭合，然后再进行语音训练，纠正不良发音习惯及各种代偿音。

患儿目前首优的护理问题是什么？目标是什么？该采取哪些护理措施？

答：（1）患儿目前首优的护理问题　营养失调。

（2）护理目标　使患儿营养状况得到改善，体重保持相对稳定的增长。

（3）护理措施

① 病情允许的情况下，与医师、营养师一同制订患儿饮食计划，合理搭配饮食，监测并记录患儿的进食量。

② 注意流质食物的温度，不可过热或过冷，以微热为宜，避免触及伤口出血。

③ 提供良好的就餐环境，防止就餐前发生不愉快或痛苦的事件。

④ 鼓励适当活动以增加营养物质的代谢和作用，从而增加食欲。

⑤ 加强口腔护理，保持口腔湿润、清洁。该患儿属双侧唇腭裂，喂食时可采用吸管，速度不可过快，每2～3h进食一次，每次喂食量不宜过多，预防患儿呛咳、误吸。

⑥ 遵医嘱予肠道外营养，如复方氨基酸、脂肪乳剂或氨基酸葡萄糖脂肪乳液。

⑦ 定期称体重，掌握体重变化情况，与入院时体重或正常同龄儿童相应值做比较，及时调整营养供给计划。

如何对患儿及家属进行出院指导？

答：（1）加强营养，半个月内进食高蛋白、高维生素、清淡、易消化流质食物，半个月后进食半流质食物，1个月后进食软质食物。

（2）保护伤口，注意口腔卫生，避免感染。

（3）唇裂拆线后局部抗瘢痕治疗6～12个月。

（4）加强发音和语言训练。

（5）术后1个月复诊，根据患儿术后恢复状况及效果决定是否行第三期手术，不适随诊。

❀【护理查房总结】

唇腭裂为先天性畸形，在我国偏远地区比较多见，落后的医疗卫生及贫困的生活质量，给患儿及家庭带来了永久性的心理伤害。在现在医学不断发展的前提下，先天性唇腭裂畸形是可以防治的，因此避免近亲结婚、孕时加强营养、慎用药物、远离病毒感染和放射线及定期进行产前检查，是预防先天性唇腭裂畸形的有效措施。对有先天性唇腭裂畸形的患儿我们应该加强营养，做好患儿及家属的心理护理，消除自卑心理，掌握手术时期，加强发音和语言训练，提高患儿的生活质量，尽可能地恢复其功能，重返社会。特别强调以下几点。

① 应防止患儿术后哭闹。大哭大闹时张口，唇腭部张力增高，可导致伤口再裂，特别烦躁不安的孩子应适当服用镇静药。此外，下地活动时应注意不要让孩子摔倒，避免外伤性伤口再裂。

② 患儿伤口应经常保持清洁，每次喂奶或进食后应用生理盐水清洗伤口。

③ 患儿饮食应逐渐更改，开始只能进流质食物，如牛奶、藕粉、代乳粉、糕干粉等，以后可改为半流质食物，术后2个月之内均需软质食物，避免干硬、有渣的食物，以免刺激伤口影响愈合。

④ 术后应及早教孩子练习发音，一旦形成不良的语言习惯及不正确的发音就很难更改，年龄越小这种语言训练越重要。

（沈　艳　朱岭梅）

病例 6 • 瘢痕性秃发

🍀【病历汇报】

病情　患者男性，20 岁，因左侧头部烫伤秃发 14 年入院。患者自诉 14 年前不慎被开水烫伤左侧头顶部，在当地医院予以创面换药、抗感染、补液等治疗，创面愈合后出院，之后烫伤区无毛发生长，其间未进行任何特殊治疗。既往无高血压病、糖尿病、肝炎等慢性疾病，无饮酒史、家族史，有吸烟史。

护理体查　体温 36℃，脉搏 70 次/分，呼吸 24 次/分，血压 110/70mmHg。神志清楚，自主体位，查体合作。左侧颞部一手掌大的瘢痕，色泽较正常，无毛发生长，周围头发生长正常。

入院诊断　瘢痕性秃发。

手术情况　完善术前准备，全麻下行头部扩张器植入术。麻醉满意，手术顺利。留置伤口负压引流管 1 根。术后体温 36.2℃，脉搏 76 次/分，呼吸 22 次/分，血压 110/72mmHg，SpO_2 100%。

辅助检查　血常规、凝血功能、肝肾功能、电解质、尿常规、粪常规、胸部 X 线、心电图检查基本正常。

主要的护理问题　继发皮瓣血运障碍、血肿的危险；焦虑；自我形象紊乱；疼痛；缺乏自我护理知识。

目前主要的治疗及护理措施　吸氧、心电监护、补液、抗感染、止血、镇痛等对症支持疗法。

❓ 护士长提问

● 什么是瘢痕性秃发？

答：瘢痕性秃发是指因烧伤、外伤、感染及较大面积的肿瘤切除术后等外在环境引起的头皮区无毛发生长，伴或不伴有毛囊损伤（图 5-20）。

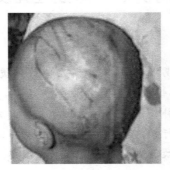

图 5-20　瘢痕性秃发

● **瘢痕性秃发的治疗原则有哪些？**

答：一般由于因烧伤、外伤、感染及较大面积的肿瘤切除术后等外在环境引起的秃发，此类患者毛囊、毛根受损，选择手术治疗，既可根治秃发，又可起到美容的目的。

● **瘢痕性秃发的手术治疗方法有哪几种？**

答：(1) 毛发移植　这类手术方法的缺点是在瘢痕组织上实行毛发移植后成活率低，毛发生长稀疏，分布不均匀，患者的满意度欠佳。

(2) 直接缝合法　此类手术方法适用于沿发髻宽＜2cm 的患者。

(3) 头皮扩张法　此法的优点是皮肤扩张术能提供与组织色泽、质地、厚度相近似的且具有毛囊的充裕皮肤组织，手术后毛发分布均匀，既修复缺损，又不产生新的供皮区痕迹，起到美容的作用。缺点是需 2 次以上的手术，费用较高。

● **目前最理想的治疗瘢痕性秃发的方法是什么？原理是什么？**

答：目前最理想的治疗瘢痕性秃发的方法是皮肤软组织扩张器植入手术。其原理是：应用硅胶制作的皮肤软组织扩张器经手术埋置于皮肤或肌肉下层，定期注入 0.9％氯化钠注射液扩张，使其表面皮肤逐渐伸展，以提供额外的皮肤及皮下组织，修复缺损。

皮肤软组织扩张器植入术的适应证有哪些？

答：（1）头皮缺损或局部秃发的修复。

（2）面颈部瘢痕的修复、下颌骨缺损及耳鼻再造术等。

（3）单纯乳腺切除后的患者，如先天性乳房不发育；烧伤后小乳房畸形。

（4）肢体及躯干皮肤软组织缺损及巨痣、血管瘤切除后的修复等。

患者的手术治疗过程如何？

答：为治疗患者秃发，手术需要分期进行，手术分两期完成。一期为埋置扩张器：根据需修复瘢痕的部位、大小，选择扩张器类型、大小及埋置部位。沿瘢痕边缘切开皮肤，分离皮下，形成腔隙，确切止血，并将注射壶留置于体外。扩张器置入中帽状腱膜下层腔隙后充分展平，放置负压引流管，将切口边缘于基底缝合数针，以防扩张器脱出。最后缝合皮肤。

二期为皮肤扩张完成后运用皮瓣的方式修复瘢痕。伤口愈合后即可注水扩张。一般间隔2～3天注水一次，应用4号半头皮针经注射壶注入生理盐水即可。皮肤经反复扩张后达到预计量，可行二期手术，即经原切口切开皮肤，取出扩张器，切除纤维壁，将形成的皮瓣向瘢痕切除后形成的创面处旋转和推进，皮瓣下放置负压引流管，全层间断缝合切口。

患者的术前准备有哪些？

答：（1）备头皮 防止术后感染。

（2）观察全身皮肤有无发炎，青春期患者有痤疮、粉刺则暂不能手术，待治疗痊愈后择期手术，以免术后感染。

（3）禁烟 患者有吸烟史，术前1周严格戒烟，烟中的尼古丁有收缩血管的功能，影响术区皮瓣血运。

（4）加强心理护理 由于头部秃发，外观上的缺陷，易使其产生自卑感和孤独感，影响正常工作和学习，不愿参加集体活动。医护人员应以和蔼可亲的语言安慰患者，交代好手术前后的注意事项。由于患者迫切希望手术弥补形态缺陷，所以对手术要求较高，然而手术需要经过两期才能完成，尤其第二期需要较长时间的扩张器注水扩张，患者心理负担较重，因此术前必须做好解释工作，使患者了解自己的病情，消除不良的心理因素，医护人员要利用一切机会与患者交流，向患者说明此种手术的优点，解除患者的顾虑，使其树立战胜疾病的信心，积极配合治疗、护理工作，以最佳心理状态度过手术期，以促进早日康复。由于术前剃发，术中置入扩张器引起膨隆，导致头皮部变化明显，暴露出来，我们为患者提供了松软、薄布制作的便帽以遮盖畸形，使患者减轻心理压力，便于休养活动。

● 作为责任护士，如何对患者进行术后护理？

答：术后应密切观察患者术区的皮瓣血运情况。观察内容要点总结为"一看、二压、三测、四探、五观察"。

（1）皮肤色泽 术后 $2 \sim 3$ 日内移植物皮肤颜色应该红润正常。若发现皮肤发绀或苍白则可能发生血运障碍。首先应该辨明血运障碍的性质，如果是静脉回流不畅，术区皮肤颜色逐渐或突然变深（由红色→紫红→发绀→紫黑→出现水疱）；如果是动脉供血不足，术区皮肤颜色就会呈苍白色，逐渐干瘪。这些变化可能发生在移植物的某一部分，也可能发生于其他大部分或全部。有时候可能在移植物边缘出现红白两色相间的花斑，并有可能逐渐蔓延扩大。

（2）毛细血管充盈反映 又称指压反映，测试时用无菌棉签轻压移植物的皮肤，使之苍白，然后迅速移开棉签，正常皮瓣的皮肤颜色会在 $1 \sim 2s$ 之内转为红润。如果充盈时间缩短说明静脉回流不畅；如果反应迟缓，时间超过 $5s$，则是供血出现问题，会有动脉栓塞的可能。

（3）皮肤的温度 采用半导体式体温计测量移植物皮肤的温度，并与移植物近旁的健康皮肤温度相对照。手术后正常情况下 $2 \sim 3$ 日移植物皮肤温度应高于健部 $1 \sim 1.5$℃，两部分皮温差小于 $2 \sim 3$℃。如果移植物皮温低于健部皮温 $2 \sim 3$℃以上，或者两部分皮温差大于 3℃，常提示血液循环可能存在障碍。有些情况下皮温不能准确地反映移植物的血运情况，比如游离移植皮瓣受深部组织热传导作用或外界室温升高、烤灯等影响都可能使移植物的皮温升高。因此，在测量时需要注意避免或排除可能的干扰因素，并且注意：测试时间在停止烤灯照射 20min 后，测试点应该定位，一般定位于移植物的中央部位；每次测试时间不得少于 30s，而且每个点的压力要均匀，以免出现误差。

（4）血管搏动及微循环的情况 一般采用扪诊方法检查动脉搏动状态。有条件的可用多普勒超声血流探测仪测定动脉血流情况，用激光多普勒检测微循环情况。

（5）严密观察移植物的肿胀程度 正常情况下手术后 2～3 日内移植物呈轻度肿胀。当发生静脉栓塞时肿胀程度明显加重甚至会出现水疱，与此相反，当动脉供血不足时肿胀则不明显，移植物皮肤皮纹增多，甚至出现干瘪状态。

● 患者目前首优的护理问题是什么？目标是什么？该采取哪些护理措施？

答：（1）患者目前首优的护理问题 焦虑。

（2）护理目标 患者主诉焦虑感减轻或消失，对预后充满信心，安心配合治疗与护理。

（3）护理措施

① 热情接待安置好患者，介绍经管医师、负责护士、病房环境，消除患者对病房的陌生感，使其尽快适应新环境。

② 详细讲解瘢痕性秃发的相关知识，讲解手术方法、治疗方案、效果及预后，消除其顾虑，积极合作。

③ 经常与患者交谈，认真听取患者的主诉，了解患者的心理状态，给予相应的疏导，鼓励患者说出使其不安的原因和感觉。

④ 利用社会支持系统的力量：请有亲身经历和同样感受的康复者与患者交流，鼓励患者乐观对待疾病，增强生活信念，树立战胜疾病的信心。动员亲朋好友对其安慰和交谈，鼓励患者通过参与社交活动和工作减轻心理压力、放松精神和促进康复。

⑤ 建议患者未完全恢复前可采用戴帽子或选择合适的发型等方式来掩盖不足。

● **患者的饮食有什么要求？**

答：应给予患者高蛋白、高热量、高维生素、清淡、易消化食物，避免辛辣刺激性食物，多食蔬菜、水果。

● **患者术后留置伤口引流管，如何护理？**

答：（1）患者留置了1根伤口负压引流管，引流出暗红色血性液体，术后3天未见明显液体流出，遵医嘱拔出负压引流管。

（2）带管期间，避免伤口负压引流管折叠、扭曲、脱出、受压。每日更换引流装置，严密观察引流液的量、颜色、性状，如引流液呈鲜红色，量突然增多，提示活动性出血，应通知医师，紧急处理。

● **患者术后出现伤口疼痛，如何处理？**

答：患者可以忍受术后疼痛，指导患者进行分散疗法，将注意力转移。叮嘱患者伤口疼痛剧烈、不能忍受时，需立即通知护士，观察患者的皮瓣血运、伤口引流液、伤口渗血等情况，并通知医师紧急处理。

● **患者最可能发生的并发症是什么？原因是什么？如何护理？**

答：患者最可能发生的并发症是术后血肿，多发生于扩张器置入术后24~48h；其临床表现为胀痛，表面张力增加，而且发展很快，在扩张器表面的皮肤出现青紫，有时为瘀斑。主要原因为术中止血不彻底或伤口引流不畅；如若血肿处理及时，一般不会影响治疗效果。预防：术中彻底止血，扩张器术后放置负压引流管，且放置剥离腔隙的最深部位，保持负压引流管通畅固定，及时更换引流装置。严密观察伤口渗血及伤口负压引流情况，局部制动，防止扩张器受压。重视患者的主诉，及时发现血肿，通知医师，及时处理，必要时手术清除血肿。

● **患者还可能出现什么并发症？如何预防及护理？**

答：（1）扩张器外漏 扩张器外漏在各种并发症中发生率最

高,临床表现为切口处外漏、感染后外漏、张力过大致皮瓣坏死后外漏。预防:饮食宜清淡,多饮水;避免扩张器皮肤出现痈、疖、蚊虫叮咬等皮肤感染;扩张器注水后,倾听患者的主诉,严密观察注水处皮肤情况,注水后休息30min方可离开,如出现皮瓣苍白、疼痛、持续1h不缓解,应立即抽出液体。

发生扩张器外漏,宜注意保持外漏处皮肤的清洁,每日用络合碘消毒2次,并用无菌纱布覆盖。如继续注水后外漏大小未扩大,可等皮量扩大到理想的范围再手术取出,如注水后外漏继续扩大,不管皮量是否达到理想范围,都应立即手术取出扩张器。

(2)术后感染 感染多发生在一期扩张器置入术后及扩张器的注水过程中,可为原发性,也可继发于血肿、扩张器外漏后。临床表现:全身症状早期不明显,到晚期出现发热,白细胞增高;局部症状表现为扩张器周围红、肿、热、痛等,引流液变浑浊。预防:术前术区皮肤准备细致,扩张器置入区皮肤无毛囊炎等潜在感染病灶,有则暂缓手术。术中严格无菌操作。术前2h预防性应用抗生素。严密观察病情变化,定时更换引流装置。

(3)扩张器不张 表现为注水压力大,进液少,扩张体积无改变。如发现扩张器不张,应在注水后按摩扩张器,动作轻柔,使扩张器腔隙变大,促使扩张器注水顺利进行。

(4)扩张器过敏 表现为置入扩张器皮肤处出现红疹,伤口不愈合,偶有脓性分泌物流出,如发现立即手术取出扩张器,并口服抗过敏药物氯雷他定,有脓性分泌物者,静滴抗生素抗感染。

如何对患者进行出院指导?

答:(1)给予高蛋白、高维生素、清淡、易消化食物,避免辛辣刺激、油炸食物,多吃富含维生素C的蔬菜、水果,指导患者戒烟。

(2)避免扩张器碰撞、刺伤、受压。

(3)定期扩张器注水,伤口愈合后3~5天注水一次,待注入水量达到扩张器原来容量的2倍即行二期手术。

（4）1周后复查，不适随诊。

❀【护理查房总结】

皮肤软组织扩张器在整形美容外科中得到了广泛应用，促使整形外科治疗有了质的飞跃。对过去一些难治性疾病，如瘢痕性秃发的疗效大有提高，但患者的期望值往往更高。扩张器置入术的治疗时间长，费用相对高，并发症也时有发生，我们应严密观察病情变化，做好扩张器置入术患者的围手术期护理，避免并发症的发生，缩短患者的住院日，为患者早日重返社会奠定了基础。特别强调以下几点。

① 加强心理护理，消除患者的紧张情绪。

② 完善术前准备，避免毛囊炎等潜在感染病灶，预防并发症。

③ 给予高蛋白、高维生素、清淡、易消化食物，避免辛辣刺激性食物。

④ 严密观察病情变化，发现异常及时处理。

⑤ 加强管道护理，严格无菌操作，防止感染。

⑥ 局部制动，定期注水，避免扩张器受压、碰撞、刺伤等。

（沈　艳　朱岭梅）

查房笔记

病例 7 • 面部瘢痕挛缩畸形

❀【病历汇报】

病情　患者男性，25 岁，因 8 个月时不慎被炭火烧伤面部，随即在当地医院急诊对症治疗，创面痊愈后出院。现因面部瘢痕挛缩致上下眼睑闭合不全以及口角歪斜，到我院进行整形手术治疗。既往无高血压病、心脏病、糖尿病等慢性疾病，无饮酒、吸烟史及家族史。

护理体查　体温 36.5℃，脉搏 85 次/分，呼吸 22 次/分，血压 115/55mmHg。神志清楚，自主体位，查体合作。面部可见大面积瘢痕，累及右侧额部、双上下眼睑、右面颊部、鼻背部、下颌部及颈部，瘢痕色深，稍突出于皮面，未见溃烂红肿，瘢痕挛缩牵拉致双眼闭合不全，双上下眼睑外翻、结膜充血、双眼流泪，上唇向右上方歪斜。触诊瘢痕质较韧。

入院诊断　面部瘢痕挛缩畸形。

手术情况　完善术前准备，全麻下行面部瘢痕切除植皮术，麻醉满意，手术顺利。术后伤口加压包扎。术后体温 36.6℃，脉搏 109 次/分，呼吸 24 次/分，血压 120/60mmHg，SpO_2 98%。

辅助检查　血常规、肝肾功能、电解质、出血时间、凝血时间、尿常规、粪常规及胸部 X 线片结果均正常；心电图示 ST 段下移，U 波明显；心脏彩超示三尖瓣、肺动脉瓣轻度反流，请心内科会诊，可进行面部整形手术。

主要的护理问题　继发感染的危险；有皮片坏死的可能；营养失调；自我形象紊乱；焦虑；缺乏植皮后自我护理知识。

目前主要的治疗及护理措施　吸氧、心电监护、补液、抗感染、保护胃黏膜、镇痛等对症支持疗法。

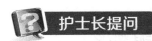

护士长提问

● **面部瘢痕畸形大致分为哪几类？治疗原则是什么？**

答：面部瘢痕畸形大致分为瘢痕增生型、瘢痕挛缩型、组织器官缺损型三种类型，如三种类型合并存在时，治疗的复杂性和难度增大。治疗原则是通过手术最大限度地恢复患者的面部形态和器官功能。

● **面部烧伤后什么时间适宜做整形手术？**

答：通常在烧伤创面愈合半年至1年瘢痕稳定软化后再进行整形手术，如果瘢痕挛缩造成器官严重功能障碍，只要条件允许即可手术。

● **面部瘢痕患者手术方案有哪几种？优缺点是什么？**

答：面部瘢痕患者手术包括扩张器置入术和瘢痕松解植皮术两种方案（图 5-21），优缺点如下。

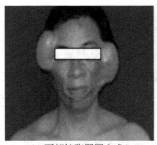 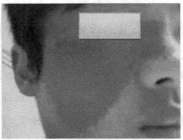

(a) 面部扩张器置入术　　　　(b) 面部瘢痕松解植皮术

图 5-21　面部瘢痕手术方案

（1）扩张器置入术　优点是能矫正患者的外观，且同部位的皮肤不会发生挛缩，皮色接近正常皮肤，美观；缺点是治疗时间长，费用高，并发症多。

（2）瘢痕松解植皮术　优点是能改善患者的颈部功能，矫正外观，治疗时间短，费用较前种低；缺点是需拆东墙补西墙，增加供皮区创面，且不同部位的皮肤移植会挛缩，皮肤颜色较正常皮肤深。

● 如何树立患者的自信，消除自卑心理？

答：烧伤后瘢痕形成导致患者外观丑陋、功能障碍，在心理上造成了极大的痛苦，护士应加强心理护理，热情接待，主动介绍，将患者安排在同病种病房，讲解手术方法、过程，解除患者的疑虑，耐心倾听患者的感受，鼓励其表达，同时介绍成功案例，增强患者的自信。手术后患者不能说话，主动提供温馨服务如写字板，让其表达自己的感受，重视患者的生活护理。

● 患者面部瘢痕合并有眼睑外翻，如何进行眼部护理？

答：患者入院后每日用生理盐水清洗双眼 2 次，以消毒棉签轻轻拭去眼内分泌物，再遵医嘱予抗生素眼药液滴双眼。每晚睡前涂抗生素眼膏，并用无菌凡士林油纱布覆盖患眼，择期行眼睑外翻整复术。

● 患者术后最重要的护理措施是什么？为什么？

答：口腔护理是面部术后最重要的护理措施。口腔是病原微生物侵入人体的主要途径之一，口腔内的温度、湿度和食物残渣适宜微生物的生长繁殖。当身体健康时，机体抵抗力强，饮水、进食、刷牙和漱口等可对细菌起到一定的清除作用。患者禁食 3 天，由于进食的减少，为细菌在口腔内迅速繁殖创造了条件，常可引起口腔局部炎症、溃疡，继而引起伤口感染。为保持口腔清洁、预防口腔感染等并发症，给予口腔护理，每日 2 次。

● 患者目前首优的护理问题是什么？目标是什么？该采取哪些护理措施？

答：（1）患者目前首优的护理问题 自我形象紊乱。

（2）护理目标 患者实施新的应对措施，能用语言或行为展现对外表的接受，或患者表现出有重获自我照顾和角色责任的愿望和能力。

（3）护理措施

① 鼓励患者倾诉感觉和悲伤，尤其是与他感觉、思考和看待自我的方式相关的感受。

② 鼓励患者询问与健康、治疗、治疗进程、预后有关的问题。

③ 提供帮助和社会支持系统：帮助患者适应正常生活、社交活动、人际交往、职业行动的改变；提供与其有相同经历的人在一起的机会；鼓励家属多关爱患者。

④ 鼓励患者采用面部修饰，如戴墨镜、帽子等。

⑤ 病情允许的情况下，与患者一同制订面部器官功能锻炼计划，如眨眼等。

⑥ 做好面部清洁护理。

患者术后禁食的目的是什么？机体的能量如何补充？注意事项是什么？

答：患者术后禁食的目的是防止嘴角咀嚼食物增加缝线张力，引起活动性出血，影响伤口愈合；防止食物残汁污染敷料，引起伤口感染，造成皮片坏死。机体的能量供应根据医嘱静脉补充氨基酸、脂肪乳等。因这两种能量药是大分子颗粒且刺激性强，所以输注时必须确定在血管内，输液速度宜慢，脂肪乳剂输注的时间必须大于 2h。

患者术后最可能发生的并发症是什么？如何预防？

答：（1）患者术后最可能出现的并发症　皮片坏死。

（2）预防措施　术后禁食 3 天，避免食物残渣污染伤口，引起伤口感染致使皮片坏死；面颊部制动，尽量减少说话、哭泣、大笑等面部动作，以免皮片移动，影响皮片愈合。

植皮术后还要进行抗瘢痕治疗吗？术后什么时间开始进行抗瘢痕治疗？需要坚持多久？

答：植皮术后伤口缝合处及供皮区仍需要抗瘢痕治疗。使用抗瘢痕的外用药物，具有改善瘢痕表皮机构的功能，使瘢痕的皮肤恢复稳定的内环境，减轻毛细血管的充血和胶原纤维的增生，从而抑制瘢痕的增生，亦有止痒的作用。也可使用弹力绷带和压力衣，其原理是压迫瘢痕组织，减少局部血液循环及造成毛细血管栓塞，抑制瘢痕组织生长和增生。伤口痊愈，拆线后 5 天即可进行抗瘢痕治疗，一般坚持使用的时间为 6～12 个月。

● **如何对患者进行出院指导？**

答：(1) 宜食高蛋白、高维生素、清淡、易消化食物，多食富含维生素 C、维生素 E 的蔬菜和水果，有一定的美白作用。避免辛辣刺激、有色素的食物。

(2) 避免阳光直射，外出期间撑伞或戴帽子，防止色素沉着。

(3) 伤口愈合或伤口拆线 5 天后供皮区及植皮区坚持抗瘢痕治疗 6～12 个月。眼睑外翻明显者，加强眼部护理，择期手术治疗，定期心内科复查心脏彩超。

🍀【护理查房总结】

随着医学的不断发展，烧伤患者临床治愈率大幅度提高，烧伤后的瘢痕增生严重影响着患者的生活和美观，心理自卑伴随整个过程，致使患者对整形的期望值也就越来越高。在提高手术成功率的前提下，也应当重视患者的心理，让患者了解整形的局限性，使患者在改善功能和提高生活质量的前提下，增强自信，重返社会。特别强调以下几点。

① 加强心理护理，树立正确的人生观、价值观。

② 加强营养，术后 3 天禁食，静脉补液维持生理功能，3 天后进食高蛋白、高维生素、清淡、易消化的流质食物，促进伤口愈合。

③ 加强口腔护理，增加患者舒适感，促进食欲，预防口腔感染。

④ 局部制动，避免谈笑、咀嚼硬物，预防皮片坏死。

⑤ 避免阳光直射，坚持抗瘢痕治疗。

（沈　艳　朱岭梅）

查房笔记

病例 8 · 巨乳症

🌸【病历汇报】

病情　患者女性，29 岁，双侧乳房增大 13 年，患者自诉从 16 岁开始双侧乳房迅速增大，月经来潮感乳房胀痛，对生活稍有影响，26 岁怀孕时乳房再度增大，分娩后乳房未见明显回缩。2012 年 3 月感双侧乳房胀痛加剧，非经期也开始持续剧痛，5 月份在当地医院行乳腺彩超示小叶增生明显，服用乳癖消 1 个月后疼痛逐渐缓解。现患者自觉乳房大影响日常生活，为求手术治疗入住我科。月经史：月经初潮 16 岁，月经规律，既往无遗传性疾病、传染病、高血压病、糖尿病及同类疾病史。

护理体查　体温 37.3℃，脉搏 87 次/分，呼吸 20 次/分，血压 120/70mmHg。发育正常，营养中等，神志清楚，自主体位，查体合作。双侧乳房等大、对称，患者站立时双侧乳头位置约齐乳房下皱襞以下 5cm 水平，触诊质地均匀，未扪及明显的肿块。

入院诊断　巨乳症。

手术情况　完善术前准备，全麻下行双侧乳房缩小成形术，麻醉满意，手术顺利。伤口加压包扎，留导尿管、2 根伤口负压引流管。术后体温 37.2℃，脉搏 90 次/分，呼吸 20 次/分，血压 120/70mmHg，SpO_2 98%。

辅助检查　乳房彩超示双侧乳腺小叶增生。

主要的护理问题　继发血肿、感染的危险；有乳头、乳晕血运障碍的可能；焦虑；自我形象紊乱；缺乏植皮后自我护理知识。

目前主要的治疗及护理措施　吸氧、心电监护、补液、抗感染、保护胃黏膜、止血、镇痛等对症、支持疗法。

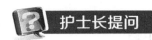

什么是巨乳症？患者的诊断依据是什么？

答：（1）定义　医学上对"巨乳症"暂时还没有具体的量化标准，诊断标准多是根据乳房的外观形态和患者的自我感受来确定的。一般来说，女性乳房过度发育，腺体及脂肪结缔组织过度增生，体积超常，与躯体明显失调则称为巨乳症（图 5-22），又称为乳房肥大、大乳房或巨乳房。

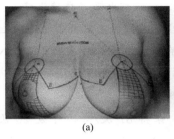 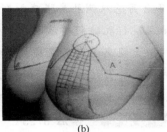

(a) (b)

图 5-22　巨乳症

（2）诊断依据

① 先天性病史。

② 乳房鼓胀巨大，体积超过了正常人数倍，乳房伴有明显的下垂，严重者的乳房下缘往往可超过肚脐，甚至可下垂到耻骨水平。

③ 形体臃肿，行动不便，伴有胸部压迫感，常伴慢性乳腺炎及疼痛。

④ 可有乳房下皮肤糜烂。

⑤ 乳房 MRI 检查可与乳房肿瘤鉴别。

巨乳症的病因是什么？

答：巨乳症的发病机制尚不十分清楚，有人认为与雌激素过量分泌以及乳腺组织的靶细胞对雌激素刺激特别敏感而引起过度增生有关。也有人认为可能和遗传因素，如基因异常有关。

● 巨乳症分为哪几类？患者属于哪类？

答：临床上将巨乳症分为 3 类，即乳腺超常增生性乳房肥大、肥胖型乳房肥大和青春型乳房肥大。患者属于乳腺超常增生性乳房肥大。

● 哪些巨乳症可以行手术治疗？

答：（1）乳房过大，与体形不成比例。

（2）乳房过重下垂，乳头乳晕指向下。

（3）一侧乳房较对侧显著增大。

（4）乳房重量过大引起背部、颈部和肩部疼痛。

（5）乳房下方皮肤因刺激发炎。

（6）乳罩带将肩部勒成锯齿状。

（7）乳房大小和重量使日常活动受到限制。

（8）乳房过大，自觉不满而失去自信。

● 哪些巨乳症不适宜进行手术？

答：（1）乳房组织有炎症或手术切口附近有皮肤炎症者。

（2）机体其他部位有感染病灶，或心、肝、肾等重要脏器有病变者。

（3）瘢痕体质者；患有免疫系统或造血系统疾病者。

（4）患者心理准备不足，患有精神分裂症或精神异常者。

（5）乳腺癌术后复发或有转移倾向者。

● 巨乳症患者手术时间如何选择？

答：巨乳缩小术可在乳房发育停止后的任何年龄施行，建议避开哺乳期。

● 患者的术前准备包括哪些？

答：（1）术前 2 周内，告知患者勿服用含有阿司匹林的药物，因为阿司匹林会降低血小板的凝固功能。

（2）有高血压病和糖尿病的患者，应该在初诊时如实告知医师病情，以便应诊医师确认手术方案。

（3）手术前确定身体健康，无传染性疾病或其他身体炎症以及乳腺癌家族史。

（4）经期、妊娠期内不宜手术，术前 1 周戒烟。

（5）遵医嘱备血、备皮，预防性使用抗生素。

● **对患者术后体位有何要求？**

答：患者术后 6h 宜采取半坐卧位。半坐卧位可减轻胸部切口缝合处的张力，减轻疼痛，有利于伤口愈合。同时由于重力作用使膈肌位置下移，胸腔容量扩大，呼吸顺畅。

● **患者留置了几根负压引流管？如何护理？**

答：患者术后留置了 2 根伤口负压引流管，引流出暗红色血性液体，术后 3 天未见明显液体流出，遵医嘱拔除负压引流管。带管期间每日更换引流装置，保持引流管道通畅，避免伤口负压引流管折叠、扭曲、脱出、受压。严密观察引流液的量、颜色、性状，如引流液呈鲜红色，量突然增多，提示活动性出血，应通知医师，紧急处理。

● **患者术后最可能发生的并发症是什么？如何护理？**

答：（1）患者术后最可能发生的并发症是乳头、乳晕血运障碍。

（2）护理　严密观察皮瓣血运情况，如发现乳头、乳晕肿胀、水疱、淤血、变紫，则表明有血运障碍，应立即通知医师处理，及时行高压氧舱治疗，必要时急诊行血管探查术。

● **患者术后还可能发生哪些并发症？如何护理？**

答：（1）感染　巨乳缩小术后发生感染的可能性很小，但并不是没有。如果患者出现发热和切口处红肿，有脓性分泌物，应考虑感染，应采集脓性分泌物做细菌培养，根据细菌培养结果使用抗生素治疗。

（2）血肿　血肿大多在术后 24h 内出现，患者术后制动，予半坐卧位，胸部伤口用乳托加压包扎，严密观察伤口负压引流管引流液的颜色、量、性状，如引流液呈鲜红色，量突然增多，且伤口剧痛，说明有血肿可能，应立即通知医师，尽快予以引流、止血，必要时行急诊手术清除血肿。血肿即使清除也会增加伤口感染的可能性，应延长抗生素的使用时间。

（3）切口愈合不良 术后加强营养，进食高蛋白、高维生素、高热量、清淡、易消化食物，促进伤口愈合，术后 12～14 天拆线，避免大笑、打喷嚏、剧烈咳嗽等增加腹压的因素，以免切口处伤口裂开，拆线后可应用减张胶布或切口贴保持创面接合。

（4）Mondor 病 是良性自限性胸前静脉的表浅血栓性静脉炎，可于术后 3～7 周发生。一般表现为可以看到的垂直可触及的皮下索条，位于乳房下区，当患者双上肢上举使皮肤紧张时表现更为明显，有时伴有压痛。随时间延长，静脉内血栓胶原化后症状即消失，不需要进行治疗。

● **作为责任护士，如何对患者进行出院指导？**

答：（1）饮食护理 给予适量蛋白、富含维生素、清淡、易消化食物，避免辛辣刺激、有色素的食物，多食富含维生素 C 的蔬菜和水果。

（2）伤口处坚持抗瘢痕治疗 6～12 个月。

（3）随时观察伤口有无红肿及渗液，如发生上述情况及时回院处理。

（4）出院时佩戴弹性塑形乳罩 6 个月以上，以维持乳房形状。

（5）术后 15 天可做乳房按摩、扩胸运动，可有效减少纤维束挛缩的程度，防止乳房变硬，保持良好的外形和质感。

（6）出院后 1 个月内避免剧烈运动上肢；3 个月后伤口愈合良好，可适当进行游泳、打网球等运动。

（7）出院后 1 个月、3 个月、6 个月复查，不适随诊。

🌸 【护理查房总结】

巨乳症是真正给女性带来躯体症状的乳房畸形。膨胀的乳房，长期的负荷，引起患者生活、行动极大的不便。在一些地区，这种过于突出的女性特征会使患者产生长期的、严重的心理障碍。在确保手术成功的前提下，应重视患者的心理护理，认识整形美容，让患者重拾自信，重返社会。特别强调以下几点。

① 加强心理护理，讲解手术方法、过程，消除紧张焦虑的心理。

② 加强营养，进食高蛋白、富含维生素、清淡易消化食物，促进伤口愈合。

③ 加强管道的护理，严密观察引流液的颜色、性状、量，每日更换引流装置，预防并发症。

④ 加强出院宣教，坚持抗瘢痕治疗，戴塑形乳托。

（沈　艳　朱岭梅）

查房笔记

病例 9 · 血管瘤

❀【病历汇报】

病情 患儿男性，4 岁 8 个月，因发现左面部肿块 4 年余伴肿块增大，病情影响功能及美观，亟待手术治疗即转入本科。患儿自起病以来，无腹痛、腹泻、发热、咳嗽、咳痰、心悸、黄疸等。二便正常，食欲睡眠可，体重无明显变化。体健，否认"肝炎、结核、伤寒、菌痢"等急慢性传染病史，无手术及外伤史，否认输血及药物过敏史，按计划免疫接种。

护理体查 体温 36.4℃，脉搏 108 次/分，呼吸 24 次/分。发育正常，营养良好，神志清楚，检查合作，自主体位。左侧面部可见 3cm×2cm 圆形肿块，表面皮肤成暗红色，质软，表面光滑，边界清楚，活动度不佳，无压痛。

入院诊断 左面部血管瘤。

手术情况 完善术前准备，在局麻下行面部血管瘤注射术，麻醉满意，手术顺利。术后体温 36.5℃，脉搏 112 次/分，呼吸 24 次/分，血压 95/60mmHg，SpO_2 98%。

辅助检查 MRI 示左面颊病灶，血管瘤性质待定。切片病理学检查结果为海绵状血管瘤。

主要的护理问题 组织坏死、继发感染、神经功能障碍、心肺功能意外；有硬化剂过敏的可能；疼痛。

目前主要的治疗及护理措施 吸氧、心电监护、补液、抗感染等对症、支持治疗。

❓ 护士长提问

● **什么是血管瘤？**

答：血管瘤是指发生于血管组织的一种良性肿瘤，是由于血管组织的错构，瘤样增生而形成。分为原发性血管瘤和继发性血管瘤两种，其中原发性血管瘤占 75％，继发性血管瘤占 25％左右。继发性血管瘤多数在婴儿期出现，少数在成年期发现。原发性血管瘤即先天性血管瘤是由人体胚胎期血管网增生而形成，出生后 1 个月到几个月内出现，并在患儿出生后的 1 年中表现为快速生长，在 5～7 岁时，＞90％的血管瘤可自发完全和接近完全消退。血管瘤是良性、可自行消退的真性肿瘤，自然历程经历增殖期、消退期和消退完成期 3 期。

● 血管瘤的病因是什么？

答：(1) 胚胎期血管过度增生　血管瘤的形成被认为是在胚胎发育过程中血管母细胞与发育中的血管网脱离，在其他部位残存并过度增生而成。胚胎时期的血管发生可分为三个时期：第一时期为毛细血管网形成期，出现一个个血管腔，互不联通，动静脉还没有分化清除，这个时期约为孕 30 天；第二时期为血管腔形成期，毛细血管网互相联通，出现尚未接通的动静脉结构，这个时期约为孕 48 天；第三时期为血管基干定型期，原始的血管结构消失，动静脉联通，发育为成熟的血管，这个时期一般在怀孕后 60 天左右完成。

(2) 胚胎期血管发育异常或残留　由于种种原因，在血管形成的不同时期，由于发育异常或原始血管组织残留，可导致不同类型的血管瘤。如在毛细血管网形成期发育停滞或有血管腔未联通而残留，即形成了临床上最常见的毛细血管瘤，残留于皮肤即为草莓状血管瘤，残留于皮下组织、肌肉等深部组织即成为海绵状血管瘤。因此，血管瘤与其他良性肿瘤不同，严格地讲，血管瘤只是一种脉管畸形或者说是一种血管的形成异常。

(3) 雌激素导致血管瘤发生的影响因素很多，其中有关母亲的激素水平与婴儿血管瘤发生的相关关系研究很多，发现怀孕前服用避孕药的母亲，其孩子血管瘤发生率明显增高；母亲雌激素水平与孩子血管瘤发生率呈正相关关系，即母亲雌激素水平高的孩子血管瘤发生机会也多。

血管瘤分为哪几类？患儿属于哪种类型？

答：1982 年 Mulliken 以血管内皮细胞的病理学特征结合病变的临床行为为依据提出了新的生物学分类方法，将先天性血管病变（国内统称为血管瘤）分为属于真正肿瘤的血管瘤和发育异常的血管畸形两大类。

（1）按发病脉管分类

① 静脉畸形：海绵状血管瘤、肝内血管瘤、肢端血管瘤、椎骨血管瘤及颅面部血管瘤。

② 毛细血管畸形：又称葡萄酒色斑。

③ 静脉淋巴管畸形。

④ 动静脉畸形：动静脉性血管瘤、动脉性血管瘤、动静脉性动脉瘤、曲张性动脉瘤、红色动脉瘤、蛇状动脉瘤。

⑤ 淋巴管畸形：单纯性毛细淋巴管瘤、海绵状淋巴管瘤、囊状淋巴管瘤。

（2）按人体部位分类

① 体表血管瘤：口腔血管瘤、面部血管瘤、四肢血管瘤、躯干血管瘤、头部血管瘤、颈部血管瘤。

② 肝内血管瘤。

该患儿属于面部海绵状血管瘤。

血管瘤的危害有哪些？

答：（1）给患儿和家庭带来严重的病理心理反应或者造成行为异常。

（2）破溃、出血引起感染，从而留下瘢痕。

（3）压迫神经、血管等可引起疼痛。

（4）血管瘤长期没有得到彻底有效的治疗，畸形病变没有消除，致使肢体血液循环差，引起肌肉萎缩等。

（5）血管瘤长期破坏正常组织，侵犯骨骼、关节等，引起疼痛、功能障碍等，影响患者的正常活动，甚至有致残的可能。

● **血管瘤有哪些治疗方法？**

答：（1）硬化剂局部注射法　硬化治疗是口腔颌面部脉管疾病常用的治疗方法，此法源于 20 世纪 50 年代，由枯痔注射疗法衍化而来。其原理是：将硬化剂注入血管瘤瘤体组织中（不能注入血管中），引起无菌性炎症，肿胀消失后出现局部纤维化反应，使血管瘤、血管腔缩小或闭塞。常用的硬化剂有无水乙醇、鱼肝油酸钠、枯痔灵注射液、明矾注射液、枯矾黄连注射液、碳酸氢钠注射液、平阳霉素、博来霉素类、尿素注射液等。该法治疗血管瘤有一定效果，缺点是如果剂量掌握不准确很容易溃烂和留瘢痕且治疗时间较长，愈后留下瘢痕畸形，易复发。

（2）放射疗法　其治疗原理是利用放射元素所产生的 γ 射线对病损区组织细胞核进行轰击使其中的 DNA 链、RNA 链断裂，终止核蛋白的合成，造成细胞死亡和解体，再通过组织修复过程达到治疗目的。临床上常用的有 X 线局部照射、[60]钴局部照射、[90]锶核元素治疗、[32]磷胶体局部注射等。治疗后所治部位留下放射性损伤后萎缩性瘢痕，表皮有脱屑现象，儿童则影响骨骼发育，也会复发。对于这种由放射线照射所致的萎缩组织和萎缩性瘢痕，建议施行手术切除，否则将不能排除其癌变可能。

（3）液态氮冷冻疗法　此种方法用于血管瘤治疗源于 20 世纪 60 年代（小范围表浅病损可酌情采用），操作者利用液氮挥发造成的强低温（$-96\,℃$），通常状态下低于 $-20\,℃$，将病损区皮肤、血管瘤及血管瘤周围组织冷凝，使其细胞内形成冰晶，并导致细胞破裂、解体、死亡，再经过机体修复过程使血管瘤消失。但此法只适用于较小的毛细血管瘤，愈后会留下局部瘢痕硬块，在眼、口角、鼻尖、耳部治疗后常留下严重缺损性畸形及功能障碍。由于冷冻操作难于控制强度和深度，同时组织对低温的抵御能力不同，出现治疗不彻底，复发率较高，而直接影响疗效评价。另外，留下的局部瘢痕缺损性畸形功能障碍也不是受术者所期待的结果，但如果不出现此类状况，往往治疗效果差。

（4）介入栓塞疗法　在 X 线导引下将动静脉导管导入血管瘤

部位，然后将栓塞剂注入瘤体，让其产生无菌性炎症，以期达到使瘤体血管闭塞的作用。适用于较大的动、静脉血管瘤，常用于内脏血管瘤如肝血管瘤。使用时应严格控制适应证和避免栓塞剂流入其他器官组织。对于躯干及肢体深部血管瘤，往往因为注入剂量、剂型限制，以及血管瘤特征限制而难以达到预期效果，易致正常的组织器官坏死，如肢体缺血坏死、眼球缺血失明。

（5）手术治疗　采用外科手术方法将病损组织切除，以达到治疗目的。对于独立且较小病灶效果良好。但是病损区血管丰富，血量大，手术时出血量极大，常常引起严重的失血性休克，术中需要大量输入全血，手术难度大，危险程度高。同时，由于出血后血管瘤往往不能全部切除即被迫终止手术，故术后复发率很高。手术切除部分瘤体后遗瘤局部畸形、缺失及功能障碍。手术费用昂贵，患者难以承受负担，面部皮肤毛细血管瘤可结合整容皮肤移植术修复病损区。故手术治疗应严格掌握适应证，权衡手术价值，然后方可确定是否选择手术治疗。

（6）药物治疗　常选用口服普萘洛尔（心得安）、糖皮质激素和局部涂抹咪喹莫特等药物，一般作为辅助治疗。使用时要注意有无药物使用禁忌；缺点是治疗时间长，作用效果缓慢，剂量不易掌握，易复发，长期使用有副作用。

（7）激光治疗　采用 MultiPlex 多波长顺序发射技术，利用选择性光热作用，通过特定的波长，穿透皮肤到达血管，使血红蛋白凝固，紧贴血管壁，达到封堵血管，使扩张的血管消失的目的，常与其他治疗方法同时作用。

目前最新治疗血管瘤的技术有核元素 ^{90} 锶、双波长血管病变cynergy 工作站、超导介入消融技术等。

硬化剂治疗口腔颌面部血管瘤的适应证有哪些？

答：（1）增殖期婴幼儿血管瘤、不消退型先天性血管瘤（NICH）以及血管瘤消退或治疗后遗留的毛细血管扩张。

（2）静脉畸形。

（3）口腔黏膜微静脉畸形，激光治疗疗效不佳的增生型微静脉畸形。

（4）淋巴管畸形。

（5）经动、静脉途径实施有效栓塞硬化后，血液流速显著降低的动静脉畸形。

（6）化脓性肉芽肿。

● 硬化剂治疗口腔颌面部血管瘤的禁忌证有哪些？

答：（1）对聚桂醇过敏者。

（2）脉管畸形急性炎症期。

（3）伴有感染、坏死的婴幼儿血管瘤。

（4）流速快、回流静脉粗大的高回流静脉畸形。

（5）未经控制的高流速动静脉畸形。

（6）急性严重心脏病未经有效治疗者、心脏卵圆孔未闭者。

（7）急性肺部疾病（如支气管哮喘），伴有呼吸困难者。

● 如何治疗婴儿血管瘤？

答：婴儿血管瘤治疗以口服、外敷药物为主，聚桂醇硬化治疗仅作为辅助疗法。2008 年，法国学者 Léauté-Labrèze 等首次报道口服 β 受体阻滞药普萘洛尔成功治疗婴儿重症血管瘤，在婴儿血管瘤治疗史上具有里程碑意义。2014 年，美国食品与药品管理局批准治疗婴儿血管瘤的普萘洛尔口服液上市，国内外多个国家和地区制定了普萘洛尔治疗指南和专家共识，肯定了普萘洛尔治疗重症婴儿血管瘤的一线地位。中国儿童皮肤科医生与世界同步开始应用 β 受体阻滞药治疗婴儿血管瘤，迄今已逾十年。

● 患儿的术前准备有哪些？

答：（1）主动与患儿沟通，启发患儿接受现实，用正确心态对待外表。介绍麻醉方式、手术方案、手术效果、术后注意事项，增强患儿对手术的信心。鼓励患儿家属和朋友给予患儿关心和支持。

（2）告知患儿及家属适当制动，保护患处，防止外伤致血管瘤破裂出血。

（3）术晨备皮，用力适当，防止刮破患处。

（4）建立静脉通路。

如何做好患儿的术后护理？

答：患儿术后行常规神经系统检查，观察有无神经缺失体征，特别注意观察视力情况及有无面瘫发生，有则早期干预、对症处理；严密观察患儿的生命体征，监测血压、心率、呼吸、瞳孔、意识、语言、感觉和运动等；严密观察有无术后并发症的发生；术后消肿和预防感染，静脉滴注地塞米松和抗生素 2 天。

患儿术后最可能发生的并发症是什么？如何护理？

答：患儿术后最可能发生的并发症是组织坏死。为预防组织坏死，术中必须将穿刺针置于病变的中央，避免注入正常组织间隙；每次治疗不能急于求成，需分次进行；无水乙醇的注射剂量需严格控制，每次注射后需等待10～15min 后造影，再决定是否再次注射。术后应严密观察患者局部组织颜色、温度、血运。发生组织坏死，坏死区组织的颜色首先变暗，然后变黑，最后脱落。一旦发现组织坏死，应立即通知医师，进行局部热敷和使用血管扩张药，以减少坏死面积。时机适当时，配合医师行局部清创和二期修复。

患儿术后还可能出现哪些并发症？如何护理？

答：（1）神经刺激症状　颅面部神经分布复杂，包括面神经、三叉神经以及视神经等，神经袭击症状主要表现为面瘫、相应支配区域的麻木以及舌运动障碍。医务工作者应对神经的分布走行有充分的了解，注射无水乙醇前可采用再次推注小剂量利多卡因进行诱发实验的方法加以避免，危险部位可改用平阳霉素等相对温和的硬化剂。手术后，应严密观察患者有无神经系统受损症状，一旦发现异常，立即通知医师处理。

（2）心肺功能意外　予无水乙醇栓塞注射时，部分无水乙醇流入肺动脉，肺动脉毛细血管痉挛，并导致肺动脉压力升高，右心室压力和负荷随之升高，左心输出量降低，全身血压和冠状动脉灌注也随之降低，情况严重则发生心源性心律不齐以及心肺功能意外。局麻患者表现为剧烈咳嗽和呼吸困难，全麻患者表现为气道阻力突然增加，可伴不同程度的血氧饱和度下降。一旦发现心肺意外时，立即通知医师处理。症状轻者可通过暂停注射、吸氧等治疗自动缓解；症状重者需舌下含服或静脉注射硝酸甘油。

（3）无水乙醇或平阳霉素过敏　表现为全身皮肤大范围红斑，伴明显瘙痒，静脉推注地塞米松可改善过敏症状。过敏反应的临床表现轻重不一，出现时间长短各异，临床中应予以充分重视。治疗前应询问乙醇过敏史并行平阳霉素过敏试验，术中、术后应严密观察患者局部及全身情况变化。出现过敏反应，应立即通知医师，中止无水乙醇或平阳霉素的注射，平卧、吸氧，并视病情轻重予脱敏、镇静、抗休克治疗。

如何指导患儿及家属做好日常护理？

答：（1）注意营养合理，食物尽量做到多样化，多吃高蛋白、高维生素、低动物脂肪、易消化的食物及新鲜水果、蔬菜和豆类，不吃陈旧变质或刺激性食物，少吃熏、烤、腌泡、油炸、过咸的食物，主食粗细粮搭配，以保证营养平衡。多食用软坚散结食物等。

（2）禁止吸烟和喝酒。

（3）严密观察血管瘤颜色的改变、血管瘤面积大小的改变，监测正常组织器官功能状态，可用照片和尺子等做对照标准，注意照片拍摄时的角度、光线等问题。

（4）保持身体清洁，切不可来回擦拭患病部位，勤剪指甲。

（5）避免长时间阳光照射，外出期间撑伞或戴帽子，防止色素沉着。尽量减少局部刺激，如化妆品、肥皂等。

（6）保证充足的休息和睡眠，保持情绪稳定。

【护理查房总结】

患儿得了血管瘤，很多家长都抱着一颗侥幸心理，能拖一天就拖一天，其实这是一种非常危险的观念。体表血管瘤通常会给人们的视觉感官造成冲击，影响美观。血管瘤受外界刺激因素破溃出血，易引起感染，留下瘢痕。若不早期治疗，长此以往孩子在周围异样的眼光中生存，势必形成严重的心理障碍及扭曲的人格，影响孩子一生。所以对血管瘤患儿，在保障手术治疗成功的前提下，还应注重患儿的心理建设，让患儿建立正常的人格心理或重拾自信。应早期发现血管瘤，及时就医，及早治疗，早日还患者健康体魄、美丽容颜。特别强调以下几点。

① 心理护理：患儿术前均有紧张、恐惧心理，护理中除关心、安慰患儿外，应耐心向患儿及家属说明手术方法及术中注意事项，以解除患儿的顾虑，使之配合。

② 避免感染：术后对孩子进行洗脸或洗澡等护理时，一定要注意切不可使水浸湿到手术位置，以免引发感染。同时应修剪患儿指甲以免抓破创面引发感染。

③ 日常护理：术后注意防晒，同时对于病患处的结痂，应让其自行脱落，避免抓挠。保证充足的休息和睡眠，以促进伤口的修复和恢复。

④ 饮食护理：多补充高蛋白、富含维生素的食物，忌食一些油腻、过冷以及辛辣刺激性食物，营养要均衡，以保证患儿的营养。

（习 梅 朱岭梅）

查房笔记

病例 10 ● 黑色素瘤

🍀【病历汇报】

病情　患者女性，47 岁，因发现右侧足跟黑色斑块 9 年余，疼痛 1 个月余，病情影响生活，遂入院治疗。患者自诉 9 年前无明显诱因出现右足跟黑色指甲大小斑块，无不适感，斑块范围逐年增大，患者未予重视，1 个月前感到斑块位置疼痛，触之发软，当地医院皮肤科活检后诊断为浅表型恶性黑色素瘤。患者自发病以来精神状态良好，饮食正常，大小便正常，睡眠好，体重无明显改变。否认高血压病、糖尿病、肾病病史，否认肝炎、结核病史，无外伤、手术及输血史，预防接种史不详。

护理体查　体温 36.2℃，脉搏 82 次/分，呼吸 20 次/分，血压 110/85mmHg。发育正常，营养良好，神志清楚，查体合作。右足跟处可见一不规则黑色斑块，大小约 4cm×3cm，可见活检切口，未拆线，斑块质中，无压痛，周围皮肤色泽正常，无溃烂，无恶臭。

入院诊断　右足跟恶性黑色素瘤。

手术情况　完善术前准备，拟在全麻下行右足跟黑色素瘤切除＋植皮术，术中病检示原位恶性黑色素瘤，淋巴结反应性增生，未见癌组织侵犯。遂改为全麻下行右小腿中下 1/3 截肢＋右腹股沟淋巴结清扫术，手术顺利，麻醉满意。留置伤口负压引流管 2 根。术后体温 37.3℃，脉搏 102 次/分，呼吸 22 次/分，血压 112/75mmHg，SpO$_2$ 99％。

辅助检查　右侧腘窝 B 超示腘窝下方可见浅静脉曲张，曲张处内径 8mm。腹股沟区 B 超示双侧腹股沟淋巴结可见。腹部 B 超示右肝囊肿，右肾结石。

主要的护理问题　继发残端大出血的危险；疼痛；有残肢畸形的可能；焦虑；自我形象紊乱；缺乏自我护理知识。

目前主要的治疗及护理措施 吸氧、心电监护、补液、抗感染、保护胃黏膜、止痛、扩容等对症、支持治疗。腹股沟处予 1kg 沙袋加压包扎，抬高患肢，略高于心脏水平。

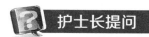 护士长提问

● **什么是黑色素瘤?**

答：黑色素瘤（图 5-23）是一类起源于黑色素细胞的高度恶性肿瘤，可发生于皮肤、黏膜（消化道、呼吸道和泌尿生殖道等）、眼葡萄膜、软脑膜等不同部位或组织。尽管我国黑色素瘤的发病率较欧美国家低，但近年来呈现快速增长的趋势，加之我国人口基数大，因此我国黑色素瘤患者的数量庞大。早期可发生局部直接扩散和淋巴转移，淋巴转移部位多见于肺、脑，晚期可通过血液转移。晚期黑色素瘤患者 50％～80％会出现肝转移，尤其来源于脉络膜、鼻腔及直肠等黏膜来源的黑色素瘤，更容易出现肝转移。由于全身化疗效果差，一旦出现肝转移，治疗机会也非常有限，预后极差，积极治疗情况下中位生存期为 2～6 个月，一年生存率 13％。大部分早期黑色素瘤通过外科治疗是可以治愈。

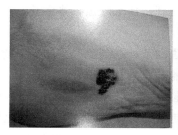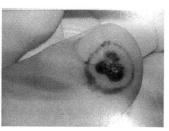

图 5-23 黑色素瘤

● **恶性黑色素瘤的高危人群有哪些?**

答：在我国，皮肤黑色素瘤的高危人群主要包括严重的日光晒伤史，皮肤癌病史，肢端皮肤有色素痣、慢性炎症，及其不恰当的

处理，如盐腌、切割、针挑、绳勒等。黏膜黑色素瘤的高危因素尚不明确。建议高危人群定期自查，必要时到专科医院就诊，不要自行随意处理。

● **恶性黑色素瘤的好发部位有哪些？**

答：与国外皮肤型为主的特点不同，我国黑色素瘤以肢端型为主。在亚洲人和其他有色人种中，原发于肢端的黑色素瘤约占50%，常见的原发部位多见于足底、足趾、手指末端及甲下等肢端部位，原发于黏膜，如直肠、肛门、外阴、眼、口鼻咽部位的黑色素瘤占20%～30%；而对于白种人来说，原发于皮肤的黑色素瘤约占90%，原发部位常见于背部、胸腹部和下肢皮肤；原发于黏膜的黑色素瘤只占1%～5%。

● **恶性黑色素瘤的病因有哪些？**

答：（1）免疫功能低下是黑色素瘤发生的重要原因之一，伴随年龄的增长，人体免疫功能逐渐衰退，所以临床上老年人黑色素瘤的发病率很高。

（2）黑痣恶变，其中交界痣最易恶变，混合痣较少，而内皮痣则极少恶变。卫生知识缺乏对长在足部、会阴部等易受摩擦部位的黑痣未引起足够重视，凭其长期受到挤压与摩擦，终致其发生恶性转变。

（3）紫外线滤过不充分，有害的紫外线与空气中的有害物质共同作用于人体皮肤，造成黑素细胞异常表达，引发黑色素瘤。

（4）化学性皮肤污染也可能是引发黑色素瘤的原因。许多人为了追求皮肤的洁嫩而大量使用化学类化妆品，造成化学性皮肤污染，甚至有人用化学腐蚀剂去除掉皮肤上的黑痣，结果适得其反，刺激黑素细胞过度增殖。

（5）滥用雌激素类药物也是引发黑色素瘤的原因之一，研究发现恶性黑色素瘤的细胞内有雌激素受体，因此，人们怀疑雌激素过量会刺激黑色素瘤的发生。白人比有色人种发病率高，如美国白种人的年发病率高达 42/10 万，而黑人仅为 0.8/10 万。

恶性黑色素瘤的诊断依据是什么？

答：（1）皮肤上出现灰黑色或褐色丘疹或结节，伴痒痛。

（2）瘤体边缘不规则，色素不均匀，表面过度角化，毛发脱落，可溃破出血。

（3）瘤体周围出现卫星灶。

（4）远处广泛转移，如肺、脑等。

（5）病理学检查可确诊。

哪些危险信号提示色素痣恶变？

答：皮肤黑色素瘤多由痣发展而来，痣的早期恶变症状可总结为以下 ABCDE 法则：

A——非对称（asymmetry）：色素斑的一半与另一半看起来不对称。

B——边缘不规则（border irregularity）：边缘不整或有切迹、锯齿等，不像正常色素痣那样具有光滑的圆形或椭圆形轮廓。

C——颜色改变（color variation）：正常色素痣通常为单色，而黑色素瘤主要表现为污浊的黑色，也可有褐、棕、棕黑、蓝、粉、黑甚至白色等多种不同颜色。

D——直径（diameter）：色素痣直径＞5～6mm 或色素痣明显长大时要注意，黑色素瘤通常比普通痣大，对直径＞1cm 的色素痣最好做活检评估。

E——隆起（elevation）：一些早期的黑色素瘤，整个瘤体会有轻微的隆起。

ABCDE 法则的唯一不足在于它没有将黑色素瘤的发展速度考虑在内，如几周或几个月内发生显著变化的趋势。皮肤镜可以弥补肉眼观察的不足，同时可以检测和对比可疑黑色素瘤的变化，其应用可显著提高黑色素瘤早期诊断的准确度。黑色素瘤进一步发展可出现卫星灶、溃疡、反复不愈、区域淋巴结转移和移行转移。晚期黑色素瘤根据不同的转移部位症状不一，容易转移的部位为肺、肝、骨、脑。眼和直肠来源的黑色素瘤容易发生肝转移。

皮肤恶性黑色素瘤病理组织学分型有哪些？患者属于哪一类？

答：最常见的 4 种组织学类型为表浅播散型、恶性雀斑型、肢端雀斑型和结节型；少见组织学类型包含促结缔组织增生性黑色素瘤、起源于蓝痣的黑色素瘤、起源于巨大先天性痣的黑色素瘤、儿童黑色素瘤、痣样黑色素瘤、持续性黑色素瘤等。

（1）恶性雀斑型 常见于老年人长期日光照射部位皮肤。组织学上以异型黑色素细胞雀斑样增生为特点。一般用恶性雀斑来表示其原位病变，用恶性雀斑样黑色素瘤表示浸润性病变。

（2）表浅播散型 白种人最常见的皮肤黑色素瘤类型，常见于间断接受光照部位，如背部和小腿等。组织学上以明显的表皮内派杰样播散为特点，肿瘤性黑色素细胞常呈上皮样，异型性显著。可以为水平生长期或垂直生长期。

（3）肢端雀斑型 我国最常见的皮肤黑色素瘤类型，发生于无毛部位［皮肤（手掌、足底）和甲床］。组织学上以基底层异型性黑色素细胞雀斑样或团巢状增生为特点，肿瘤细胞呈梭形或上皮样。预后较差，可能与分期晚有关。

（4）结节型 指垂直生长期皮肤黑色素瘤，周围伴或不伴水平期或原位黑色素瘤成分。临床表现为快速生长的膨胀性丘疹/结节。组织学上表现为真皮内巢状、结节状或弥漫性异型黑色素细胞增生，分裂活性高。

患者的恶性黑色素瘤发生在右足跟部，属于肢端雀斑型。

影响黑色素瘤预后的因素有哪些？

答：（1）肿瘤浸润深度 根据世界卫生组织对一组恶性黑色素瘤患者随访的结果，其预后与肿瘤厚度有密切关系。肿瘤 ≤0.75mm 者，5 年生存率为 89%，≥4mm 者仅为 25%。

（2）淋巴结转移情况　无淋巴结转移者5年生存率为77％，而有淋巴结转移者仅为31％。生存率还与淋巴结转移的多少有关。

（3）病灶部位　发生于躯干者预后最差，5年生存率为41％；位于头部者次之，5年生存率为53％；四肢者则较好，下肢者5年生存率为57％，上肢者为60％；发生于黏膜的黑色素瘤预后则更差。

（4）年龄与性别　女性患者明显好于男性，年龄轻者比年老者为好。

（5）手术方式　即肿瘤厚度与切除范围有关，厚度≤0.75mm，切除范围至肿瘤边缘2～3cm；＞4mm者为肿瘤边缘5cm。不符合规格的区域淋巴结清除术，常会促进肿瘤向全身播散，影响预后。

恶性黑色素瘤的治疗原则是什么？

答：治疗原则是早发现、早诊断、早治疗。早期黑色素瘤在活检病理学检查确诊后应尽快做原发病灶扩大切除手术，辅以放疗、化疗及免疫治疗。

患者目前首优的护理问题是什么？如何护理？

答：（1）患者目前首优的护理问题　疼痛。

（2）护理措施

① 尊重并接受患者的疼痛反应，建立良好的护患关系。

② 解释疼痛的原因、机制，有助于减轻患者的焦虑、恐惧等负面情绪，从而减轻疼痛压力。

③ 介绍减轻疼痛的措施，如采取听音乐、与家人交谈、深呼吸、放松按摩等方法分散患者对疼痛的注意力，以减轻疼痛。

④ 尽可能地满足患者对舒适的需求，如帮助更换体位，减少局部长时间压迫；做好各项清洁卫生工作；保持室内环境舒适等。

⑤ 对疼痛剧烈者，可按医嘱给予麻醉镇痛药或采用自控镇痛泵镇痛。对截肢后出现幻肢痛者，应耐心解释相关问题，消除其幻觉。

● **如何做好患者截肢术后的心理护理？**

答：责任护士要主动跟患者沟通，说明截肢的必要性及重要性，介绍一些截肢后成功适应的典型病例，有条件时可现身说法，帮助其正确理解并接受截肢术，促进患者对自我形体改变的认可，鼓励患者正确看待肢体残障并抚摸肢体残端，增强其逐渐适应自身形体和日常生活变化的信心。

● **患者术后最可能发生的并发症是什么？如何护理？**

答：（1）患者术后最可能发生的并发症　残端大出血。

（2）护理措施

① 床旁备止血带及沙袋。如肢体残端大出血，立即予沙袋压迫股动脉处，扎止血带于出血点上10cm，达到止血效果，同时密切观察出血量、颜色及患肢血运，通知医师。

② 一旦出现大出血，在局部止血的同时，遵医嘱迅速静脉用止血药、扩容等以防休克，必要时手术探查。

③ 观察残端伤口局部疼痛、肿胀情况，异常时，查找原因并及时报告医师。

④ 避免触撞残端。搬动残肢时，注意保护残端。更换床上用物时动作轻巧，避开残端。妥善包扎残端，所有骨隆突处均应用软棉垫保护，再用弹力绷带裹扎。

⑤ 防止过早下地，步态不稳而跌伤致大出血。

⑥ 严格床头交接班，观察切口敷料渗血及引流管通畅情况，记录引流量与颜色。

● **作为责任护士，如何对患者进行出院指导？**

答：（1）饮食护理　指导患者进食高蛋白、高热量、富含维生素的清淡、易消化食物，少量多餐。

（2）心理护理　鼓励患者乐观对待疾病，增强生活信心，树立战胜疾病的信心。动员亲朋好友对其安慰和交谈，鼓励患者通过参与社交活动和工作减轻心理压力、放松精神和促进康复。

（3）自我护理　指导患者制订出院后的康复计划，鼓励患者直视患肢，对患肢规律地轻抚、轻拍、轻搓可有效减轻幻肢痛。预防患肢废用，鼓励患者积极进行功能锻炼。

（4）相关知识宣教　提供黑色素瘤发生、发展、预后及自我检查等相关疾病知识，不宜用腐蚀性药物或冷冻等方法反复刺激黑痣，对发生在容易摩擦部位的色素痣宜尽快就医去除。

（5）定期复查　术后需就诊放化疗科听取专科医师的治疗方案。术后每 3 个月回整形科复诊 1 次，半年后每半年复诊 1 次，至少复诊 5 年。

【护理查房总结】

从古至今，没有哪个人身上没有小小的黑痣，更有相关证据表明，在亚洲人中全身色素痣的数目应该在一百余个。许多人习以为常，还把长在一些特殊部位的痣赋予了美好的含义，比如长在眉弓间的戏称为"美人痣"，口周的俗称为"口福痣"等。然而随着美容观念的日益兴盛，很多人开始因为身上的黑痣担心影响美观，选用冷冻、激光、手术去除；还有的人会因为担心身上鼓起的黑痣会引起癌变，自己用剪子、刀片将它削平……临床中有许多这样反复非正规治疗却越治越糟的患者，不得已来到医院求治。更多的患者无法将黑色素瘤与色素痣区别开，未予以足够的重视，只有当出现溃烂时才来就诊，此时往往病情比较严重，预后效果不理想。恶性黑色素瘤重在预防，而预防应抓住两点——少激惹、多筛查。

护理人员需要掌握黑色素瘤的相关知识，做好黑色素瘤患者围手术期的护理，尤其是术后护理，提高患者的遵医行为，促进患者尽早适应社会及身体器官和外观的改变，提高生活质量。特别强调以下几点。

① 做好截止后患肢疼痛的护理，必要时使用镇痛药。

② 术后抬高患肢，做好患肢的功能锻炼。

③ 保持愉快的心情，减轻患者的心理负荷。

④ 保持切口敷料干燥及引流管通畅，观察残端伤口局部疼痛、

肿胀情况，避免触撞残端及过早下地行走，防止残端大出血。

　　⑤ 如需放化疗的患者，定期复诊，检查肝功能、血常规及病变部位等。

（习　梅　朱岭梅）

查房笔记

病例 11 • 臀部压力性损伤（压疮）

【病历汇报】

病情 患者男性，49 岁，患者 1 年前因下身全瘫，长期卧床或半坐位，开始出现右侧臀部皮肤溃疡，自行消炎换药（具体用药不详）等处理后，效果不佳，遂于当地医院抗炎治疗（具体用药不详），病情未见好转。皮肤及皮下出现肌肉溃烂，形成窦道，有脓液流出，为求进一步治疗入住我院。患者自诉 2009 年车祸后致截瘫，2010 年 1 月 5 日在我院行胸椎后路骨折切开复位钉棒内固定术，有输血史，否认食物药物过敏史，否认高血压、糖尿病、心脏病，否认肝炎、结核、伤寒等传染病史。

护理体查 体温 36.7℃，脉搏 82 次/分，呼吸 20 次/分，血压 108/66mmHg。发育正常，营养中等，神志清楚，查体合作。双侧大腿肌力 0 级，双下肢无痛觉和温觉，右侧臀部可见粉红色溃疡面，约 6cm×7cm×2cm；皮下可见溃烂坏死组织，顺时针 5 点方向有窦道形成，约 3cm，有绿色脓液流出。

入院诊断 右侧臀部压力性损伤Ⅳ期。

手术情况 完善术前准备，取伤口局部脓液做细菌培养＋药敏试验，根据药敏结果针对性使用抗生素。在床旁行右侧臀部清创术，并予负压封闭引流（VSD）技术促进创面愈合及肉芽组织生长。当 VSD 负压吸引管引流出液体呈浅红色，且 24h 引流量小于 50ml 时，见鲜红色肉芽创面，予拔除 VSD。抽血化验结果示白蛋白 69.5g/L，球蛋白 35.5g/L，白球比值 19.6。

在全麻下行右侧臀部清创＋臀大肌皮瓣转位修复术，手术顺利，麻醉满意。留置伤口负压引流管 2 根。术后体温 37.2℃，脉搏 86 次/分，呼吸 22 次/分，血压 92/58mmHg，SpO_2 98%。

辅助检查 血常规、粪常规、凝血常规、输血前四项、肾功能、电解质 6 项正常；肝功能示白蛋白 22.6g/L。心电图、胸部

X线片结果示无明显异常。

主要的护理问题 有感染的危险；营养失调；焦虑，低于机体需要量；躯体移动障碍。

目前主要的治疗及护理措施 去枕俯卧位卧床休息6h、吸氧、心电监护、补液、抗炎、保护肝脏、保护胃黏膜、镇痛、扩容等对症、支持治疗；定时翻身。

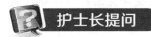

护士长提问

● **什么是压力性损伤？压力性损伤的好发部位有哪些？**

答：（1）压力性损伤也称为褥疮，是指局部组织长时间受压，血液循环障碍，局部持续缺血、缺氧、营养不良而致的软组织溃烂和坏死。常见于脊髓损伤的截瘫患者和老年/长期卧床患者。

（2）压力性损伤易发生在骨质凸出的部位，仰卧位时枕部、肩胛、肘部、骶尾部、足底易发生压力性损伤；侧卧位时耳郭、脸颊、肩部、髋部、踝部易发生压力性损伤；俯卧位时耳郭、脸颊、胸部、乳房（女性）、会阴部、膝关节、足易发生压力性损伤（图5-24）。

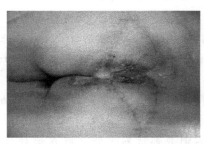

图5-24 臀部压力性损伤

● **压力性损伤如何分期？患者属于第几期？**

答：压力性损伤分为六期，具体如下（图5-25）。

①1期压力性损伤（淤血红润期）：皮肤淤血红肿（升高或降

低），组织相容性改变和（或）感觉障碍（疼痛或发痒），皮色轻度加深，局部皮肤出现指压不褪色的红斑。

②2期压力性损伤（炎性浸润期）：皮肤部分脱落［表皮和（或）真皮］，溃疡表浅，临床表现如擦伤、水泡，疼痛。

③3期压力性损伤（浅度溃疡期）：表皮或真皮全部受损，穿入皮下组织，尚未穿透筋膜及肌肉层。有不规则的深凹，伤口基底部与伤口边缘连接处可能有潜行、深洞，可有坏死组织及渗液，伤口基底部基本无痛感。

④4期压力性损伤（深度溃疡期）：全皮层损害，涉及筋膜、肌肉、骨，可有坏死组织、潜行、瘘管，渗出液较多。

⑤不明确分期的压力性损伤：全层皮肤缺失但溃疡基底部覆有腐痂和痂皮，只有彻底清创后才能测量伤口真正的深度，否则无法分期。

⑥深部组织压力性损伤：由于压力或剪力造成皮下软组织损伤引起的局部皮肤颜色的改变（如变紫、变红），但皮肤完整。

患者右侧臀部可见粉红色溃疡面，皮下可见溃烂坏死组织，顺时针5点方向有窦道形成，属于3期压力性损伤，浅度溃疡期。

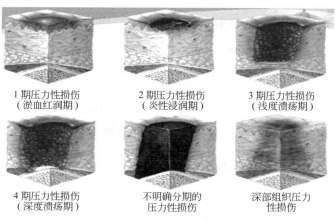

1期压力性损伤 （淤血红润期）	2期压力性损伤 （炎性浸润期）	3期压力性损伤 （浅度溃疡期）
4期压力性损伤 （深度溃疡期）	不明确分期的 压力性损伤	深部组织压力 性损伤

图 5-25　压力性损伤分期

● 伤口如何描述？

答：伤口描述分以下几点：伤口大小、外观、气味、伤口边缘及周围皮肤，渗液的量及性状等。以头部或时钟 12 点作为参考点，顺着身体纵轴的方向最长的为长度，相对最宽的为宽度，垂直于皮肤表面的深度是伤口的深度，伤口大小可行二维描述（长×宽），亦可行三维描述（长×宽×深）。顺时针几点方向有潜行/窦道/瘘管。四分之一/八分之一/百分之几的红色/黄色/黑色伤口，少量/中量/大量渗液等（图 5-26）。

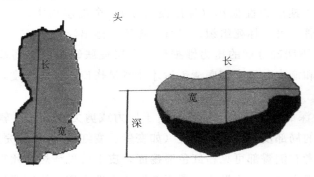

图 5-26　伤口描述

● 什么是 VSD 技术？其指征有哪些？

答：VSD（Vaccum Sealing Drainage）负压封闭引流技术是指用内含引流管的聚乙烯酒精水化海藻盐泡沫敷料（VSD 敷料），来覆盖或填充皮肤、软组织缺损或创面，再用生物半透膜对之进行封闭，使其成为一个密闭空间，最后把引流管接通负压源，通过可控制的负压来促进创面愈合的一种全新的治疗方法（图 5-27）。VSD 的适应证如下。

（1）重度软组织挫裂伤及软组织缺损。

（2）大的血肿或积液。

（3）骨筋膜室综合征。

（4）开放性骨折可能或合并感染者。

（5）关节腔感染需切开引流者。

（6）急慢性骨髓炎需开窗引流者。

（7）体表脓肿和化脓性感染。

（8）手术后切口感染。

（9）植皮术后的植皮区。

（10）溃疡、压力性损伤、糖尿病足等。

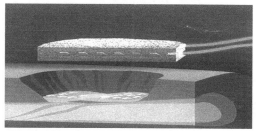

(a) 创面和准备填入的带多侧孔引流管的 VSD 材料

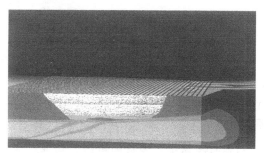

(b) 用半透性生物分子阀粘贴薄膜封闭创面

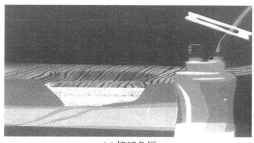

(c) 接通负压

图 5-27

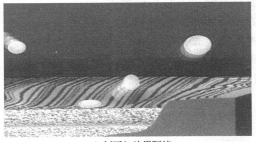

(d) 创面与外界隔绝

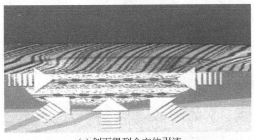

(e) 创面得到全方位引流

图 5-27　VSD 技术

患者行 VSD 负压引流技术封闭压力性损伤处的创面后的护理要点有哪些？

答：（1）嘱患者多饮水，多食高蛋白、高维生素、高热量、清淡、易消化食物，促进伤口的毒素排出，加快伤口的愈合。

（2）保持伤口负压值在 $-450\sim-125$ mmHg（ $-0.06\sim-0.017$ MPa）。

（3）VSD 敷料完整，无漏气、破损等。

（4）保持引流管通畅。

（5）严密观察伤口有无活动性出血，如有活动性出血立即通知医师处理。

什么是皮瓣？

答：皮瓣是由具有血液供应的皮肤及其附着的皮下脂肪组织所形成的组织块。在皮瓣形成与转移过程中，必须有一部分与本体（供皮瓣区）相连，此相连的部分称为蒂部，以保持血液供应，其他在面及深面均与本体分离，转移到另一创面后（受皮瓣区），暂时仍由蒂部血运供应营养，等受皮瓣区创面血管长入皮瓣，建立新的血运后，再将蒂部切断，便完成皮瓣转移的全过程，故又名带蒂皮瓣，但局部皮瓣或岛状皮瓣转移后则不需要断蒂（图 5-28）。

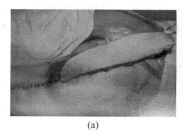
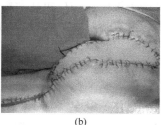

(a)　　　　　　　　　　　　　　(b)

图 5-28　岛状皮瓣

● **患者皮瓣移植术后的护理要点有哪些？**

答：（1）严密观察皮瓣血运　皮瓣血液循环障碍常发生在术后 24h 内。术后观察皮瓣血运 3～5 天，术后 1～2 天每小时观察一次，3～5 天每 2h 观察一次。观察内容包括皮肤的色泽、温度、毛细血管充盈反应、血管搏动、皮瓣的肿胀度及伤口负压引流等情况，做到仔细观察，早期发现，及时处理。

（2）判断皮瓣生长情况　可用针头刺入皮瓣内（＜5mm），拔出后轻轻挤压周围组织，若有鲜红血液溢出，则说明皮瓣正常。若反复针刺后仍不见血液溢出，说明可能存在动脉危象；若暗红色血液溢出，说明静脉血流受阻。发现上述情况应及时通知医师处理，以免皮瓣坏死。早期发现与早期处理是关键。

（3）保温护理　皮瓣术后保温尤为重要，皮瓣区局部给 60W 烤灯持续照射 7～10 天。烤灯距皮瓣距离为 30～40cm，不要太近，以免烫伤。夏季间歇照射。

（4）术后体位　术后体位的安置是保证皮瓣的血供、静脉回流和促进皮瓣成活的重要措施之一。术后保持移植皮瓣区高于心脏，以保证动脉供血，又利于静脉回流。禁止患侧卧位，防止皮瓣受压或牵拉，避免皮瓣痉挛导致皮瓣缺血坏死。尽量采取令患者舒适的体位，要经常巡视患者，特别是熟睡患者，注意保持体位，协助翻身，同时向患者解释体位固定的重要性，使其密切配合治疗。

（5）疼痛护理　疼痛可使机体释放 5-羟色胺（5-HT），5-HT有强烈缩血管作用，不及时处理可致血管痉挛或血栓形成，故术后应及时给予镇痛。伤口包扎敷料不要过紧，以防压迫皮瓣，引起疼痛。术后所有治疗、护理操作动作应轻柔，如注射、输液、换药、拔引流管等。

（6）维持有效血液循环　血容量不足可引起心输出量减少，周围血管收缩，从而影响皮瓣血供，威胁再植组织存活，故术后应注意观察生命体征及全身情况，补足血容量。同时遵医嘱予抗痉挛、抗血栓等治疗，注意观察药物疗效及副作用。

（7）饮食护理　进食高热量、高蛋白、富含维生素的清淡、易消化食物，增强抵抗力以利组织修复。避免辛辣刺激性食物。

（8）预防伤口感染　早期及时合理使用抗生素，严格无菌技术操作，保持敷料清洁干燥，保持伤口引流管通畅，观察引流液颜色、量、性状并做好记录，防止皮瓣皮空隙处积血，以免影响皮瓣成活。便后及时予以肛周皮肤清洁，定时会阴抹洗，防止导尿管逆行性感染。

● **如何对患者进行出院指导？**

答：（1）加强营养，促进伤口愈合，嘱患者进食高蛋白、高营养、富含维生素的清淡、易消化食物。

（2）皮瓣未完全存活前，避免患侧卧位。嘱患者及家属勤翻身，避免新发压力性损伤的发生。

（3）指导患者及家属学会观察皮瓣血液循环的方法。如有异常如皮瓣坏死、高热、伤口有脓性分泌物等，应及时就医。

（4）保持会阴部清洁干燥，大小便后及时处理。

❀【护理查房总结】

压力性损伤重在预防，预防的关键在于避免长时间局部受压。

了解压力性损伤发生的高危因素：活动/移动障碍、营养不良、高热、情绪低落、水肿、脱水、感觉障碍、局部皮肤外环境潮湿、床单位不整洁、意识障碍、年老、吸烟、医疗因素（护理技术、医疗设施）等。护理压力性损伤高危患者时，我们应做到五勤，即勤翻身、勤擦洗、勤按摩、勤整理、勤更换。

熟悉压力性损伤的分期、治疗及手术方法，掌握 VSD 技术及皮瓣移植术在压力性损伤治疗上的应用及护理要点，以促进患者的早日康复。特别强调以下几点：

（1）加强心理护理，讲解手术治疗方法、过程，消除紧张焦虑的心理。

（2）加强营养，进食高蛋白、富含维生素的清淡、易消化食物；勤翻身，促进伤口愈合。

（3）加强管道的护理，严密观察引流液的颜色、性状、量，每日更换引流装置，预防并发症。

（4）掌握皮瓣移植术后的观察方法及护理要点。

（习　梅）

查房笔记

第六章 疼痛

病例 1 • 三叉神经痛

【病历汇报】

病情 患者男性，74岁，因反复右侧颌面部疼痛9年，再发加重伴右侧枕后区疼痛1年余步行入院。患者9年前无明显诱因出现右侧颌面部疼痛，每次持续数秒，为刀割样，吐口水、咳嗽、吞咽时诱发加重。2013年在外院行"三叉神经射频术"，术后效果欠佳。1年前患者右侧颌面部疼痛再发加重伴右侧枕后区疼痛，卡马西平药物控制欠佳。为求进一步治疗入院。起病以来，精神食欲一般，体重无明显变化。既往有高血压病，自服降压药，药物控制可；无肝炎、结核病史，无家族性遗传病，无外伤史，无输血史，预防接种史按计划进行。

护理体查 体温36.2℃，脉搏78次/分，呼吸18次/分，血压156/98mmHg。神志清楚，查体合作。头颅无畸形，全身皮肤及巩膜无黄染。视觉模拟评分（VAS）6分，面部无潮红、皮疹，双侧面部触觉存在，右侧面部皮肤浅感觉减退，吐口水、咳嗽、吞咽时诱发加重。右侧结膜红肿，常有眼泪流出，视物正常，左侧正常。

入院诊断 右侧三叉神经痛、高血压病。

手术情况 完善术前准备，在全麻气管插管下行经皮穿刺三叉神经半月节微球囊压迫术，术后体温36.2℃，脉搏80次/分，呼吸20次/分，血压154/92mmHg，SpO_2 98%，VAS评分1分。

辅助检查 头颅CT示椎基底动脉延迟扩张；三叉神经MRI+MRA：双侧三叉神经脑池段未见明显血管压迫征象；右侧小脑前下动脉骑跨于右面听神经之上；幕上深部白质高信号（可能

血管源性）Fazekas 1 级；双侧脑室旁白质高信号（可能血管源性）Fazekas 1 级。

主要的护理问题 疼痛；面部麻木感；继发出血、神经损伤的危险；有跌倒/坠床的危险；焦虑、恐惧；知识缺乏。

目前主要的治疗及护理措施 卧床休息、吸氧、心电监护、穿刺点持续冰敷 4h，予抗炎、镇痛、脱水、营养神经、保护胃黏膜等对症支持疗法。

护士长提问

● **什么是疼痛？慢性疼痛有哪些危害？如何分级？**

答：（1）疼痛是一种与组织损伤或潜在组织损伤相关的感觉、情感、认知和社会维度的痛苦体验。

（2）疼痛的危害

① 对心血管系统产生的影响：当身体出现疼痛，机体交感神经的兴奋程度会有所增加，随着血管紧张素Ⅱ和血中儿茶酚胺水平的增高，人体的心率也会随之加快，进而增加心肌耗氧量、皮质醇、肾上腺素分泌醛固酮等，当肾素-血管紧张素系统得到激活之后，会导致全身的血管收缩，增加其外周阻力，造成患者出现心律失常、心动过速、血压升高等现象。

② 对呼吸系统产生的影响：疼痛会降低肺顺应性，增加骨骼肌活动，降低通气功能，导致患者出现肺不张、二氧化碳蓄积、缺氧等问题。

③ 对内分泌系统产生的影响：当出现疼痛之后，身体中会释放出更多的激素，进而改变相应的病理和机制。

④ 对凝血功能和免疫系统机制产生的影响：增加血小板黏度，降低其功能，导致机体长时间处于高凝状态当中，从而形成血栓。另外疼痛还会改变患者的内分泌系统功能，造成原先的免疫机制发生变化。

⑤ 对泌尿系统和胃肠道系统产生的影响：疼痛会增加患者交感神经的兴奋程度，对胃肠道功能产生反射性抑制作用，进而降低平滑肌张力，导致患者出现尿潴留、恶心、腹胀等问题。

⑥ 对行为及情绪产生的影响：在疼痛的过程中，患者会产生焦虑、无助的心理情绪，表情痛苦，表现出失眠、注意力分散、愤怒、抑郁、退缩等行为，甚至产生尖叫、呻吟，同时还会减少自身的活动强度，以免增加疼痛程度。

（3）疼痛的分级　无痛：0 分。轻度疼痛：1～3 分。中度疼痛4～6 分。重度疼痛：7～10 分。

三叉神经的解剖结构与生理如何？

答：三叉神经（trigeminal nerve）为十二对脑神经之中的第五对脑神经，是混合性脑神经之一，其周围支包括眼神经、上颌神经、下颌神经；三叉神经三大分支及支配范围（见图 6-1）。

（1）眼神经　眼神经是三支中最小的一支，属于感觉性神经，由三叉神经半月节的前内侧分出，穿眶上裂入眶发出额神经、泪腺神经及鼻神经等分支，传达眼裂以上头面部皮肤、结膜、眼球、部分鼻旁窦黏膜等部位的一般躯体感觉信息。

（2）上颌神经　属于感觉性神经，经海绵窦外侧壁，穿圆孔出颅，发出眶下神经、上牙槽后神经、颧神经及翼腭神经等，分布于

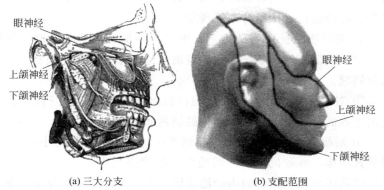

(a) 三大分支 　　　　　　　　(b) 支配范围

图 6-1　三叉神经

上颌牙、软腭、面颊、鼻翼、上颌窦内的黏膜等。

（3）下颌神经 下颌神经是最大的分之，为混合性神经，由大小两根组成，大的感觉根在卵圆孔处与运动根合并，经卵圆孔出颅，发出耳颞神经、颊神经、舌神经、下牙槽神经及咀嚼肌神经等。

● 什么是三叉神经痛？

答：三叉神经痛是最常见的脑神经疾病，是三叉神经一支或多支分布区内出现短暂、阵发性、发复发作的电击样剧烈疼痛，疼痛发作时可伴有同侧面部肌肉痉挛。临床上三叉神经痛分为原发性和继发性两种。原发性三叉神经痛又称特发性三叉神经痛，是一种临床上常见的、顽固的疼痛，多由于三叉神经受压或局部软组织粘连所致。目前病因尚不明确。继发性三叉神经痛又称症状性三叉神经痛，是指由三叉神经本身或邻近组织病变而引起的疼痛，同时伴有神经系统体征，其病因多样，有血管性病变、肿瘤性病变、颅骨畸形以及多发性硬化等。此病发生率为（4.3～8.0)/10万，多发生于中老年人，女性略多于男性，男女比例约为 1：1.2，单侧多见，双侧三叉神经痛在临床资料报道中差异较大，与其发病率低有关。

● 患者疾病诊断依据是什么？

答：（1）疼痛的部位、特性 以面部三叉神经分布的区域突发的剧痛为特点，似触电、刀割、火烫样痛，以面颊部、上下颌或舌痛最明显。患者右颌面部疼痛属于三叉神经支配区域。

（2）有"触发点"或"扳机点" 洗脸、刷牙、谈话、咀嚼即可诱发。患者吐口水、咳嗽、吞咽时诱发加重，即有扳机点。

（3）疼痛时间 三叉神经痛每次发作持续数秒至 2min 不等，其发作来去突然，间歇期完全正常；病程呈周期性。

● 三叉神经痛患者一定要采取手术治疗吗？手术治疗方法有哪些？

答：（1）药物治疗 首次发作的原发性三叉神经痛，首选药物治疗。常用药物为卡马西平，使用卡马西平无效或不能耐受卡马西平的不良反应时可以使用奥卡西平；其他辅助治疗药物还包括加巴喷丁等。当药物治疗的疗效减退或者出现患者无法耐受的药物副作用而导致药物治疗失败时，可以尽早考虑外科手术治疗。

（2）手术治疗　包括经皮三叉神经半月节射频热凝术、Meckel囊球囊压迫术、立体定向伽马刀放射治疗和微血管减压术。

● 什么是三叉神经半月节微球囊压迫术？

答：三叉神经半月节微球囊压迫术（perrcutaneous balloon compression，PBC）是一种治疗三叉神经痛的微创治疗方式。球囊压迫术国际上 20 世纪 80 年代开始用于临床，适用于所有经其他传统治疗方法及药物治疗无效，或不能耐受药物治疗副作用的原发性或继发性三叉神经痛。将 14G 穿刺针穿刺到卵圆孔外口，一般选择前入路法，根据三叉神经痛的部位选择穿刺点（图 6-2），4 号Fogarty 球囊导管经卵圆孔放入 Meckel 腔，C 型臂头部正侧位下监测球囊膨胀形状，根据球囊膨胀的形状及位置确定球囊位于 meckel's 腔内（图 6-3），注射造影剂后球囊呈梨形压迫三叉神经节来治疗三叉神经痛。

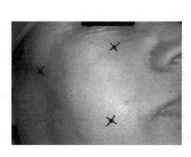
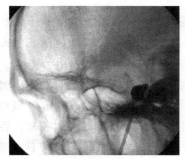

图 6-2　前入路法穿刺点　　　　图 6-3　侧位下球囊位置

● 患者术前右侧结膜红肿，常有眼泪流出，如何护理？

答：患者右侧结膜红肿，常有眼泪流出，即出现了眼部并发症，应协助做好眼部检查，观察患者有无眼睑水肿、角膜充血水肿、角膜反射迟钝或消失、复视、斜视等症状，遵医嘱用眼药水及眼膏保护眼睑。

● **患者术前服用卡马西平药物止痛，需要注意些什么？**

答：卡马西平是目前公认的治疗原发性三叉神经痛的一线药物，其主要通过作用于中脑网状结构丘脑系统，抑制三叉神经脊束核及丘脑中央内侧核部位的突触传导而发挥疗效，用药注意事项如下：

（1）观察药物疗效及镇痛效果，遵医嘱根据发作频率调整药物剂量。

（2）严密观察药物的疗效及副作用，并积极对症处理。卡马西平常见不良反应为视物模糊、复视、眼球震颤等中枢神经系统反应，以及头晕、乏力、恶心、呕吐等。

（3）注意防跌倒/坠床。

● **如何做好预防跌倒/坠床护理？**

答：告知患者及家属跌倒的危害及预防措施，并签署知情同意书，合理使用床挡、走廊扶手、防滑垫，穿防滑鞋等，做到"三步"起床法（从卧位到坐位到站位每步至少30s）；若行走时出现头晕、双眼发黑、下肢无力等，应立即原地坐下（蹲下），以防发生骨折、颅内出血等意外。

● **患者术前饮食注意事项有哪些？**

答：（1）给予高热量、优质蛋白质、低盐、低脂肪、高纤维素、清淡、易消化食物。

（2）术前禁食6～8h，禁饮4h。

（3）三叉神经痛有扳机点，进食、说话、洗脸、剃须、刷牙、吹风等均可诱发疼痛发作，患者吐口水、咳嗽、吞咽时诱发加重，应避免食用过热、过硬、过冷、辛辣、刺激性食物。

● **常用的疼痛评估方法有哪些？观察要点是什么？**

答：（1）常用的疼痛评估方法

① 视觉模拟评分法（VAS，图 6-4）：无痛到剧痛划一条 10cm 长的横线，横线的一端为 0，表示无痛，另一端为 10，表示剧痛，中间部分表示不同程度的疼痛。让患者根据疼痛程度在横线上划标记，根据患者标记位置的数值评估患者疼痛。

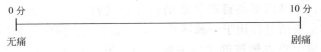

图 6-4　视觉模拟评分法

② 数字评分法（NRS，表 6-1）：用数字 0～10 分代表不同程度的疼痛，0 分表示无痛；1 分表示安静平卧时不痛，翻身咳嗽时偶尔疼痛；2 分表示咳嗽疼痛、深呼吸不痛；3 分表示安静平卧不痛，咳嗽、深呼吸痛；4 分表示安静平卧时间断疼痛；5 分表示安静平卧时持续疼痛；6 分表示安静平卧时疼痛较重；7 分表示疼痛较重，不安、疲乏，无法入睡；8 分表示持续疼痛难忍，全身大汗；9 分表示剧烈疼痛无法忍受；10 分表示剧痛，生不如死。

表 6-1　数字评分法

临床表现		疼痛等级
0 分：无痛		无痛
1 分：安静平卧时不痛，翻身咳嗽时偶有疼痛	安静平卧不痛	轻度疼痛
2 分：咳嗽疼痛、深呼吸不痛	翻身、咳嗽	
3 分：安静平卧不痛，咳嗽深呼吸痛	深呼吸疼痛	
4 分：安静平卧时间断疼痛	安静平卧时痛	中度疼痛
5 分：安静平卧时持续疼痛	影响睡眠	
6 分：安静平卧时疼痛较重		
7 分：疼痛较重，不安、疲乏、无法入睡	辗转不安	重度疼痛
8 分：持续疼痛难忍，全身大汗	无法入睡	
9 分：剧烈疼痛无法忍受	全身大汗	
10 分：最疼痛，生不如死	无法忍受	

（2）观察要点　①评估患者疼痛的部位、性质、持续时间、发作频率，有无面肌和咀嚼肌痉挛、结膜充血、流泪、流涎、颜面潮红等症状，以及对进食、洗漱等日常生活有无影响。②评估疼痛部位有无红、肿、热、血液循环障碍等。

患者术前疼痛评分是 6 分，手术后疼痛是 1 分，表示疼痛明显缓解。

🔵 三叉神经痛是一个慢性发作性疾病，如何做好患者心理护理？

答：告知患者及家属三叉神经半月节微球囊压迫术的目的、手术方式及注意事项、预期效果及可能发生的并发症等。了解患者对镇痛效果的期望和对生活质量的要求，根据患者的心理特点给予个性化护理，如避免诱发因素，保持心情愉快，生活有规律、合理休息、适度娱乐；保持周围环境安静，室内光线柔和，避免因周围环境刺激而产生焦虑情绪，以免加重疼痛；指导患者运用指导式想象、听轻音乐、阅读报纸杂志等分散注意力，以达到精神放松、减轻疼痛，从而提高患者治疗的依从性，防止心理、精神疾病的发生。

🔵 患者术后何时可以下床活动？

答：全麻清醒后，可抬高床头 30°，取舒适体位，卧床休息 4～6h；无特殊情况，术后第 2 天可指导患者下床活动。

🔵 患者术后病情观察的要点有哪些？

答：（1）监测心率、呼吸、血压、血氧饱和度并做好记录。

（2）观察伤口敷料有无渗血渗液，注意鼻腔、口腔、耳道有无液体流出，警惕脑脊液瘘的发生。穿刺部位置冰敷 4h，减轻局部疼痛和水肿。

（3）观察面部疼痛及感觉情况，告知患者治疗后出现患侧面部感觉减退或消失、麻木感，咀嚼肌无力、舌体麻木等属于正常现象。指导患者缓慢进食，避免用患侧咀嚼食物，加强同侧咀嚼肌锻炼，如嚼口香糖、练习叩齿等，防止损伤口腔黏膜，防止肌肉萎缩。

（4）并发症的观察与护理

① 出血：术中损伤颅内血管可导致出血、血肿，严重时压迫生命中枢，应观察患者有无恶心、呕吐、血压呼吸不稳、意识不清等颅内出血的症状，如有异常应通知医生，必要时行开颅手术。浅表部位血管损伤后予以压迫止血，24h 内行局部冷敷，24h 后行热敷，以促进局部血液循环，利于淤血吸收。

② 神经损伤：术中损伤脑神经如动眼神经、滑车神经、展神经等，可导致相应神经功能障碍。观察患者有无复视、上睑下垂、瞳孔散大、对光反应消失、眼球偏向下方、眼球外展受限、眼球内斜，甚至面瘫如表情困难，嘴歪眼斜等脑神经损伤的症状，出现异常，立即通知医生，给予神经营养药物、功能训练等对症治疗。

患者术后第二天诉视物重影，检查发现患者发生复视，引起该并发症的原因是什么？有哪些护理措施？

答：（1）患者术后发生复视的可能原因　展神经是脑神经中唯一伴随颈内动脉穿行于海绵窦内的神经，由于手术操作位于海绵窦侧壁的解剖位置，且卵圆孔与颅底相通，PBC 术中容易损伤展神经。若球囊由"梨形"变为"沙漏型"或其他形状时，球囊的后端可进入颅后窝压迫相应神经引起复视或眼球运动障碍。

（2）护理措施

① 病情观察：重点观察患者术后的角膜反射、眼球运动情况等。

② 预防跌倒：因患者出现复视，视物重影，行走时需用眼罩遮盖患侧眼部，预防跌倒。

③ 心理护理：评估患者的心理状态，若发现其情绪过于紧张，甚至出现异常行为，应及时对患者进行心理护理，耐心回答患者所提出的问题，向患者进行健康知识宣教，告知患者该症状可自行消除，减轻其心理压力。

作为责任护士，应如何做好患者出院宣教？

答：（1）告知患者面部麻木只是暂时的现象，一般在 1 年内恢复。

（2）按时按量服用镇痛药物，定期门诊复查，在医师指导下调节药物的剂量，并观察药物的不良反应。

（3）指导患者正确评估疼痛的部位、性质、持续时间、发作频率，了解治疗效果。

（4）饮食应清淡、易消化，多吃蔬菜、水果，保持大便通畅。

（5）预防跌倒/坠床。

（6）保持积极、乐观心态。

🍀【护理查房总结】

三叉神经痛是指在三叉神经分布区域内出现的短暂的、阵发性的、反复发作的电击样剧烈疼痛，或伴有同侧面肌痉挛。发作频率不定，发作时生不如死。我们需要掌握三叉神经痛的相关知识、手术方式、常用的疼痛评估方法；做好患者围术期的护理，特别是病情观察与心理护理，提高患者战胜疾病的信心，改善患者的生活质量。特别强调以下几点：

（1）充分完善术前准备，做好术前定位，以减少术后并发症的发生。

（2）正确运用疼痛评估工具评估患者的疼痛。

（3）做好术后病情观察，积极防治术后并发症。

（4）观察药物不良反应，预防跌倒/坠床。

（5）做好入院、住院及出院健康指导，告知患者疾病的相关知识及预后，倾听患者主诉，指导患者正确评估疼痛，保持积极乐观的心态；坚持服药，定期复查。

（张 红 卓 琳）

病例 2 ● 带状疱疹后遗神经痛

🍀【病历汇报】

病情 患者男性，78岁，因右侧胸背部疼痛1个月余步行入院。患者诉1个月前无明显诱因出现右侧胸背部疼痛，持续性刀割样痛，伴烧灼感；6天后右侧胸背部皮肤出现水疱，吹风、触摸时可诱发疼痛，疼痛剧烈，夜间无法睡眠，就诊当地诊所诊断为"带状疱疹"。住院期间给予抗病毒、营养神经、镇痛等对症支持治疗，疱疹痊愈，但疼痛仍剧烈，口服"加巴喷丁"等药后疼痛稍缓解。为求进一步治疗入院，起病以来，精神食欲一般，体重无明显变化。既往有高血压病，自服降压药，药物控制可，无肝炎、结核病史，无家族性遗传病，无外伤史，无输血史，预防接种史按计划进行。

护理体查 体温36.5℃，脉搏83次/分，呼吸18次/分，血压164/74mmHg。神志清楚，查体合作。头颅无畸形，全身皮肤及巩膜无黄染。右侧胸背部皮肤皮疹消失，可见瘢痕及少许色素沉着，带状分布，VAS评分7分，右侧胸背部皮肤有触诱发痛，浅感觉稍有减退，T3～T5右侧椎旁压痛（＋）；双侧肱二头肌反射（＋＋），肱三头肌反射（＋＋），桡骨骨膜反射（＋＋），膝反射（＋＋），跟腱反射（＋＋）。

入院诊断 带状疱疹后遗神经痛、高血压病。

手术情况 完善术前准备，在局麻＋监护下行经皮穿刺脊髓电刺激镇痛术，术后体温36.5℃，脉搏80次/分，呼吸20次/分，血压152/87mmHg，SpO_2 100％，VAS评分4分。

辅助检查 胸部正侧位X线片示支气管疾病，左下肺野少许炎性病灶待排除。实验室检查：红细胞计数$4.14×10^{12}$g/L，血红蛋白126.0g/L，血沉33.0mm/h，C反应蛋白12.1mg/L。

主要的护理问题 疼痛、脑脊液漏；继发感染、电极移位、导线断裂的危险；有跌倒/坠床的危险；焦虑、恐惧，知识缺乏。

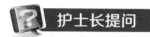

（1）一般治疗　卧床休息、吸氧、心电监护、避免过度扭转或伸展肢体，防止电极移位；抗炎、脱水、镇痛、营养神经、保护胃黏膜等对症支持疗法。

（2）疼痛管理　根据患者术后疼痛的部位、性质及次数给予规范化的疼痛管理，记录疼痛的缓解情况。

（3）根据医嘱和患者的主诉调整脊髓电刺激器系统仪器的参数。

（4）心理支持　教会患者呼吸放松法或听音乐、放松按摩、看书看报等分散疼痛的注意力。

？ 护士长提问

什么是带状疱疹？

答：带状疱疹是由水痘-带状疱疹病毒（Varicella-Zoster Virus，VZV）引起，以沿单侧周围神经分布的簇集性小水疱为特征的常见的皮肤病。病毒经上呼吸道或睑结膜侵入人体引起全身感染，初次感染在幼儿表现为水痘，在成人可为隐性感染。常伴有明显神经痛，中医称为"缠火龙"（见图 6-5）。

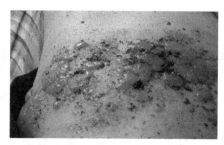

图 6-5　带状疱疹

什么是带状疱疹后遗神经痛？

答：带状疱疹后遗神经痛（postherpetic neuralgia，PHN）是

带状疱疹（Herpes Zoster，HZ）皮疹愈合后持续 1 个月及以上的疼痛。是带状疱疹最常见的并发症，是最常见的一种神经病理性疼痛。主要表现持续性疼痛，也可缓解一段时间后再次出现。欧美研究显示，9%～34%的带状疱疹患者会发生 PHN。PHN 的发病率随年龄增长而增加。65% 60 岁及以上的带状疱疹患者会发生 PHN，70 岁及以上的发病率高达 75%。

● 带状疱疹后遗神经痛的典型临床表现有哪些？

答：（1）疼痛部位　常见于单侧胸部、三叉神经（主要是眼支）或颈部，其中胸部占 50%，头面部、颈部及腰部分别各占 10%～20%，骶尾部占 2%～8%。PHN 疼痛部位通常较疱疹区域有所扩大。

（2）疼痛性质　根据大部分患者的描述，表现为难以忍受的瘙痒、烧灼痛、闪电痛；刀割样、电击样、针刺样或撕裂样刺痛等，可以一种疼痛为主，也可多样疼痛并存。

（3）疼痛特征

① 自发痛：在没有任何刺激情况下，在皮疹分布区及附近区域出现的疼痛。

② 痛觉过敏：对伤害性刺激的反应增强或延长。

③ 痛觉超敏：非伤害性刺激引起的疼痛，如接触衣服或床单等轻微触碰或温度的微小变化而诱发疼痛。

④感觉异常：疼痛部位常伴有一些感觉异常，如紧束样感觉、麻木、蚁行感或瘙痒感，也可出现客观感觉异常，如温度觉和振动觉异常，感觉迟钝或减退。

（4）病程　30%～50%患者的疼痛持续超过 1 年，部分病程可达 10 年或更长。

● PHN 患者除了自发痛、痛觉超敏、感觉异常外，还伴有哪些表现？

答：PHN 非常顽固且较严重，其疼痛常常会延续数月甚至数年，常伴随失眠、焦虑、抑郁等精神症状的产生；还常出现多种全身症状，如慢性疲乏、厌食、体重下降、缺乏活动等。研究表明，45%患者表现为焦虑、抑郁、注意力不集中；60%的患者曾经或经常有自杀想法；超过40%的患者伴有中重度睡眠障碍及日常生活的中-重度干扰。患者疼痛程度越重，活力、睡眠和总体生命质量越低。

● **带状疱疹后遗神经痛的危险因素有哪些？**

答：（1）年龄　随着年龄的增长，发病率增高。

（2）性别　女性较男性发病率高。

（3）前驱期疼痛　皮疹出现前疼痛明显，发生PHN的可能性越大。

（4）疱疹期疼痛和皮损　疱疹期疼痛程度越严重，发展为PHN的可能性越大；水疱持续时间越长或皮疹消退时间越长、水疱越多、皮损范围越广、皮损区温度越高和感觉异常越明显，越容易发生PHN。

（5）特殊部位的疱疹　三叉神经分布区（尤其是眼部）、会阴部及臂丛区者易发生PHN。

（6）其他　手术、创伤、应用免疫抑制药、恶性肿瘤、感染、结核、慢性呼吸系统疾病、糖尿病及免疫功能障碍等都是发生带状疱疹的危险因素。

● **患者的诊断依据是什么？**

答：（1）右侧胸背部疼痛1个月余，且右侧胸背部皮肤皮疹消失，可见瘢痕及少许色素沉着，带状分布。

（2）右侧胸背部疼痛，为持续性刀割样痛，伴烧灼感，吹风、触摸时可诱发疼痛，疼痛剧烈，VAS评分7分。

（3）右侧胸背部皮肤浅感觉稍减退，有触诱发痛。

● **患者目前为持续性刀割样痛，吹风、触摸时可诱发疼痛，疼痛剧烈，怎样使患者保持舒适？**

答：（1）卧床休息，室内温湿度适宜。

（2）保持床单位清洁平整柔软，勤换衣被；衣服大小合适，防止衣服过小摩擦患处增加疼痛。

（3）加强营养，多饮水，饮食应清淡、易消化，避免刺激性食物。

（4）保持舒适卧位，避免触碰增加疼痛。

（5）避免搔抓皮肤，忌用刺激性的洗剂。

（6）鼓励适当运动，增强抵抗力，减少并发症的发生。

● **PHN的治疗目的是什么？治疗原则和治疗方法有哪些？**

答：（1）治疗目的　尽早有效地控制疼痛，缓解伴随的睡眠和情感障碍，提高生活质量。

（2）治疗原则　PHN的治疗应规范化，尽早、足量、足疗程及联合治疗。许多患者的治疗可能是一个长期持续的过程。药物治疗是基础，应使用有效剂量的推荐药物，药物有效缓解疼痛后应避免立即停药，仍要维持治疗至少2周。

（3）治疗方法　包括药物疗法、神经阻滞、神经毁损、射频消融、脊髓电刺激镇痛术、物理疗法、心理治疗等。药物联合微创介入治疗可有效缓解疼痛并减少药物用量及不良反应。

● **患者住院期间使用了哪些药物？用药注意事项如何？**

答：该患者初期使用了抗癫痫药物加巴喷丁胶囊口服，但镇痛效果不理想，入院后第三天改用抗癫痫药物普瑞巴林胶囊，同时服用抗抑郁药物氟哌噻吨美利曲辛片，腺苷钴胺注射液肌内注射。用药注意事项如下：

（1）抗癫痫类药物

① 加巴喷丁：是一种氨基丁酸衍生物，其能够和亚基相结合，让患者产生镇痛以及抗惊厥和抗焦虑的作用，能够治疗机械性痛觉过敏以及特殊的异常疾病。该药物多用于神经性疼痛的治疗，对于外周神经性疼痛有着较好的疗效。

② 普瑞巴林：是临床上一种常用的抗癫痫类药物。该药对治疗带状疱疹后遗神经痛具有理想的效果。研究发现，普瑞巴林可抑制带状疱疹患者中枢神经Ca^{2+}通道 I 型位 α2-δ 亚基的活性，可减

少 Ca^{2+} 的通过率，减少兴奋性神经递质的释放，从而可起到缓解疼痛的作用。

③ 用药注意事项：观察患者有无嗜睡、眩晕、步态不稳、疲劳感等不良反应，做好患者的健康教育，预防患者跌倒、坠床。遵医嘱按时按量服用药物，停药或新治疗方案的加入均需逐渐进行，时间最少为一周。

（2）抗抑郁类药物

① 氟哌噻吨美利曲辛：是一种由氟哌噻吨和美利曲辛组成的复方制剂，氟哌噻吨是一种神经阻滞剂，具有良好的抗焦虑、抗抑郁作用，而美利曲辛属于双向抗抑郁制剂，可以阻断突触前膜对 5-HT 和去甲肾上腺素的再摄取途径，增加单胺类递质含量，具有镇痛的作用。

② 用药注意事项：观察患者的心理和神经状态，药物看服到口，防止自杀。若患者已预先使用了具有镇静作用的安定制剂，应逐渐停用。因药物具有镇静作用，可减少患者的躯体活动，长期治疗时，可能会发生不可逆的迟发性运动障碍，因此要特别注意评估患者是否有静脉栓塞症状，并鼓励患者进行体育锻炼。因药物会削弱患者的注意力和反应力，服用本品的患者不得开车或操作危险的机器。

（3）营养神经类药物

① 腺苷钴胺：属于氰钴型维生素 B_{12} 的同类物。多用于治疗巨幼红细胞贫血、营养不良性贫血、妊娠期贫血、多发性神经炎、神经根炎、三叉神经痛、坐骨神经痛等疾病。

② 用药注意事项：因治疗后期可能出现缺铁性贫血，应补充铁剂；且不宜与氯丙嗪、维生素 C、维生素 K 等混合于同一容器中；不宜与对氨基水杨酸钠并用；与葡萄糖注射液存在配伍禁忌。

● 什么是脊髓电刺激？有哪些优点？

答：脊髓电刺激（spinal cord stimulation，SCS）又称镇痛起搏器，是将刺激电极置入椎管的硬膜外腔，通过电流刺激脊髓后角感觉神经元及后柱传导束，从而阻断疼痛信号传导，以达到治疗疼

痛的一种神经调控方法。研究表明，SCS 可减轻多种原因诱发的
神经病理性疼痛，提高患者生活质量。随着设备的不断改进，SCS
得到了快速发展，成功率和有效性不断提高，其应用领域有所增
多。SCS 有以下优点：

（1）创伤小、并发症少。

（2）非破坏性、可逆性。

（3）无副作用。

（4）可根据患者的需要调节电压、脉宽、频率。

（5）可通过测试刺激评估疗效，避免不必要的外科手术。

● 脊髓电刺激有几种新模式？

答：（1）高频脊髓电刺激（HF-10 疗法） 高频 SCS 产生的刺
激强度低于感觉异常阈值，患者不会有感觉异常。"感觉异常映射
定位"不再必要，因而简化了操作，且在植入术中无需进行"唤
醒"测试，也缩短了手术时间。

（2）高密度脊髓电刺激（high-density spinal cord stimulation） 高
密度 SCS 的频率介于传统 SCS 和高频 SCS（10 kHz）之间，但能传递
更多的能量，同时由于振幅低于感觉异常的阈值，因而不会出现感
觉异常。

（3）暴发式脊髓电刺激 暴发式电刺激产生间歇性暴发式脉
冲，即 40 Hz 与 500 Hz 的 5 个尖波脉冲爆发交替，减少出现感觉
异常并能够缓解疼痛。

（4）背根神经节电刺激 背根神经节位于椎间孔处，由神经元胞
体组成，能够将外周的感觉信息传导到脊髓。由于背根神经节围绕的
脑脊液层更薄，能量分散更少，因此背根神经节电刺激需要电流较小。

● SCS 的适应证、禁忌证是什么？

答：当患者病因和预植入硬膜外腔的位置都明确的疼痛才适用
于 SCS 治疗。

（1）适应证

① 各种慢性疼痛患者：a. 腰背部手术失败综合征；b. 复杂性

局部痛综合征，交感反射营养不良；c. 神经源性疼痛：带状疱疹后遗神经痛；截肢后幻肢痛；周围血管疾病引起的疼痛及缺血性肢痛、内脏痛、雷诺现象、硬皮病等；d. 心绞痛、心力衰竭及心律失常等心血管疾病；e. 脑缺血、脑血管痉挛等神经外科疾病。

②保守治疗 6 个月以上失败者；不建议再次手术治疗者无显著的精神疾病患者；有能力调控使用设备者；有意愿停止过度的药物使用者；对于手术效果有充分认知者。

（2）禁忌证　①电极穿刺部位感染；②严重的脊柱畸形；③肿瘤压迫脊髓或侵袭椎体；④凝血功能障碍；⑤精神异常或抑郁者。

● **脊髓电刺激器由哪几部分组成？**

答：目前临床上应用的脊髓电刺激器多为 Medtronic 公司生产，包括四个部分（见图 6-6）：刺激电极、延长导线、电脉冲发

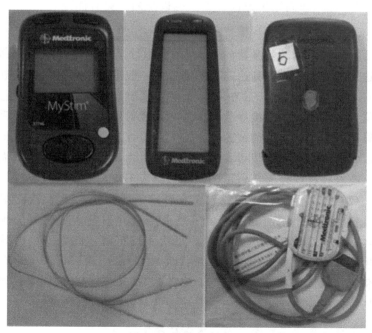

图 6-6　脊髓电刺激器

生器和体外程控仪。刺激电极植入硬膜外腔后，由电脉冲发生器发出电流，经延长导线到达电极，进而刺激脊髓神经以达到治疗效果。电脉冲发生器埋于上腹部皮下并与植入电极的导线相连。而体外程控仪分为两套，一套供患者自己使用，一套供医师调试时设置参数。SCS 仪器的选择主要是电极和脉冲器的选择。

（1）电极的选择　电极有"线状"及"盘状"两种。前者可经皮通过硬膜外针插入，但当电极移动时，效果会有所改变。后者要求必须行椎板切开或切除术，但接触面积大，可以缝合固定在硬膜上。

（2）脉冲器的选择　两者的能源提供为体内脉冲发生器（implantable pulse generator，IPG）或体外射频（radiofrequency，RF）。体内脉冲发生器 IPG 每过几年便需复位，开销大。体外射频 RF 成本低，在高输出方面（如多电极阵列）更有优势。

● SCS 术有哪几种电极置入方法？

答：（1）临时刺激器的置入　CT 引导下，将试验电极经套管针送入硬膜外腔，并到达需要的部位。一般上肢疼痛时，导线电极的末端在 C4 水平，下肢在 T12 水平，并根据患者的症状调整电极的位置。将电极的连接导线与体外脉冲发射器相连，给予刺激后产生异感，使异感尽可能覆盖整个或大部分疼痛区域；同时设置刺激参数，然后将导线电极留在该位固定，拔出套管针观察。这些临时植入电极在硬膜外腔内保留的时间，一般不应超过 10 天。

（2）永久性刺激器的置入　在胸椎或腰椎做 5cm 长的正中切口，切除椎板，用前述方法置入永久电极并固定。之后再呈侧卧位，在左下腹做 5cm 长的切口，形成一皮下囊，此处安放电脉冲发生器。当刺激电极位于距脊髓背面中线 3m 之内时可产生最有效的刺激作用。如果疼痛是单侧，电极必需安放于疼痛的同侧；如果疼痛范围较广，电极放于中线，应避开与神经根的接触。

● 患者行脊髓电刺激术前，需要注意些什么？

答：（1）饮食　饮食宜清淡，避免辛辣食物，疼痛严重者予流食。

（2）评估疱疹处皮肤 是否完好，若有皮肤破溃，评估破溃处皮肤面积、深度、有无渗液，遵医嘱给予抗病毒药物，外涂聚维酮碘、炉甘石洗剂。眼部带状疱疹应注意眼部清洁，按时滴眼药水；面巾要保持清洁，勿让污水溅入眼内。

（3）疼痛评估 评估患者疼痛的部位、性质、持续时间、发作频率、疱疹处皮肤对刺激的敏感度及有无痒感、麻木感或不定时抽动感。

（4）减少疼痛刺激 穿全棉宽松衣裤，内衣裤柔软、清洁，气温高时可暴露患处，治疗护理时动作轻柔。

（5）完善常规检查 配合医生完成胸、腰椎正侧位 X 线片和胸、腰椎 MRI 或 CT。

患者术后体位与活动注意事项有哪些？

答：术后卧床休息 24h，第 2 天若生命体征平稳，无头痛、头晕等不适可以下床活动。应避免做剧烈运动、过度弯腰和旋转动作，避免手臂举过头肩及用力伸展，以防止电极移位。刺激电极留置期间禁止淋浴，并观察下肢活动情况。

如何做好脊髓电刺激器系统的护理？

答：（1）仪器参数的设置。识别阈是指患者开始感觉到刺激反应的电压；耐受阈是指患者感觉到刺激反应过强而产生不愉快感觉或诱发运动收缩时的电压。我们欲设置电压的范围即是耐受阈与识别阈之间的差值。大多数患者选用 20～100Hz。对慢性顽固性疼痛患者参数应设置为：频率 80～100Hz，波宽 100～210μs，电压 2～6V。

（2）保护电刺激器系统，妥善固定延长导线和电脉冲发生器；术后 24h 内严格限制患者的脊柱活动度，在患者参与日常活动过程中，要确保头与腰部之间的同向性，避免手臂上举高于头部和肩部，规避实施用力伸展运动及提拉重物行为，以防因外力牵拉使电极移位、导线断裂与脱出。避免系统可能影响或受到影响的因素，如心脏起搏器、除颤器、MRI、超声设备、电凝器、放疗，不能接受透热治疗（短波、微波、治疗性超声）等。术后定期复查 X 线以明确电极是否存在移位及移位程度。

（3）评估刺激覆盖的位置和疼痛改善的程度。观察脊髓电刺激器运转情况，并记录刺激器的各项参数，评估患者置入的临时电极刺激的强度，如因电极刺激引起疼痛加重或疼痛无明显缓解、翻身起床后电流减弱或消失，应立即通知医生调节电脉冲发生器参数，以达到最佳刺激状态。每班评估患者疼痛的部位、性质、持续时间、发作频率、疱疹处皮肤对刺激的敏感度及有无痒感、麻木感或不定时抽动感；同时观察患者睡眠质量是否改善，以判断疼痛缓解情况。

● **患者行脊髓电刺激镇痛术后，病情观察要点有哪些？**

答：（1）监测心率、呼吸、血压、血氧饱和度并做好记录。患者合并有高血压，应遵医嘱定期监测血压，按时服用降压药物，根据血压来判断药物的疗效，把血压降至理想的水平。告知患者服用降压药后不要站立太久；避免用过热的水洗澡，防止周围血管扩张导致晕厥。密切观察患者病情，若出现血压急剧升高、剧烈头痛、呕吐、大汗、视物模糊、面色及神志改变、肢体运动障碍等症状，应警惕高血压危象的发生。

（2）保持伤口清洁干燥，观察伤口敷料有无渗血、渗液，局部皮肤有无红肿，预防伤口感染。

（3）观察患者有无出血、感染、穿刺部位疼痛等并发症发生。

（4）遵医嘱给予脱水、镇痛、抗感染等对症治疗。

（5）对排尿困难者，予以腹部热敷等方法，必要时给予导尿。

● **如何评价患者治疗效果？**

答：治疗过程中，要监测疼痛强度的改善情况。治疗 1 周后，应对治疗的效果和不良反应进行评价以便维持或调整现有的治疗方案。使用 VAS 或 NRS 对疼痛进行评价；治疗后疼痛评分较基线降低≥30%即认为临床有效，降低≥50%即为明显改善。

● 患者长期饱受疼痛的折磨，期望术后彻底解决疼痛，如何做好患者的心理护理？

答：研究表明，SCS 是一种神经调控方法，只能缓解 50%～70% 的疼痛，并不能保证 100% 地缓解患者的疼痛。患者病程 1 个月余，饱受疼痛的折磨，加之对手术过程、方式、效果不了解，可能会出现不同程度的心理负性反应。为缓解患者焦虑、恐惧等负性情绪，术前主动向患者介绍脊髓电刺激术的原理、安全性和效果；告知患者积极配合医护人员做好术前准备、术中电极的安放及术后仪器参数的调整；训练患者参与治疗的意识，提高术后自我管理能力；术后密切观察患者的情绪变化，了解患者的心理和诉求，针对患者提出的问题进行全面解答和分析，及时给予疏导；调动家属对患者治疗过程的支持，与患者家属展开系统化的交流沟通，确保患者在最佳心理状态下接受 SCS 治疗，以达到理想的治疗效果。

● 患者术后第 2 天出现头痛、头晕、伤口有淡黄色液体渗出，最可能的并发症是什么？如何护理？

答：患者术后第 2 天出现头痛、头晕症状，且伤口有淡黄色液体渗出，最可能的并发症是脑脊液漏。可能是治疗过程中穿破硬脊膜引起脑脊液漏导致。护理措施：床头抬高 30°，以降低颅内压，减少脑脊液漏，缓解头痛；观察伤口有无红、肿、热、痛、渗血、渗液等情况；遵医嘱使用抗生素、补液等对症处理；排便困难时采取灌肠等措施，避免腹压骤增；并做好患者的心理护理。

● 脊髓电刺激术后还可能出现哪些并发症？

答：（1）感染　一般永久置入时感染机会并不多见。在测试期间因硬膜外处于开放状态，应按严格无菌操作，术后应用抗生素 1 周。

（2）电极移位或脱出　应做好患者宣教，电极植入早期（数日内）应避免剧烈身体活动，如颈部、躯干过度屈伸及回旋等，加强外固定，防止导线移位或脱出。

（3）导线断裂　应尽量选用旁正中法进行硬膜外穿刺，以防棘间隙狭小损害电极。

（4）置入刺激器部位异物感及疼痛　多数患者在植入早期会有异物感，电刺激器处于舒适位置，随时根据患者需求调整电极大小，严重者需要用镇静药。

● **作为责任护士，如何做好患者出院宣教?**

答：（1）遵医嘱按时按量服用镇痛药，并观察药物的不良反应，不可自行减药或停药。

（2）指导患者每日评估疼痛的部位、性质、持续时间、发作频率，若出现疼痛加重、严重的药物不良反应等，应及时到医院就诊。

（3）加强营养，多食豆制品、鱼、蛋等蛋白质高的食物及新鲜瓜果蔬菜。

（4）增强体质，提高抗病能力。

（5）预防感染，适时增减衣物，避免受寒引起上呼吸道感染。

（6）保持心情愉悦。

❀【护理查房总结】

带状疱疹后遗神经痛是一种顽固性疼痛，是老年患者常见病，其发病率及患病因素与疼痛持续时间和强度有关。通过本次查房，我们需要掌握带状疱疹后遗神经痛相关知识、常用药物的用药注意事项、脊髓电刺激术的观察和护理。为提高患者治疗效果，减轻患者疼痛，特别强调以下几点：

（1）术后卧床休息24h，限制脊柱活动，保持安静，避免患者情绪激动。

（2）做好疼痛评估，观察疼痛的位置、性质、持续时间等，集中护理操作，减少对患者的刺激，指导患者放松的技巧，必要时遵医嘱使用镇痛药物。

（3）评估刺激覆盖的位置和疼痛改善的程度，遵医嘱调节电脉冲发生器参数，以达到最佳刺激状态。

（4）严密观察病情变化，监测生命体征，遵医嘱用药，防止术后电极移位、导线断裂、脑脊液漏等并发症的发生。

（5）嘱患者穿全棉宽松衣裤，内衣裤柔软、清洁，必要时可暴露患处，以减轻患者的疼痛和不适。

（6）嘱患者进食高蛋白、富含维生素、易消化的食物，保持大小便通畅。

（7）做好患者的健康教育，尤其是出院指导，督促患者做好自我护理，定期门诊复诊。

（张 红 卓 琳）

查房笔记

病例 3 • 腰椎间盘突出

🍀【病历汇报】

病情　患者男性，56 岁，因左侧腰腿部疼痛不适伴麻木 8 个月余步行入院。患者自诉 8 个月前不慎摔伤后，腰腿部疼痛不适伴麻木，活动后加重，患者入当地医院就诊，行牵引、针灸、艾灸、火罐等治疗后有所好转，其后病情反复。近期就诊本院门诊，行 MRI 检查示"腰椎退行性病变：L4～L5 椎体 modic 改变，L3～L4 椎间盘向后突出，髓核脱出，同层面马尾神经受压"，患者为求进一步诊治就诊本科，以"腰椎间盘突出症"收入我院。患者起病以来精神一般，饮食一般，睡眠较差，大小便正常，体重减轻 4kg。既往高血压病史 15 年，服用复方利血平，1 片/天，血压控制可。疑似冠心病病史，偶尔服用丹参片，尚未确诊。于 2013 年、2014 年分别行双眼白内障手术。否认肝炎、结核、伤寒、高血压等病史，无手术、外伤史，常规预防接种。无输血史及药物过敏史。

护理体查　体温 36.8℃，脉搏 92 次/分，呼吸 18 次/分，血压 118/79mmHg。神志清楚，双侧瞳孔等大等圆，对光反应灵敏，被动体位，步入病房，步态蹒跚，查体合作，头颅无畸形，全身皮肤及巩膜无黄染。目前 VAS 评分 6 分，腰椎生理曲度变直，腰椎左屈稍受限；L3～L4、L4～L5 腰椎棘间有压痛，左侧臀上皮神经投影处压痛（＋＋），双侧"4"字试验（－），双侧股神经牵拉试验（－）：直腿抬高试验：左侧 60°、加强试验（＋），右侧 90°、加强试验（－）；双侧足拇趾跖屈肌力 Ⅴ 级，双侧足拇趾背伸肌力 Ⅴ 级；双下肢皮肤浅感觉无明显减退；膝腱反射（＋），跟腱反射（＋），四肢病理征均为阴性。

入院诊断　腰椎间盘脱出伴坐骨神经痛；高血压病；手术后状态（双眼白内障术后）。

手术情况　完善术前准备，在局麻＋监护下行椎间孔镜下后入路腰椎间盘切除术＋椎管扩大成形术。术后体温 36.0℃，脉搏 68 次/分，呼吸 17 次/分，血压 112/82mmHg，SpO_2 100％，VAS 评分 2 分。

辅助检查　腰段脊柱 MRI 示腰椎退行性病变，L4～L5 椎体 modic 改变，L3～L4 椎间盘向后突出，髓核脱出，同层面马尾神经受压。

主要的护理问题　疼痛、尿潴留；继发神经根粘连、脑脊液漏的危险；有跌倒/坠床的危险；活动受限；焦虑、恐惧，知识缺乏。

目前主要的治疗及护理措施　吸氧、心电监护；予抗炎、脱水、营养神经、镇痛、补钙、保护胃黏膜等对症支持疗法；卧床休息、下床活动时戴好护腰，进行功能锻炼。

护士长提问

● 腰椎间盘的解剖结构如何？

答：腰椎间盘位于两个椎体之间，是一个具有流体力学特性的结构，由髓核、纤维环和软骨板三部分构成，其中髓核为中央部分，纤维环为周围部分，包绕髓核，软骨板为上、下部分，直接与椎体骨组织相连，整个腰椎间盘的厚度为 8～10mm（见图 6-7）。

髓核位于软骨板和纤维环中央，为一黏性透明胶状物质。儿童时期髓核的含水量约为 80％，随着年龄的增长，其水分含量逐渐减少，成人的髓核与纤维环之间无明显的分界，到了老年椎间盘完全变成像粥团样的一个软组织团块。

纤维环由含胶原纤维束的纤维软骨构成，位于髓核的四周，其周边纤维附着于上下椎体的边缘，中层纤维附着于上下椎体的骺环，内层纤维附着于软骨板。纤维环为较坚实的组织，其前侧及两侧较厚，后侧较薄。前部有强大的前纵韧带加强，后侧有后纵

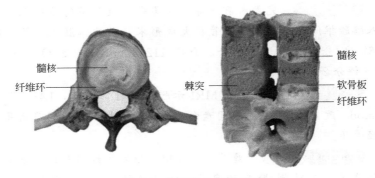

图 6-7　腰椎间盘解剖结构

韧带。

软骨板由透明软骨构成，覆盖于椎体上下面骺环中间的骨面，平均厚度约为1mm，有许多微孔，是髓核水分和代谢产物的通路。成人的软骨板为无血管无神经的组织。

软骨板和纤维环一起将胶状的髓核密封。

● **腰椎间盘的生理功能有哪些？**

答：椎间盘对脊柱有连接、稳定、增加活动及缓冲震荡的弹性垫作用，其生理功能主要有以下几方面。

（1）椎间盘连结上、下两椎体，并使椎体间有一定的活动度。通过髓核的胶状成分使整个椎间盘承受的压力相同。

（2）保持脊椎的高度，维持身高。随着椎体的发育，椎间盘增厚，以此来增加脊椎的长度。

（3）连接脊柱，产生运动。由于椎间盘的存在，使脊柱具有前屈、后伸、侧弯、旋转等多种运动功能。

（4）当负重时，椎间盘依赖髓核的弹性、纤维环的张力和软骨板的变形来适应。根据人体试验测定，当在肌肉松弛状态下平卧时，腰部髓核压力约为12kg或略高。在直立时，压力为12kg加其平面以上体重的总和，即为45～60kg。当脊柱运动时，髓核作为杠杆作用的支点，所受压力更高。由前屈自然伸直时，压力可增加30%～50%。做剧烈活动或搬取重物时，其压力一时可增至数百千克。这些重力的作用主要是由上而下的垂直压力，使椎间盘组织向周围扩（散）展，当压力解除后，由于其自身的弹性和张力而复原。

（5）椎间盘坚韧而富有弹性，可缓冲外力对脊柱的震荡。

（6）维持侧方关节突间一定的距离和高度。

（7）保持椎间孔的大小。正常情况下椎间孔的大小是神经根直径的 3～10 倍。

（8）维持脊椎的曲度。不同部位的椎间盘厚度不一，在同一腰椎间盘其前方厚，后方薄，使腰椎出现生理性前凸曲线。

● **腰椎间盘常见的病变有哪些？**

答：（1）腰椎间盘退变　椎间盘的退变包括纤维环、软骨板和髓核的退变。椎间盘各部分的退行性改变是一个由轻至重逐渐发展的过程。退变越重，承受不均匀压力的能力越差，纤维环越容易发生破裂；髓核即可通过其裂隙突向椎管，造成腰椎间盘突出而致病。

（2）腰椎间盘膨出　指的是纤维环没有完全破裂，髓核从破损处凸出压迫神经根。

（3）腰椎间盘突出　则是指纤维环破裂，髓核从破裂处挤出，压迫到神经根。

（4）腰椎间盘脱出　又称脱垂，是指纤维环破裂，髓核从破裂处挤出后，突破后纵韧带，游离到椎管，压迫神经根。

● **什么是腰椎间盘突出症？**

答：腰椎间盘突出症（lumbar disc herniation，LDH）是指腰椎间盘发生退行性病变后，纤维环部分或全部破裂，髓核单独或者连同纤维环、软骨终板向外突出，刺激或压迫窦椎神经和神经根，从而产生一侧下肢或双下肢麻木、疼痛，伴有坐骨神经放射性疼痛等临床症状的一种综合征（图 6-8）。LDH 是临床常见病和多发病，主要发生于 L4～L5 和 L5 至 S1，约占 95%。好发于成年人，发病率为 2%～3%，35 岁以上的男性发病率约 4.8%，女性约 2.5%。

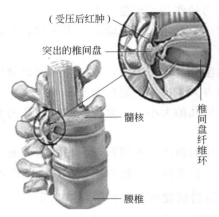

（受压后红肿）

突出的椎间盘

髓核

椎间盘纤维环

腰椎

图 6-8　腰椎间盘突出

● LDH 发生与哪些因素有关？

答：（1）**腰椎间盘退行性改变**　是 LDH 发生的基本因素，包括纤维环和髓核含水量减少，髓核失去弹性，纤维环向心性裂隙。

（2）**损伤**　体力劳动、久坐久蹲、驾驶、体育运动等造成的积累性损伤是 LDH 发生的重要因素。

（3）**腰骶先天异常**　腰椎骶化、骶椎腰化、半椎体畸形、小关节畸形、关节突不对称等先天异常，可使腰椎承受的应力发生改变，从而导致椎间盘内压升高，易发生退变和损伤。

（4）**遗传因素**　有色人种发病率较低。编码结构蛋白、基质金属蛋白酶、凋亡因子、生长因子、维生素 D 受体等因素与 LDH 患病风险增加相关。

（5）**其他因素**　妊娠、肥胖、糖尿病、高脂血症、吸烟、感染等是发生 LDH 的危险因素。

● 腰椎间盘突出症的临床分型有哪些？

答：腰椎间盘突出症的分型方法较多，各有其根据及侧重面。根据其突出程度及影像学特征，结合治疗方法可做如下分型。

（1）**膨出型**　纤维环有部分破裂，但表层完整，此时髓核因压力向椎管内局限性隆起，但表面光滑。这一类型非手术治疗大多可缓解或治愈。

（2）突出型　纤维环完全破裂，髓核突向椎管，但后纵韧带仍然完整。此型常需手术治疗。

（3）脱出型　髓核穿破后纵韧带，形同菜花状，但其根部仍然在椎间隙内。需手术治疗。

（4）游离型　大块髓核组织穿破纤维环和后纵韧带，完全突入椎管，与原间盘脱离。需手术治疗。

（5）许莫（Schmorl）结节及经骨突出型　前者指髓核经上下软骨板的发育性或后天性裂隙突入椎体松质骨内，后者是髓核沿椎体软骨终板和椎体之间的血管通道向前纵韧带方向突出，形成椎体前缘的游离骨块。这两型临床上无神经症状，无需手术治疗。

腰椎间盘突出症有哪些临床表现？

答：（1）腰痛　腰痛常为首发症状。疼痛一般在腰骶部，由于纤维环外层及后纵韧带受到髓核刺激，经窦椎神经而产生下腰部感应痛，大多为酸胀痛，可放射到臀部；反复发作，久坐、久站或劳累后加重，休息后缓解。

（2）下肢疼痛　下肢放射性疼痛，站立、行走、打喷嚏或咳嗽时症状加重，卧床休息可缓解，严重者可伴相应神经分布区域感觉异常或麻木。少数高位 LDH，使 L2～L4 神经根受累，引起股神经痛，出现腹股沟区或下肢前内侧疼痛。放射痛的肢体多为一侧，极少数患者可表现为双下肢症状。大部分 LDH 发生在 L4～L5 和 L5～S1，可导致坐骨神经痛，出现下肢后外侧放射性疼痛。典型坐骨神经痛是从下腰部向臀部、大腿后方、小腿外侧直到足部的放射痛；放射痛的肢体多为一侧，仅极少数中央型或中央旁型髓核突出者表现为双下肢症状。坐骨神经痛的原因：①破裂的椎间盘产生化学物质的刺激及自身免疫反应使神经根发生化学性炎症；②突出的髓核压迫或牵张已有炎症的神经根，使其静脉回流受阻，进一步加重水肿，使得对疼痛的敏感性增高；③受压的神经根缺血。上述三种因素相互关联，互为加重因素。

（3）马尾神经症状 中央型椎间盘巨大突出、脱垂或游离椎间盘组织可压迫马尾神经，出现双下肢及会阴部疼痛、感觉减退或麻木，甚至大小便功能障碍。严重者可出现大小便失控及双下肢不完全性瘫痪等症状，临床上少见。

（4）不同节段 LDH 临床表现 见表 6-2。

表 6-2 不同节段 LDH 临床表现

突出节段	受累神经	疼痛部位	浅感觉下降	肌力下降	反射减弱
L3～L4、L4～L5 极外侧	L4	腰部、臀部、大腿前外侧、小腿内侧	大腿前外侧、膝关节、小腿内侧	股四头肌背伸肌力	膝反射
L4～L5、L5～S1 极外侧	L5	骶髂部、臀部、大腿外侧、小腿外侧、足背	小腿外侧、足背、踇趾	第一足趾背伸、足背伸	无
L5～S1	S1	骶髂部、腰部、臀部、大腿后外侧、小腿后外侧、足后外侧	小腿后侧、外踝、足外侧	第一足趾跖屈、足趾屈	踝反射

● **LDH 的诊断标准有哪些？患者的诊断依据是什么？**

答：（1）LDH 诊断标准 ①下肢放射性疼痛，疼痛位置与相应受累神经支配区域相符；②下肢感觉异常，相应受累神经支配区域皮肤浅感觉减弱；③直腿抬高试验、直腿抬高加强试验、健侧直腿抬高试验或股神经牵拉试验阳性；④腱反射较健侧减弱；⑤肌力下降；⑥腰椎 MRI 或 CT 显示椎间盘突出，压迫神经与症状、体征受累神经相符。前 5 项标准中，符合其中 3 项，结合第 6 项，即可诊断为 LDH。

（2）患者诊断依据 ①左侧腰腿部疼痛不适伴麻木 8 个月余，VAS 评分 6 分。②步态蹒跚，腰椎生理曲度变直，L3～L4、L4～L5 腰椎棘间有压痛，左侧臀上皮神经投影处压痛（＋＋）。③直腿抬高试验：左侧 60°，加强试验（＋）。④膝腱反射（＋），跟腱反射（＋）。

⑤腰段脊柱 MRI 示腰椎退行性病变，L4～L5 椎体 modic 改变，L3～L4椎间盘向后突出，髓核脱出，同层面马尾神经受压。

患者采取的是微创手术"椎间孔镜下后入路腰椎间盘切除术十椎管扩大成形术"，LDH 有哪些微创手术治疗方法？

答：（1）软组织松解术　针刀可松解粘连组织，改善软组织的血供，并减少组织对神经的卡压。内热针、银质针、拨针等可不同程度地改善 LDH 症状，临床上可酌情应用。

（2）注射治疗　①选择性神经根注射：在大多数情况下，LDH 患者行选择性神经根注射糖皮质激素，可以减少受压神经根及周围组织炎症，缓解疼痛，部分患者可实现长期疼痛控制，可作为首选治疗方法。②硬膜外腔注射：可根据解剖定位或在影像引导下进行操作，经椎间孔、椎板间入路（包含侧隐窝入路）或经骶裂孔穿刺，使药物到达受累神经根周围。硬膜外小剂量使用糖皮质激素，可在短期内缓解伴有坐骨神经痛的腰痛患者的症状。③骶管注射：骶管注射（可在超声引导下操作）有助于缓解 LDH 患者腰骶神经根压迫引起的疼痛。④腰交感神经节注射：常为 L2 和 L3 交感神经注射，可治疗 LDH 导致的下肢交感神经相关性疼痛。腰脊神经后支注射：推荐在超声等影像引导下操作，可有效缓解相应节段脊神经后支刺激造成的局部或邻近组织酸胀、僵硬、疼痛、活动受限等症状。

（3）射频热凝术　可安全有效地应用于 LDH 治疗，临床应用要严格选择适应证。

（4）经皮椎间盘臭氧消融术　这是一种有效、安全的方法，并发症发生率约 0.1%，与神经节周围及硬膜外注射糖皮质激素/局麻药产生累加效应，提高总体治疗效果。

（5）经皮椎间盘等离子消融术　低温等离子经皮穿刺椎间盘消融术是一种安全有效的 LDH 治疗技术，可明显缓解疼痛，改善活动能力，临床应用要严格选择适应证。低温等离子射频也可联合臭氧用于治疗 LDH。

（6）经皮低能量激光椎间盘修复术　这是在既往经皮激光椎间

盘减压术的基础上进行改进的技术，采用波长 970nm 的半导体激光，治疗过程中向椎间盘内注射少量等渗或高渗的生理盐水。

（7）经皮椎间盘胶原酶化学溶解术　对于诊断明确，保守治疗无效的 LDH 患者进行胶原酶注射治疗，疗效确切，操作简单。胶原酶注射分盘内法、盘外法和盘内盘外联合法。胶原酶注射应确保避免进入蛛网膜下腔。

（8）经皮椎间盘旋切术　该方法疗效确切，可作为腰椎间盘突出伴神经根病的一种治疗方法，但应严格选择适应证。

（9）经皮脊柱内镜腰椎间盘摘除术（percutaneous endoscopic lumbar discectomy，PELD）　与开放手术相比，具有创伤小、出血少、安全性高、术后恢复快的优点。PELD 包括椎间孔入路（percutaneous endoscopic transforaminal discectomy，PETD）和经椎板间入路（percutaneous endoscopic interlaminar discectomy，PEID）两类技术，临床依据患者腰椎间盘突出节段、突出位置、安全性及术者技术情况综合选择。

● **患者术前护理主要包括哪些？**

答：（1）术前准备　①术前常规戒烟；指导患者进行床上排便锻炼、呼吸锻炼、咳嗽锻炼、翻身锻炼等。②遵医嘱完成凝血四项、血常规、尿常规、腰椎正侧位 X 线片、胸部 X 线、心电图等各项检查。③手术当天早晨对患者的术前准备情况进行全面评估，评价内容包括血压、体温等，如果女性患者手术当天月经来潮，则要及时向医师做出说明。

（2）体位指导　手术开始前 3d，指导患者做俯卧体位锻炼，指导患者俯卧，并将其头部偏向一侧，于床上平放双腿，在头部两侧放置双手，每天进行 1～2 次练习，每次 1～2h。

（3）心理护理　根据对手术的了解程度，向患者解释介绍疾病相关知识、手术方式及术后可能出现的问题，如疼痛、麻木等，告知其医护人员将采取的措施，增加其对手术及术后护理的认知度。鼓励患者多与家属交流，使家属能够帮助他们克服困难；介绍患者与病友进行交流，以增强自尊和自信心。

患者术后何时可以下床？

答：椎间孔镜手术治疗腰椎间盘突出症使用特殊的内镜系统以及内镜下工具，采取特殊的手术入路，手术过程中去除掉很小一部分小关节突骨组织，这部分小关节突并不参与构成小关节面，因此几乎不影响腰椎小关节正常功能和稳定性。嘱患者术后卧床休息24h，术后第2天若病情允许可指导患者戴腰围下床活动。下床时起身时应缓慢，首先翻身至健侧卧位，膝关节半屈曲，下方肘关节用力支撑上半身，确保患者在起床时整个躯体整体移位，避免腰部活动，减轻腰部疼痛，有助于患者坐起。

患者术后卧床休息期间翻身注意事项有哪些？

答：患者术后卧床期间护理人员协助患者进行轴线翻身，保持脊柱成一条直线。翻身前，为避免患者因担心翻身会引起疼痛而不愿翻身等情况，护理人员应向患者说明定时翻身的目的和重要性，以取得患者的配合；翻身时由3～4人配合完成，避免扭动、屈曲，以避免损伤患者腰椎。

如何指导患者进行术后功能锻炼？

答：若翻身时无腰痛，可指导患者进行功能锻炼，包括直腿抬高锻炼、腰背肌功能锻炼、被动锻炼、双下肢按摩等，锻炼强度以患者耐受程度为依据，遵循动作由慢到快、幅度由小到大、时间由短到长的原则，以促进血液循环，避免神经根粘连。同时，帮助患者纠正不良坐姿、站姿，协助患者养成直腰行走习惯，进行行走锻炼。嘱患者避免提重物与弯腰，从而减少患者腰椎间盘突出疾病复发的风险。患者术后功能锻炼过程中护理人员要做好预防跌倒/坠床健康教育，锻炼时需有人陪伴，以免骨折、损伤等意外情况发生。直腿抬高锻炼和腰背肌功能锻炼方法如下：

（1）直腿抬高锻炼 术后第1日开始进行股四头肌收缩和直腿抬高锻炼，每分钟2次，每次15～30min，每日2～3次；抬放时间相等，以能耐受为限；以后逐渐增加抬腿幅度，以防神经根粘连。

（2）腰背肌功能锻炼 根据术式及医嘱，指导患者进行腰背肌功能锻炼，以增加腰背肌肌力、预防腰肌萎缩和增强脊柱稳定性。锻炼时要循序渐进，动作幅度要适中，避免加重患者病情；锻炼方法如下。

① 五点式腰背肌锻炼（图 6-9）：仰卧于床，去枕屈膝，将臀部和腹部抬高，用背部和双肘支撑在床上，通过与双脚、双肘和双肩来将身体顶住，坚持约 5s，然后休息约 3s，如此重复 20 次为一组，一天坚持做 3 组左右。

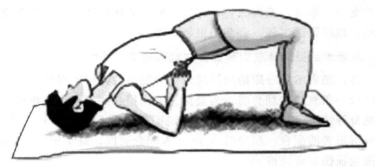

图 6-9　五点式腰背肌锻炼

② 飞燕式腰背肌锻炼（图 6-10）　指导患者去枕俯卧于床，将双手背在身后，挺胸抬头将头胸部抬高，伸直膝关节，用力将大腿向后抬高于床面，坚持约 5s 后休息约 3s，如此重复 20 次为一组，每天做 2 组左右。

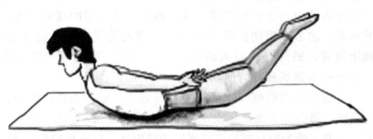

图 6-10　飞燕式腰背肌锻炼

患者下床活动时需戴好护腰，如何正确使用？

答：患者术后腰围佩戴至少 4 周，以限制腰椎过度活动，支撑保护腰部，提高脊柱的稳定性，起到缓解疼痛，加快组织修复的作用。建议使用较宽的腰围，确保患者舒适。术后佩戴腰围一般不要超过 8 周；过长时间佩戴腰围会造成腰背肌肉萎缩，佩戴过程中需积极进行腰背肌锻炼，预防腰背肌萎缩发生。

如何做好患者术后病情观察？

答：（1）严密观察患者血压、脉搏与呼吸等生命体征的变化；观察患者术后有无疼痛，疼痛严重者予以镇痛药或镇痛泵。

（2）伤口及引流管护理。注意观察患者手术切口的情况，渗湿后及时通知医师更换敷料，以防感染。妥善固定引流管（尤其是翻身时），防止引流管脱出、折叠；观察并记录引流液颜色、性状和量，观察患者有无脑脊液漏、活动性出血等并发症，如有异常则及时报告医师处理。

（3）注意观察患者双下肢的活动度，并询问其双下肢的感觉、运动、疼痛、麻木、肌力情况。若其自述双下肢出现感觉减弱或消失等情况，应立即向医生报告。

（4）指导患者及时咳痰，以防其发生坠积性肺炎。对于因担心咳痰会引起伤口疼痛而不愿咳痰的患者，应耐心地向其介绍术后咳痰的重要性，并指导其采取正确的姿势咳痰。指导患者家属勤为患者更换内衣，并保持其会阴部的清洁，避免其发生泌尿系统感染。

（5）并发症的观察和护理

① 神经根粘连

a. 发生原因：手术所致创伤以及髓核内的化学物质可引发炎症反应，周围血管通透性升高，导致硬脊膜周围发生纤维化，进而形成瘢痕，引起神经根粘连。

b. 临床表现：患者站位腰椎屈曲活动明显降低，但坐位或仰卧位腰椎屈曲活动受限则不明显；直腿抬高试验患侧下肢抬高的程度降低。

c. 护理：术后及时评估脊髓神经功能情况，观察下肢感觉、运动情况，并与健侧和术前对比，评估患者术后疼痛情况有无缓解。护理人员协助患者进行直腿抬高和腰背肌功能锻炼，充分活动神经根及椎旁肌肉，扩大神经根活动范围，减少周围瘢痕组织粘连情况，提高神经周围血液循环，改善神经血液功能。为尽早消退神经根周围炎症、减轻神经压迫提供有利条件。

② 脑脊液漏：由于患者病程长，硬脊膜和神经根与周围组织粘连严重而分离粘连不彻底，手术操作时易致硬脊膜损伤，致脑脊液漏。若伤口敷料渗湿过多且稀薄色淡，患者出现头晕、头痛、恶心、呕吐等症状，应考虑发生脑脊液漏，须立即报告医师，及时更换渗湿的敷料，并加压包扎，减少脑脊液的漏出；同时适当抬高床尾，去枕卧位；监测及补充电解质；遵医嘱使用抗生素预防颅内感染发生。必要时探查伤口，行裂口缝合或修补硬脊膜。

③ 椎间隙感染：椎间隙感染较为少见，一旦发生则较为严重。其主要表现为手术部位红肿，椎体附件旁肿胀、疼痛，活动后加重，还可出现低热、切口分泌物，红细胞沉降率加快等。此时应嘱咐患者卧床休息，腰部制动，及时告知医师进行对症处理。疼痛较为严重者可给予心理上的安慰，分散患者的注意力，必要时可给予镇痛、抗炎药物治疗。

> 患者术后 6h 自诉腹部有胀痛，未解小便，查小腹膨隆，膀胱区叩诊呈浊音，该患者发生了什么？其发生的原因有哪些？应采取什么护理措施？

答：（1）患者术后 6h 自诉腹部有胀痛，未解小便，查小腹膨隆，膀胱区叩诊呈浊音，考虑患者发生了尿潴留。

（2）发生的原因

① 排尿方式的改变：术前未进行卧床排尿的锻炼，术后患者需卧床休息，膀胱逼尿肌无力，敏感性降低而导致尿潴留。

② 神经受损：在对患者进行腰椎手术时，麻醉起效后会阻滞患者的腰骶神经，导致其排尿反射被阻断。麻醉药物的使用、麻醉作用的时间较长、短时间内患者的肌肉收缩功能不能完全恢复，这

些也容易使患者发生尿潴留。

③ 精神性因素：由于患者对腰椎手术缺乏认识，术后患者容易产生紧张和焦虑等不良情绪，进而使其尿道外括约肌处于收缩的状态，导致其排尿不畅，也容易发生尿潴留。

④ 创伤性腰段脊髓损伤：排尿的反射中枢位于人体的脊髓圆锥部位。若患者圆锥以上的脊髓受到损伤而使其尿道外括约肌处于收缩的状态，就很容易发生排尿困难，进而引发尿潴留并发症。

（3）护理措施

① 诱导排尿：给予温水热敷小腹部、听流水声等诱导排尿；若症状未缓解，遵医嘱给予留置导尿，引流尿液约 1000ml 时暂时予以夹闭导尿管；还可采取腹部按摩和间断式开放导尿管的方式帮助患者排尿，以促进患者尽早恢复自主排尿。

② 功能锻炼：指导患者进行收腹提臀等排尿锻炼，以促进其快速地恢复排尿功能。

③ 心理护理：术后患者容易出现紧张和焦虑的不良情绪，护理人员应主动与患者进行沟通，了解其心理变化，对其进行心理疏导，与其建立良好的护患关系。在为患者排尿时应保护其隐私，用屏风遮挡。

④ 预防感染：嘱患者多饮水，保持会阴部清洁，每日给予会阴冲洗。

为预防疾病的复发，如何指导患者保持正确的姿势？

答：（1）保持正确的坐、立、行姿　坐位时选择高度合适、有扶手的靠背椅，保持身体与桌子距离适当，膝与髋保持同一水平，身体靠向椅背，并在腰部垫一软枕；站立时尽量使腰部平坦伸直、收腰、提臀；行走时抬头、挺胸、收腹，利用腹肌收缩支持腰部。使用符合人体工学设计的腰垫和坐垫以辅助维持正确的坐姿。

（2）经常变换姿势　避免长时间保持同一姿势，适当进行原地活动或腰背部活动，以解除腰背肌肉疲劳。长时间伏案工作者，在工作间隙少量多次地起身活动；使用提供适当背部支撑的椅子，经常对办公椅进行调整，避免在同一姿势下久坐，以避免肌肉劳损。

勿长时间穿高跟鞋站立或行走。

（3）合理应用人体力学原理　学会正确的弯腰和搬动重物的技巧。久坐、腰部长时间呈微屈体、频繁弯腰、频繁搬动重物或搬动过重的物体都可能导致腰痛的加重。搬动重物时，应下蹲，膝关节屈曲，将物体尽量靠近身体，并使腹肌维持紧张以保护腰部较弱的肌肉，防止其拉伤。

● **作为责任护士，如何做好患者的出院宣教？**

答：（1）日常生活　保持良好的生活习惯，戒烟、戒酒、控制体重；注意腰部保暖、防寒、防潮；根据工作强度，3～6 周后可恢复正常工作和体育锻炼，避免过度劳累；避免穿高跟鞋，可做游泳、快步行走、慢跑等运动；站或坐姿要正确，下床活动时佩戴腰围保护腰椎。避免重体力活，提重物时不要直接弯腰，要先蹲下拿物，然后再慢慢起身，尽量做到不弯腰。

（2）功能锻炼　继续进行背部肌肉与腰部肌肉功能训练，适当参加体育锻炼，以增强腰背肌肌力和脊柱稳定性；锻炼时应循序渐进，幅度不要过大，以免诱发腰椎间盘突出症。参加剧烈运动时，运动前应有预备活动，运动后有恢复活动，切忌活动突起突止。

（3）睡硬板床　首选中等硬度的床垫如水床、泡沫床垫等，以维持腰部正常生理曲线，较好的承托腰部，减少椎间盘承受的压力，改善患者睡眠，预防疾病的加重。

（4）加强营养　给予高蛋白、高维生素、高热量、粗纤维食物。多食含钙丰富的食物，如牛奶、奶制品、虾皮、海带、豆制品等；补充维生素 D，促进钙吸收，预防骨质疏松，以缓解机体组织及器官退行性变。多食用富含粗纤维等易消化食物，嘱咐患者多饮水，保持大便通畅；尽量避免食用甜品及难以消化的食物，禁止食用辛辣、刺激性食物，避免引发腹胀等不适。

（5）定期复查　一旦出现腰部或下肢感觉异常，及时来院就诊。

【护理查房总结】

腰椎间盘突出症是临床常见病和多发病，患者病程长、痛苦大，严重影响工作和生活。我们需要掌握腰椎间盘突出症的相关知识、手术方式，做好患者围术期的护理，特别是术后病情观察、功能锻炼和并发症的预防。特别强调以下几点：

（1）密切观察患者病情变化，积极防治术后并发症。

（2）卧床期间做好轴线翻身，鼓励患者术后早期下床活动，下床活动时佩戴腰围。

（3）指导患者进行直腿抬高和腰背肌功能锻炼，保持正确的姿势，养成良好的生活习惯。

（4）睡硬板床，维持腰部正常生理曲线，改善患者睡眠。

（5）多食富含粗纤维和含钙丰富的食物，多饮水，保持大便通畅。

（张　红　卓　琳）

查房笔记

参 考 文 献

[1] 孙颖浩，吴阶平．泌尿外科学［M］．北京：人民卫生出版社，2019．

[2] Goldstraw P, Chansky K, Crewley J, et al. The IASLC lung cancer staging project: proposals for revision of the TNM stage groupings in the forthcoming (Eighth) edition of the TNM classifification for lung cancer［J］. J Thorac Oncol, 2016, 11 (1): 39-51.

[3] 苏静，凌云．中国黑色素瘤规范化病理诊断专家共识（2017年版）［J］．中华病理学杂志，2018，47（01）：7-13．

[4] 中华人民共和国国家卫生健康委员会．黑色素瘤诊疗规范（2018年版）．［EB/OL］． ［2018-12-13］．中华人民共和国国家卫生健康委员会官网 http：//guide. medlive. cn/guideline/17120.

[5] 吕探云，孙玉梅．健康评估［M］．北京：人民卫生出版社，2014．

[6] 陈孝平，汪建平，赵继宗．外科学［M］．9版．北京：人民卫生出版社．2018．

[7] 赵玉沛，陈孝平．外科学［M］．北京：人民卫生出版社，2016．

[8] 陶红，张伟英，叶志霞．外科护理查房［M］．2版．上海：上海科学技术出版社，2016．

[9] 金山，赵阳．胆胰外科常规手术操作要领与技巧［M］．北京：人民卫生出版社，2011．

[10] 李小寒，尚少梅．基础护理学［M］．北京：人民卫生出版社，2015．

[11] 范丽莉，李秀云．实用专科护士丛书普通外科分册［M］．长沙：湖南科学技术出版社，2011．

[12] 李乐之，路潜．外科护理学［M］．6版．北京：人民卫生出版社，2017．

[13] 曹允芳，刘峰，逯传凤．临床护理实践指南［M］．北京：军事医学科学出版社，2011．

[14] 李映兰，李红．临床护理三基实践指导［M］．2版．北京：化学工业出版社，2016．

[15] 谢庆环，邢立花，陈步凤．外科常见病病理与风险防范［M］．北京：科学技术文献出版社，2010．

[16] 陶红，席淑华，彭飞，等．急危重症护理查房［M］．2版．上海：上海科学技术出版社，2016．

[17] 赵宏容．临床护理丛书：高血压科护理基本知识与技能470问［M］．北京：科学出版社，2010．

[18] 陈凌武，高新，梅骅．泌尿外科手术学［M］．3版．北京：人民卫生出版社，2010．

[19] 查庆华，彭晓琼．临床护理丛书：泌尿外科护理基本知识与技能720问［M］．北京：科学出版社，2010．

[20] 林莉娟．肾损伤的整体护理［J］．中国医学创新，2010，7（02）：23-24．

[21] 刘玲，何其英，马莉．泌尿外科护理手册［M］．北京：科学出版社，2011．

［22］ 李州利. 泌尿外科诊疗与风险防范 ［M］. 北京：人民军医出版社，2011.

［23］ 王晓峰. 中国男科疾病诊断治疗指南 ［M］. 北京：人民卫生出版社，2013.

［24］ 王曙红，郑一宁. 实用专科护士丛书器官移植科分册 ［M］. 长沙：湖南科学技术出版社，2012.

［25］ 钱培芬. 烧伤科护理基本知识与技能 650 问 ［M］. 北京：科学出版社，2010.

［26］ 贺连香，刘永芳. 实用专科护士丛书烧伤、整形、美容分册 ［M］. 长沙：湖南科学技术出版社，2012.

［27］ 张寅，陈雅琴，周洁. 烧伤科护理基本知识与技能 650 问 ［M］. 北京，科学出版社，2012.

［28］ 马莲. 唇腭裂与面裂畸形 ［M］. 北京：人民卫生出版社，2011.

［29］ 杜秋花，凌励，李晨丝，等. 平阳霉素瘤腔内注射结合手术治疗颌面部血管瘤的护理 ［J］. 中国医学创新，2011，08 （4）：113-115.

［30］ 张健. 普萘洛尔在婴幼儿增生期血管瘤治疗中的临床应用 ［D］. 山东大学，2010.

［31］ 吴昊. 恶性黑色素瘤的治疗研究进展 ［J］. 浙江创伤外科，2015，20 （06）：1259-1262.

［32］ 刘佳勇，方志伟，王树锋，等. 足跟恶性黑色素瘤的切除与修复 ［J］. 中国修复重建外科杂志，2010，24 （11）：1350-1353.

［33］ 李薇. 截肢患者术后护理及并发症的预防 ［J］. 天津护理，2011，19 （2）：83-84.

［34］ 刘照玲. 烧伤后会阴部挛缩畸形手术的护理 ［C］. 中华医学会、中华医学会烧伤外科学分会. 中华医学会烧伤外科学分会 2012 年学术年会论文汇编. 中华医学会、中华医学会烧伤外科学分会：中华医学会烧伤外科学分会，2012：88.

［35］ 樊长玲，吴红梅，史巧佳. 会阴部烧伤后瘢痕挛缩畸形皮片移植术围手术期的护理 ［J］. 中国美容医学，2012，21 （13）：1853.

［36］ 黄海玲，何金爱，佘文莉，等. 会阴部周围慢性创面的护理 ［J］. 护士进修杂志，2012，27 （04）：328-329.

［37］ 中华医学会器官移植学分会，中国医师协会器官移植医师分会. 中国胰腺移植诊疗指南（2016 版）［J］. 中华器官移植杂志，2016，37 （10）：627-632.

［38］ 张洁，赵妮. 结肠透析机治疗慢性肾功能不全的观察与护理要点分析 ［J］. 中国医药指南，2017，15 （7）：201-202.

［39］ 曾晓琴. 论结肠透析治疗慢性肾功能衰竭的临床观察与护理要点 ［J］. 中西医结合心血管病杂志，2018，6 （14）：124.

［40］ 刘红艳. 胰腺及胰肾联合移植护理技术操作规范 ［J］. 实用器官移植电子杂志，2019，7 （5）：349-351.

［41］ 葛均波，徐永健，王辰. 内科学 ［M］. 9 版. 北京：人民卫生出版社，2018.

［42］ 万学红，卢雪峰，诊断学 ［M］. 8 版. 北京：人民卫生出版社，2017.

［43］ Amanda C de C Williams, Kenneth D Craig Pain. 疼痛新定义 ［J］. 张钰，刘风雨，译. 中国疼痛医学杂志，2016，22 （11）：808-809.

［44］ 中华医学会神经外科学分会功能神经外科学组，中国医师协会神经外科医师分会

功能神经外科专家委员会，上海交通大学颅神经疾病诊治中心．三叉神经痛诊疗中国专家共识［J］．中华外科杂志，2015，53（9）：657-661.

[45] 沈勇．三叉神经痛临床诊断及治疗方法分析［J］．当代医学，2014，20（7）：10-12.

[46] 韦笑男，邢凤静．疼痛患者的护理［J］．临床医药文献电子杂志，2017，4（31）：6124-6125.

[47] 高志国，张玉伟，李永豪．三叉神经痛临床诊断与治疗［M］．北京：化学工业出版社．2015.

[48] 冯昕，薛祎腾，黄忻涛，等．经皮穿刺球囊迫术治疗三叉神经痛的研究进展［J］．中国医药导报，2019，16（26）：49-53.

[49] 徐博，常青，徐武．半月神经节球囊压迫术治疗老年三叉神经痛的围术期护理［J］．全科护理，2017，15（11）：1323-1325.

[50] 黄丽萍，李夏，罗霞，等．脊髓电刺激术治疗顽固性疼痛1例护理体会［J］．微创医学，2019，14（1）：117-118.

[51] 带状疱疹后神经痛诊疗共识编写专家组．带状疱疹后神经痛诊疗中国专家共识［J］．中国疼痛医学杂志，2016，22（3）：161-166.

[52] Kawai Kosuke, Gebremeskel Berhanu G, Acosta Camilo J. Systematic review of incidence and complications of herpes zoster：towards a global perspective［J］. BMJ open，2014，4（6）：e004833.

[53] Gerry Oster, Gale Harding, Ellen Dukes, et al. Pain, Medication Use, and Health-Related Quality of Life in Older Persons With Postherpetic Neuralgia：Results From a Population-Based Survey［J］. Journal of Pain，2005，6（6）：356-363.

[54] 王家双，包佳巾，魏星，等．带状疱疹后神经痛临床调查分析［J］．中国疼痛医学杂志，2011，17（04）：198-200.

[55] 聂瑶瑶，程志祥．老年人带状疱疹后神经痛诊疗进展［J］．实用老年医学，2017，31（01）：11-13.

[56] 顾艾娜，杨晓英，王开强．带状疱疹后神经痛的微创介入治疗进展［J］．现代中西医结合杂志，2016，25（34）：3871-3873.

[57] 顾剑桥．联用伐昔洛韦、普瑞巴林和腺苷钴胺治疗带状疱疹的效果分析［J］．当代医药论丛，2019，17（06）：146-147.

[58] 庄文伟，潘导，汪炽彬．盐酸氟桂利嗪、阿司匹林联合氟哌噻吨美利曲辛对偏头痛的临床效果观察［J］．吉林医学，2019，40（12）：2830-2831.

[59] 朱志国．普瑞巴林联合加巴喷丁治疗带状疱疹后神经痛的临床疗效及安全性观察［J］．中国实用医药，2020，15（02）：144-146.

[60] 孙建宁．药理学（新世纪第四版）［M］．北京：中国中医药出版社．2016.

[61] 罗裕辉，巴茜远，孙武平，等．脊髓电刺激对神经病理性疼痛镇痛作用及相关机制研究［J］．中国疼痛医学杂志，2019，25（06）：414-419.

[62] Kumar K, Taylor RS, Jacques L, et al. The effects of spinal cord stimulation in neuropathic pain are sustained：a 24-month followup of the prospective randomized controlled multicenter trial of the effectiveness of spinal cord stimulation［J］. Neu-

rosurgery，2008，63（4）：762-770.

[63] Taylor RS，Ryan J，O'Donnell R，et al. The cost-effective-ness of spinal cord stimulation in the treatment of failed back surgery syndrome [J]. Clin J Pain，2010，26（6）：463-469.

[64] 王晓雷，许继军，程建国，等．脊髓电刺激治疗慢性疼痛新进展 [J]. 中国疼痛医学杂志，2019，25（06）：452-455.

[65] 邹西峰，刘清军，朱军，等．脊髓电刺激术研究进展 [J]. 华北煤炭医学院学报，2011，13（05）：630-631.

[66] 赵璐露，郭涛．脊髓电刺激疗法的应用现状 [J]. 中国老年学杂志，2017，37（1）：231-233.

[67] Krishna Kumar，谢晓燕．脊髓电刺激疗法新进展 [J]. 中国疼痛医学杂志，2016，22（03）：172-173；177.

[68] Dworkin RH，Turk DC，Wyrwich KW，et al. Interpreting the clinical importance of treatment outcomes in chronic pain clinical trials：IMMPACT recommendations [J]. J Pain，2008，9（2）：105-121.

[69] 张汉庆，张玉青．腰椎间盘突出症康复指南 [M]. 武汉：湖北科学技术出版社．2012.

[70] 杨新明．腰椎间盘突出症诊疗与自我康复问答 [M]. 北京：化学工业出版社．2016.

[71] 中华医学会疼痛学分会脊柱源性疼痛学组．腰椎间盘突出症诊疗中国疼痛专家共识 [J]. 中国疼痛医学杂志，2020，26（01）：2-6.

[72] Deyo RA，Mirza SK. Clinical practice. Herniated lumbar intervertebral disk [J]. N Engl J Med，2016，374（18）：1763-1772.

[73] Vialle LR，Vialle EN，Suárez Henao JE，et al. Lumbar disc herniation [J]. Rev Bras Ortop，2015，45（1）：17-22.

[74] Martirosyan NL，Patel AA，Carotenuto A，et al. Genetic Alterations in Intervertebral Disc Disease [J]. Frontiers in surgery，2016，3：59.

[75] Manchikanti L，Hirsch JA. Clinical management of radicular pain [J]. Expert review of neurotherapeutics，2015，15（6）：681-693.

[76] Petersen T，Laslett M，Juhl C. Clinical classification in low back pain：best-evidence diagnostic rules based on systematic reviews [J]. BMC musculoskeletal disorders，2017，18（1）：188.

[77] Kim JH，van Rijn RM，van Tulder MW，et al. Diagnostic accuracy of diagnostic imaging for lumbar disc herniation in adults with low back pain or sciatica is unknown：a systematic review [J]. Chiropractic & manual therapies，2018，26：37.

[78] 杨留志，曹景雷，杨娜．微创和开放手术在治疗腰椎间盘突出症的疗效比较 [J]. 中国疼痛医学杂志，2017，023（008）：622-624，629.

[79] Narozny M，Zanetti M，Boos N. Therapeutic efficacy of selective nerve root blocks in the treatment of lumbar radicular leg pain [J]. Swiss medical weekly，2001，

131（5-6）：75-80.

［80］ Pinto RZ，Maher CG，Ferreira ML，et al. Epidural corticosteroid injections in the management of sciatica：a systematic review and meta-analysis［J］. Annals of internal medicine，2012，157（12）：865-877.

［81］ Spijker-Huiges A，Vermeulen K，Winters JC，et al. Costs and cost-effectiveness of epidural steroids for acute lumbosacral radicular syndrome in general practice：an economic evaluation alongside a pragmatic randomized control trial［J］. Spine，2014，39（24）：2007-2012.

［82］ Abramov Ronnen. Lumbar sympathetic treatment in the management of lower limb pain［J］. Current pain and headache reports，2014，18（4）：403.

［83］ Benzakour T，Igoumenou V，Mavrogenis AF，et al. Current concepts for lumbar disc herniation［J］. International orthopaedics，2019，43（4）：841-851.

［84］ Eichen PM，Achilles N，Konig V，et al. Nucleoplasty，a minimally invasive procedure for disc decompression：a systematic review and meta-analysis of published clinical studies.［J］. Pain physician，2014，17（2）：E149-173.

［85］ 何明伟，葛维鹏，马骏，等. 低温等离子射频消融联合双针穿刺臭氧注射治疗腰椎间盘突出症的临床研究［J］. 中国康复医学杂志，2015，30（06）：567-571.

［86］ 吴玮，王祥瑞. 椎间盘修复术治疗根性坐骨神经痛［J］. 中国疼痛医学杂志，2017，23（05）：321-324.

［87］ 中华医学会. 临床技术操作规范疼痛学分册［M］. 北京：人民军医出版社，2004.

［88］ 张立岩，张西峰，肖嵩华，等. 经椎板间孔入路间断内窥镜下治疗L5、S1椎间盘突出症疗效分析［J］. 中国修复重建外科杂志，2011，25（10）：1164-1167.

［89］ Du J，Tang X，Jing X，et al. Outcomes of percutaneous endoscopic lumbar discectomy via a translaminar approach，especially for soft，highly down-migrated lumbar discherniation［J］. International orthopaedics，2016，40（6）：1247-1252.

［90］ Chen J，Jing X，Li C，et al. Percutaneous Endoscopic Lumbar Discectomy for L5S1 Lumbar Disc Herniation Using a Transforaminal Approach Versus an Interlaminar Approach：A Systematic Review and Meta-Analysis［J］. World Neurosurgery，2018，116：412-420.

［91］ 高夏燕，章静，陈晓惠，等. 延续护理在行椎间孔镜微创手术后患者腰背肌康复功能锻炼中的应用［J］. 实用临床护理学电子杂志，2017，2（42）：71.

［92］ 闵小春，刘俊芝. 浅谈进行腰椎手术的患者发生尿潴留的原因及对其进行护理的措施［J］. 当代医药论丛，2015，13（15）：147-148.

［93］ 周谋望，岳寿伟，何成奇，等. "腰椎间盘突出症的康复治疗"中国专家共识［J］. 中国康复医学杂志，2017，32（02）：129-135.